Klinische Ethik
›medizin in Forschung und Praxis
Clinical Ethics
medicine in Research and Practice

Herausgegeben von
Andreas Frewer (Erlangen-Nürnberg)
;isela Bockenheimer-Lucius (Frankfurt a.M.)
Christian Hick (Köln)
Irene Hirschberg (Hannover)
Gerald Neitzke (Hannover)
Florian Steger (Ulm)

Editorische Betreuung für diesen Band
Andreas Frewer (Erlangen-Nürnberg)
und Gerald Neitzke (Hannover)

Band 7

Manuskriptvorschläge sind an den Schriftführer zu richten:
Dr. Andreas Frewer, Institut für Geschichte und Ethik der Medizin,
Friedrich-Alexander-Universität Erlangen-Nürnberg,
Glückstraße 10, 91054 Erlangen

ı Qualitätssicherung und Peer Review der vorliegenden Publikation
ılität der in dieser Reihe erscheinenden Arbeiten wird vor der Publikation
Herausgeber/innen der Reihe und/oder externe Gutachter/innen geprüft.

Advance Care Planning I

Bi

Bio

G

Prof.

Z

Die Qu

durch

Lena Werdecker

Advance Care Planning bei fortgeschrittener Herzinsuffizienz

Qualitative Analysen zur Sichtweise von Betroffenen im Rahmen einer explorativen Studie

PETER LANG

Bibliografische Information der Deutschen Nationalbibliothek
Die Deutsche Nationalbibliothek verzeichnet diese Publikation in der Deutschen Nationalbibliografie; detaillierte bibliografische Daten sind im Internet über http://dnb.d-nb.de abrufbar.

Zugl.: Hannover, Med. Hochsch., Diss., 2017

D 354
ISSN 1617-920X
ISBN 978-3-631-76686-6 (Print)
E-ISBN 978-3-631-76729-0 (E-PDF)
E-ISBN 978-3-631-76730-6 (EPUB)
E-ISBN 978-3-631-76731-3 (MOBI)
DOI 10.3726/b14842

Peter Lang – Berlin · Bern · Bruxelles · New York · Oxford · Warszawa · Wien

Diese Publikation wurde begutachtet.

www.peterlang.com

Inhaltsverzeichnis

1 Einleitung

Die gesundheitliche Versorgung von Menschen in der letzten Lebensphase rückt zunehmend in das Blickfeld von Öffentlichkeit, Politik und Wissenschaft. Eine frühzeitige, in einen professionell begleiteten Gesprächsprozess integrierte Kommunikation kann dazu beitragen, eine bedarfs- und bedürfnisgerechte Versorgung von Menschen am Ende ihres Lebens zu gewährleisten. Das Konzept zur vorausschauenden Versorgungsplanung ist international als *Advance Care Planning (ACP)* bekannt und bereits erprobt; es wurde in Deutschland erst zeitversetzt aufgegriffen. Im Zuge der S3-Leitlinie Palliativmedizin[1] und des Gesetzes zur Verbesserung der Hospiz- und Palliativversorgung in Deutschland[2] aus dem Jahr 2015 hat das Konzept systematisch Einzug in das deutsche Gesundheitswesen erhalten. Das Gesetz liefert die Grundlage für eine individuelle und umfassende Vorausplanung der Versorgung für die letzte Lebensphase jedes Pflegeheimbewohners.[3] Nun gilt es hierfür die Rahmenbedingungen wie Inhalte, Qualifizierung der Berater und strukturelle Änderungen mit Verantwortlichen festzulegen.

In der wissenschaftlichen Debatte dominiert die Frage nach den Effekten von ACP die Forschungsagenda (Brinkman-Stoppelenburg et al. 2014; Klingler et al. 2015; Rietjens et al. 2016a). Anhand randomisierter kontrollierter Studien soll der Effekt von ACP untersucht werden. Fraglich ist jedoch, wie ACP überhaupt erfolgreich evaluiert werden kann: Was sind geeignete Ergebnisparameter zur Messung der Effekte von ACP-Interventionen? Der Blick richtet sich dabei meist primär auf die Anzahl erstellter Vorausverfügungen. Dies sind Vorsorgepläne, in denen medizinische Behandlungspräferenzen von Menschen für den Fall von Einwilligungsunfähigkeit dokumentiert sind. ACP-Beratungsgespräche als Intervention zur Unterstützung der Planung ist bislang wenig untersucht worden: Was zeichnet ein gelingendes ACP-Gespräch aus? Was bedeutet „gelingend" aus Sicht der Betroffenen, Angehörigen und Berater? Die Sichtweise der Patienten ist im Konzept von ACP nur wenig verankert und wird in Evaluationsstudien

1 Deutsche Krebsgesellschaft, Deutsche Krebshilfe, AWMF (Leitlinienprogramm Onkologie) 2015.

2 Bundesgesetzblatt I Nr. 48.

3 Aus Gründen der besseren Lesbarkeit wird auf die gleichzeitige Verwendung männlicher und weiblicher Sprachformen verzichtet. Soweit im Folgenden Personenbezeichnungen in männlicher Form verwendet werden, so ist auch jeweils stets die weibliche Form gemeint.

selten berücksichtigt. Ziel dieser Arbeit[4] ist es daher, Erfahrungen von Patienten hinsichtlich ihrer Teilnahme an ACP-Beratungsgesprächen mit einem Arzt zu untersuchen.

Begründet durch die Zielsetzung und Fragestellung der Untersuchung wird ein exploratives, qualitatives Längsschnitt-Studiendesign gewählt. Es ermöglicht, die Vielfalt subjektiver Sichtweisen der Patienten zu erfassen und die soziale Wirklichkeit nachvollziehbar und verstehbar zu machen (Flick et al. 2013).

Die Konzeption der Studie erfolgte auf Grundlage des aktuellen Forschungsstandes und des skizzierten Erkenntnisinteresses. Die Untersuchung fokussiert sich auf Kommunikationsprozesse im Rahmen von ACP aus Patientensicht. Geführt wird diese explorative Studie am Beispiel einer progredient verlaufenden nicht-onkologischen Erkrankung, der Herzinsuffizienz. Sie ist eine mit steigendem Lebensalter zunehmend auftretende Erkrankung, die insbesondere in fortgeschrittenen Stadien von einem wechselhaften Verlauf, einer erschwerten Prognosestellung und einer hohen Krankheitslast gekennzeichnet ist (Murray et al. 2005).

Im Versorgungsalltag bleiben individuelle Behandlungswünsche der Patienten oft unbekannt und unberücksichtigt. Um eine kontinuierliche Betreuungs- und Versorgungsstruktur bis zum Lebensende zu gewährleisten, muss das Gesundheitssystem an den Bedarfen und Bedürfnissen dieser Patientengruppe ausgerichtet werden. Schützende, jedoch auch autonomie-respektierende und -fördernde Interventionsstrategien sind hier elementar (Schaeffer und Moers 2011). ACP im Sinne einer vorausschauenden Versorgungsplanung hat das Potenzial, Patienten und deren Angehörige bei der Vorbereitung und Planung zukünftiger Gesundheitsversorgung im Rahmen eines qualifiziert begleiteten Gesprächsprozesses frühzeitig zu unterstützen. Ziel der explorativen Studie ist es daher, die Wahrnehmung und Bedeutung von ACP-Beratungsgesprächen aus Sicht der teilnehmenden Patienten und ihrer Angehörigen zu untersuchen und daraus Bedingungen für gelingende Beratungsgespräche abzuleiten. Schließlich sollen die Erkenntnisse dazu beitragen, die Versorgung älterer Menschen mit Herzinsuffizienz in ihrer letzten Lebensphase zu verbessern. Die Untersuchung kann daher Merkmale herausarbeiten, die Menschen dazu ermutigen oder daran hindern, an ACP-Gesprächen teilzunehmen. Dadurch soll besser verstanden werden, wie der Prozess von ACP gewinnbringend in die alltägliche Versorgung

4 Diese Dissertation ist am Institut für Geschichte, Ethik und Philosophie der Medizin an der Medizinischen Hochschule Hannover entstanden. Eine Publikation der Ergebnisse der gesamten Studie ist in der Zeitschrift für Gerontologie und Geriatrie zu finden: Werdecker et al. (2018).

von Menschen mit Herzinsuffizienz integriert werden kann. Hierzu geht die Untersuchung folgenden Fragestellungen nach:

- Welche Bedingungen müssen aus Patientensicht gegeben sein, damit ACP-Beratungsgespräche zustande kommen?
- Welche Erwartungen und Bedürfnisse haben Patienten bezüglich dieser Gespräche?
- Wie erleben die Patienten ärztlich geführte, krankheitsspezifische ACP-Gespräche im Übergang von der stationären in die ambulante Versorgung?
- Welche Bedeutung haben die ACP-Gespräche für die Patienten?
- Was sind Sichtweisen der Angehörigen?

Weiterführend soll erörtert werden, welche Bedingungen zum Gelingen von ACP-Gesprächen beitragen und welche Besonderheiten sich in Bezug auf die Gruppe der älteren Patienten mit fortgeschrittener Herzinsuffizienz identifizieren lassen.

Über den gesamten Projektverlauf wurden empirische Daten erhoben, die mit Auswertungstechniken der *Grounded Theory* sowie einer empirisch begründeten Typenbildung analysiert wurden. Ergänzend zu den aufgezeichneten Beratungsgesprächen sowie leitfadengestützten Interviews gehören Feldnotizen während der Rekrutierungsphase, ein Kurzfragebogen sowie die jeweilige Patientenakte bzw. der Arztbrief zur Datenbasis jedes untersuchten Falles.

Die vorliegende Arbeit fordert das bisherige Verständnis der Zielsetzung von ACP in der deutschen Diskussion um Beratungsangebote zur Erstellung einer Patientenverfügung heraus, beleuchtet kritisch die Einbeziehung von Angehörigen in den Prozess der gesundheitlichen Vorausplanung und diskutiert die Rolle des ärztlichen Beraters. Hinsichtlich einer Integration von ACP in die Regelversorgung bei älteren Menschen mit Herzinsuffizienz analysiert sie die krankheitsspezifische Ausrichtung des Beratungsangebots und erarbeitet Anknüpfungspunkte zur Integration von ACP in bestehende Versorgungsstrukturen. Ausgangspunkt dafür sind Erkenntnisse zur Bereitschaft der Patienten, sich mit der eigenen gesundheitlichen Vorausplanung auseinanderzusetzen (z. B. zu Teilnahme und inhaltlicher Tiefe der Gespräche).

Die vorliegende Untersuchung im Fachgebiet *Public Health* wird in der Versorgungsforschung verortet (Pfaff 2003). Die Interdisziplinarität als Kennzeichen der Versorgungsforschung (ebd.) ist durch den Bezug zur Perspektive der palliativmedizinischen Versorgung einerseits sowie der medizinisch-ethischen Sichtweise andererseits gegeben. Mit der sozialen Interaktion im Kommunikationsprozess sowie der Anwendung von Methoden empirischer Sozialforschung ist auch die sozialwissenschaftliche Perspektive in dieser Untersuchung integriert. Dem Ziel explorativer Studien entsprechend handelt es sich bei der vorliegenden

Arbeit um eine Konzeptionierung und Erprobung einer neuen Versorgungsintervention, die aus Patientenperspektive evaluiert wird. Anhand der praktischen Umsetzung von ACP-Beratungsgesprächen im Rahmen der explorativen Studie werden deren Wahrnehmung und Bedeutung mit Bezug auf die spezifische Zielgruppe der älteren Patienten mit Herzinsuffizienz untersucht – mit dem langfristigen Ziel, eine Verbesserung der Versorgungsqualität herbeizuführen.

Die Darstellung der explorativen Studie gliedert sich in acht Kapitel. Anschließend an diese Einführung folgt im zweiten Kapitel ein Problemaufriss zur gesundheitlichen Vorsorge in Deutschland. Anschließend wird in das Konzept von ACP eingeführt und es werden Besonderheiten der Herzinsuffizienz erörtert. Aufbauend auf die jeweiligen Einführungen wird das Konzept auf die ausgewählte Erkrankung angewendet. Daran schließt sich in Kapitel 3 die Entwicklung der Forschungsfrage an sowie Erläuterungen zum Aufbau der explorativen Studie. Im Nachfolgenden wird das methodische Vorgehen beschrieben (Kapitel 4). Kapitel 5 ist der Ergebnisdarstellung gewidmet. Schließlich folgt im sechsten Kapitel die Erörterung der Ergebnisse, zum einen im Lichte des aktuellen Forschungsstandes und zum anderen vor dem Hintergrund methodischer Limitationen. Kapitel 7 gibt einen Ausblick auf praxisbezogene Überlegungen zur Integration von ACP und benennt weiteren Forschungsbedarf. Zum Abschluss werden im achten Kapitel die Erkenntnisse der Untersuchungen resümiert und ein zusammenfassender Ausblick gegeben.

2 Hintergrund

Die Alterung der Bevölkerung, begleitet von einer steigenden Lebenserwartung, einem steigenden Altenquotienten und einer Zunahme der Gruppe hochaltriger Menschen, prägt das deutsche Gesundheitssystem (Kuhlmey und Blüher 2011; Statistisches Bundesamt 2018a). Die gesundheitliche Versorgung älterer Menschen muss auf Multimorbidität und chronische Krankheit reagieren (Kuhlmey und Blüher 2011; Wolff et al. 2014). Die Besonderheiten chronischer Krankheit liegen unter anderem im langsam fortschreitenden Krankheitsverlauf, der durch eine ständige Abfolge von krisenhaften, instabilen und stabilen Phasen gekennzeichnet ist (Corbin und Strauss 2010). Demzufolge besitzen diese Erkrankungsverläufe den Charakter einer spiralförmigen Kurve, deren Tendenz langfristig nach unten zeigt (Corbin und Strauss 2010). Im Zusammenhang mit einem höheren Sterbealter wird deutlich, dass die wenigsten Menschen völlig unerwartet sterben: Phasen chronisch progredienter Erkrankung sowie körperlichen und geistigen Abbaus lassen die letzte Lebensphase häufig zu einem bestimmten Grad absehbar erscheinen (Schneider und Walter 2011). Als Resultat der komplexen, vielfältigen Eigenschaften und Dimensionen von chronischen Erkrankungen, Multimorbidität sowie Krankheitsverläufen ergeben sich zahlreiche Herausforderungen für die Versorgungsgestaltung der betreffenden Personengruppe – zu der auch die Versorgung in der letzten Lebensphase zählt.

Eine bedeutende Aufgabe des Gesundheitssystems ist es, Menschen in der letzten Lebensphase adäquat zu versorgen. In Deutschland, aber auch in anderen Ländern, wurde diese Aufgabe lange Zeit vernachlässigt (Schneider und Walter 2011). In den vergangenen Jahren lassen sich jedoch Fortschritte erkennen: Exemplarisch zu nennen sind die Integration der Palliativmedizin als Pflichtfach in der Approbationsordnung für Ärzte (Bundesgesetzblatt I Nr. 11) und die Charta zur Betreuung schwerstkranker und sterbender Menschen in Deutschland (2010). Aus der letztgenannten geht auch die Forderung nach einer gesundheitsbezogenen Versorgung sowie Forschung zu den Bedürfnissen der schwerstkranken und sterbenden Menschen und ihrer Angehörigen hervor, welche auch schon vom Sachverständigenrat zur Begutachtung der Entwicklung im Gesundheitswesen mit dem Sondergutachten im Jahr 2009 dem Thema „Gesundheitsversorgung in einer Gesellschaft des längeren Lebens“ angesprochen wurde. Nicht zuletzt zeigt das Gesetz zur Verbesserung der Hospiz- und Palliativversorgung (Bundesgesetzblatt I Nr. 48), dass der Gesetzgeber auf Defizite in der gesundheitlichen Versorgung in der letzten Lebensphase reagiert.

Infolge der nationalsozialistischen Verbrechen wurde im Rahmen der Nürnberger Prozesse (1946–1947) für den Bereich der Forschung am Menschen festgeschrieben, dass für zulässige Versuche am Menschen – verstanden als Eingriff in die körperliche Integrität einer Person – ein Einverständnis von Patienten bzw. Probanden in der medizinischen Forschung erforderlich ist. Daraus entwickelte sich das Konzept des *informed consent*, der Einwilligung nach Aufklärung, die seit den späten 1950er Jahren die Bedingung für eine medizinische Behandlung darstellt (Faden et al. 1986) und die Grundlage vieler Überlegungen zur Arzt-Patient-Beziehung bildet. Aus dem Recht auf Selbstbestimmung (Artikel 2 GG)[5] verbunden mit der Patientenautonomie folgt, dass letztendlich der Patient über medizinische Maßnahmen bestimmt, sich also für oder gegen eine Behandlung entscheidet. Diese Entscheidung setzt die ärztliche Aufklärung, Einwilligungsfähigkeit und Freiwilligkeit voraus (Beauchamp und Childress 2013; Simon 2015a).

Es stellt sich die Frage, wie das Prinzip des *informed consent* Beachtung finden kann, wenn Menschen durch kritische Gesundheitszustände nicht selbst über die Inanspruchnahme oder Ablehnung von medizinischen Maßnahmen entscheiden können. Vor dem Hintergrund, dass viele Erkrankungen im Alter mit kognitiven Beeinträchtigungen einhergehen, ist es kein seltener Fall, dass Menschen am Lebensende nicht mehr einwilligungsfähig sind (van der Heide et al. 2003; Bravo et al. 2008; Kaspers et al. 2013).

Technologische Innovationen in den vergangenen Jahrzehnten haben lebenserhaltende Behandlungen mit dem Ziel einer Lebensverlängerung möglich gemacht. Ob diese jedoch in jedem Fall vorteilhaft und vom Patienten gewünscht sind und daher zur Anwendung kommen sollten, ist fraglich. In der Bevölkerung ist die Sorge vor ungewollten Therapien in der letzten Lebensphase und einer Weiterbehandlung entgegen des eigenen Willens sehr groß (Winkler und Heußner 2016). Um das Selbstbestimmungsrecht als Patient wahrnehmen zu können, wenn man selbst nicht mehr einwilligungsfähig ist, wurde das Konzept der Patientenverfügung entwickelt (Ausführungen zur historischen Entwicklung der Patientenverfügung: Van Leuven 2012; Marckmann und in der Schmitten 2013). Patientenverfügungen sind Ausdruck und Folge der Entwicklung von einer paternalistisch-fürsorgenden Patientenversorgung hin zu einer eigenverantwortlich, selbstbestimmten, dem Patientenwillen verpflichteten Gesundheitsversorgung (Simon 2015b). Das Abfassen einer Patientenverfügung bietet die Möglichkeit, die individuellen Präferenzen hinsichtlich einer Inanspruchnahme oder einer Ablehnung von bestimmten medizinischen Maßnahmen in spezifischen Situationen im Voraus, d. h. bevor der

5 Artikel 2 des Grundgesetzes der Bundesrepublik Deutschland.

Fall einer Einwilligungsunfähigkeit eintritt, zu dokumentieren, um so in kritischen Gesundheitssituationen oder in der letzten Lebensphase die Entscheidungsfindung zu unterstützen (Simon 2015a).

In Deutschland ist die Verbindlichkeit der Patientenverfügung mit einer Änderung des Betreuungsrechts im Jahr 2009 gesetzlich geregelt worden (§ 1901 BGB[6]; Simon 2015b). Die Stellung der Patientenverfügung wurde gestärkt (Jox 2015), wenn es um Behandlungsentscheidungen bei einwilligungsunfähigen Patienten geht. Denn auch im diesem Fall darf eine Behandlung nicht ohne eine (mutmaßliche) Zustimmung erfolgen (Neitzke 2013b). In der Rangordnung, anhand derer der Patientenwille ermittelt wird, steht die Patientenverfügung an oberster Stelle.[7] Erst danach folgen mündlich geäußerte Behandlungswünsche und drittrangig der mutmaßliche Wille (Bundesärztekammer 2013; Neitzke 2013b). Anhand der Rechtsprechung lässt sich vor dem Hintergrund der Beschlüsse des Bundesgerichtshofs vom 06. Juli 2016 (XII ZB 61/16) sowie vom 08. Februar 2017 (XII ZB 504/15) festhalten, dass eine Patientenverfügung nur dann wirksam wird, wenn in ihr Stellung zur Einwilligung oder Nichteinwilligung in bestimmte ärztliche Maßnahmen genommen wird. Eine Formulierung „keine lebenserhaltenden Maßnahmen" beinhaltet keine hinreichend konkrete Entscheidung für oder gegen eine Behandlung (Bundesministerium für Justiz und Verbraucherschutz 2018).

Sofern ein Patient einwilligungsunfähig ist, ist ein Vertreter, d. h. ein Bevollmächtigter oder Betreuer, gesetzlich verpflichtet, den Patientenwillen mithilfe der Patientenverfügung, geäußerter Behandlungswünsche oder dem mutmaßlichen Willen zu ermitteln und ihn zur Geltung zu bringen (§ 1901a Abs. 1 BGB[8]; Neitzke 2013b). Ein Bevollmächtigter wird durch eine Vorsorgevollmacht des Betroffenen bestimmt oder ein Betreuer wird von einem Betreuungsgericht bestellt (Neitzke 2013b; Jox 2015). Sofern keine Vollmacht vorliegt und noch kein Betreuer benannt wurde, trägt der Arzt die Pflicht, den Patientenwillen zu ermitteln (Bundesärztekammer 2013). In Notfallsituationen, wenn kein Wille des Patienten bekannt ist, entscheidet der Arzt vor dem Hintergrund der medizinischen Indikation (Bundesärztekammer 2013; Simon 2015a).

---

6 § 1901 Umfang der Betreuung, Pflichten des Betreuers im Bürgerlichen Gesetzbuch (BGB).

7 „Die Patientenverfügung gilt nicht lediglich als Hinweis auf einen mutmaßlichen Patientenwillen, sondern ist eine antizipierte Therapieentscheidung sui generis, die Ausdruck des ethischen Prinzips der vorausschauenden Autonomie ist" (Jox 2015, S. 128).

8 § 1901a Patientenverfügung Absatz 1 im Bürgerlichen Gesetzbuch (BGB).

National wie international wird seit längerer Zeit rege diskutiert, dass die Patientenverfügung in der Form, wie sie eingesetzt und angewandt wird, nicht die erwartete Wirkung gezeigt hat (Vergleiche auch Beschlüsse des Bundesgerichtshofes in den Jahren 2016 und 2017). In der Literatur sticht neben Ansichten, dass die Patientenverfügung eine Verletzung der Unverfügbarkeit des menschlichen Lebens darstelle oder als Türöffner für aktive Sterbehilfe diene (Simon 2015b) das prominente Argument der „gescheiterten" Patientenverfügung in der Diskussion um die Realisierung der Patientenautonomie mithilfe der Patientenverfügung hervor (The SUPPORT Principal Investigators 1995; Prendergast 2001; Fagerlin und Schneider 2004; Fried et al. 2012; Houttekier et al. 2012; Schöffner et al. 2012; in der Schmitten und Marckmann 2013; Marckmann und in der Schmitten 2013). Gemeint ist damit, dass Patientenverfügungen wenig verbreitet, im Bedarfsfall selten verfügbar und ihre Aussagekraft bzw. Validität häufig nur gering sind (in der Schmitten et al. 2016a).

Zwar zeigt sich in den wenigen empirischen Daten zur Verbreitung der Patientenverfügung in Deutschland, dass in den letzten Jahren eine Zunahme des Vorhandenseins zu verzeichnen ist, doch haben noch immer relativ wenige Menschen in Deutschland eine Patientenverfügung (Lang und Wagner 2007; Hubert et al. 2013; Klindtworth et al. 2013; Institut für Demoskopie Allensbach 2014). Das Vorhandensein ist altersassoziiert, sodass insbesondere ältere Menschen über eine Patientenverfügung verfügen (Institut für Demoskopie Allensbach 2014; de Heer et al. 2017).

Auch wenn das Vorhandensein der Dokumente in der Gesamtbevölkerung gering ist, zeigen Ergebnisse der repräsentativen Bevölkerungsbefragung Gesundheitsmonitor,[9] dass das Bestreben, eine Patientenverfügung und Vorsorgevollmacht zu erstellen, in der Bevölkerung groß ist (Klindtworth et al. 2013). Die Autoren führen dieses Phänomen auf ein Fehlen eines konkreten Handlungsbedarfs sowie auf ein Informationsdefizit hinsichtlich rechtlicher und organisatorischer Fragen zurück und schlussfolgern, dass mehr Beratung und Information notwendig seien.

In der Studie wird auch deutlich, dass ein Gespräch mit dem Arzt nur selten Anlass für das Verfassen einer Patientenverfügung ist (Klindtworth et al. 2013). Dieser Befund bestätigt die Ergebnisse von Nauck et al. (2014), dass nur ein

---

9 Eine von 2001 bis 2016 (halb-)jährlich durchgeführte repräsentative Bevölkerungsumfrage zur gesundheitlichen Versorgung der Bertelsmann Stiftung und BARMER GEK (seit 2011).

kleiner Anteil der Menschen bei der Verfassung einer Patientenverfügung auf die Beratung eines Arztes zurückgreift.

In einer Studie mit onkologisch erkrankten Patienten gibt die Mehrheit der Teilnehmer an, dass ihre Ärzte das Thema Patientenverfügung nie angesprochen haben; über die Hälfte aller Patienten wünscht jedoch, dass ihr Arzt mit ihnen die Entscheidungsfindung für die letzte Lebensphase bespricht (Hubert et al. 2013). Dieses Ergebnis verweist auf eine fehlende *responsiveness*[10] der Versorgungsangebote auf die Bedürfnisse der Patienten. Es spricht für eine Stärkung der Rolle von Ärzten im Kontext der Patientenverfügung.

Nauck et al. (2014) haben in ihrer qualitativen Studie untersucht, inwiefern sich die Wünsche der Ersteller von Patientenverfügungen in ihren Dokumenten widerspiegeln. Die Ergebnisse zeigen, dass bei mehr als der Hälfte (n=53) der Patienten die Patientenverfügungen die Wünsche nicht korrekt wiedergeben (Nauck et al. 2014, S. 59). Sie schlussfolgern, dass die Ersteller schlechte Kenntnis über bestimmte klinische Situationen und die Relevanz von potenziellen Behandlungen hatten (Nauck et al. 2014). Auch diese Befunde sprechen für den Bedarf an medizinischer Expertise im Zusammenhang mit der Erstellung von Vorausverfügungen.

Vorherige Erkenntnisse werden unterstrichen durch die Studienergebnisse von Schöffner et al. (2012): Sie konnten ebenfalls zeigen, dass eine große Anzahl an Patientenverfügungen ohne ärztliche Hilfestellung verfasst wird. Deutlich wurde, dass nach einem Beratungsseminar mit medizinischen Dozenten eine große Mehrheit der Teilnehmer Änderungen bzw. Korrekturen an ihrer Patientenverfügung (erstellt ohne Beratung) vornehmen wollten. So berichteten Teilnehmer von ihrer Absicht, die beschriebenen Situationen und Behandlungsmaßnahmen in der Patientenverfügung zu konkretisieren (Schöffner et al. 2012).

Aus den Ausführungen folgt, dass Informationen, Aufklärung und Beratung rund um die Planung gesundheitlicher Versorgung erforderlich sind. Mehrere Studien verweisen darauf, dass Informationslücken gewichtige Gründe für das Nicht-Vorhandensein einer Patientenverfügung sind (Hubert et al. 2013; Klindtworth et al. 2013; Elmeadawy et al. 2016). Es konnte gezeigt werden, dass es ohne medizinische Expertise zu inadäquaten Aussagen in Patientenverfügungen kommen kann und ohne ausreichend medizinische Kenntnisse getroffene Entscheidungen die wahren Patientenpräferenzen nur ungenau wiedergeben können (Emanuel et al. 1995; Schöffner et al. 2012; Nauck et al. 2014). Es bleibt fraglich, ob Laien überhaupt so weitreichende Entscheidungen über

10 Basiert auf dem Konzept *health system responsiveness* der Weltgesundheitsorganisation (World Health Organization 2000).

die Versorgung in der letzten Lebensphase selbstständig, ohne spezifische medizinische und pflegerische Kenntnisse, treffen können und Formulierungen in Vordrucken umfassend verstehen (Emanuel et al. 1995; Detering et al. 2010; Schöffner et al. 2012; Marckmann und in der Schmitten 2013).

Eine ärztliche Beratung kann eine Lösung für die Probleme im Zusammenhang mit der Patientenverfügung sein (Schöffner et al. 2012; Nauck et al. 2014). In Studien konnte gezeigt werden, dass zeitintensive Gespräche mit qualifizierten Personen zu einer Erstellung einer Patientenverfügung anregen und sie supervidieren (Molloy et al. 2000; Hammes et al. 2010; in der Schmitten et al. 2014; Klingler et al. 2015).

In Deutschland gibt es bereits einige Beratungsangebote im Kontext der Vorausplanung[11] und insbesondere der Erstellung einer Patientenverfügung. Doch die sind nicht ausreichend und nicht systematisch ins Gesundheitssystem integriert (Neitzke 2013a). Hinzu kommt, dass die populären juristischen Beratungsangebote hinsichtlich der medizinischen Fragestellungen nur begrenzt Auskunft geben können. Es besteht somit ein großer Bedarf an medizinischer Beratung in Deutschland.

Nicht nur die empirischen Daten verweisen auf die Notwendigkeit einer medizinischen Beratung im Zusammenhang mit gesundheitlicher Vorausplanung; auch medizin-ethische Anforderungen an die Entscheidungsfindung in der gesundheitlichen Versorgung machen eine Beratung notwendig. Begründen lässt sich die Forderung damit, dass eine vorausschauende Entscheidungsfindung besondere Anforderungen mit sich bringt: Die Entscheidungen, die im Vorhinein getroffen werden, sind höchst folgenreich für die künftige Behandlung (in der Schmitten und Marckmann 2013), denn sie sind eine Entscheidungsgrundlage und Richtschnur für andere Beteiligte wie Bevollmächtigte, Angehörige und Behandler, die bei zukünftiger Einwilligungsunfähigkeit des Patienten den Patientenwillen zu ermitteln und umzusetzen haben (Frewer et al. 2009). Entschieden wird immer über antizipierte, jedoch hypothetische Situationen, deren Eintreten nicht vorhersehbar ist. Die besondere Herausforderung liegt also darin, dass die Situationen und medizinischen Maßnahmen, über die im Voraus geurteilt wird, häufig nicht zu den Erfahrungen der meisten Menschen zählen (in der Schmitten und Marckmann 2013) und Fachwissen über Maßnahmen nicht vorliegt. Daher ist die hypothetische Entscheidungsfindung im Vorhinein für viele Menschen mit Unsicherheit und Ungewissheit verbunden, einmal getroffene

11 Zum Beispiel von Verbraucherzentralen, vom Humanistischen Verband Deutschland, von der Unabhängigen Patientenberatung Deutschland (UPD).

Entscheidungen werden möglicherweise revidiert. Über das Verstehen medizinisch komplexer Sachverhalte hinaus handelt es sich häufig um eine emotionale Entscheidungsfindung, da es um kritische Gesundheitsereignisse und die letzte Lebensphase geht (White et al. 2007).

Vor dem Hintergrund der Anforderungen und der Gestaltung von Entscheidungsfindungsprozessen in der medizinischen Versorgung sowie den besonderen Herausforderungen bei im Voraus verfügten Entscheidungen ergibt sich die Forderung, dass bei einer vorausverfügten Entscheidungsfindung die Bedingungen des *informed consent* erfüllt sein sollten, wie das auch bei gegenwärtigen Entscheidungen bezogen auf eine medizinische Behandlung der Fall ist (in der Schmitten und Marckmann 2013). Im Gesetz (§ 1901a BGB) ist dies nicht gefordert, doch in Bezug zu den zuvor aufgezeigten Defiziten im Zusammenhang mit der Patientenverfügung erscheint eine Aufklärung sowie die Überprüfung der Einwilligungsfähigkeit und der Freiwilligkeit ethisch geboten (Sommer et al. 2012; Simon 2015b).

Auch das Prinzip des *shared decision making* (SDM), das über die Standards des *informed consent* hinausreicht und seit den 1990er Jahren in der medizinischen Entscheidungsfindung als anzustrebendes Ziel gesehen wird (Charles et al. 1997, 1999; Scheibler und Pfaff 2003; Elwyn et al. 2012), sollte bei der gesundheitlichen Vorausplanung vor dem Hintergrund der weiterreichenden Entscheidungen, die im Voraus getroffen werden, Berücksichtigung finden. In Abgrenzung zum *informed consent* wird der Patient beim SDM bereits zu Beginn der Nutzen-Schaden-Abwägung einbezogen (Krones 2015). Der Entscheidungsfindungsprozess umfasst damit sowohl die Information, die Abwägung und schließlich die Entscheidung an sich, anstatt nur die alleinige Zustimmung oder Ablehnung einer ärztlich gewählten Behandlungsmaßnahme (Krones und Richter 2008).

Seit dem überarbeiteten Konzept von Charles et al. (1999),[12] finden neben den Patientenbedürfnissen und -präferenzen auch ärztliche Empfehlungen Raum in den Arzt-Patient-Gesprächen (Krones und Richter 2008). Dieser „*two way information exchange*“ ist im Gegensatz zu den anderen Arzt-Patient-Modellen (paternalistische, informative oder deliberative Arzt-Patient-Beziehung) charakteristisch für SDM (Charles et al. 1999, S. 659). Der Arzt übernimmt die Rolle eines Gesprächspartners, indem er seine persönliche Meinung und Wertung einbringt, die ethische Urteilsbildung des Patienten unterstützt und seine Fürsorgepflicht als Arzt erfüllt (Elwyn et al. 2012; Coors 2015). Die Bewertung des Arztes muss dabei in Bezug zum Lebenskontext des Patienten gesetzt und der Patient

12 Erste Version: Charles et al. (1997).

befähigt werden, die eigenen Präferenzen und Sichtweisen vor diesem Hintergrund während des Entscheidungsfindungsprozesses zu reflektieren und zu artikulieren (Allen et al. 2012; Elwyn et al. 2012). Durch die zur Verfügung gestellten Informationen und die Unterstützung des Entscheidungsfindungsprozesses werden Individuen im Rahmen des SDM befähigt, selbstständig zu handeln und ihre eigenen freien Entscheidungen zu treffen (Elwyn et al. 2012; Gillick 2015).

SDM ist im Zuge der Verfügbarkeit einer Fülle an medizinischen Therapieoptionen und alternativer Ansätze zur Schulmedizin entwickelt worden, da es nicht immer eindeutig die „beste" Entscheidung gibt (Klemperer 2003; Gillick 2015). Dies trifft im Besonderen auf die medizinische Behandlung in der letzten Lebensphase zu: Der medizinische Fortschritt hat viele Vorteile gebracht, führt jedoch häufig zu einer Gratwanderung zwischen dem medizin-technisch Machbaren und dem menschlich-ethisch Vertretbaren (in der Schmitten 2013; Simon 2015a). Ob eine Lebensverlängerung durch medizinische Maßnahmen akzeptabel ist oder nicht, muss jedes Individuum vor dem Hintergrund seiner persönlichen Wertvorstellungen selbst entscheiden. Dass viele Menschen mit dieser Entscheidung ohne beratende Unterstützung überfordert sind, zeigt sich in den zuvor aufgeführten Studien.

Im Kontext der Vorausplanung hat die Patientenverfügung die Vormachtstellung. Die Forderung nach mehr Information und Beratung im Zusammenhang mit der Erstellung einer Patientenverfügung verweist auf die Diskussion in den USA. Seit längerem steht dort nicht mehr nur die Erstellung des Dokuments (Patientenverfügung) im Vordergrund, sondern ein stärkerer Fokus wird mittlerweile auf den Kommunikationsprozess gelegt (Shanley und Wall 2004). Auf Grundlage der Support-Studie in den USA (The SUPPORT Principal Investigators 1995), die auf eine Verbesserung der Entscheidungsfindung in der letzten Lebensphase ausgerichtet war, wurde argumentiert, dass nicht erwartet werden könne, dass das Konzept der Patientenverfügungen erfolgreich sein werde, solange sie nicht aus einer gelingenden Arzt-Patient-Kommunikation erwachse (Teno et al. 1997). Der Schwerpunkt des Vorgehens von Vorausplanung hat sich dadurch von dem rechtlichen Dokument zum Prozess der Vorausplanung verschoben (Chan und Pang 2010). Diese Änderung im Ansatz von der gesundheitlichen Vorausplanung signalisiert einen wichtigen Wechsel von einem legalistischen Paradigma zu einem mehr holistischen, patientenzentrierten Ansatz (Shanley und Wall 2004).

Die Besprechung von im Voraus zu treffenden Entscheidungen wird nicht als einmaliges Gespräch verstanden, sondern ist ein Kommunikationsprozess im Sinne regelmäßig wiederkehrender Gespräche, in denen über den Gesundheitszustand, die Prognose, Sorgen in Bezug auf die Gesundheit, Behandlungsmöglichkeiten und -präferenzen gesprochen werden kann (Singer et al. 1998; Prendergast 2001; Seymour et al. 2004; Barnes et al. 2007; MacPherson et al. 2013). Der Kommunikationsprozess kann die Erstellung einer Patientenverfügung einschließen, ist aber nicht darauf beschränkt (Dea Moore 2005; Tulsky 2005). Lange Zeit wurden Patientenverfügungen insbesondere als Kommunikations*mittel* zwischen Arzt und Bevollmächtigten verstanden, wenn es darum geht, den Patientenwillen zu ermitteln und umzusetzen. Jedoch können sie auch als Kommunikations*instrument* zwischen Arzt und Patienten genutzt werden (Bundesärztekammer 2013) sowie als „strukturierendes Element" (in der Schmitten und Marckmann 2013, S. 233) in den Kommunikationsprozess eingebunden werden (Martin et al. 2000; Shanley und Wall 2004). So können Patientenverfügungen für diese nicht immer leichten Gespräche ein Gesprächsöffner oder Leitfaden sein (Shanley und Wall 2004). Sie können einen Rahmen geben oder dabei helfen, über Krankheit, Tod und die Versorgung in der letzten Lebensphase ins Gespräch zu kommen (Martin et al. 2000; Shanley und Wall 2004).

Die Überarbeitung des Konzepts der Vorausplanung – weg von der Patientenverfügung hin zu einem Kommunikationsprozess – hat in den USA mit sich gebracht, dass nicht mehr spezifische Behandlungsmaßnahmen im Mittelpunkt der Gespräche stehen, sondern viel mehr persönliche Werte und Ziele der Betroffenen von Bedeutung sind (Singer et al. 1998; Tulsky 2005; Henry und Seymour 2008). Detering et al. (2010) konnten mit ihrer Studie zeigen, dass es für Patienten nützlicher ist, Entscheidungen zu Versorgungszielen als zu spezifischen Behandlungen für bestimmte Umstände zu treffen.

Dass der Vorausplanungsprozess auch ein sozialer Prozess ist (Singer et al. 1998), wurde bereits angedeutet. Die wenigsten Menschen sind sich klar über ihre Behandlungs- und Versorgungspräferenzen (Winkler und Heußner 2016). Diese entstehen häufig erst im kommunikativen Austausch, insbesondere durch Feedback im Rahmen persönlich bedeutsamer sozialer Beziehungen. Entscheidungen über die Versorgung in der letzten Lebensphase sind unausweichlich integriert in den sozialen Kontext (Prendergast 2001), dem eine Patientenverfügung allein nicht gerecht werden kann. Es muss daher eine Gelegenheit für diesen sozialen Prozess geschaffen werden.

2.1 Advance Care Planning

Dieses zuvor skizzierte Verständnis von Vorsorge, in der englischsprachigen Literatur als *Advance Care Planning* bezeichnet, hat auch in Deutschland Einzug gehalten. Hier werden Begriffe wie vorausschauende Versorgungsplanung, gesundheitliche Vorausplanung oder vorausschauende Behandlungsplanung verwendet. Die beiden letzteren Begriffe betonen die Entscheidungsfindung in Bezug auf medizinische Behandlungsmaßnahmen, während der erstgenannte Begriff den Fokus auf die gesamte gesundheitsbezogene Versorgung bei Krankheit richtet. In der Schmitten et al. (2016a) haben den Vorschlag unterbreitet, zukünftig von *Behandlung im Voraus planen (BVP)* zu sprechen (Nauck et al. 2018).

Den Anstoß für eine Förderung von ACP in Deutschland scheint das regionale ACP-Programm[13] *beizeiten begleiten* gegeben zu haben. Dies ist ein von dem Bundesministerium für Bildung und Forschung gefördertes Modellprojekt, das sich an dem populären regionalen ACP-Programm „*Respecting Choices*" aus den USA orientiert (Hammes et al. 2010) und versucht, das amerikanische Konzept auf das deutsche Gesundheitssystem zu übertragen (in der Schmitten et al. 2014). Kennzeichnend dafür ist neben einem kontinuierlichen Gesprächsprozess, begleitet durch einen qualifizierten Gesprächsbegleiter, eine systemische Implementierung von ACP (weiterführend: in der Schmitten et al. 2016a). Es geht also nicht nur um die Planung im Voraus, sondern auch um die Gestaltung des Systems: Es muss sichergestellt werden, dass der Plan auch realisiert werden kann.

Der Gesetzgeber hat als Reaktion auf die Forderung nach Beratung zum Thema gesundheitlicher Vorsorge reagiert und im Rahmen des Gesetzes zur Verbesserung der Hospiz- und Palliativversorgung[14] Krankenkassen dazu verpflichtet, allgemein über Möglichkeiten der persönlichen Vorsorge für die letzte Lebensphase (insbesondere zur Patientenverfügung, Vorsorgevollmacht und Betreuungsverfügung) zu informieren (§ 39b Absatz 2 SGB V).[15] Weiterhin können Pflegeheime für ihre Bewohner eine individuelle Vorsorgeplanung für eine umfassende (medizinische, pflegerische, psychosoziale und seelsorgerische) Betreuung in der letzten Lebensphase anbieten, deren Kosten ebenfalls von der gesetzlichen Krankenkasse übernommen werden müssen (§ 132g Absatz 4 SGB V).[16] Inhalte und Anforderungen des ACPs in Pflegeheimen

13 Programm bezeichnet ACP-Aktivitäten, die sowohl den Kommunikationsprozess zur Planung berücksichtigen als auch eine regionale Implementierung zur Umsetzung der Planung sicherstellen. Interventionen hingegen sind Aktivitäten, die auf die Planung fokussieren und die Umsetzung der Vorsorgepläne nicht beachten.

14 Bundesgesetzblatt I Nr. 48.

15 § 39a Stationäre und ambulante Hospizleistungen Absatz 2 im Fünften Sozialgesetzbuch Gesetzliche Krankenversicherung.

16 § 132g Gesundheitliche Versorgungsplanung für die letzte Lebensphase Absatz 4 im Fünften Sozialgesetzbuch Gesetzliche Krankenversicherung.

sind unter den verantwortlichen Trägern und dem Kostenträger abzustimmen (§ 132g Absatz 3 SGB V).[17]

Die Verwendung des Begriffs *Advance Care Planning* erfolgte in der Literatur lange Zeit nicht einheitlich und bringt daher hinsichtlich dem Vergleich von Studienergebnissen und der Besprechung der Evidenzlage große methodische Herausforderungen mit sich (Houben et al. 2014; Klingler et al. 2015; Rietjens et al. 2017; Sudore et al. 2017). Aus diesem Grund gibt es zwei Initiativen mit dem Ziel, Klarheit bezüglich der Begriffsdefinition zu schaffen: Eine internationale Delphi-Befragung der Europäischen Gesellschaft für Palliativversorgung (EAPC; Rietjens et al. 2017) und eine multidisziplinäre Delphi-Befragung (Sudore et al. 2017). Laut der ersten Befragung ist ACP definiert als „*enabling individuals to define goals and preferences for future medical treatment and care, to discuss these goals and preferences with family and healthcare providers, and to record and review these preferences if appropriate*" (Rietjens et al. 2017).

In der Literatur variieren die ACP-Interventionen hinsichtlich Studiendesign, Setting und Teilnehmern sowie der Intervention an sich (Klingler et al. 2015; Rietjens et al. 2016a; Weathers et al. 2016). So zählen zu den Interventionen Gespräche, Videos, Broschüren oder Formulare von Patientenverfügungen und Vorsorgevollmachten. Wesentliche Kennzeichen von ACP-Gesprächsinterventionen sind a) ein qualifizierter Berater, b) die Einbeziehung von Angehören und Vertrauenspersonen, c) der Austausch und die Reflexion über Vorstellungen, Wünschen, Erwartungen sowie Entscheidungen über Ziele, Werte und konkrete Behandlungspräferenzen für den Fall einer zukünftigen Einwilligungsunfähigkeit, d) wiederkehrende Gesprächsangebote und e) die mögliche Dokumentation der Wünsche und Vorstellungen in Form einer Patientenverfügung und der Ernennung eines Bevollmächtigten durch eine Vorsorgevollmacht.

Eine Antwort auf das bestehende Problem von nicht aussagekräftigen Patientenverfügungen und fehlender Validität kann im Rahmen von ACP durch professionelle Beratung aufgehoben werden (in der Schmitten und Marckmann 2013). Hauptmerkmal ist hierbei ein qualifizierter Berater, der dem Patienten Gesprächsangebote schafft, um seine gesundheitliche Versorgung für die letzte Lebensphase zu planen. Dazu zählen Ärzte oder nichtärztliches Personal (in der Schmitten et al. 2011a; Rietjens et al. 2017). Letztere sind zumeist Pflegende, Sozialarbeiter oder Seelsorger (Molloy et al. 2000; Morrison et al. 2005;

17 § 132g Gesundheitliche Versorgungsplanung für die letzte Lebensphase Absatz 3 im Fünften Sozialgesetzbuch Gesetzliche Krankenversicherung.

Song et al. 2005; Detering et al. 2010; Hammes et al. 2010; Kirchhoff et al. 2012; in der Schmitten und Marckmann 2015).

Berater sollten nach einer Qualifizierung über eine fundierte kommunikative Kompetenz, medizinisches Wissen, rechtliche Kenntnisse zu Vorausplanungsmöglichkeiten und eine ethische Grundkompetenz verfügen (Wasner 2015). Aufgrund der emotional geprägten Gespräche wird insbesondere nach Empathie und einer Fähigkeit zur „diskursiven Auseinandersetzung mit den Wertvorstellungen anderer Menschen" verlangt (Coors 2015, S. 148). Es geht weiter darum, in Erzählungen der Patienten Wertvorstellungen zu identifizieren, diese zu verbalisieren und auf medizinische Situationen anzuwenden (Coors 2015). Da Spiritualität bei Gesprächen über Sterben und Tod auch eine große Rolle spielt (Simon et al. 2008), ist eine spirituelle Kompetenz des Beraters, „im Sinne der Fähigkeit zur Auseinandersetzung mit grundlegenden Sinnfragen des Lebens" (Coors 2015, S. 149) gefragt. Je nach Profession müssen daher in der Ausbildung der Facilitatoren individuelle Schwerpunkte gelegt werden.

In der Literatur war eine einheitliche Definition der Aufgaben und der Rolle des Beraters lange Zeit nicht gegeben (vgl. hierzu Rietjens et al. 2017; Sudore et al. 2017). Im deutschen Kontext verweisen in der Schmitten et al. (2013, S. 233) explizit darauf, dass der Berater keine beratende Funktion im Sinne von „einen Ratschlag geben" übernimmt und folgt damit der englischen Bezeichnung *facilitator.*[18] Coors (2015) stellt dar, dass der Berater den Prozess der Entscheidungsfindung unterstützt und seine Aufgabe darin besteht, Patienten zu helfen, selbst abzuwägen und eigenständig eine Entscheidung zu treffen. Beratung versteht er in diesem Kontext als ergebnisoffenen und non-direktiven Prozess – wie er aus der humangenetischen Beratung bekannt ist, um die Selbstbestimmung des Patienten zu respektieren (Coors 2015). Sowohl in der Humangenetik als auch bei ACP „geht es um die Unterstützung bei der Findung eines eigenen *ethischen* Urteils und in diesem Sinne um eine *ethische* Beratung" (Coors 2015, S. 141). Im Sinne eines SDM, wie es bei Entscheidungen in der regulären Arzt-Patient-Beziehung als anzustrebendes Ziel angesehen wird, übernimmt der Arzt nach dem Bereitstellen von Informationen auch die Rolle eines Diskussionspartners im Abwägungsprozess der Entscheidungsfindung. Folgt man der Argumentation, dieselben Anforderungen für eine vorausverfügte Entscheidung anzulegen, so müsste dieses Verständnis der gemeinsamen Entscheidungsfindung auch für Behandlungsentscheidungen im Voraus gelten.

---

18 Siehe für Diskussion um deutsche Übersetzung: Coors (2015).

Ein wesentliches Element von ACP-Gesprächen ist die Einbeziehung der Familie in den Kommunikationsprozess (Detering et al. 2010; De Vleminck et al. 2016a), da für Menschen in der letzten Lebensphase nahestehende Personen und das soziale Umfeld eine besondere Bedeutung haben. Oftmals sind individuelle Ansichten durch Einstellungen des sozialen Umfelds zu Tod und Sterben geprägt (Wasner 2015).

Häufig ist auch der designierte gesetzliche Vertreter Teil der Familie, was die Sinnhaftigkeit der Einbeziehung zusätzlich unterstreicht (Dea Moore 2005; Gallagher 2006; in der Schmitten und Marckmann 2013). Denn schließlich zielt die Einbeziehung der Bevollmächtigten ins Gespräch darauf ab, im Bedarfsfall eine bestmöglich informierte Entscheidung in Übereinstimmung mit den Zielen und Werten des Patienten treffen zu können (Kolarik et al. 2002). Damit begegnet das Konzept der Herausforderung, dass Bevollmächtigte bislang häufig nicht über den Patientenwillen Bescheid wissen (in der Schmitten und Marckmann 2013).

Zum Großteil kann eine Partizipation am Prozess der Entscheidungsfindung alleine dadurch gewährleistet werden, dass in den Gesprächen zugehört wird (Emanuel et al. 1995). Zusätzlich hat der Vertreter aber auch die Chance, unerwartete Meinungen und Einschätzungen zu hinterfragen oder Rückfragen zu stellen, um Missverständnisse zu reduzieren bzw. zu vermeiden (Karel et al. 2004; Rothärmel 2011). Weiterhin hat der Vertreter die Möglichkeit, zwischen den eigenen Einstellungen und Vorstellungen zur Versorgung in der letzten Lebensphase und denen des Patienten, dessen Willen er im Bedarfsfall vertreten soll, differenzieren zu lernen (Sudore und Fried 2010; Rothärmel 2011).

Ziel der ACP-Gespräche ist die Verständigung, Reflexion und Diskussion über die Versorgung in der letzten Lebensphase (Rietjens et al. 2017). Ein ACP-Gespräch beginnt mit einer Besprechung eigener Lebensziele, Wertvorstellungen und Hoffnungen (Detering et al. 2010; Jacobsen et al. 2011), bevor der Blick auf medizinische Behandlungsziele und dann zukünftige Behandlungspräferenzen für die letzte Lebensphase gerichtet wird (Molloy et al. 2000; Morrison et al. 2005; Simon et al. 2008; Detering et al. 2010; Kirchhoff et al. 2010; Jacobsen et al. 2011; Kirchhoff et al. 2012; Gillick 2015). Weiterhin werden der Sterbeprozess (Janssen et al. 2012), Behandlungsmöglichkeiten am Lebensende sowie Ängste rund um Krankheit und Sterben (Simon et al. 2008; Janssen et al. 2012) thematisiert.

Fallbeispiele und Szenarien haben insbesondere in der krankheitsspezifischen Vorausplanung einen hohen Stellenwert. Sie ermöglichen es, die Bandbreite der Prognose einer Erkrankung inklusive ihrer möglicherweise auftretenden Einschränkungen nachzuzeichnen und für die angesprochenen Situationen Behandlungspräferenzen, d. h. die Inanspruchnahme oder Ablehnung im Voraus, zu benennen (Emanuel et al. 1995). Nach in der Schmitten et al. (2016a) sollte bei der Besprechung von Behandlungspräfenzen auf drei verschiedene Entscheidungssituationen eingegangen werden, „die sich durch die jeweils verfügbare Information über die Prognose unterscheiden:

- akute medizinische Krisen mit plötzlichem Verlust der Einwilligungsfähigkeit (es ist keine prognostische Information verfügbar),
- akute schwere Erkrankung mit anhaltender Nichteinwilligungsfähigkeit (ein Spektrum unterschiedlicher Verläufe und Ergebnisse ist möglich) und
- chronische Erkrankungen mit anhaltender Nichteinwilligungsfähigkeit (eine dauerhafte kognitive Einschränkung ist sicher)" (in der Schmitten et al. 2016a, S. 184).

Die Gespräche dienen neben konkreten Vorausentscheidungen auch dazu, Vertreter vorzubereiten, bestmöglich im Sinne des Betroffenen Entscheidungen in Situationen zu treffen, die durch die konkreten Situationen nicht abgedeckt werden (Sudore und Fried 2010).

Objektive, evidenzbasierte Informationen hinsichtlich der Vor- und Nachteile bestimmter medizinischer Behandlungen sollten für die Besprechung bereitgestellt werden (Fried et al. 2002). Ebenso sollte der zugrundeliegende Gesundheitszustand des Betroffenen besprochen werden (Gillick 2015).

Idealerweise ist die Vorausplanung ein lebenslanger Planungsprozess, wobei die Planung im Laufe des Lebens immer spezifischer wird. Die lebenslange Planung ist eine Antwort auf die Kritik an Patientenverfügungen, die besagt, dass die Entscheidungsstabilität und Aktualität von Entscheidungen nur schwer in den Dokumenten abgebildet werden können (in der Schmitten und Marckmann 2013). So erfolgt zunächst eine allgemeine Vorausplanung für plötzlich und unerwartet eintretende Situationen (z. B. Schädel-Hirn-Trauma nach einem schweren Verkehrsunfall). Zeichnen sich später bestimmte Krankheitsverläufe ab, wird anhand der vorliegenden Erkrankung (z. B. Herzinsuffizienz) für spezifische gesundheitliche Krisensituationen (z. B. plötzlicher Herz-Kreislauf-Stillstand) vorgesorgt. Schließlich kann für eine absehbare letzte Lebensphase die Versorgung am Lebensende konkret geplant werden. Dies entspricht dem dreistufigen Schema aus *First Steps*, *Next Steps* und *Last Steps*, das im Rahmen des bereits erwähnten ACP-Programmes *Respecting Choices* entwickelt wurde (Briggs 2014; Hammes und Briggs 2015). Es ermöglicht nicht nur eine frühzeitige Auseinandersetzung mit der Versorgung in kritischen Gesundheitslagen, sondern erlaubt Patienten auch ihre Werte zu überdenken, wenn sie älter werden oder Veränderungen ihrer klinischen Situation erfahren (Martin et al. 2000; Dea Moore 2005; McCarthy et al. 2008; Waldrop und Meeker 2012).

Die vorliegenden ACP-Programme und Interventionen lassen sich in krankheitsspezifische oder anlassbezogene Planungsangebote unterteilen. Bezogen auf krankheitsspezifische Angebote lässt sich ablesen, dass die meisten ACP-Interventionen auf Patienten mit einer schwerwiegenden, lebenslimitierenden Erkrankung wie fortgeschrittener Krebs, chronisch obstruktive Lungenerkrankung (COPD), fortgeschrittene Niereninsuffizienz oder fortgeschrittene Herzinsuffizienz fokussiert sind.[19] Anlassbezogene Interventionen nutzen das Lebensalter als Identifikationskriterium (z. B. Patienten über 65 Jahre) (Grimaldo et al. 2001; Pearlman et al. 2005; Song et al. 2005; Detering et al. 2010), die Krankenhauseinweisung oder den Umzug in eine stationäre Langzeitversorgungseinrichtung (Molloy et al. 2000; Song et al. 2005; Detering et al. 2010; Jacobsen et al. 2011; in der Schmitten et al. 2014; Krones et al. 2015).

Als weitere Anhaltspunkte für ein erstes oder erneutes Angebot eines ACP-Gesprächs sind neben einem höheren Alter auch Multimorbidität und einschränkende Symptome trotz optimaler Therapie zu nennen (Denvir et al. 2015). Ein generell schlechter Gesundheitszustand (limitierte Selbstversorgung oder mehrfacher Krankenhausaufenthalt) sowie krankheitsspezifische Indikatoren, die auf eine schlechte Prognose hinweisen (De Vleminck et al. 2016a), und die Erwartung von schwerwiegenden Komplikationen oder Tod im Folgejahr werden ebenfalls als Indikatoren genutzt (Kirchhoff et al. 2010; Jacobsen et al. 2011; Kirchhoff et al. 2012; De Vleminck et al. 2016a). Im Zusammenhang mit letzterem wird die sogenannte *surprise question*[20] häufiger verwendet (Gerlach und Seltmann 2014; Winkler und Heußner 2016).

Durch das erneute Aufgreifen bereits geführter Gespräche können Entscheidungen hinterfragt und überprüft oder Sachverhalte konkretisiert bzw. Dokumente angepasst werden (Sudore und Fried 2010; in der Schmitten et al. 2011b), denn Versorgungspräferenzen können sich während des Krankheitsverlaufs ändern (Houttekier et al. 2012).

Die Vorausplanung erfolgt für den Fall der künftigen Entscheidungsunfähigkeit des Patienten. Somit inkludieren ACP-Gespräche auch immer die Möglichkeit, die Ergebnisse des Gesprächs in Form von Vorausverfügungen festzuhalten (Molloy et al. 2000; Pearlman et al. 2005; Song et al. 2005; Detering et al. 2010; Kirchhoff et al. 2010, 2012; Luckett et al. 2014; De Vleminck et al. 2016a).

---

19 Zum Beispiel Pearlman et al. (2005); Edes et al. (2006); Engelhardt et al. (2006); Clayton et al. (2007a); Henry und Seymour (2008); Hamlet et al. (2010); Jacobsen et al. (2011); Aw et al. (2012); Kirchhoff et al. (2012).

20 „Wären Sie überrascht, wenn der Patient in den nächsten 12 Monaten versterben wird?"; findet Anwendung in der Palliativversorgung.

Die persönlichen Aspekte, die in der Besprechung von konkreten Wünschen und Vorstellungen Ausdruck finden, gewinnen so eine medizinische Relevanz für die Umsetzung von Behandlungspräferenzen. Wenn eine Patientenverfügung erstellt ist, endet der Vorausplanungsprozess nicht; das schriftliche Dokument spiegelt lediglich die Inhalte des jeweils letzten ACP-Gesprächs wider und Veränderungen sind jederzeit möglich (in der Schmitten und Marckmann 2013). Neben der inhaltlichen Dokumentation der Versorgungswünsche des Patienten kann ebenfalls ein Vertreter in Form einer Vorsorgevollmacht bestimmt werden. Dabei gilt es zu entscheiden, welche Befähigung hinsichtlich welcher Entscheidungen der Bevollmächtigte haben soll (Hammes 2001).

Die erhebliche Varianz von ACP-Programmen und Interventionen resultiert in einer entsprechenden Varianz an Ergebnisparametern bzw. Evaluationsstrategien (Klingler et al. 2015; Biondo et al. 2016; Rietjens et al. 2016a). Daher ist es schwierig, allgemeine Schlüsse hinsichtlich des Nutzens von ACP für die klinische Praxis zu ziehen (Brinkman-Stoppelenburg et al. 2014). Je nach Perspektive - ob Gesundheitssystem, Patient, Angehörige oder Behandler - stehen unterschiedliche Ziele von ACP im Vordergrund. Einen Standard für Erfolgsparameter und die Effektivitätsbeurteilung von ACP-Interventionen festzulegen, erscheint schwierig (Kolarik et al. 2002; Rhee und Zwar 2011; Biondo et al. 2016).

Biondo et al. (2016) haben in einem systematischen Review untersucht, wie die Implementierung von ACP-Interventionen evaluiert wird. Dabei haben sie herausgefunden, dass sich die Evaluation häufig nur auf einen Teilbereich des Gesundheitssystems bezieht. Der am weitesten verbreitete Ergebnisparameter ist die Dokumentenerstellung (Dokumentation der Behandlungswünsche der Patienten für die letzte Lebensphase), gefolgt von Aufwendungen für Gesundheitsausgaben. Patienten- und familienbezogene Kriterien sowie Ergebnisparameter bezogen auf die im Gesundheitssystem Tätigen werden nur selten gemessen (Biondo et al. 2016).

Erstaunlich ist, dass viele Untersuchungen auf die Erstellung von Patientenverfügungen als primäres Ergebnis fokussieren. Wie bereits deutlich wurde, wird die Patientenverfügung vermehrt als nur ein Teil von ACP verstanden (Sudore et al. 2013). Denn es gibt zunehmend empirische Hinweise, dass Patientenverfügungen nur begrenzt den gesamten Umfang an Handlungen im Kontext einer vorausschauenden Versorgungsplanung abbilden können (Singer et al. 1998; Martin et al. 1999; Sudore et al. 2013); dazu kommen der Austausch über Lebensziele und Wertvorstellungen sowie die verbale Kommunikation über Wünsche und Vorstellungen hinsichtlich der gesundheitlichen Versorgung in der letzten Lebensphase und in kritischen Situationen mit Angehörigen und im

Gesundheitssystem Tätigen. Daher müsste eine Evaluation von ACP umfassender verstanden werden (Martin et al. 2000; Sudore und Fried 2010).

Bisher haben wir unzureichende Erkenntnisse darüber, welche Elemente der ACP-Interventionen exakt die vorteilhaften Effekte eben dieser beeinflussen und was deren potenziellen Nachteile sind (Klingler et al. 2015; Rietjens et al. 2016a). Die Evaluation auf Systemebene geschieht vorrangig auf der Grundlage von Daten aus Gesundheitsdokumenten anstatt von patienten- oder personalbezogenen Erfahrungs- und Ergebnisparametern (Biondo et al. 2016). Biondo et al. (2016) vermuten, dass die Evaluation anhand von dokumentierten Ereignissen für Gesundheitssysteme leichter ist als die Qualität von Gesprächen zu erfassen.

Bislang gibt es nur wenig randomisierte kontrollierte Studien, die Evidenz für die Effektivität von ACP aufzeigen (Rietjens et al. 2016a). Brinkman-Stoppelenburg et al. (2014) haben mit ihrem systematischen Review zur Effektivität verschiedener ACP-Interventionen herausgefunden, dass ACP positive Effekte auf die Qualität der Versorgung in der letzten Lebensphase hat und dass komplexe, prozessorientierte Interventionen wirksamer dazu beitragen, die Patientenpräferenzen umzusetzen als ausschließlich schriftliche Dokumente (Therapieverzichtserklärungen, Vorausverfügungen) alleine. Auch Houben et al. (2014) haben mit ihrem systematischen Review zusammengetragen, dass ACP-Interventionen die Zahl an Vorausverfügungen und geführten ACP-Gesprächen sowie die Übereinstimmung zwischen Patientenpräferenzen und der tatsächlich bereitgestellten Versorgung erhöhen und das Potenzial besitzen, die Qualität der Kommunikation zu verbessern. Effekte auf das Wissen über ACP, die Zufriedenheit mit der Versorgung in der letzten Lebensphase, Auswirkungen auf Entscheidungskonflikte und die Nutzung von Gesundheitsleistungen sind bislang ungewiss (Houben et al. 2014).

Da die Frage der Evaluation und Effektmessung von ACP die Forschungsagenda anführt, werden momentan einige große Untersuchungen durchgeführt. Zu dem bekanntesten gehört das ACTION-Projekt, welches ein EU-gefördertes Projekt zu Patienten mit fortgeschrittener Krebserkrankung ist und noch bis Ende 2018 läuft (Rietjens et al. 2016b). Das Projekt schließt sechs Länder mit über 20 Krankenhäusern ein und vergleicht ACP mit der Standardbehandlung. Anzumerken ist, dass auch hier der Blick auf patientenzentrierte Ergebnisparameter fehlt. Weiterhin gibt es das PREPARE-Projekt, das im Rahmen einer randomisierten kontrollierten Studie ältere Menschen mit chronischer Krankheit untersucht. Primäre Ergebnisparameter sind die Erhöhung der Zahl der erstellten Patientenverfügungen sowie das Engagement der Patienten im ACP-Prozess gemessen an Verhaltensänderungsparametern (Sudore et al. 2015). In Deutschland wird eine cluster-randomisierte multi-zentrische Studie zur Evaluation eines regionalen, auf Senioreneinrichtungen fokussierten ACP-Programms durchgeführt (in der Schmitten et al. 2016b).

Es lässt sich konstatieren, dass die Patientenperspektive bei der Evaluation von ACP bislang wenig Berücksichtigung findet. Die Bedarfe und Bedürfnisse der Patienten und Angehörigen scheinen bei der Ausrichtung der Evaluation bis heute eine untergeordnete Rolle zu spielen, was vor dem Hintergrund einer patientenzentrierten Intervention wie ACP verwundert. Die Bewertung von Effekten einer komplexen Intervention wie ACP kann von Patient zu Patient variieren (Rietjens et al. 2016a) und macht es daher schwer, einheitliche Parameter zu finden, die die Qualität und die Effekte umfassend oder vollständig abbilden. In der deutschen Studie werden die Einweisungsrate und andere medizinische Maßnahmen (primäre Endpunkte) sowie „einschlägige Skalen zur Einschätzung des Wohlbefindens und der Entscheidungssicherheit bei Patienten, Angehörigen und Behandlern sowie eine Überprüfung von Ist- versus Sollbehandlung in den medizinischen Akten“ (in der Schmitten et al. 2016b, S. 193) die Ergebnisparameter sein, die im Studienprotokoll allesamt als patientenbezogene Endpunkte beschrieben werden. Ob diese Parameter die Patientenperspektive adäquat widerspiegeln, darf vor dem Hintergrund wenig verfügbarer Studien im Kontext von Patientenerfahrungen mit ACP-Interventionen angezweifelt werden (Kolarik et al. 2002; Sampson et al. 2011; Brinkman-Stoppelenburg et al. 2014).

Anknüpfend an die skizzierte Diskussion um Patientenverfügungen in Deutschland liegt das Augenmerk der vorliegenden Arbeit auf der Beratung im Kontext von Vorsorgemöglichkeiten. Mit Blick auf das Konzept des ACPs konzentriert sich die Studie auf den Planungsprozess im Kontext von ACP-Gesprächen. Aufgrund der aufgezeigten Forschungslücken in Bezug auf die Patientenperspektive untersucht die Arbeit die Sichtweise der Patienten. Das Ziel der Arbeit ist, die Erfahrungen von Patienten zu analysieren und ihre Bewertung von ACP nachzuvollziehen. Die Forschungsergebnisse sollen das auf ethischen und rechtlichen Aspekten begründete Konzept von ACP um die Patientenperspektive ergänzen, sodass zukünftig ACP-Interventionen an den Bedürfnissen der Patienten ausgerichtet und Maßnahmen anhand von Patientenzielen evaluiert werden können.

Dieses Erkenntnisinteresse soll im Zusammenhang mit dem übergeordneten Ziel von Vorausplanung, einer verbesserten gesundheitlichen Versorgung in der letzten Lebensphase, nachgegangen werden. Ein Forschungsdesiderat in der palliativen Versorgung stellen noch immer die chronischen Erkrankungen dar – im Gegensatz zu onkologischen Erkrankungen (Hess et al. 2014). Da aus epidemiologischer Perspektive kardiovaskuläre Erkrankungen in Deutschland die Krankheitslast dominieren (Statistisches Bundesamt 2017, 2018b), soll am Beispiel der Herzinsuffizienz – einer chronischen Erkrankung mit hoher Public Health-Relevanz und geringer Beachtung in der palliativen Versorgung (Jaarsma et al. 2009; Howlett 2011; Whellan et al. 2014) – geklärt werden, welche Bedeutung ACP-Gespräche bei Patienten mit fortgeschrittener Herzinsuffizienz haben und wie ACP-Gespräche autonomiefördernd bei dieser Patientengruppe eingesetzt werden können.

2.2 Herzinsuffizienz

Herzinsuffizienz beschreibt die Unfähigkeit des Herzens aufgrund krankhafter Veränderungsprozesse, den gesamten Körper ausreichend mit Blut zu versorgen (Wotton et al. 2005; Krause und Hager 2013). Aufgrund der fortschreitenden Medizin mit immer besseren Therapiemaßnahmen gehen heutzutage häufig akute Herzerkrankungen in chronische Zustände über (Goodlin 2009b), sodass die Herzinsuffizienz immer häufiger das Endstadium vieler Herzerkrankungen ist (Ertl und Angermann 2013).

Um die Schwere der Herzinsuffizienz zu beschreiben, wird die Klassifikation der *New York Heart Association* verwendet (u.a. deutsche Leitlinie zur Behandlung der Herzinsuffizienz). Basierend auf einer subjektiven Einschätzung der Leistungsfähigkeit werden die Patienten entsprechend der Symptomlast in die Klassen I bis IV eingeteilt (Hummel et al. 2014). Eine fortgeschrittene Herzinsuffizienz ist eine Stufe der Erkrankung (NYHA III-IV), in der selbst bei Ruhe trotz maximaler Therapie noch Symptome auftreten (American Heart Association 2017).

Die Herzinsuffizienz kennzeichnet sich durch einen wechselhaften Krankheitsverlauf mit stabilen Krankheitszuständen über einen längeren Zeitraum, die immer wieder von akuten Verschlechterungen oder lebensbedrohlichen Komplikationen unterbrochen werden (Murray et al. 2005). Diese krisenhaften Situationen überwinden die Patienten häufig mithilfe intensiver medizinischer Behandlungen, deren Erfolg zu Beginn jedoch nicht vorhersehbar ist (Luddington et al. 2001).

Während in der Gesamtbevölkerung rund 1–2 % von einer Herzinsuffizienz betroffen sind, leiden in der Gruppe der über 70-Jährigen ca. 10 % der Bevölkerung an dieser Erkrankung (McMurray und Stewart 2000). Vor dem Hintergrund einer alternden Bevölkerung gewinnt die Herzinsuffizienz somit immer mehr an Bedeutung für die Gesundheitsversorgung.

Auch wenn die Überlebensrate bei Menschen mit Herzinsuffizienz angestiegen ist, so ist die Mortalität noch immer sehr hoch. Herzinsuffizienz ist die dritthäufigste Todesursache im Jahr 2015 (Statistisches Bundesamt 2018b).

Die Prognose ist schlechter als bei einigen onkologischen Erkrankungen (Iqbal et al. 2010; Ertl und Angermann 2013). Rund die Hälfte aller Personen, bei denen eine Herzinsuffizienz diagnostiziert wurde, verstirbt innerhalb der nächsten vier Jahre (Giannitsis et al. 2012). Die Hälfte der Patienten mit fortgeschrittener Herzinsuffizienz (NYHA III-IV) verstirbt innerhalb eines Jahres (Giannitsis et al. 2012). Häufige Krankenhausaufenthalte, eine schlechte Symptomkontrolle und Begleiterkrankungen sind bei der Herzinsuffizienz Indikatoren für eine schlechtere Prognose (Gibbs et al. 2002; Goodlin 2009a; Wallenborn und Angermann 2014; McIlvennan und Allen 2016; Wordingham et al. 2016). Insbesondere bei älteren Menschen ist die Prognosestellung aufgrund von Begleiterkrankungen erschwert (Wolff et al. 2002), da diese Altersgruppe verstärkt von Multimorbidität betroffen ist.

Die Herzinsuffizienz verursacht hohe Gesundheitsausgaben. Im Jahr 2008 verursachte sie 3.228 Mio. Euro an Krankheitskosten (Gesundheitsberichterstattung des Bundes 2016). Hauptverursacher der hohen Kosten sind die wiederkehrenden, ungeplanten und langwierigen Krankenhausaufenthalte (Neumann et al. 2009; Unroe et al. 2011). Herzinsuffizienz ist die zweithäufigste Hauptdiagnose in deutschen Krankenhäusern (Statistisches Bundesamt 2017, S. 8). Es ist zu erwarten, dass die Kosten in den kommenden Jahren aufgrund der demografischen Entwicklung weiter ansteigen werden.

Ein Blick auf die Versorgungssituation dieser Patientengruppe zeigt, dass die Herzinsuffizienz häufig gemeinsam mit einer Vielzahl an Begleiterkrankungen zu einem komplexen Symptombild führt (McClung 2013; Whellan et al. 2014; McIlvennan und Allen 2016). Die hohe Krankheitslast der Herzinsuffizienz ist neben typischen Symptomen wie Luftnot, Erschöpfung, Schmerzen und Ödemen von Begleit- und Folgeerkrankungen wie Depression, Ängsten, COPD, Niereninsuffizienz und Diabetes mellitus gekennzeichnet (Jaarsma et al. 2009; Gärtner et al. 2011; Feldmann et al. 2014; Hummel et al. 2014). Luftnot ist einer der wichtigsten Gründe für einen Notruf und einen ungeplanten Krankenhausaufenthalt (Horne und Payne 2004). Bei einer fortgeschrittenen Herzinsuffizienz herrscht eine ähnlich hohe Symptomlast vor wie bei Patienten mit einer fortgeschrittenen Krebserkrankung (Bekelman et al. 2009). Die Lebensqualität der Patienten mit Herzinsuffizienz ist häufig stark durch diese körperlichen Symptome, psychischen Belastungen und daraus resultierenden sozialen Einschränkungen beeinträchtigt (Boyd et al. 2004; Formiga et al. 2004; Horne und Payne 2004; Murray et al. 2004; Bekelman et al. 2007, Goodlin 2009a, 2009b). Diese eingeschränkte Lebensqualität wirkt sich häufig auch negativ auf die Lebensqualität der pflegenden Angehörigen aus (Goodlin 2009a; Imes et al. 2011).

Trotz der großen Verbreitung der Krankheit wissen Patienten mit einer Herzinsuffizienz häufig wenig über ihren Verlauf, ihre Prognose und Therapieoptionen (Rogers et al. 2000; Boyd et al. 2004; Formiga et al. 2004; Aldred et al. 2005; Barnes et al. 2006; Rodriguez et al. 2008; Gerlich et al. 2012; Klindtworth et al. 2015). Daher wird die Herzinsuffizienz sowohl von Patienten als auch ihren Angehörigen selten als lebenslimitierende Erkrankung wahrgenommen (Remme et al. 2005; Gerlich et al. 2012; Klindtworth et al. 2015).

In der kardiologischen Versorgung liegt der Fokus auf der Erhaltung und Verlängerung des Lebens; wobei kardiologische Behandlungen den Tod hinauszögern, ihn jedoch nicht abwenden können (Murray et al. 2002; Caldwell et al. 2007; Howlett et al. 2010; Kirkpatrick et al. 2015; Denvir et al. 2016). Während bei fortgeschrittenen Krebserkrankungen die üblichen Behandlungsoptionen dazu neigen, ihre Effektivität mit der Zeit zu verlieren, gibt es einen stetig wachsenden Umfang an Behandlungsmöglichkeiten bei der fortgeschrittenen Herzinsuffizienz (Stuart 2007). Es gibt immer weitere Maßnahmen, für die Ärzte Indikationen stellen, und die meisten Patienten mit Herzinsuffizienz nehmen die Behandlungsangebote bei Verschlechterungen an (Stuart 2007). Die Zunahme an Implantationen von Aortenklappen mit dem Herzkatheter bei sehr alten und gebrechlichen Menschen ist ein Beispiel für das in der Kardiologie weit verbreitete Phänomen der Orientierung am medizinisch-technisch Machbaren[21] (Denvir et al. 2016). Die Ausrichtung der Versorgung auf technische Maßnahmen führt dazu, dass psychische und soziale Versorgungsaspekte bei dieser Patientengruppe vernachlässigt werden. Daher ist es nicht überraschend, dass Patienten, die an einer Herzinsuffizienz versterben, signifikant mehr lebenserhaltende Maßnahmen erhalten als Patienten, die an einer Krebserkrankung versterben (Tanvetyanon und Leighton 2003). Die Herzinsuffizienz wird als Grunderkrankung in der klinischen Praxis häufig bis zum Versterben behandelt, sodass ein Großteil der Patienten schließlich aufgrund einer plötzlichen Verschlechterung des Gesundheitszustandes, meist im Krankenhaus, verstirbt (Fried et al. 1999; Luddington et al. 2001).

Trotz internationaler Empfehlungen in Leitlinien zur Integration von palliativer Versorgung bei Patienten mit fortgeschrittener Herzinsuffizienz (McMurray et al. 2012; Ponikowski et al. 2016) ist nur eine geringe Zahl an Patienten mit Herzinsuffizienz über palliative Versorgungsangebote informiert und nimmt diese in Anspruch (Selman et al. 2007; Bausewein 2012; Bakitas et al. 2013). Dabei haben Patienten mit Herzinsuffizienz ähnliche Versorgungsbedarfe wie

---

21 Vergleiche *technological imperative* (Fuchs 1968).

Patienten mit Krebserkrankungen (Hauptman und Havranek 2005; Murray et al. 2005; Stuart 2007; Bekelman et al. 2009; Howlett 2011; Kini und Kirkpatrick 2013; McClung 2013).

Aufgrund des wechselhaften klinischen Verlaufs ist die Herzinsuffizienz von einer erschwerten Prognosestellung gekennzeichnet (Hauptman und Havranek 2005; Barnes et al. 2006; Whellan et al. 2014; Wordingham et al. 2016). Somit ist der geeignete Zeitpunkt für die Initiierung einer palliativen Versorgung einschließlich Gesprächen über die Versorgung in der letzten Lebensphase schwer zu bestimmen (Caldwell et al. 2007; Stuart 2007; Kini und Kirkpatrick 2013; Glogowska et al. 2016; McIlvennan und Allen 2016). Patienten werden selten aktiv in die Entscheidungsfindung bei der Wahl von Behandlungsmaßnahmen einbezogen (Murray et al. 2002; Klindtworth et al. 2015). Ein Austausch über Versorgungspräferenzen in gesundheitlichen Krisensituationen oder für die letzte Lebensphase unterbleibt häufig ganz (Boyd et al. 2004; Selman et al. 2007; Barclay et al. 2011). Viele Patienten mit Herzinsuffizienz und ihre Angehörigen haben jedoch den Wunsch nach einem offenen Gespräch über Therapiebegrenzung und die medizinische Versorgung in der letzten Lebensphase (Klindtworth et al. 2015).

Studien zeigen, dass weniger als die Hälfte der Patienten mit einer schwerwiegenden kardiovaskulären Erkrankung über eine Patientenverfügung verfügen (Kirkpatrick et al. 2007; Dunlay et al. 2012). Eine umfassende vorausschauende Versorgungsplanung ist bei Patienten mit Herzinsuffizienz bislang nicht etabliert (McIlvennan und Allen 2016). Daraus folgt, dass in der letzten Lebensphase Behandlungswünsche häufig unberücksichtigt bleiben und eine Versorgung entgegen den Präferenzen der Patienten in Kauf genommen wird (Gibbs et al. 2002; Wotton et al. 2005; Ahluwalia et al. 2013). Eine Einbeziehung von Patienten in die Behandlungsplanung kann durch eine frühzeitige und wiederholte Kommunikation ermöglicht werden (Murray et al. 2005; Mullick et al. 2013), bspw. in der Phase einer akuten, dekompensierten Herzinsuffizienz oder in einer klinisch stabilen Phase (Howlett et al. 2010; Feldmann et al. 2014).

Die Symptombehandlung der fortgeschrittenen Herzinsuffizienz, insbesondere die medizin-technischen Maßnahmen, bringen ethische Herausforderungen und spezielle Anforderungen an die Kommunikation über die Versorgung in der letzten Lebensphase mit sich (Tanner et al. 2011; Kini und Kirkpatrick 2013). Aufgrund der Vielzahl an Therapiemöglichkeiten ist diese Erkrankung mit komplexen Therapieentscheidungen verbunden (McIlvennan und Allen 2016): medikamentöse Therapien, Herzschrittmacher, mechanische Unterstützungssysteme sowie Herztransplantationen (Whellan et al. 2014; Ponikowski et al. 2016). Nicht alle Maßnahmen sind zu jedem Zeitpunkt indiziert und uneingeschränkt verfügbar (Kini und Kirkpatrick 2013). Im Zusammenhang mit der Versorgung in der letzten Lebensphase steht die Therapie mit einem Defibrillator stellvertretend für verschiedene ethische Herausforderung im Zusammenhang mit Therapiemöglichkeiten der Herzinsuffizienz: Da die Aktivierung des Defibrillators in der Sterbephase mit enormen Belastungen verbunden sein kann, sind hier eine frühzeitige Aufklärung und wiederkehrende Gespräche über eine mögliche Deaktivierung des Defibrillators angebracht (Kirkpatrick et al. 2012; MacIver et al. 2016).

Zusammenfassend lässt sich festhalten, dass die Herzinsuffizienz eine häufige und in fortgeschrittenen Stadien stark lebenszeitbegrenzende Erkrankung ist. Obwohl das therapeutische Angebot im Krankheitsverlauf in der Regel zunimmt und invasiver wird, finden kaum Gespräche über Prognose, Therapiebegrenzung oder Palliation statt, die eine vorausschauende Versorgungsplanung kennzeichnen würden.

2.3 Advance Care Planning bei Patienten mit Herzinsuffizienz

Strukturierte, krankheitsspezifische Vorausplanungsgespräche können die aufgezeigten Kommunikationsdefizite in der Versorgung von Patienten mit Herzinsuffizienz vermeiden und Patienten eine Möglichkeit zur Partizipation in der gesundheitlichen Versorgung schaffen (Gerlich et al. 2012; Klindtworth et al. 2015). Unter Berücksichtigung der Herzerkrankung und möglicher Verschlechterungen im Krankheitsverlauf zielt diese Intervention darauf ab, die Kommunikation zwischen allen beteiligten Parteien – Patient, Angehörige und im Gesundheitssystem Tätige – zu verbessern. Dabei werden die Bedürfnisse des Patienten in den Mittelpunkt gestellt. Das Krankheitsbild, der bisherige und der zu erwartende Krankheitsverlauf, die Prognose, mögliche Komplikationen und krankheitsspezifische Behandlungsoptionen können explizit thematisiert werden. Neben diesen objektiven Informationen spielen auch das persönliche Krankheitsverständnis der Patienten, ihr Verständnis der Diagnose und Prognose sowie Sorgen und Ängste in Bezug auf die Herzerkrankung eine entscheidende Rolle in ACP-Gesprächen (Molloy et al. 2000; Kirchhoff et al. 2010; Jacobsen et al. 2011; Kirchhoff et al. 2012; MacPherson et al. 2013). Die Unwissenheit kann reduziert bzw. vermieden und persönliche Versorgungsziele des Patienten können für die zukünftige medizinische Versorgung geklärt und kommuniziert werden (Briggs 2004; Schellinger et al. 2010, 2011; Kirchhoff et al. 2012; Ahluwalia et al. 2013; Denvir et al. 2016).

Aufgrund der Besonderheit des wechselhaften Krankheitsverlaufs und der unsicheren Prognose sollten die Versorgungsziele und Entscheidungen regelmäßig im Kontext von Wendepunkten in der Versorgung, z. B. Krankenhausaufenthalt oder Krankenhausentlassung, erneut besprochen werden (Whellan et al. 2014). Die American Heart Association rät z. B. zu einem *annual heart failure review* (Allen et al. 2012).

Die Forderung nach ACP hat international bereits Einzug in Behandlungsleitlinien der Herzinsuffizienz erhalten (McMurray et al. 2012; Ponikowski et al. 2016); in einem *state of the art review* zur palliativen Versorgung von Patienten mit Herzinsuffizienz wird deutlich, dass ACP zu einem anerkannten Teil der Versorgung geworden ist (McIlvennan und Allen 2016). Nach wie vor ist jedoch unklar, wie bei dieser Patientengruppe eine Bereitschaft zur Vorausplanung erreicht werden kann, die Voraussetzung für die konkrete Planungshandlung ist (McIlvennan und Allen 2016). Daher gilt es zukünftig zu untersuchen, welche hemmenden und fördernden Bedingungen hinsichtlich ACP aus Patienten- und Angehörigen-, Behandler- und Gesundheitssystem-Sicht bestehen.

Es gibt zwei randomisierte kontrollierte Studien im Kontext von ACP und Herzinsuffizienz (Denvir et al. 2016; Malhotra et al. 2016). Eine Phase-2 randomisierte kontrollierte Studie in Schottland hat bereits die Umsetzung, die Akzeptanz und das Design einer solchen Studie erfolgreich getestet (Denvir et al. 2016). Bislang kaum Beachtung haben die Erfahrungen der teilnehmenden Patienten mit Herzinsuffizienz an ACP-Gesprächen gefunden.

3 Empirische Untersuchung und Forschungsfrage

Auf Grundlage des Forschungsstandes und des skizzierten Erkenntnisinteresses wurde eine explorative Studie konzipiert, in der der Kommunikationsprozess im Rahmen von ACP gezielt untersucht wird. Im Rahmen einer krankheitsspezifischen Vorausplanung am Beispiel der Herzinsuffizienz und einer ärztlichen Beratung am Übergang von der stationären Versorgung in die häusliche bzw. stationäre Langzeitversorgung wird aus Patientenperspektive der Kommunikationsprozess evaluiert. Der Übergang ist hier relevant, da eine Großzahl an Patienten mit schwerer Herzinsuffizienz aufgrund häufiger Re-Hospitalisierung anstatt zu Hause im Rahmen einer akuten Verschlechterung im Krankenhaus verstirbt (Luddington et al. 2001; Schneider et al. 2011).

Die Evaluation basiert auf einem qualitativen Längsschnitt-Studiendesign, bei dem sowohl die Perspektive der Patienten als auch die ihrer Angehörigen betrachtet wird.

Einer ausführlichen Literaturanalyse und einer Analyse internationaler Modellprojekte zu ACP zu Beginn folgten zwei explorative Gespräche mit zwei Leitern von nationalen und internationalen ACP-Projekten, um Hintergrundinformationen zum Forschungsgegenstand und -feld zu erhalten. Darüber hinaus konnte mithilfe von Hospitationen in einer geriatrischen und kardiologischen Klinik sowie einer eintägigen Hospitation im Modellprojekt *beizeiten begleiten* das Feld näher erschlossen werden. Die gewonnenen Informationen sind in die Konzeptentwicklung der vorliegenden Untersuchung eingeflossen.

Anknüpfend an die Ausführungen zu Kennzeichen des Kommunikationsprozesses im Rahmen von ACP und Herausforderungen in der Versorgung von Patienten mit Herzinsuffizienz in der letzten Lebensphase ergeben sich folgende Forschungsfragen für die explorative Studie:

- Welche Bedingungen müssen aus Patientensicht gegeben sein, damit ACP-Beratungsgespräche zustande kommen?
- Welche Erwartungen und Bedürfnisse haben Patienten bezüglich dieser Gespräche?
- Wie erleben die Patienten ärztlich geführte, krankheitsspezifische ACP-Gespräche im Übergang von der stationären in die ambulante Versorgung?
- Welche Bedeutung haben die ACP-Gespräche für die Patienten?
- Was sind Sichtweisen der Angehörigen?

- Welche Bedingungen tragen zum Gelingen der ACP-Gespräche bei?
- Welche Besonderheiten lassen sich in Bezug auf die Gruppe der älteren Patienten mit fortgeschrittener Herzinsuffizienz identifizieren?

Die Durchführung der explorativen Studie fand in Kooperation mit einer geriatrischen (teil-)stationären Klinik statt. In einem Gespräch mit dem Leiter der Klinik sowie den Oberärzten wurde das Forschungsanliegen erörtert und im Verlauf seitens der Klinik die Unterstützung bei der Durchführung des Forschungsvorhabens zugesichert.

Aus folgenden Gründen fiel die Entscheidung auf eine geriatrische Klinik: Zum einen ist bekannt, dass die Prävalenz der Herzinsuffizienz mit dem Alter stark ansteigt. In der Geriatrie werden per Definition Menschen ab einem Alter von 70 Jahren behandelt. Zum anderen bietet eine geriatrische Klinik die Möglichkeit, Patienten anzutreffen, die zwar gerade ein akutes Krankheitsereignis erlitten, jedoch bereits eine stabile Phase erreicht haben. Bei Patienten der geriatrischen Rehabilitation ist eine akut-stationäre Behandlung vorausgegangen. Viele Patienten verweilen in der Geriatrie bis zu drei Wochen, sodass aus forschungspraktischer Sicht genügend Zeit für die Aufklärung und Durchführung der Intervention sowie die Einbeziehung pflegender Angehöriger gegeben ist. Der Klinikalltag einer geriatrischen Klinik mit rehabilitativer Abteilung erschien vorteilhaft gegenüber Akutkliniken, in denen eine explorative Untersuchung mit dem geplanten Studiendesign aufgrund zeitlicher und ökonomischer Zwänge schlechter umsetzbar gewesen wäre.

Der Ablauf des Projekts war wie folgt (Abbildung 1): Die Patienten wurden von ihrem behandelnden Arzt entsprechend vorgegebener Kriterien ausgewählt (Kapitel 4.1) und bezüglich einer Projektteilnahme angesprochen. Mit einem Anschreiben wurden sie über das Projekt informiert und zu einer Teilnahme eingeladen. Interessierte Patienten wurden in einem persönlichen Gespräch ausführlich über das Projekt (Ablauf, Inhalte und Ziel) aufgeklärt und im Falle einer Zustimmung zur Teilnahme wurde eine schriftliche Einwilligung eingeholt.

Abbildung 1: Projektablauf

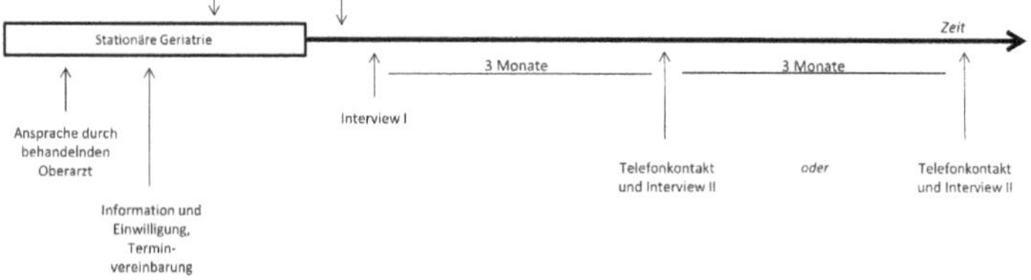

Die teilnehmenden Patienten hatten nun jeweils zwei ACP-Beratungsgespräche. Die Gespräche führte ein externer Facharzt für Innere Medizin und Palliativmedizin, das erste im Krankenhaus und das zweite nach der Entlassung bei dem jeweiligen Patienten zu Hause. An den Gesprächen wurden – wenn von dem Patienten gewollt – Angehörige bzw. bereits Bevollmächtigte beteiligt.

Die Evaluation der ACP-Gespräche erfolgte mithilfe von zwei leitfadengestützten Interviews mit den Patienten und ggf. den Angehörigen. Das erste Interview wurde zeitnah nach dem zweiten ACP-Gespräch durchgeführt. Nach drei Monaten wurden die Patienten telefonisch kontaktiert, um bei Veränderungen des Gesundheitszustandes (z. B. einem weiteren Krankenhausaufenthalt) einen zweiten Interviewtermin zu vereinbaren. Falls es keinerlei gesundheitsbezogene Ereignisse in diesem Zeitraum gab, folgte ein weiterer telefonischer Kontakt nach weiteren drei Monaten, um den zweiten Interviewtermin zu vereinbaren. Waren Patienten zum Zeitpunkt der Interviews nicht fähig, an einem Interview teilzunehmen, wurde versucht, die Angehörigen für ein Interview zu kontaktieren.

Um mögliche Veränderungen in Sicht- und Handlungsweisen der Patienten und Angehörigen entlang des Krankheitsverlaufs zu erfassen, wurde in dieser Studie ein qualitatives Längsschnittdesign zur Evaluation gewählt (Flick 2013a). Veränderungen im Gesundheitszustand, Kontakte mit dem Gesundheitssystem (z. B. Re-Hospitalisierung) sowie Konsequenzen aufgrund der Intervention wurden durch die wiederholende Erhebung erfasst. Insbesondere bei chronisch unheilbaren Erkrankungen wie der Herzinsuffizienz kann es plötzlich zu Veränderungen im Krankheitsverlauf und von Bedürfnissen und Perspektiven kommen (Schneider und Walter 2011).

Gegenstand dieser Arbeit sind entsprechend dem Ablaufplan die gesamte Rekrutierungsphase (einschließlich Auswahl, Erstansprache und Aufklärungsgespräch), die beiden ACP-Beratungsgespräche sowie das erste evaluative Interview. Da die Autorin die jeweiligen zweiten Interviews geführt hat, werden sie bei der Auswertung als Kontextinformationen (Hintergrundwissen) einfließen. Über diese Qualifikationsarbeit hinaus wird eine weitere Promotionsarbeit (Dr. med.) erstellt, die die zweiten Interviews (Follow-up) zum Gegenstand hat. Dieses Promotionsvorhaben wird von dem Arzt verfolgt, der die ACP-Beratungsgespräche führte.

4 Methodische Vorgehensweise

Das Ziel dieser Untersuchung ist es, die diverse soziale Wirklichkeit der Teilnehmer besser zu verstehen sowie Muster einschließlich wichtiger Merkmale dieser konstruierten Wirklichkeit zu identifizieren (Flick 2007; Kelle und Kluge 2010). Die Erfassung und Rekonstruktion der subjektiven Sichtweisen der handelnden Patienten zu dem Erleben, der Bedeutung und Bewertung der ACP-Beratungsgespräche gelingt mithilfe qualitativer Erhebungs- und Auswertungsmethoden (Flick et al. 2013; Flick 2014). Die zugrundliegende Annahme vielfältiger Wirklichkeiten basiert auf dem Konstruktivismus und bedeutet, dass jedes Individuum eine andere soziale Wirklichkeit von den ACP-Gesprächen konstruiert, sodass viele verschiedene Wirklichkeiten existieren (Meyer et al. 2012). Das qualitative Forschungsdesign ermöglicht die unterschiedlichen Sichtweisen auf die ACP-Beratungsgespräche in die Analyse einzubeziehen und miteinander in Beziehung zu setzen.

Das Prinzip der Offenheit als Stärke qualitativer Forschung kann im Zusammenhang mit ACP genutzt werden, um bislang weniger bekannte Phänomene zu verstehen oder Zusammenhänge kausaler Wirkbeziehungen genauer zu beschreiben (Strauss und Corbin 1996; Kelle und Erzberger 2006), die bisher bei der Konstruktion der standardisierten Messinstrumente nicht berücksichtigt wurden. So ermöglicht das gewählte qualitative Studiendesign durch die Erhebung subjektiver Sichtweisen von Patienten und deren Angehörigen und die daraus gewonnen Kausalketten, ein besseres Verständnis von bereits vorliegenden, quantitativen Studienergebnissen zu ACP-Interventionen zu erlangen (Flick 2009). Bisherige Studien untersuchten mithilfe standardisierter Verfahren, ob eine ACP-Intervention wirksam ist oder nicht. Ihr Erfolg wurde primär über einen Vergleich von Anzahl und Qualität von erstellten Vorausverfügungen vor und nach der Intervention, ggf. im Vergleich mit einer Kontrollgruppe, gemessen (z. B. in der Schmitten et al. 2014). Ungeklärt blieb dabei die Frage, *wie*, d. h. auf welche Weise und aufgrund welcher konkreten Handlungen, ACP-Gespräche wirken (Kelle und Erzberger 2006). Antworten auf Wie-Fragen können, indem sie Misserfolge aufzeigen, dabei helfen, hinderliche Faktoren, also Verbesserungspotenzial bei ACP-Interventionen, zu identifizieren. Die qualitative Forschung stellt dafür Verfahren zur Verfügung, die eine Exploration und Analyse der Besonderheiten in situativen Kontexten unter spezifischen Rahmenbedingungen zulässt. Dies ist insbesondere bei den ACP-Gesprächen von Vorteil, da die Befragten aktiv an der Gestaltung der Intervention beteiligt sind (Kelle und Erzberger 2006).

Auf Grundlage der skizzierten Vorüberlegungen und der Fragestellung ist für die Evaluation ein Design gewählt worden, das für die Datenerhebung die Methode des leitfadengestützten Interviews und für die Datenauswertung das theoretische Kodieren nach Strauss und Corbin (1996) vorsieht.

Für eine transparente Darstellung zur Gewährleistung der intersubjektiven Nachvollziehbarkeit als wesentliches Qualitätskriterium qualitativer Forschung (Steinke 2013) werden nachfolgend die Sampling- und Rekrutierungsstrategien erläutert (Kapitel 4.1), bevor anschließend das Vorgehen bei der Datenerhebung (Kapitel 4.2), -aufbereitung (Kapitel 4.3) und -auswertung (Kapitel 4.4) beschrieben wird. Abschließend werden forschungsethische Überlegungen (Kapitel 4.5) thematisiert.

4.1 Sampling und Rekrutierung

Vor dem Hintergrund des Studiendesigns und der Fragestellung wurden zunächst Einschlusskriterien für die Rekrutierung von Studienteilnehmern formuliert.

Dazu zählen (nachfolgend näher erläutert):

a) (Teil-)Stationäre/r Patient/in des Zentrums für Medizin im Alter des DIAKOVERE Henriettenstifts in Hannover
b) Alter: 70 Jahre und älter
c) Wohnort innerhalb der Region Hannover
d) Ausreichend kognitive Fähigkeiten nach Einschätzung des behandelnden Arztes
e) Erfüllen der Kriterien, die einen Bedarf an palliativer Versorgung bei einer fortgeschrittenen Herzinsuffizienz aufzeigen (Bükki und Bausewein 2013)

a) Durch eine zumindest (teil-)stationäre Behandlung in der kooperierenden Geriatrie wurde gewährleistet, dass das erste ACP-Gespräch während des Krankenhausaufenthaltes geführt werden konnte und Patienten eingeschlossen wurden, deren gesundheitlicher Zustand sich kürzlich akut verschlechtert hatte.
b) Mit der Wahl einer geriatrischen Klinik als Feldzugang wurde automatisch eine Alterseingrenzung vorgenommen. Aus epidemiologischer Sicht ist diese Altersgruppe beim Krankheitsbild der Herzinsuffizienz relevant: Ca. 10 % der über 70-Jährigen leidet in Deutschland an Herzinsuffizienz (weitergehende Ausführungen in Kapitel 2.2).

c) Die Teilnehmer werden im Studienverlauf drei Mal zu Hause besucht – für ein ACP-Gespräch und zwei Interviews. Aus forschungspraktischen Gründen ist daher eine räumliche Eingrenzung erforderlich, um ein Ausweichen auf Telefoninterviews zu vermeiden. Gleichzeitig entspricht das Einzugsgebiet der gewählten geriatrischen Klinik der Region Hannover.
d) Geriatrische Patienten weisen bei Aufnahme häufig zumindest leichte kognitive Einschränkungen auf, sie können dennoch von einer geriatrischen Behandlung profitieren (Hager et al. 2014). Auch wenn die kognitiven Fähigkeiten über ein standardisiertes Verfahren (MMSE)[22] routinemäßig bei Aufnahme in die Klinik getestet werden, wird daher kein Grenzwert für die Teilnahme festgelegt. Die Einschätzung des behandelnden Arztes bezüglich der Einwilligungsfähigkeit der Patienten wird als ein geeignetes Maß angesehen – und ist maßgebend sowohl im Kontext von ACP als auch in der Forschungsethik.
e) In der Zeitschrift für Palliativmedizin haben Bükki und Bausewein (2013) einen Artikel zur Integration von palliativer Versorgung bei fortgeschrittenen, nicht-onkologischen Erkrankungen publiziert und anhand von Krankheitsverläufen erläutert. Da die Herausforderung darin besteht, den geeigneten Zeitpunkt für Palliativversorgung zu bestimmen, stellen Bükki und Bausewein Indikatoren vor, mithilfe derer die Patienten mit einem Palliativbedarf identifiziert werden können.[23] Die Indikatoren besitzen eine hohe Spezifität hinsichtlich der fortgeschrittenen Herzinsuffizienz und sind für die Auswahl von Teilnehmern geeignet, da das Projekt im erweiterten Palliativkontext zu verorten ist.

22 Mini-Mental State Examination.

23 Diese Indikatoren wurden ursprünglich von Boyd und Murray (2010) entwickelt und mit der Publikation von Bükki und Bausewein ins Deutsche übersetzt. Weiterführend zur Entwicklung der Indikatoren: Boyd und Murray (2010).

Abbildung 2: Indikatoren für Palliativversorgung bei Herzinsuffizienz

Beantwortung der Frage „Wären Sie überrascht, wenn der Patient in den kommenden 6 - 12 Monaten versterben würde?" mit *Nein*

mindestens einer der folgenden allgemeinen klinischen Indikatoren:
- schlechter Funktionszustand (Selbstversorgung eingeschränkt, im Bett oder Stuhl > 50% des Tages) oder Verschlechterung
- zunehmender Gewichtsverlust (> 10 %) in den letzten 6 Monaten
- ≥ 2 ungeplante Krankenhauseinweisungen in den letzten 6 Monaten
- im Pflegeheim oder zunehmender Betreuungsbedarf zu Hause

zusätzlich mindestens zwei der folgenden krankheitsspezifischen Indikatoren der Herzinsuffizienz:
- NYHA IV, schwere Klappenerkrankung oder ausgeprägte Koronare Herzkrankheit
- Atemnot oder thorakale Schmerzen in Ruhe oder unter minimaler Belastung, Symptome trotz optimierter Therapie
- systolischer Blutdruck < 100mmHg und/oder Herzfrequenz > 100/min
- Niereninsuffizienz (eGFR < 30 ml/min)
- ≥ 2 akute Verschlechterungen mit intravenöser Behandlung in den letzten 6 Monaten
- Kachexie

Quelle: nach Bükki und Bausewein (2013, S. 261).

Es gibt unterschiedliche Methoden für das qualitative Sampling. Im Gegensatz zu quantitativen Forschungsvorhaben besteht bei dieser Untersuchung kein Anspruch auf statistische Repräsentativität. Es geht vielmehr darum, ein möglichst weites Spektrum an maximaler Variation der Fälle im Forschungsfeld abzudecken (Kelle und Kluge 2010; Kruse 2014; Stamer et al. 2015). In dieser Untersuchung erfolgte eine Festlegung der Samplestruktur vorab, d. h. anhand bestimmter Merkmale und der Samplegröße wurde die Fallauswahl unter Berücksichtigung der benannten Einschlusskriterien bestimmt. Die Merkmale wurden vor dem Hintergrund der Forschungsfrage, theoretischen Wissens sowie des Wissens über das Feld gewählt (Kelle und Kluge 2010). Für die Fallauswahl wurden folgende Prämissen aufgestellt, um bedeutende Merkmalskombinationen einzubeziehen: Es nehmen sowohl Männer als auch Frauen teil, das Alter weist eine möglichst große Streuung auf. Sowohl alleinstehende, verheiratete als auch Patienten, die in einer Partnerschaft leben, werden eingeschlossen. Es nehmen Patienten teil, die alleine, mit dem (Ehe-)Partner, mit den Kindern oder anderen Bezugspersonen sowie in Einrichtungen der stationären Langzeitversorgung leben. Der Gesundheitszustand der Patienten weist im Rahmen der vorgegebenen Kriterien eine größtmögliche Variation auf. Patienten mit und ohne Herzschrittmacher bzw. Defibrillatoren werden eingeschlossen, um unterschiedliche

Sichtweisen begründet in den Therapiemaßnahmen abbilden zu können. Da vermutet wird, dass Patienten mit einer und ohne eine Patientenverfügung und/oder Vorsorgevollmacht verschiedene Ansichten haben, wird auch dies bei der Samplebildung berücksichtigt.

Die Samplegröße wurde auf 20 bis 30 Teilnehmer festgelegt, da sie sich in anderen qualitativen Längsschnittstudien mit geriatrischen Patienten mit einer fortgeschrittenen Herzinsuffizienz als handhabbar und angemessen erwiesen hat (Klindtworth et al. 2015). Einerseits wurde erwartet, dass damit eine inhaltliche Vielfalt abgebildet werden kann, andererseits ermöglichte dies eine angemessene Analyse des gesamten Datenmaterials mithilfe der zur Verfügung stehenden Ressourcen.

Das ärztliche Team der geriatrischen Klinik rekrutierte die teilnehmenden Patienten. Die jeweiligen behandelnden Ärzte wählten potenzielle Patienten entsprechend der Einschlusskriterien aus. Im Rahmen eines informierenden Gesprächs erhielten die Patienten ein Anschreiben. Zeigten die angesprochen Patienten Interesse an einer Projektteilnahme, so wurden die Kontaktinformationen (Name, Station und Zimmer) an das Projektteam weitergeleitet. Die Patienten wurden dann einzeln für ein ausführliches Informations- und Aufklärungsgespräch von der Autorin aufgesucht. Teilweise erfolgte eine erste Kontaktaufnahme seitens der Autorin im Beisein des behandelnden Arztes (je nach Ablauf auf den Stationen). Den Patienten wurde im persönlichen Gespräch das Ziel, der Inhalt und der Ablauf des Projekts erläutert. Das Forschungsinteresse wurde benannt sowie Inhalte der Beratung und die Kommunikationssituation eines qualitativen Interviews wurden besprochen; der zeitliche Aufwand wurde thematisiert und klar begrenzt. Die Patienten wurden darüber hinaus über den Datenschutz und die Freiwilligkeit zur Teilnahme ausführlich aufgeklärt. Die teilnehmenden Patienten erhielten keine Aufwandsentschädigung.

Bei Bereitschaft zur Teilnahme wurde eine schriftliche Einwilligung eingeholt. Die Patienten erhielten alle Informationen zusammengefasst in einem ausführlichen Informationsschreiben sowie eine Kopie der Einwilligungserklärung. Diese Aufklärungsgespräche fanden in den Patientenzimmern oder in Aufenthaltsräumen der Klinik statt. Ehepartner oder Kinder waren auf Wunsch des Patienten bei dem Aufklärungsgespräch anwesend.

4.2 Datenerhebung

Entsprechend dem Ablaufplan der Studie wurden bei allen Kontakten mit dem Studienteilnehmer Daten gesammelt (Tabelle 1). Ergänzend zu den aufgezeichneten Beratungsgesprächen sowie Interviews mit Kontextinformationen zählen

Feldnotizen zu den Aufklärungsgesprächen, Gründe für die Ablehnung oder den Abbruch der Studienteilnahme, ein Kurzfragebogen sowie die jeweilige Patientenakte bzw. der Arztbrief zur Datenbasis jedes Falls[24] und liefern umfangreiche Kontextinformationen zum Rekrutierungsprozess sowie zur Prozessevaluation.

Tabelle 1: Erhobenes Datenmaterial im Verlauf der Studie

	Anzahl (n)	**Erhobenes Datenmaterial zum Zeitpunkt des Studienverlaufs**
Ausgewählte Patienten	67	Notiz des behandelnden Arztes
Aufgeklärte Patienten	60	Feldnotiz des Aufklärungsgesprächs
Teilnehmende Patienten	39	Feldnotiz des Aufklärungsgesprächs, Patientenakte, Kurzfragebogen
1. ACP-Gespräch	30	Feldnotiz des Aufklärungsgesprächs, Patientenakte, Kurzfragebogen, Aufzeichnung des 1. ACP-Gesprächs
2. ACP-Gespräch	18	Feldnotiz des Aufklärungsgesprächs, Patientenakte, Kurzfragebogen, Aufzeichnung des 1. und 2. ACP-Gesprächs
1. Interview[25]	17	Feldnotiz des Aufklärungsgesprächs, Patientenakte, Kurzfragebogen, Aufzeichnung des 1. und 2. ACP-Gesprächs sowie des Interviews
Hinterbliebenen-Interview[26]	1	Feldnotiz des Aufklärungsgesprächs, Patientenakte, Kurzfragebogen, Aufzeichnung des 1. und 2. ACP-Gesprächs sowie des Hinterbliebenen-Interviews

Angehörige wurden im gesamten Studienverlauf zur Teilnahme eingeladen. Es wurde jedoch den einzelnen Patienten überlassen, wer bei den Gesprächen und Interviews anwesend war. Dies führte dazu, dass die Aufklärungsgespräche, ACP-Gespräche und Interviews teilweise in unterschiedlichen Konstellationen stattfanden (siehe Anhang). Entsprechend dem Studiendesign erfolgte die Datenerhebung bei Patienten, die im Studienverlauf verstorben sind, anschließend mit Angehörigen. Der qualitative Forschungsansatz ermöglicht es, nicht nur die Perspektive der Betroffenen sondern auch die der Angehörigen im Hinblick auf

24 Gemeint ist nachfolgend ein Patient einschließlich seiner teilnehmenden Angehörigen.

25 Das 2. Interview ist hier nicht aufgeführt, da es nicht Gegenstand der Auswertung ist.

26 Da die Patientin in der Zwischenzeit von dem 2. ACP-Gespräch und dem 1. Interview verstorben ist, wurde anstatt des 1. Interviews ein Hinterbliebenen-Interview mit den Kindern der verstorbenen Patientin geführt (P18).

die Bedeutung und Bewertung der ACP-Gespräche zu untersuchen. So können beide Perspektiven miteinander verglichen und in Beziehung zueinander gesetzt werden und dadurch zu einem erweiterten Erkenntnisgewinn beitragen (Flick 2009, 2013b).

Für alle Aufklärungsgespräche wurde eine ausführliche Feldnotiz erstellt. Um bedeutsame Hintergrundinformationen für die Evaluation zu erheben, wurde ergänzend ein Kurzfragebogen entwickelt, mit dem soziodemografische Daten und Informationen zum Krankheitsverlauf, Erfahrungen mit medizinischen Behandlungsmaßnahmen sowie Informationen zu bestehenden Vorausverfügungen systematisch erfragt wurden (siehe Anhang). Dieser wurde nach der Einwilligung zur Studienteilnahme gemeinsam mit dem Patienten ausgefüllt. Er diente als Ergänzung zu den ausformulierten Feldnotizen. Über die Selbstauskunft und subjektive Einschätzung der Patienten hinaus wurden weiterführende Informationen in Bezug auf die Diagnose, weitere Erkrankungen und Behandlungsmaßnahmen aus der Patientenakte gewonnen.

Während der Rekrutierungsphase wurden die Gründe für eine Ablehnung einer Teilnahme am Projekt im Rahmen von Feldnotizen anonymisiert dokumentiert. Erfasst wurden dabei, sofern möglich, auch Alter und Geschlecht, der Familienstand und der Gesundheitszustand. Die Daten geben insbesondere Aufschluss darüber, welche Patienten nicht an ACP-Beratungsgesprächen teilnehmen wollen und warum sie eine Teilnahme ablehnen. Dieses Material erlaubt Rückschlüsse auf Barrieren für ACP-Beratungsgespräche bei dieser Zielgruppe.

Alle ACP-Beratungsgespräche wurden durch ein digitales Aufnahmegerät aufgezeichnet. Zusätzlich wurden kurze Feldnotizen des ärztlichen Beraters und Protokolle über weitere Interaktionen mit den Teilnehmern (z. B. Telefonate zur Terminvereinbarung) verfasst.

Die Aufzeichnungen der ACP-Gespräche ermöglichen im Gegensatz zu den leitfadengestützten Interviews einen direkten Zugang zur sozialen Wirklichkeit. In den Interviews wird der Forschungsgegenstand erst durch die Themen und Aspekte im Interviewleitfaden in der Form konstruiert, in der er dann analysiert wird (Flick 2006; Friebertshäuser und Langer 2010). Mithilfe der Aufzeichnung und Analyse der ACP-Gespräche sollen die strukturellen Gegebenheiten der Gespräche untersucht werden.

Fallimmanent werden bei der Datenanalyse Bezüge zwischen der subjektiven Theorie des Teilnehmers und seinem aufgezeichneten ACP-Beratungsgespräch im Hinblick auf Ähnlichkeiten und Widersprüche subjektiver Sichtweisen und Handlungen im ACP-Gespräch gesucht (Flick 2008). Das In-Beziehung-Setzen der beiden realen ACP-Beratungsgespräche zu den Interviews dient nicht dem Prinzip der Falsifikation der rekonstruierten subjektiven Sichtweisen, sondern zielt darauf ab, den interessierenden Gegenstand in seiner Vielfalt aus unterschiedlichen Perspektiven zu erfassen (Flick 2008). Die aufgezeichneten ACP-Beratungsgespräche liefern praktische Beispiele und dienen als weitere Datengrundlage dem Verstehen und Nachvollziehen der subjektiven Einschätzungen der Teilnehmer. Eine detaillierte Analyse der ACP-Gespräche erlaubt, die Entscheidungsfindung innerhalb der ACP-Beratungsgespräche nachzuzeichnen, Muster in den Begründungen und Entscheidungspfade herauszuarbeiten und daraus für die Ausrichtung zukünftiger Beratungsmaßnahmen im Kontext von ACP zu lernen.

Die Intervention der Studie besteht aus zwei ACP-Beratungsgesprächen. Das erste Gespräch findet im Krankenhaus (Patientenzimmer, Aufenthaltsraum, Arztzimmer) statt, das zweite bei dem Patienten zu Hause. Durch den zeitlichen Abstand können die Teilnehmer ihre Entscheidungen bezüglich Behandlungspräferenzen überdenken und sich mit anderen Menschen darüber austauschen. So wird einer veränderten Situation nach dem Krankenhausaufenthalt Rechnung getragen und die Stabilität bzw. Veränderungen der Präferenzen kann überprüft werden. Der Ortswechsel erfolgt, um eine Unabhängigkeit von der Behandlung in der geriatrischen Klinik zu ermöglichen. Nicht zuletzt können Angehörige bei dem zweiten ACP-Gespräch einbezogen werden, wenn sie während des ersten Gesprächs nicht beteiligt waren bzw. nicht anwesend sein konnten. Angehörige, die während des ersten Gesprächs anwesend waren, konnten erneut teilnehmen.

Im Rahmen der explorativen Studie wurde ein Leitfaden für die Durchführung von ACP-Beratungsgesprächen mit der ausgewählten Zielgruppe entwickelt. Dazu wurde eine vertiefende Literaturrecherche mit dem Ziel durchgeführt, wissenschaftliche Artikel und graue Literatur (z. B. Leitlinien und Reports) zu finden, die die Kommunikation über die Versorgung in der letzten Lebensphase bei lebenslimitierenden Erkrankungen und Herzinsuffizienz als chronische Erkrankung im Speziellen besprechen. Bei der Recherche lag der Fokus auf der Umsetzung des ACP-Gesprächs und der konkreten Gesprächsführung.

Neben der Literaturrecherche beeinflusste eine Hospitation bei dem deutschen ACP-Projekt *beizeiten begleiten* die Struktur und sprachliche Gestaltung des Leitfadens maßgeblich. Sowohl die Patientenverfügung als auch die dazugehörige Broschüre (Lücke und in der Schmitten 2014), die im Rahmen des Modellprojekts entwickelt wurden, haben Einfluss auf die Gestaltung des ACP-Gesprächsleitfadens genommen.

Konkrete Abläufe, Fragestellungen und Phrasen wurden aus allen relevanten Beiträgen gesammelt, die Fragen wurden thematisch sortiert. Auf Grundlage dieser Sammlung wurde ein Leitfaden für diese explorative Studie entwickelt. In einem diskursiven Prozess im Projektteam aus klinischen Ethikberatern, Medizinern

(Palliativmedizin, Innere Medizin, Kardiologie, Allgemeinmedizin, Geriatrie) und Wissenschaftlern aus dem Bereich Public Health wurde der Leitfaden auf die Probe gestellt. Hierbei wurden bspw. die Reihenfolge der Fragen bestimmt und einzelne Formulierungen verändert. An der Entwicklung des Leitfadens war auch der Arzt, der die ACP-Gespräche mit den Patienten führte, beteiligt.

Es sind zwei verschiedene Leitfäden für die beiden ACP-Gespräche entwickelt worden, die im Nachfolgenden kurz skizziert werden.

Dem ersten ACP-Gespräch ist eine kurze Einleitung vorangestellt, in der die Gültigkeit und Reichweite im Voraus geäußerter Behandlungspräferenzen und ggf. einer schriftlichen Dokumentation des Willens erläutert wird. Der erste Teil des ersten ACP-Gesprächs beinhaltet die Auseinandersetzung mit dem aktuellen Gesundheitszustand und der gesundheitlichen Krisensituation, die zur Krankenhausbehandlung geführt hat. Ziel ist es hier, dass sich die Gesprächspartner kennenlernen und Vertrauen zueinander aufbauen. Die subjektive Krankheitswahrnehmung des Patienten wird erfasst und seine Erwartungen an das Gespräch werden eruiert. Im zweiten Teil steht die Herzerkrankung im Mittelpunkt. Hier wird noch einmal auf das subjektive Krankheitserleben und den Umgang mit der Erkrankung eingegangen. Zudem werden die Wahrnehmung der eigenen Prognose und Sorgen hinsichtlich der zukünftigen Entwicklung der Erkrankung besprochen. Es werden Bezüge zu anderen Herzerkrankten im persönlichen Umfeld hergestellt. Im dritten Teil des Gesprächs stehen das eigene Leben sowie der Tod und das Sterben im Fokus. Zunächst wird die Einstellung zum Leben erfasst sowie Werte und Ziele im Leben formuliert. Es werden Erfahrungen mit dem Tod im persönlichen Umfeld berücksichtigt und individuelle Wünsche und Vorstellungen hinsichtlich des eigenen Versterbens thematisiert. Darüber hinaus geht es auch darum, ob die Patienten bereits mit anderen Menschen über ihre Wünsche gesprochen haben. Der vierte Teil des Gesprächs befasst sich mit drei Szenarien bezogen auf mögliche zukünftige Verläufe der eigenen Herzerkrankung: Das erste Szenario thematisiert die Situation einer Wassereinlagerung im Körper und einer Lungenentzündung. Es stellt somit eine chronische Verschlechterung der Herzinsuffizienz dar und erläutert die Therapieoptionen von einer rein häuslichen, konservativen medizinischen Behandlung über eine stationäre Behandlung im Krankenhaus bis hin zu einer intensivmedizinischen Behandlung mit invasiver Beatmung. Das zweite Szenario spricht den Einsatz eines Herzschrittmachers bzw. eines Defibrillators bei entsprechender Indikation an. Das dritte Szenario thematisiert eine Notfallsituation, in der eine akute, dramatische Verschlechterung des Gesundheitszustandes eine schnelle Entscheidung über weitere Behandlungsmaßnahmen erforderlich macht. Als Beispiel hierfür wurde der plötzliche Herzstillstand mit einer kardiopulmonalen Reanimation gewählt. Daran anknüpfend wird neben der akuten Verschlechterung eine mögliche dauerhafte Verschlechterung des Gesundheitszustandes mit zerebralen Schäden, z. B. eine schwere Hirnschädigung als Folge einer verzögerten kardiopulmonalen Reanimation, thematisiert. Bezugnehmend auf die Folgen eines Hirnschadens werden persönliche Erfahrungen des Patienten mit solchen gesundheitlichen Einschränkungen im persönlichen Umfeld angesprochen. Daran anschließend wird auf den persönlichen Anspruch an Lebensqualität eingegangen, sodass sich daraus Hinweise auf die Grenze zwischen Inanspruchnahme und Ablehnung medizinischer Behandlungsmaßnahmen ableiten lassen. Zum Abschluss des ACP-Gesprächs können alle Teilnehmer offengebliebene Fragen stellen oder bislang nicht angesprochene Aspekte thematisieren.

Der Leitfaden des zweiten ACP-Gesprächs wiederholt wesentliche Aspekte des Leitfadens für das erste Gespräch. Er unterscheidet sich dahingehend, dass auf Veränderungen des Gesundheitszustands, des Krankheitserlebens sowie der Lebenseinstellung seit dem Krankenhausaufenthalt eingegangen wird. Zudem wird thematisiert, ob in der Zwischenzeit Gespräche über Wünsche und Vorstellungen in Bezug auf das Versterben mit dem persönlichen Umfeld stattfanden. Neu hinzu kommt das Thema Dokumentation von Wünschen und Vorstellungen. Hier wird die Patientenverfügung und Vorsorgevollmacht besprochen. Es werden sowohl positive als auch negative Aspekte (z. B. Ängste in Bezug auf medizinische Über- oder Unterversorgung) der Dokumentation thematisiert. Anschließend werden die Szenarien aus dem ersten Gespräch wieder aufgegriffen und bereits getroffene Behandlungsentscheidungen oder offengebliebene Fragestellungen thematisiert. Einerseits soll dadurch die Stabilität der Willensäußerungen hinterfragt und Änderungen hinsichtlich der Versorgungswünsche erfasst werden, andererseits gilt es zu überprüfen, ob die erfassten Willensäußerungen richtig verstanden und dokumentiert wurden und den tatsächlichen Willen der Patienten widerspiegeln.

Ein Pre-Test des ersten ACP-Leitfadens wurde mit zwei Patienten, einer Frau (P1) und einem Mann (P2), durchgeführt. Nach dem Pre-Test wurden kleinere Elemente verändert. Zum Beispiel wurde die Frage „Welche Mindestbedingungen stellen Sie an Ihr Weiterleben?“ zu „Sollte es zu einer weiteren Verschlechterung Ihrer Situation kommen, was muss aus Ihrer Sicht an Lebensqualität erhalten bleiben, damit sich eine weitere Behandlung für Sie lohnt?“ umformuliert. Zudem wurde eine kurze Zusammenfassung des Projekts in die Einleitung aufgenommen, um die Patienten im Projektablauf besser zu leiten. Da sich im Pre-Test zeigte, dass die Prognose und der Verlauf der Herzschwäche beiden Patienten nicht bekannt waren, wurde der Leitfaden des ersten ACP-Beratungsgespräches im zweiten Themenblock (eigene Herzerkrankung) um Informationen über die Erkrankung, den möglichen Krankheitsverlauf und die Prognose ergänzt. Das dritte Szenario wurde gekürzt, um die Komplexität zu reduzieren. Außerdem wurde festgehalten, dass die bereits im Vorfeld erstellten Vorausplanungsdokumente von Patienten in die ACP-Gespräche eingebunden werden.

Die Leitfäden werden als Strukturierungshilfe für die Gesprächsführung verstanden. Nicht aber sollten sie als starres Gerüst eingesetzt werden, da ACP-Beratungsgespräche auf einer Individualität und Offenheit beruhen, die nicht durch einen Leitfaden eingeschränkt werden sollten. Diese Individualität bezieht sich zum einen auf den Patienten und seine Familie, zum anderen auf die Anpassungsfähigkeit des Beraters selbst. Verfügt der Patient bspw. bereits über eine Patientenverfügung, sollte die Beratung darauf aufbauen.

Die explorative Studie basiert auf einer ärztlichen Beratung, da aufgrund der krankheitsspezifischen Vorausplanung medizinisches Wissen z. B. über den Krankheitsverlauf und Therapieoptionen erforderlich ist. Der Schulungsaufwand im Rahmen dieser Studie erschien für eine ärztliche Beratung wesentlich geringer als bspw. für Pflegende oder Sozialarbeiter. Die Beratung wurde daher von einem Facharzt für Innere Medizin und Palliativmedizin durchgeführt. Er gehörte nicht zum Team der geriatrischen Klinik, sondern war in einer ambulanten Praxis tätig. So kam der ärztliche Berater von außen in das Krankenhaus-Setting hinein und führte die Beratungsgespräche unabhängig von der therapeutischen Behandlung des Krankenhauspersonals.

Die Durchführung der ACP-Gespräche wurde mithilfe einer Hospitation bei drei ärztlich geführten ACP-Gesprächen in dem deutschen Modellprojekt *beizeiten begleiten* sowie mithilfe einer Schulung von klinischen Ethikberatern der Medizinischen Hochschule Hannover vorbereitet. Dabei ging es um die Regeln der Zulässigkeit medizinischer Behandlungen (Indikation und Patientenwille), Dokumente in Form von Patientenverfügung und Vorsorgevollmacht sowie die Gültigkeit bzw. Anwendung von Patientenverfügungen. Weiterhin wurden die Formulierung von Behandlungszielen und die Einschätzung der Wahrscheinlichkeit ihres Erreichens als zentrale Elemente von Beratungsgesprächen im Zusammenhang mit Vorsorgeplanung besprochen.

Die Einbeziehung der Familie und/oder nahestehender Personen ist ein Kernelement von ACP (siehe Kapitel 2.1). An den Gesprächen wurden daher, wenn von dem Patienten gewünscht, Angehörige beteiligt. Die Aufklärung der teilnehmenden Angehörigen bzw. primären Bezugspersonen und das Einholen ihrer Einwilligung zur Studienteilnahme erfolgten durch den Berater unmittelbar vor dem ersten ACP-Beratungsgespräch.

Bei den ACP-Gesprächen stand die Kommunikation über Wünsche und Vorstellungen im Vordergrund. Die Anzahl der erstellten Dokumente ist – anders als in vielen anderen nationalen wie internationalen Studien (Brinkman-Stoppelenburg et al. 2014; Houben et al. 2014; in der Schmitten et al. 2014) – nicht der primäre Endpunkt dieser Studie. Der Arzt bot den Patienten jedoch an, die Ergebnisse der Gespräche zur gesundheitlichen Vorausplanung in Form einer Patientenverfügung zu dokumentieren. Für das Verfassen nutzte er die vorgefertigten Textbausteine des Bundesministeriums für Justiz (Bundesministerium für Justiz und für Verbraucherschutz 2016). Zudem wurde Patienten und Angehörigen ein Vordruck mit Erläuterungen für eine Vorsorgevollmacht (Niedersächsisches Justizministerium 2015) ausgehändigt und ausführlich erklärt.

Im Mittelpunkt der Untersuchung stehen das Wissen, die Vorstellungen und Bewertungen der Patienten über die direkt beobachtbaren Handlungsweisen und ACP-Gesprächssituationen hinaus (Flick 2006). Offene Interviews haben sich als geeigneter Zugang zu den Sichtweisen der Betroffenen in der qualitativen Forschung erwiesen (Flick 2006, 2009; Friebertshäuser und Langer 2010). Daher wurden in dieser Untersuchung jeweils zwei leitfadengestützte Interviews mit den Patienten (ggf. gemeinsam mit Angehörigen) geführt.

Voraussetzung für die leitfadengestützten Interviews dieser Untersuchung war, dass alle Interviewpartner mindestens ein ACP-Gespräch miterlebt und aktiv mitgestaltet haben. Im Interview wurden dann die subjektiven Erfahrungen der Teilnehmer in Verbindung mit diesem konkreten Ereignis reflektiert und die persönliche Einschätzung der Gesprächssituation erhoben (Przyborski und Wohlrab-Sahr 2014). Für diese retrospektive Betrachtung eignen sich erzählgenerierende Elemente im Interview (Flick 2006). Dadurch wird versucht, dem Interviewpartner möglichst viel Freiraum in seinen Erzählungen und der eigenen Schwerpunktsetzung auf für ihn relevante Aspekte einzuräumen (Flick 1995). In Bezug auf ACP ermöglicht der Bezug zu den Erfahrungen der Befragten, auch intime und potenziell verschwiegene bzw. tabuisierte Themen anzusprechen. Zudem lassen sich mit den erzählgenerierenden Elementen biografisch relevante Prozesse erfassen, die in Bezug zu der subjektiven Wahrnehmung des Interviewpartners stehen und eine Relevanz bezüglich der Bedeutung und Bewertung der Vorausplanung haben.

Neben den erzählgenerierenden Elementen besteht das leitfadengestützte Interview aus Nachfragen zur konkret erlebten Gesprächssituation, um so Meinungen und Einstellungen zu erfassen (Flick 2006). Durch das gezielte Nachfragen wird hinsichtlich bestimmter Themen, mit dem Ziel eine Bewertung zu erfragen und eine persönliche Haltung im Hinblick auf interessierende Aspekte, wie z. B. den Inhalt oder die Art und Weise der Gesprächsführung, zu erheben, in einem gewissen Maße steuernd eingegriffen. Diese Kombination der Erhebung ermöglicht eine systematische Verknüpfung verschiedener Datensorten (Erzählung, Bewertung, Argumentation), um so die „Prozesse der

Wirklichkeitskonstruktion" (Flick 2006, S. 223) vor dem Hintergrund der evaluativen Fragestellung zu erfassen.

Um diese zuvor beschriebenen Datensorten zu generieren, wurden drei verschiedene Leitfäden entwickelt:

1. Leitfaden für das erste Interview mit Patienten (ggf. gemeinsam mit Angehörigen),
2. Leitfaden für das Interview mit Hinterbliebenen und
3. Leitfaden für das zweite Interview mit Patienten (ggf. gemeinsam mit Angehörigen).[27]

Die Entwicklung von Fragen in Bezug auf den Forschungsgegenstand orientierte sich an dem SPSS-Prinzip[28] von Helfferich (2009, S. 182–189). Die Fragen wurden auf Grundlage theoretischer und empirischer Erkenntnisse zu ACP und zur Kommunikation über die Versorgung in der letzten Lebensphase sowie vor dem Hintergrund des Erkenntnisinteresses dieser Untersuchung entwickelt. Entwürfe der Leitfäden wurden im Rahmen eines qualitativen Methodenseminars an der Medizinischen Hochschule Hannover sowie im interdisziplinären Projektteam kritisch diskutiert. Außerdem wurde ein Probeinterview durchgeführt.[29]

Der Leitfaden für das erste Interview mit Patienten (ggf. gemeinsam mit Angehörigen) umfasst die Themen Motivation zur Teilnahme, Erwartungen und Bedürfnisse, Erleben der ACP-Gespräche, Konsequenzen und Bewertung der ACP-Gespräche (siehe Anhang). Als Orientierungshilfe für den Interviewpartner wird zu Beginn das Interview in den Projektablauf eingeordnet und das Forschungsanliegen sowie die Rahmenbedingung der Interviewsituation erläutert. In diesem Zusammenhang werden die Interviewpartner auch darauf hingewiesen, dass kein inhaltlicher Informationsaustausch zwischen der Interviewerin und dem ärztlichen Berater erfolgt ist. Dieses Vorgehen soll eine größtmögliche Offenheit in der Datenerhebung gewährleisten. Zudem soll eine klare Trennung, auch aus Sicht der Projektteilnehmer, zwischen der Beratung durch den Arzt und der evaluativen Datenerhebung durch die Interviewerin erreicht werden. Ziel dieses Einstiegs ist es, zu Beginn jedes Interviews eine offene und vertrauensvolle Atmosphäre herzustellen. Interviewerin und Interviewpartner kannten sich bereits von dem Aufklärungsgespräch zur Studienteilnahme im Krankenhaus.

27 Dieser Leitfaden wird nachfolgend nicht weiter erläutert, da er für die weiteren Ausführungen und die Datenanalyse nicht relevant ist.

28 SPSS steht für Sammeln – Prüfen – Sortieren – Subsummieren.

29 Es zeigte sich, dass keine Veränderungen am Leitfaden vorzunehmen waren. Daher wurden die erhobenen Daten mit in die Auswertung einbezogen.

Mit der einleitenden Erzählaufforderung „Wie geht es Ihnen heute?“ wird der Bezug zum aktuellen Gesundheitszustand hergestellt. Der erste Themenblock beschäftigt sich mit Erwartungen und Bedürfnissen im Hinblick auf die ACP-Gespräche und die Projektteilnahme. Der zweite Teil fokussiert auf die ACP-Gespräche. Dabei sollen die Interviewpartner ihr Erleben und ihre Wahrnehmungen der ACP-Gespräche beschreiben. Der dritte Teil beschäftigt sich mit den persönlichen Konsequenzen, die die Interviewpartner aus den ACP-Gesprächen ziehen.

In den jeweiligen Gesprächsabschnitten werden Fragen, die längere erzählende Darstellungen verlangen, an den Anfang gestellt. Diese offen gehaltenen Erzählaufforderungen sollen die Befragten dazu anzuregen, ihre subjektiven Sichtweisen und Erfahrungen anhand von Beispielen und Erfahrungsberichten darzustellen. Hierfür dienen klassische Aufforderungen wie „Erzählen Sie doch mal, wie Sie die Gespräche erlebt haben“ oder „Wie war das?“ Nach den Erzählungen und Beschreibungen werden Nachfragen gestellt, die auf Begründungen, Einschätzungen oder Meinungen abzielen. Als Aufforderung zu Stellungnahmen wird bspw. „Was meinen Sie, wenn Sie ‚Lücke‘ sagen?“ formuliert oder eine Begründung wird mithilfe von „Warum sind Sie der Meinung, dass es hilfreich war?“ oder „Stellen Sie sich vor, die Gespräche hätten nicht stattgefunden. Wie wäre das für Sie?“ eingefordert.

Zum Abschluss werden die Interviewpartner gefragt, ob sie noch etwas zu ergänzen haben oder bestimmte Aspekte noch gar nicht zur Sprache gekommen sind, die ihnen aber wichtig sind. Somit entscheidet nicht der Interviewer sondern die befragte Person, wann das Interview zu Ende ist (Kruse 2014: 279).

Der Leitfaden für das Interview mit Hinterbliebenen beginnt mit der Erzählaufforderung, zu beschreiben, was rückblickend seit dem Krankenhausaufenthalt passiert ist (siehe Anhang). Hier ist eine stärkere Offenheit gegeben als bei dem Leitfaden mit den Patienten. Nach den Erzählungen und Beschreibungen werden auch hier Begründungen, Einschätzungen oder Meinungen erfragt. Im Mittelpunkt stehen dann die ACP-Gespräche und deren Konsequenzen z. B. für den weiteren Versorgungsverlauf sowie eine Bewertung der ACP-Gespräche aus Sicht der Angehörigen.

Im Anschluss an jedes Interview wurden Feldnotizen zum jeweiligen Gespräch festgehalten. Dazu gehören bspw. die Atmosphäre, Befindlichkeiten, Interaktionen, Auffälligkeiten, Störungen, der Gesprächsverlauf, die Interviewdynamik und die wichtigsten Themen des Interviews (Friebertshäuser und Langer 2010; Kruse 2014). Darüber hinaus wurden Informationen über die vorlaufende sowie nachherige Interaktionsphase (außerhalb der Tonbandaufzeichnungen) notiert (Kruse 2014). Die Feldnotiz wurde unmittelbar nach dem Gespräch verfasst und durch einen Fließtext mit eigenen Anmerkungen ergänzt, indem insbesondere die eigene soziale und emotionale Wahrnehmung der Interviewsituation festgehalten wurde (Friebertshäuser und Langer 2010).

Zusammengefasst zeichnet sich die Datenerhebung der vorliegenden Untersuchung durch die Datentriangulation je Fall in Form des aufgezeichneten ACP-Gesprächs und der Interviews sowie der Berücksichtigung der Patienten und Angehörigen aus. So kann es gelingen, die subjektiven Bedeutungen, Haltungen und Bewertungen der Befragten mit den jeweiligen ACP-Gesprächen in Beziehung zu setzen und gleichzeitig die Patienten- sowie die Angehörigensichtweise zu untersuchen.

4.3 Datenaufbereitung

Handschriftliche Feldnotizen wurden abgeschrieben. Eine Übersicht über das Sample wurde in Excel erstellt. Im Anschluss an die ACP-Gespräche und Interviews wurden die Audioaufzeichnungen als mp3-Dateien auf einer externen Festplatte gespeichert und getrennt von den personenbezogenen Daten in einem abschließbaren Schrank verwahrt. Die Tonbandaufnahmen wurden vollständig und wörtlich transkribiert. Dafür wurden Transkriptionsregeln entwickelt und im Projektteam abgestimmt (siehe Anhang). Großes Augenmerk lag auf der Lesbarkeit des Transkripts, sodass auf eine phonetisch-detaillierte Transkription verzichtet wurde. Bei der Transkription wurden alle personenbezogenen Daten pseudonymisiert.[30]

Ein Großteil der Transkription wurde mithilfe der Software f4 von der Autorin selbst durchgeführt. Das hatte den Vorteil, dass die aufgezeichneten Gespräche und Interviews erneut verbatim gehört wurden und erste Interpretationsideen und Annahmen bereits während des Transkribierens notiert werden konnten. Zum Ende der Erhebungsphase wurden sieben Beratungsgespräche (P22_2, P23_1, P23_2, P25_1, P25_2, P26_1, P26_2) sowie drei Interviews (P23_3, P25_3, P26_3) von einem externen Schreibbüro transkribiert. Dem Schreibbüro wurden die verwendeten Transkriptionsregeln zur Verfügung gestellt. Alle extern transkribierten Aufzeichnungen wurden von der Autorin korrigiert.

Im Rahmen des Projekts wurden die Patienten, die mindestens an einem ACP-Gespräch teilgenommen haben, mit P1 bis P30 kodiert. Das erste ACP-Gespräch wurde mit einer 1 gekennzeichnet (P1_1), das zweite ACP-Gespräch mit einer 2 (P1_2) und das erste Interview mit einer 3 (P1_3). Das Interview

30 Alle personenbezogenen Daten wurden entfernt, wobei für die Forscherin eine Zuordnung von Interviewpartnern und dem Datenmaterial mittels Kodierungsliste möglich war (Stamer et al. 2015, S. 969).

mit Hinterbliebenen wurde mit einem B (Bereavement, zu Deutsch Todesfall) gekennzeichnet (P18_B).

Für die weitere Datenanalyse wurden alle erhobenen Daten mithilfe der Software MAXQDA (Version 11) verwaltet. Die Transkripte der ACP-Gespräche und Interviews sowie die erstellten Patientenverfügungen wurden als Dokumente eingepflegt. Die Feldprotokolle und Postskripte wurden als Dokumenten-Memos eingefügt. Zusätzlich wurden Dokumentenvariablen auf Grundlage des Kurzfragebogens und des Arztbriefes angelegt. MAXQDA als Textanalyse-Software wurde genutzt, da sie den Einsatz von manuellen Techniken zur Datenaufbereitung und -interpretation überflüssig macht und z. B. das Verknüpfen von Textpassagen, Kodes und Memos sowie die kontextgebundene Auswertung erleichtert (Kuckartz et al. 2004; Kelle und Kluge 2010).

4.4 Datenauswertung

Die Wahl der Analysetechnik wird in der qualitativen Forschung von dem Material, der Fragestellung und dem theoretischen Hintergrund bestimmt. Das Vorgehen bei der Datenauswertung in dieser Untersuchung setzte sich aus zwei Schritten zusammen (Abbildung 3):

1) Einzelfallrekonstruktion mithilfe des theoretischen Kodierens (Strauss und Corbin 1996)
   a) Zwischenergebnis in Form von Kodes, Kategorien und Memos
   b) Zwischenergebnis in Form von Fallbeschreibungen
2) Fallvergleichende Datenauswertung mithilfe des theoretischen Kodierens
   a) Rückgriff auf das Kodierparadigma nach Strauss und Corbin (1996)
   b) Empirisch begründete Typenbildung (Kelle und Kluge 2010)

Abbildung 3: Vorgehensweise bei der Datenauswertung

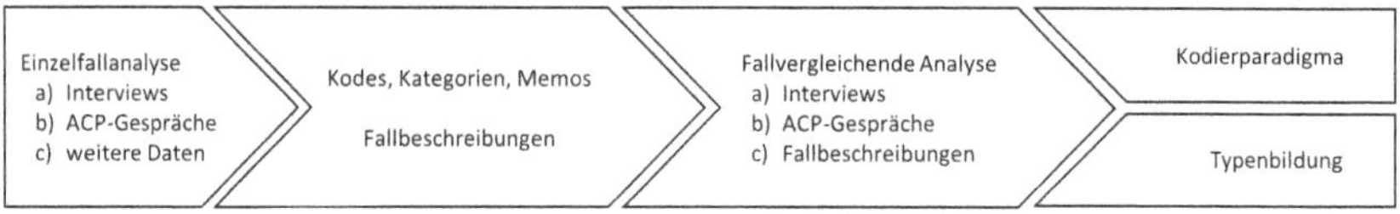

Die Rekonstruktion und genaue Beschreibung von Einzelfällen und die anschließende fallübergreifende Kontrastierung sind wesentliche Vorgehensweisen der Theoriebildung in der *Grounded Theory* (Glaser et al. 2010) sowie der empirisch begründeten Typenbildung. Es sind beides Verallgemeinerungsstrategien in der qualitativen Forschung, um die Orientierung an Fallbesonderheiten zu überwinden (Flick 1995; Kuckartz 2006). Die Modellentwicklung strebte einen hohen

Erkenntnisgewinn mit weitreichendem Erklärungsanspruch an. Die Typenbildung in der vorliegenden Arbeit diente dazu, die Komplexität der sozialen Wirklichkeit für einen Teilbereich des erarbeiteten Modells zu reduzieren und trotzdem einen Strukturierungsgewinn zu leisten. Zum Zwecke der Verallgemeinerung werden Ähnlichkeiten zwischen Fällen analysiert und diese Fälle entsprechend gruppiert. Dabei wird die Fallbezogenheit zugunsten des Allgemeinen zurückgedrängt (Kuckartz 2006). Es bilden sich Muster bezogen auf einen Gegenstandbereich aus, die dann in Typen vereinfacht dargestellt werden können. Da die Typenbildung dem alltäglichen Handeln von Menschen durch ihre Mustererkennung und Verallgemeinerung als Strukturierungshilfe sehr nahe ist (Kuckartz 2006), ist ihre Art und Weise der Strukturierung des untersuchten Gegenstandbereichs insbesondere bei der Überführung von wissenschaftlichen Erkenntnissen in die Praxis – als ein wesentliches Ziel der vorliegenden Arbeit – hilfreich.

Aus dem zweischrittigen Vorgehen der Datenauswertung und den Ausführungen zur Datenerhebung ergab sich folgendes Vorgehen bezüglich der Analyse des vielfältigen Datenmaterials pro Fall:

1) Zu Beginn wurde jeder Datensatz fallimmanent betrachtet. Dabei erfolgte zunächst eine getrennte Analyse der Datensorten, d. h. das Interview wurde analysiert, bevor die ACP-Gespräche interpretiert wurden. Anschließend ließen sich die beiden Datensorten aufeinander beziehen. Daraus entstand eine Einzelfallbeschreibung unter Berücksichtigung aller Datensorten (neben dem Interview und den aufgezeichneten ACP-Gesprächen, die Feldnotizen, Arztbriefe und Kurzfragebögen), die für den jeweiligen Fall zur Verfügung standen.
2) Als nächstes wurden fallübergreifend die jeweiligen Datensorten miteinander verglichen. Dabei wurde wiederum zum einen auf der Ebene der Interviews und zum anderen auf der Ebene der ACP-Gespräche verglichen. Zusätzlich wurden die Einzelfallbeschreibungen miteinander in Beziehung gesetzt. Die weiteren erhobenen Daten gingen hier in die Analyse als Kontextinformationen ein.

Da das theoretische Kodieren nach Strauss und Corbin Grundlage beider Auswertungsschritte war, wird dies nachfolgend näher erläutert, wobei das konkrete Vorgehen im Analyseprozess im Mittelpunkt steht.

Das theoretische Kodieren ist „das Kernstück der Grounded Theory" (Legewie 2004). Die Grounded Theory versteht sich als Methodologie, bei der Datenerhebung und -auswertung eng miteinander verknüpft sind und deren Ziel es ist, eine gegenstandsbegründete, d. h. aus den Daten abgeleitete, Theorie über ein Phänomen zu entwickeln: „Die Forschungsergebnisse konstituieren eine theoretische Darstellung der untersuchten Wirklichkeit" (Strauss und Corbin 1996, S. 8–9).

Die Grounded Theory wurde von Glaser und Strauss unter anderem vor dem Hintergrund entwickelt, dass Menschen beim Gestalten der Welt, in der sie leben, eine aktive Rolle übernehmen und dass „Zusammenhänge zwischen Bedingungen, Bedeutung und Handeln" von zentraler Bedeutung sind (Strauss und Corbin 1996, S. 9). Somit steht die Grounded Theory in der Tradition des Symbolischen Interaktionismus[31] und ermöglicht es, subjektive Sichtweisen und Einschätzungen in Bezug auf ACP-Beratungsgespräche zu untersuchen (Flick et al. 2013). „Das Einbringen von Prozessaspekten in die Analyse ist ein bedeutsamer Bestandteil jeder Untersuchung mit der Grounded Theory" (Strauss und Corbin 1996, S. 118). Diese Eigenschaft wurde in dieser Untersuchung genutzt, um die Bedingungen für gelingendes ACP und deren Beziehungen untereinander herauszuarbeiten.[32]

Mithilfe des theoretischen Kodierens als grundlegender analytischer Prozess innerhalb der Grounded Theory wurden in dieser Untersuchung theoretische Konzepte herausgearbeitet, die Aufschluss über die subjektiven Bedeutungen der ACP-Beratungsgespräche für die Patienten geben. Mit Kodieren ist in diesem Zusammenhang gemeint, dass „die Daten aufgebrochen, konzeptualisiert und auf neue Art zusammengesetzt werden" (Strauss und Corbin 1996, S. 39). Der Schwerpunkt der Datenanalyse lag in dieser Untersuchung auf dem offenen und axialen Kodieren (weiterführende Ausführungen: Strauss und Corbin 1996). Beide Formen lassen sich in der Forschungspraxis nicht streng voneinander trennen und wurden auch bei dieser Arbeit nicht als aufeinanderfolgende Schritte verstanden. Vielmehr ist das Kodieren von einem ständigen Wechsel zwischen offenem und axialem Kodieren gekennzeichnet (Strauss und Corbin 1996, S. 40).[33]

Zunächst wurden kleinere Textabschnitte (einzelne Sätze und Abschnitte) intensiv analysiert. Dabei wurden dem Material Kodes, d. h. konzeptionelle Begriffe, zugeordnet. Diese Kodes wurden für jedes im Text auftretende Konzept vergeben. Konzepte sind Begriffe mit einem höheren Abstraktionsniveau und grenzen sich von beschreibenden Begriffen ab (Strauss und Corbin 1996). Die Begriffe für Konzepte wurden so gewählt, dass sie die Varianz, also die Ähnlichkeiten und Unterschiede im Material abbilden können. Zunächst wurden Kodes sehr nah am Text vergeben (häufige Anwendung von „in-vivo-Kodes" (Strauss und Corbin 1996, S. 50)); im Verlauf wurden diese Begriffe jedoch immer abstrakter (Tabelle 2).

---

31 Weiterführend: Flick (2014, S. 82–86).

32 Weitere Ausführungen zur Methodologie der Grounded Theory: Strauss und Corbin (1996); Glaser und Strauss (2010).

33 Weitere Ausführungen zu den Kodierformen: Strauss und Corbin (1996).

Tabelle 2: Bildung von Kategorien

<table>
<tr><th>Textstelle</th><th>In-vivo-Kodes</th><th>Abstrahierungen</th><th>Endgültige Kategorie</th></tr>
<tr><td rowspan="4">so lange sie mir helfen können, die Ärzte, dass es durch Kleinigkeiten, sag ich jetzt mal, ((I: mhm)) nä, ((I: mhm)) dann schon, dass ich eventuell wieder auf die Beine komme, aber wenn das Gehirn kaputt ist, denn glaub ich, hat es keinen Sinn mehr (P8_3_55)</td><td>Helfen können</td><td>Inanspruchnahme von Hilfe, Aussicht auf Besserung</td><td rowspan="4">➔ Begründung von Entscheidung
➔ Gesundheitszustand bestimmt Entscheidung
➔ Ablehnung aufgrund eines schlechten Gesundheitszustandes
➔ Aufgrund fehlender geistiger Fähigkeiten</td></tr>
<tr><td>Auf die Beine kommen</td><td>Ziel: Verbesserung des Gesundheitszustandes</td></tr>
<tr><td>Gehirn kaputt</td><td>Kognitive Defizite</td></tr>
<tr><td>Keinen Sinn mehr</td><td>Ablehnung von Hilfe aufgrund von fehlendem Erfolg</td></tr>
</table>

Dieses kleinschrittige Vorgehen Zeile für Zeile bezieht sich auf sehr gehaltvolle Textstellen und wurde zu Beginn sowie zu einem späteren Zeitpunkt bei einzelnen Sequenzen zur Differenzierung von Konzepten oder Kategorien erneut aufgegriffen.

Im Verlauf ergab es sich, ähnliche Konzepte unter dem gleichen Begriff zu fassen und nur noch wenige neue Konzepte zu entwickeln. Dies erfolgte durch einen Abgleich mit bereits entwickelten Kodes und einem Abgrenzen der Konzepte durch Vergleiche. Zu diesem Zeitpunkt wurden Textstellen mit mehreren Kodes versehen, wenn sie nicht eindeutig zuzuordnen waren. Dadurch konnten unterschiedliche Interpretationsmöglichkeiten bzw. Lesarten erfasst werden. Dieser Schritt verdeutlicht die Vorläufigkeit der konzeptuellen Bezeichnungen des offenen Kodierens. Im Verlauf der Analyse erfolgte dann eine Spezifizierung und Differenzierung.

Um über unterschiedliche Lesarten nachzudenken und andere Sichtweisen einzubeziehen, wurden das „Stellen von Fragen" und das „Anstellen von Vergleichen" (Strauss und Corbin 1996, S. 44) im Analyseprozess immer wieder eingesetzt.

Das Fragenstellen ist eine Technik, um die theoretische Sensibilität zu erhöhen. Hierbei handelt es sich um die grundlegenden W-Fragen: Wer?, Was?, Wie?, Wann?, Wo?, Wieviel?, Warum? (Strauss und Corbin 1996, S. 58; ausführlicher hierzu: Böhm 2013, S. 477–478). Mithilfe dieser Fragen wurden einzelne Textpassagen aufgebrochen (exemplarisch Tabelle 3).

Tabelle 3: W-Fragen zum Aufbrechen von Textstellen

Textstelle	**W-Fragen (nach Böhm 2013, S. 477–478)**
Oh Mensch, das ist ein Thema. Das ist_ nein. Das greift einen ordentlich an, was Sie da reden jetzt. Man muss es drauf zukommen lassen, wenn es kommt, dann kommt es. Aber man kann sich ja jetzt nicht so verrückt machen, dies und jenes. Also, ich find es schlimm dieses Thema. ((I: mhm)) Ich schieb das immer raus mit Sterben. ((I: mhm)) Wenn es da ist, ist es da. Dann können wir nichts dran ändern. Aber, dass Sie jetzt schon, das ist ja_ ich will so sterben, ich will so sterben. Also, wenn ich tot bin, bin ich tot. Das wär mir egal. (P2_1_119)	*Wer? Welche Personen, Akteure sind beteiligt? Welche Rollen spielen sie dabei? Wie interagieren sie?* Die Ehefrau des Patienten. Sie übernimmt zwischenzeitlich das gesamte Gespräch. Anstatt, dass der Patient, also ihr Ehemann, die Fragen beantwortet, beantwortet sie diese auf sich bezogen und übernimmt die Redeführerschaft. Die Sichtweise des Patienten kommt dabei nicht zur Geltung. Er zieht sich zurück. Auch die anwesende Tochter hält sich zurück. *Was? Worum geht es hier? Welches Phänomen wird angesprochen?* Es geht hier um die Thematisierung und Besprechung von Tod und Sterben. Das Sterben wird als Vorgang gesehen, der Tod als Zustand. *Wie? Welche Aspekte des Phänomens werden angesprochen (oder nicht angesprochen)?* Es geht hier um eine Verdrängung und Tabuisierung der Thematik. Das Thema ist ein „schlimmes" für die Ehefrau. Sie sagt, es sei ihr egal wie sie stirbt, denn dann sei sie tot. Einen Unterschied zwischen der Zeit vor dem Tod (dem Sterben) und dem Zustand des Todes sieht sie nicht. *Wann? Wie lange? Wo? Wie viel? Wie stark?* Es ist ein emotionaler Ausbruch, den sie im Gespräch zuvor kompensieren konnte. Hier verbalisiert sie das erste Mal, dass ihr das Thema unangenehm ist und sie nicht weiter darüber sprechen möchte. Die Zeit, in der das Thema relevant wird, kommt ohnehin noch. Jetzt möchte sie davon nichts wissen. *Warum? Welche Begründungen werden gegeben oder lassen sich erschließen?* Sie bewertet die Auseinandersetzung mit dem Thema als unnötig, da sie ohnehin nichts dran ändern kann (nach dem Motto „man stirbt ohnehin"). Die Thematisierung scheint ihr Hoffnung zu rauben. Ein Versterben wird real. *Wozu? In welcher Absicht, zu welchem Zweck?* Die Ehefrau fühlt sich bedrängt und möchte ein Gespräch über das schlimme Thema vermeiden. *Womit? Welche Mittel, Taktiken und Strategien werden zum Erreichen des Ziels verwendet?* Sie verbalisiert ihre Meinung vehement und äußert ihre Bedenken.

Für das Anstellen von Vergleichen wurde fachliches, d. h. theoretisches oder persönliches Wissen herangezogen (Strauss und Corbin 1996). Strauss und Corbin (1996, S. 64–71) benennen vier Arten des Vergleichs, die im Analyseprozess eingesetzt wurden: a) „Flip-Flop-Technik", also der Vergleich der gegensätzlichen Pole einer Dimension, b) „Systematischer Vergleich von zwei oder mehr

Phänomenen“, c) „Einsatz von weithergeholten Vergleichen“ und d) „Schwenken der roten Fahne“, d. h. das Infragestellen von selbstverständlichen Annahmen. Die Techniken wurden insbesondere zur Differenzierung von Kategorien, ihren Eigenschaften und Dimensionen genutzt. Beide Techniken – Fragen stellen und Vergleiche anstellen – implizierten einen kreativen Prozess, bei dem mögliche Lesarten, d. h. verschiedene Bedeutungen und Benennungen gesammelt wurden, die die jeweilige Textstelle beschreiben.

Tabelle 4: Ausdifferenzierung von Kategorien

Kategorie	Eigenschaften	Textstellen
Prozess der Entscheidungsfindung *Beschreibung der konkreten Entscheidungsfindung in den ACP-Gesprächen*	Entscheidungseindeutigkeit – *Therapieverzicht* – *Therapieinanspruchnahme*	*Nä, ich denke gerade da, wo Du immer so spontan gesagt hast, „Nein, das will ich nicht, nein, das will ich nicht“. Also, da hat, äh, Doktor [Name] ja auch z_ paar Mal nachgefragt und dann hast Du aber gesagt, „Nein“, nä. (P15_3_160)*
	Entscheidungsunfähigkeit – *aufgrund von Unsicherheit* – *aufgrund von hypothetischer Situation* – *aufgrund von Unwissenheit über Medizin* – *aufgrund von ad hoc Entscheidungseinforderung* – *aufgrund von emotionaler Überforderung*	*Es waren vielleicht zwei Fragen, weiß nicht mehr wie die waren, da konnte ich keine Antwort drauf geben. ((I: mhm)) Da hab ich gesagt, „Nee, das_ das weiß ich nicht“, ((I: mhm)) nä. Und da fragte er, äh, jetzt am Freitag speziell die Fragen nochmal. Ich sag, „Da kann ich noch keine Antwort drauf geben“. ((I: mhm)) Ich sag, „Ich konnte das damals nicht und kanns heute nicht“, nä. (P9_3_98)*
	Entscheidungskonformität – *Stabilität* – *Instabilität*	*Ja, ich glaube einen Punkt hatte ich rausgenommen. Und zwar, ich weiß gar nicht mehr, was das war. (4 Sek.) Wo ich gesagt hab, „Nö, das muss nicht mehr sein“ (.) wenn ich, äh, krank bin, dass sie mich (.) aufpäppeln wollen, sag ich jetzt mal, wenn, wenn ich schon, äh, nichts mehr mitkriege, ((I: mhm)) nä, dann keine Versuche machen und so, wenn ich_ krieg ja sowieso nichts mehr mit und denn_ ((I: mhm)) ich glaube, das hatte ich raus genommen, ((I: mhm)) oder raus nehmen lassen. (P8_3_53)*

Bei der intensiven Auseinandersetzung mit dem Text im Verlauf des Analyseprozesses zeigten sich Bezüge zwischen Konzepten. Ähnliche Konzepte wurden zu einem Oberbegriff zusammengefasst. Durch das Gruppieren und Zusammenfassen von ähnlichen Kodes, die dasselbe Phänomen beschreiben, wurde eine Kategorie gebildet. Die Kategorie ist dann nochmals auf einer höheren Abstraktionsebene angesiedelt, d. h. sie besitzt mehr „konzeptionelle Stärke“ als ein Konzept (Strauss und Corbin 1996, S. 47).

Eine Kategorie lässt sich über mehrere Eigenschaften und jede Eigenschaft lässt sich anhand von Dimensionen beschreiben (Tabelle 4). Durch sie wird das Spektrum der Kategorie im empirischen Material erfasst und sie sind später grundlegend für das Herausarbeiten von Beziehungen zwischen Kategorien und Subkategorien (Strauss und Corbin 1996). Die Ausdifferenzierung erfolgte in der vorliegenden Untersuchung insbesondere durch einen synoptischen Vergleich aller Textstellen eines Kodes bzw. einer Kategorie. Ergebnisse des ersten Analyseschritts waren fallbezogene Kodes und Kategorien sowie Memos, die Erläuterungen der Kodes (Definitionen und Abgrenzungen, Beziehungen) und sensibilisierende Annahmen (z. B. Auffälligkeiten, Fragen) beinhalteten.

Auf dieser Grundlage wurden schließlich zunächst Einzelfallbeschreibungen erstellt. Ziel der Fallbeschreibungen ist es, „die innere Logik des Einzelfalls unter der Perspektive der eigenen Forschungsfrage(n) herauszuarbeiten“ (Kuckartz und Grunenberg 2010, S. 509). Dabei wurden Gemeinsamkeiten und Unterschiede, Muster und Besonderheiten der Fälle strukturiert entwickelt (Kuckartz und Grunenberg 2010). Die Fallbeschreibungen umfassen daher eine Beschreibung der Person, Erläuterungen zur Krankheitsgeschichte, Aspekte der Entscheidungsfindung, Aussagen bezüglich des Erlebens der ACP-Gespräche sowie fallbezogene Besonderheiten. Sie werden ergänzt durch Zitate aus den ACP-Gesprächen und Interviews, um die Interpretationen nachvollziehbar zu machen. Die ausführlichen Einzelfallbeschreibungen waren Ausgangspunkt für die Entwicklung des theoretischen Modells und die Typenbildung.

Solche Fallbeschreibungen wurden für die 30 Patienten erstellt, die mindestens an einem ACP-Gespräch teilgenommen haben. Dabei variierte die Datenbasis zwischen den Fällen enorm (siehe Tabelle 1). Alle Einzelfallbeschreibungen sind im Anhang einsehbar.

Beim Ordnen der fallbezogenen Kodes und Kategorien sowie der Analyse der Memos zeigte sich, welche Konzepte für die Beantwortung der Forschungsfragen wichtig waren. Im zweiten Analyseschritt wurden durch einen Vergleich der auftauchenden Phänomene über alle Fälle hinweg entsprechend der Forschungsfrage relevante Kategorien identifiziert, die die weitere Analyse bestimmten und tiefergehend bearbeitet wurden. Diese sogenannten „Achsenkategorien“ wurden mit Textstellen aller Fälle angereichert, d. h. das gesamte Material wurde mit einem fokussierten Blick erneut kodiert (Strauss und Corbin 1996). Ziel war es nun, fallübergreifend Sinnzusammenhänge, also Beziehungen, zwischen Kategorien herauszuarbeiten. Das galt sowohl für Beziehungen zwischen Oberkategorien, als auch für Kategorien und Subkategorien. Das Anstellen von Vergleichen und das Stellen von Fragen wurden nun wesentlich spezifischer eingesetzt. Als Suchheuristik zur Beschreibung solcher Sinnzusammenhänge diente das von Strauss und Corbin (1996, S. 92) vorgeschlagene Kodierparadigma, das als handlungstheoretisches Modell verstanden wird (Kelle und Kluge 2010). Die Anordnung der Konzepte und Kategorien mithilfe des Kodierparadigmas ermöglicht es, Bedingungsgefüge aufzuzeigen (Strauss und Corbin 1996). Es geht also darum, „eine Kategorie (Phänomen) in Bezug auf die Bedingungen zu spezifizieren, die das Phänomen verursachen; den Kontext (ihren spezifischen Satz von Eigenschaften), in den das Phänomen eingebettet ist; die Handlungs- und interaktionalen Strategien, durch die es bewältigt, mit ihm umgegangen oder durch die es ausgeführt wird; und die Konsequenzen dieser Strategien“ (Strauss und Corbin 1996, S. 76; Strübing 2014). Das Ergebnis wird in Kapitel 5.9 dargestellt.

Die Datenauswertung erfolgte in einem iterativen Prozess, da die ständige theoretische Auseinandersetzung während des Kodierens und der Vergleich verschiedener Fälle zu Veränderungen der Konzeptualisierung führten, sodass ein um- oder neukodieren erforderlich wurde: Die zunächst vorläufigen Kodes wurden in mehreren Überarbeitungsschritten überprüft, verworfen, umbenannt und erweitert.

Zu jeder Zeit des Analyseprozesses wurden neben dem Kodieren Memos geschrieben. Das Schreiben von Memos ist ein wesentlicher Bestandteil der Grounded Theory (Strauss und Corbin 1996). In Memos wurden erste Interpretationen notiert sowie weitere analytische Schritte und sensibilisierende Annahmen festgehalten. Zunächst bezogen sie sich insbesondere auf einzelne Textstellen oder Kodes, im Verlauf wurden sie ergänzt um Notizen zu Beziehungen zwischen Kodes bzw. Kategorien.

Zur Ergänzung der Memos und Visualisierung der Beziehungen zwischen Kategorien wurden Mini-Schemata und logische Diagramme (Strauss und Corbin 1996) zum Festhalten von Zwischenergebnissen erstellt (exemplarisch Abbildung 4).

Den Memos und grafischen Darstellungen zugrundeliegenden sensibilisierenden Annahmen leiteten die weitere Suche an, sodass im nachfolgenden Analyseprozess bspw. die Tragfähigkeit vermuteter Zusammenhänge zwischen

Kategorien am Material überprüft werden konnte. Die Verifikation der Annahmen erfolgte sowohl *fallimmanent*[34] als auch *fallübergreifend*[35] (Przyborski und Wohlrab-Sahr 2014, S. 202–203). Strauss und Corbin beschreiben dieses Vorgehen als Pendeln „zwischen induktivem und deduktiven Denken" (Strauss und Corbin 1996, S. 89) und meinen damit ein „konstantes Wechselspiel zwischen Aufstellen und Überprüfen" (Strauss und Corbin 1996, S. 89).

Abbildung 4: Mini-Schema zur Kategorie „Wunsch nach Mitbestimmung"

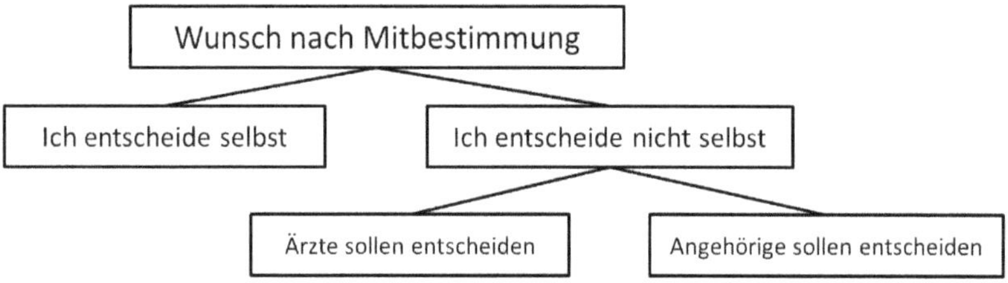

Die identifizierten Kategorien und Subkategorien sind Grundlage der abschließenden Typenbildung (Kelle und Kluge 2010). Vor dem Hintergrund der beschriebenen Auswertungsschritte wurden natürliche, induktiv gebildete, d. h. empirisch begründete Typen entwickelt (Kelle und Kluge 2010).[36] Ziel ist es, aufgrund der durch die Typenbildung erreichten Abstraktion und Generalisierbarkeit anschauliche und für die Praxis relevante Aussagen in Bezug auf die praktische Ausrichtung und Umsetzung von ACP-Gesprächen basierend auf unterschiedlichen Vorerfahrungen, Erwartungen und Bedürfnissen treffen zu können.

Das konkrete Vorgehen orientierte sich am „Stufenmodell empirisch begründeter Typenbildung" (Kluge 2000; Kelle und Kluge 2010), um so die zentralen Prozessschritte der Typenbildung zu beachten. Die empirisch begründete Typenbildung folgt dem Konzept des Merkmalsraums. Ein Typ wird dabei als „Kombination spezifischer Merkmale" verstanden (Kuckartz 2010, S. 98). Zunächst wurden daher relevante Merkmale, d. h. die entsprechenden Kategorien (die Erarbeitung wurde bereits zuvor erläutert) ausgewählt, durch die Ähnlichkeiten und Unterschiede abgebildet und die erarbeiteten Gruppen und Typen charakterisiert

34 Das heißt, der entdeckte Zusammenhang zeigt sich an mehreren Stellen des gleichen Falls und ist typisch für diesen.

35 Das heißt, der Zusammenhang zeigt sich nicht nur bei einem Fall, sondern lässt sich bei mehreren Fällen wiedererkennen.

36 Ausführungen zu anderen Prinzipien der Typenbildung: Kelle und Kluge (2010); Kuckartz (2006, 2010).

werden können (Kelle und Kluge 2010). Dazu zählen „subjektiver Standpunkt bei Vorausplanung *VORHER*“ und „Entwicklung im Prozess *NACHHER*“. Anschließend wurden anhand der festgelegten Kategorien und ihrer Ausprägungen (Subkategorien) die Fälle gruppiert. Es wurden ähnliche Fälle zu einer Gruppe (einem Typus) zusammengefasst und von anderen Gruppen mit differenten Fällen abgegrenzt (Kelle und Kluge 2010). Die Gruppierung erfolgt dabei so, „dass sich die Elemente innerhalb eines Typus möglichst ähnlich sind (interne Homogenität auf der ‚Ebene des Typus‘) und sich die Typen voneinander möglichst stark unterscheiden (externe Heterogenität auf der ‚Ebene der Typologie‘)“ (Kelle und Kluge 2010, S. 85). Für diese Gruppenbildung wurden ausschließlich Begriffe gesucht, die die Ähnlichkeiten und Unterschiede sowie die übergreifende Struktur der Fälle einer Gruppe beschreiben (Kelle und Kluge 2010).

Im nächsten Schritt wurden die empirisch entdeckten Gruppierungen (Merkmalskombinationen) bezüglich ihrer inhaltlichen Sinnzusammenhänge analysiert, um so die beobachteten Phänomene zu verstehen und zu erklären. Es kam dabei zu einer Zusammenfassung mehrerer Gruppen, also einer Reduktion des Merkmalsraums (Kelle und Kluge 2010). Die übrig gebliebenen Gruppen wurden dann tiefergehend untersucht. Abschließend wurden die konstruierten Typen anhand der zusammengetragenen Textpassagen mit ihren konstitutiven Charakteristika herausgearbeitet und ein stellvertretender, real existierender Fall als „Prototyp“ (Kuckartz 2010, S. 106–107) für die jeweilige Gruppe identifiziert. Das Ergebnis der Typenbildung wird in Kapitel 5.10 dargestellt.

4.5 Forschungsethische Überlegungen

Ein Forschungsvorhaben mit schwerkranken Menschen zur Kommunikation über die Versorgung in der letzten Lebensphase bringt forschungsethische Herausforderungen mit sich. Wie mit diesen in der vorliegenden Studie umgegangen wurde, wird zum Abschluss der Erläuterungen zur methodischen Vorgehensweise erörtert.

Von der Ethikkommission der Medizinischen Hochschule wurde ein Votum eingeholt (Prüfnummer: 2385-2014 (10.09.2014)).

Da die Probanden aufgrund ihrer kürzlich erlebten akuten Verschlechterung des Gesundheitszustandes, der vorliegenden Multimorbidität, kognitiver Einschränkungen und ihrer lebensverkürzenden Erkrankung eine vulnerable Gruppe darstellen, bestand im Forschungsprozess eine besondere Sensibilität für die Rekrutierungsphase. So wurden Patienten bei der Erstansprache immer persönlich kontaktiert, ihnen wurden schriftliche Unterlagen ausgehändigt und es wurden ausführliche, persönliche Aufklärungsgespräche geführt. Dies sollte Vertrauen schaffen, das Vorgehen des Forschungsvorhabens für die Teilnehmer transparent machen und dadurch die Autonomie aller Beteiligten fördern. Die Forschenden nahmen sich Zeit für die individuelle Situation; Termine für Gespräche und Interviews wurden so abgestimmt, dass die Teilnehmer auf Wunsch von ihren Angehörigen unterstützt werden konnten. Aufgrund ihrer häufig eher skeptischen Haltung wurden Patienten mehrmals aufgesucht, um wiederholt zu informieren, Rückfragen zu beantworten und Zeit für eine Entscheidungsfindung zu gewähren.

Die informierte Einwilligung war auch in der vorliegenden Untersuchung Voraussetzung für die Projektteilnahme. Zu Beginn jedes ACP-Gesprächs und Interviews wurde ein mündliches Einverständnis zur Tonaufnahme nach erneuter Erläuterung des Ablaufs und des Ziels der Studie sowie einem Hinweis auf die Freiwilligkeit und den Datenschutz eingeholt.

Die teilnehmenden Patienten waren alte, schwerkranke Menschen, die im gesamten Projektverlauf auf ein sensibles, potenziell belastendes und emotionales Thema (letzte Lebensphase, Tod und Sterben, familiäre Konflikte) angesprochen wurden. Nach den jeweiligen Gesprächen und Interviews wurden die Teilnehmer nach ihrem Befinden gefragt, da die Konfrontation mit ihrer eigenen letzten Lebensphase oder der Schwere der eigenen Erkrankung eine Krise auslösen oder eine zusätzliche Belastung bedeuten kann. Falls dabei ungelöste Probleme benannt wurden, wurden individuelle Nachgespräche angeboten, auf externe Beratungsangebote hingewiesen oder auf den behandelnden Hausarzt verwiesen. Zudem wurde ihnen mehrfach angeboten, sich bei Bedarf jederzeit bei dem Projektteam – dem beratenden Arzt sowie der Interviewerin – zu melden. Die Kontaktdaten wurden bereits beim Aufklärungsgespräch mitgeteilt. Nach dem ersten ACP-Beratungsgespräch im Krankenhaus wurden die Pflegenden und ggf. der Stationsarzt der jeweiligen Station informiert, um ggf. entstehenden Gesprächsbedarf zu erkennen.

Sofern die Teilnehmer signalisierten, dass sie bestimmte Fragen nicht beantworten, Themen nicht weiter vertiefen oder das Gespräch ganz abbrechen wollten, wurde dem entsprochen (exemplarisch P2_1, P4_1, P20_3, P22_1). Waren sie aufgrund ihres Gesundheitszustandes nicht in der Lage, die verabredeten Termine wahrzunehmen, wurde ein neuer Termin abgesprochen (exemplarisch P4_3, P26_3).

Um die Belastungen der Teilnehmer durch das Forschungsvorhaben insgesamt so gering wie möglich zu halten, wurde bei der Konzeption der explorativen Studie großer Wert auf eine umfassende Literaturanalyse, eine hohe Sensibilität gegenüber dem Forschungsfeld und einen vereinfachten Feldzugang gelegt.

Zusammenfassend lässt sich festhalten, dass im Forschungsvorhaben die ethischen Prinzipien des Nicht-Schadens, der Vertrauenswürdigkeit und des Respekts vor der Autonomie des Patienten zu jedem Zeitpunkt Berücksichtigung fanden.

5 Ergebnisse der empirischen Untersuchung

Die Ergebnisdarstellung folgt der Struktur des Studienablaufs. Das bedeutet, dass zuerst die Rekrutierung betrachtet und die Studienpopulation beschrieben wird (Kapitel 5.1), bevor die Erwartungen der Patienten und Angehörigen an die ACP-Gespräche besprochen (Kapitel 5.2) und Merkmale der Teilnahmebereitschaft an dem Beratungsangebot erläutert werden (Kapitel 5.3). Anschließend werden die Einflüsse auf die ACP-Gesprächssituation (Kapitel 5.4), die Strategien innerhalb der Beratungssituation (Kapitel 5.5) sowie die Kriterien der Entscheidungsfindung thematisiert (Kapitel 5.6). Zum Abschluss stehen die Bewertung (Kapitel 5.7) sowie die Auswirkungen der ACP-Gespräche aus Patientensicht im Mittelpunkt der Betrachtung (Kapitel 5.8).

Die im nachfolgenden Ergebnisteil aufgeführten Zitate aus den Interviews und ACP-Gesprächen sollen zum einen die subjektiven Sichtweisen der Befragten erläutern: Patienten und Angehörige sollen anhand der Zitate zur Sprache kommen. Zum anderen dienen sie als Belege für den Erkenntnisprozess und ermöglichen eine Überprüfung der dargestellten Deutungen und Interpretationen.

Die Zitate werden als Textblock kursiv gedruckt und sind mit einem Hinweis auf die jeweilige Quelle versehen. Dabei wird die Kodierung für den jeweiligen Fall (P1 bis P30) angegeben, gefolgt von der Zahl für das jeweilige ACP-Gespräch bzw. Interview (1: 1. ACP-Gespräch, 2: 2. ACP-Gespräch, 3: 1. Interview) und einer Abschnittsangabe[37] (Interviewabschnitt 30–35). Kürzere Zitate werden mit Anführungsstrichen gekennzeichnet.

5.1 Studienpopulation

Im Rekrutierungszeitraum von November 2014 bis Dezember 2015 wurden 67 Patienten hinsichtlich einer Projektteilnahme angesprochen (Tabelle 5). Mit 60 Patienten wurde ein ausführliches Aufklärungsgespräch geführt. Schließlich haben 39 Patienten in die Teilnahme eingewilligt. Dreißig Patienten haben an mindestens einem ACP-Beratungsgespräch teilgenommen. Mit 17 Patienten wurde

37 Bei dem Import von Transkripten nummeriert die Software MAXQDA die Absätze eines jeden Word-Dokuments. D. h. für jeden Text zwischen zwei Absatzumbrüchen wird eine Absatznummer vergeben. Ein Absatz bezeichnet demnach den Redebeitrag eines jeweiligen Beteiligten am ACP-Gespräch oder Interview. Ein Abschnitt umfasst mehrere, aufeinanderfolgende Redebeiträge der Beteiligten.

das erste Interview geführt. In einem Fall konnte dieses Interview nach dem Versterben der Patientin mit Angehörigen geführt werden.

Es haben insgesamt mehr Frauen teilgenommen, wobei im Verlauf insbesondere Männer eine weitere Projektteilnahme abgelehnt haben. Im Durchschnitt sind die teilnehmenden Patienten jünger als diejenigen, die eine Teilnahme abgelehnt oder abgebrochen haben. Zu beachten ist, dass eine hohe Anzahl an Patienten angesprochen wurde, die bereits eine Patientenverfügung und/oder Vorsorgevollmacht hatten.

Tabelle 5: Übersicht über die Studienpopulation

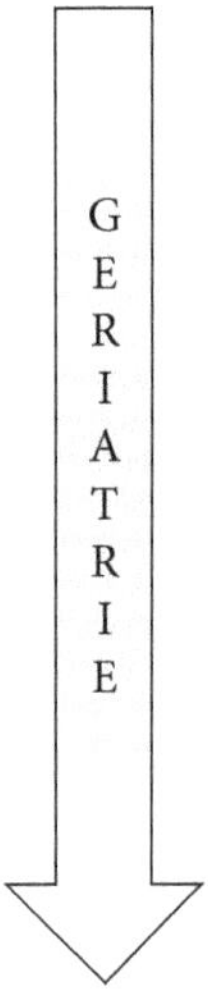

	Anzahl (n)	**Anzahl pro Geschlecht**	**Durchschnittliches Alter (auf volle Jahre gerundet)**	**Vorausverfügung *vor* Studienteilnahme**
Ausgewählte Patienten	67	35 Frauen 32 Männer	83 Jahre (71–100 Jahre) (n=61)	Vorhanden: 31 Nicht vorhanden: 23 Keine Angabe: 13
Aufgeklärte Patienten	60	32 Frauen 28 Männer	82 Jahre (71–97 Jahre) (n=54)	Vorhanden: 31 Nicht vorhanden: 23 Keine Angabe: 6
Teilnehmende Patienten	39	25 Frauen 14 Männer	82 Jahre (71–97 Jahre)	Vorhanden: 23 Nicht vorhanden: 16
1. ACP-Gespräch	30	20 Frauen 10 Männer	81 Jahre (71–90 Jahre)	Vorhanden: 18 Nicht vorhanden: 12
2. ACP-Gespräch	18	14 Frauen 4 Männer	80 Jahre (71–90 Jahre)	Vorhanden: 10 Nicht vorhanden: 8
1. Interview	17	13 Frauen 4 Männer	80 Jahre (71–90 Jahre)	Vorhanden: 9 Nicht vorhanden: 8

Ein Überblick zu den Gründen für eine Ablehnung oder einen Abbruch der Projektteilnahme ist nachfolgend in Abbildung 6 ersichtlich. Deutlich wird, dass der Zeitpunkt des Beratungsangebots für manche Patienten ungünstig gewählt war. Einige hatten sich mit der Vorausplanung bereits beschäftigt und sahen keinen weiteren Nutzen in einer Projektteilnahme. Eine wesentliche Rolle spielte der Gesundheitszustand: Er hielt Patienten davon ab, sich auf eine Beratung einzulassen oder führte dazu, dass Teilnehmer weitere geplante Gespräche bzw. Interviews ablehnten. Wenn Patienten aufgrund eines anderen Gesundheitsproblems als der Herzinsuffizienz, z. B. einer Fraktur, stationär behandelt wurden, so war die Offenheit für eine vorausschauende Versorgungsplanung weniger gegeben im Vergleich zu denen, die aufgrund einer akuten Verschlechterung ihrer Herzschwäche im Krankenhaus versorgt wurden. Eine große Unsicherheit und ein

Unbehagen gegenüber dem Thema waren ebenfalls Gründe für eine Ablehnung einer Teilnahme. Andere Patienten lehnten das Beratungsangebot ab, da sie ein tragfähiges Vertrauensverhältnis zu ihrem behandelnden Haus- oder Facharzt hatten und diesen als Ansprechpartner für die individuelle Vorausplanung ansahen. Auch die Bedeutung der familiären Unterstützung bei dem Vorhaben, gesundheitlich vorauszuplanen, wird bereits hier deutlich: Eine Ablehnung erfolgte, wenn Vertrauenspersonen die Teilnahme nicht unterstützten.

Das erste ACP-Gespräch haben 15 Personen ohne Begleitung geführt (siehe Anhang). Bei sechs Patienten war der Ehepartner anwesend. Bei zwei Patienten haben sowohl der Ehepartner als auch ein erwachsenes Kind teilgenommen. Drei Patienten haben das Gespräch unter Anwesenheit eines Kindes geführt. Bei drei Patienten war das Schwiegerkind anwesend. Bei einer Patientin haben sowohl Kind als auch Schwiegerkind teilgenommen. Die ersten ACP-Beratungsgespräche fanden alle während des Krankenhausaufenthaltes in den Räumlichkeiten der Klinik statt. Zum Teil wurden die Gespräche in den Patientenzimmern geführt, sofern die Zimmernachbarn nicht anwesend waren, zum anderen Teil wurden die Gespräche in Aufenthaltsräumen oder Personalzimmern geführt.

Abbildung 5: Gründe für Ablehnung oder Abbruch der Studienteilnahme

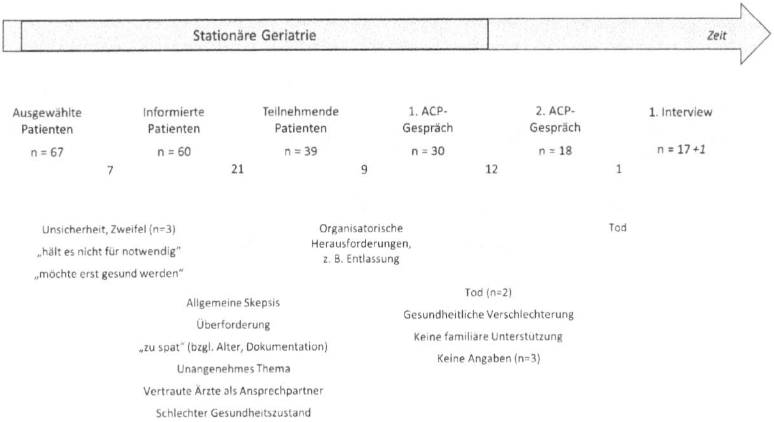

Beim zweiten ACP-Gespräch war bei sechs Patienten der Ehe- bzw. Lebenspartner anwesend. Vier Patienten haben das Gespräch ohne Begleitung mit dem Berater geführt. Bei vier Patienten hat jeweils ein Kind, bei einem Patienten haben zwei Kinder am Gespräch teilgenommen. Bei drei Patienten waren ein Kind und ein Schwiegerkind anwesend. Die zweiten ACP-Beratungsgespräche wurden bei den Teilnehmern zu Hause geführt. Bei zwei Patienten erfolgte eine Entlassung aus dem Krankenhaus in eine stationäre Kurzzeitpflegeeinrichtung (P9, P10), sodass das Gespräch dort stattfand.

Manche Patienten wollten ihre Angehörigen schützen und sie nicht mit dem Thema belasten; sie äußerten, dass diese keine Zeit hätten, dazuzukommen und wollten daher eine Einladung dieser Personen auch nicht aussprechen (z. B. P3, P12, P30). Bei anderen lehnten die Angehörigen eine Teilnahme ab, da sie laut eigener Aussage keine Zeit hatten oder die Gespräche nicht für sinnvoll erachteten (z. B. P7, P21, P29).

Das erste ACP-Gespräch im Krankenhaus dauerte im Durchschnitt 31 Minuten (18–45 Min.), das zweite bei den Teilnehmern zu Hause durchschnittlich 25 Minuten (11–39 Min.).

Der zeitliche Abstand zwischen beiden ACP-Beratungsgesprächen variierte erheblich (siehe Anhang). Bei P18 lagen zehn Tage, bei P11 bereits 58 Tage dazwischen. Im Durchschnitt betrug der Abstand 29 Tage. Gründe für diese Variation lagen in der Dauer des Krankenhausaufenthaltes, der Genesung des Patienten nach Entlassung sowie erneuten Krankenhausaufenthalten (z. B. P9, P20) und weiteren persönlichen Angelegenheiten der Patienten, die eine Terminfindung erschwerten.

Mit neun Teilnehmern wurde das Interview ohne Begleitung geführt (siehe Anhang). Bei sechs Teilnehmern war der Ehe- bzw. Lebenspartner anwesend. Bei einer Teilnehmerin haben beide Kinder teilgenommen, bei einem Teilnehmer das Kind und der Schwiegersohn. Das Interview mit Hinterbliebenen wurde mit dem Sohn und der Schwiegertochter geführt. Die Interviews fanden jeweils bei den Teilnehmern zu Hause statt. Bei zwei Teilnehmern (P9, P10) wurde das Interview in der jeweiligen Kurzzeit-Pflegeeinrichtung geführt.

Die durchschnittliche Länge der 17 Interviews betrug 49 Minuten. Das kürzeste Interview dauerte 13 Minuten (Pre-Test) und das längste 118 Minuten. Das Interview mit den Hinterbliebenen hatte eine Länge von 65 Minuten.

5.2 Erwartungshaltung der Patienten an ACP-Beratungsgespräche

Welche Erwartungen haben Patienten und Angehörigen an ACP-Gespräche? Vorausgreifend lässt sich sagen, dass Patienten und Angehörige ein großes Interesse an Informationen haben – zur Krankheit[38] und zur Vorausplanung einschließlich

---

38 Die Verwendung des Begriffs „Krankheit“ schließt alle subjektiv relevanten Erkrankungen des Betroffenen ein und wird nachfolgend als Begriff für die Beschreibung von wahrgenommenen Erkrankungen verwendet.

medizinischer und pflegerischer Fragestellungen. Weiterhin erwarten sie Unterstützung bei der konkreten Planung für die Zukunft und erhoffen sich, neue Therapieoptionen aufgezeigt zu bekommen. In den Daten lassen sich vier unterschiedliche Erwartungshaltungen erkennen, die im Folgenden mithilfe von Gesprächsauszügen dargestellt werden sollen.

Erstens gibt es Patienten, die keine konkreten Erwartungen an das Beratungsangebot haben und den Gesprächen mit einer offenen Haltung gegenübertreten (z. B. P6, P16, P19, P25). Diese Patienten sind häufig wenig informiert über Vorausplanungsmöglichkeiten und haben sich im Vorhinein kaum mit der Thematik beschäftigt. Sie bringen jedoch Neugier und generelles Interesse am Thema mit.

> *Ich bin mir darüber noch gar nicht im Klaren, ich wollte hören, was Sie mir sagen, um das einzuordnen, denn ich bin völlig unbelastet, gehe ich hier in dieses Gespräch rein. (P16_1_33)*

Diese Patienten haben noch keine Haltung gegenüber Vorausplanung. Stehen sie einer Vorausplanung eher skeptisch gegenüber, so sind sie offen, sich über den Nutzen von Vorausplanung zu informieren. Ihre Absicht ist es, sich auf Grundlage der gewonnen Informationen eine eigene Meinung zu bilden. Die Gespräche sind in dem Fall ergebnisoffen in der Hinsicht, dass sich der Patient am Ende gegen oder für eine Vorausplanung entscheiden kann. So kann es ein Erfolg eines ACP-Gesprächs sein, wenn der Patient sich informiert gegen eine Vorausplanung entscheidet.

Patienten, die sich noch nicht intensiv mit Vorausplanung auseinandergesetzt haben, möchten in den Gesprächen Informationen zur Vorausplanung im Allgemeinen erhalten:

> *Das ist ne gute Gelegenheit. So ausführlich hat man sonst nicht die Gelegenheit. ((I: mhm)) Sie bekommen so einen Bogen, da werden Sie damit konfrontiert, dann können Sie selbst überlegen, was will ich, aber so genau weiß ich dann_ es ist_ vielleicht können Sie Antworten geben. (P25_2_26-27)*

Sowohl die Patientin P25 als auch ihre Tochter fühlten sich uninformiert und erhofften sich Aufklärung durch die Beratung:

> P: *Ja zum Beispiel, was beinhaltet diese Patientenverfügung? ((I: mhm)) Was kann man da zum Beispiel, ja, so ein Formular_ nicht? Da weißt du das? Nee, auch nicht, so genau.*
> A: *Ja so (.) auch nicht, äh_*
> P: *Auch nicht so genau. Nicht? Was man da überhaupt ablehnen kann oder was man, was man nicht will, ((I: mhm)) oder was man willen sollte, wollen sollte. ((I: mhm)) Nicht? Und da ist man so ganz_ deshalb haben wir das immer gelassen. (P25_2_31-33)*

In diesem Interviewausschnitt wird deutlich, dass die Patientin zunächst Informationen gewinnen wollte, um sich überhaupt eine Meinung über Vorausplanung bilden und entscheiden zu können, ob sie vorausplanen möchte oder nicht. Viel zu selten gäbe es die Gelegenheit über die Patientenverfügung in einen Austausch zu treten, meinte die Patientin. Stattdessen werde einem nur ein Formular vorgelegt, das auszufüllen sei. Das Beratungsangebot diente aus ihrer Sicht dazu, alle offenen Fragen zu klären, die sie bislang davon abgehalten haben, vorauszuplanen. Ergänzend zu den Informationen wollte die Patientin sich zur Entscheidungsfindung eine Meinung des beratenden Experten einholen.

Zweitens lassen sich Patienten identifizieren, die konkrete Hilfen in Bezug auf den Umgang mit Symptomen erwarten (z. B. P1, P2, P4, P5, P8, P23). Sie erhoffen sich, innerhalb der ACP-Gespräche neue Behandlungsmöglichkeiten aufgezeigt zu bekommen, um eine gesundheitliche Verbesserung zu erreichen. Diese Patienten erwarten im Rahmen der Beratung eine Verordnung neuer Medikamente oder die Anwendung anderer medizinischer Behandlungsmaßnahmen zur Verbesserung ihrer Herzschwäche. Manche ihrer Fragen beziehen sich konkret auf den Umgang mit kritischen Situationen, bspw. wie bei einer plötzlichen Luftnot gehandelt werden kann, ohne dass gleich der Notdienst gerufen werden muss und ein Krankenhausaufenthalt die Folge ist. Es geht hierbei um die Verbesserung des eigenen Krankheits- und Versorgungsmanagements, um kritischen Situationen vorzubeugen und zu einem beruhigteren Umgang mit Symptomen in Notfallsituationen zu verhelfen.

Diese Erwartungshaltung der Patienten resultiert möglicherweise aus der Tatsache, dass es sich um ein ärztliches Beratungsangebot handelte und das erste Gespräch zusätzlich in einem medizinischen Kontext (Krankenhaus) stattfand. Die Patienten möchten die Gelegenheit wahrnehmen, ausführlich und in Ruhe mit einem Arzt zu sprechen, denn ihre Kommunikation mit Ärzten sowohl in der ambulanten als auch stationären Versorgung ist zeitlich meistens begrenzt. Ärztlich geführte ACP-Gespräche werden in diesem Zusammenhang als Ersatz für oder Ergänzung von ärztlicher Aufklärung angesehen.

Drittens gibt es Patienten, die sich von dem Beratungsgespräch Erkenntnisse erhoffen, die dann relevant werden, wenn sich die gesundheitliche Situation verschlechtern und möglicherweise eine Pflegebedürftigkeit eintreten sollte (z. B. P11, P25). Hierbei handelt es sich insbesondere um die pflegerische Versorgung einschließlich des Orts, wo die Hilfe bei eingeschränkter Selbstständigkeit geleistet werden soll. Außerdem möchten sie sich über die Situation informieren, in der sie selbst keine Entscheidung mehr treffen können und für diesen Fall vorsorgen.

> *Ich wollte mich schon mal so nen bisschen erkundigen, was da so alles so vor sich geht, wenn man eben gesundheitlich eben nicht mehr so auf der Höhe ist, nä. ((I: mhm)) Ja, wer da so einem hilft, oder, was da überhaupt für Möglichkeiten sind. ((I: mhm)) Wenn es, äh, wirklich mal dazu kommt, dass man ein Pflegefall ist, ((I: mhm)) nä, und eben, wie gesagt, wenn es wirklich mal so schlimm ist, dass man selber keine Entscheidung mehr treffen kann, und von der Gesundheit einem so schlimm ist, dass man nur mit Med_ Medizin und Maschinen da weiterleben kann. (P11_3_45)*

Das Beispiel von Patientin P11 zeigt, dass ihr Fokus auf der Vorbereitung auf eine Verschlechterung der Krankheits- und Versorgungssituation lag. Ihr war wichtig, nicht nur über die medizinische Behandlung informiert zu werden, sondern auch über die pflegerische Versorgung.

In dem Datenmaterial lässt sich eine vierte Patientengruppe identifizieren, die durch das Beratungsangebot Unterstützung bei der Verschriftlichung ihrer vorausgehenden Entscheidungen erwartet. Dies sind Patienten, die „*Nägel mit Köpfen machen*“ wollen (P9_2_33). Sie haben eine positive Haltung gegenüber Vorausplanung und gehen mit der Absicht in die Gespräche, ihre Wünsche und Vorstellungen schriftlich zu fixieren, damit im Bedarfsfall alle Maßnahmen entsprechend ihren Vorstellungen getroffen werden können. Sie verfolgen das Ziel, alle Regelungen abgeschlossen zu haben, bevor es zu einer Verschlechterung kommt oder der Fall eintritt, dass sie nicht selbst entscheiden können.

> *Tja, ich wollte das mal alles geordnet haben, wenn ich mal nicht mehr da bin oder was vorher geschieht und das hat mich beschäftigt. (P15_3_21)*

Wie an der Aussage der Patientin P15 deutlich wird, beziehen sich diese Regelungen nicht ausschließlich auf die Zeit vor, sondern auch nach dem Tod, wenn es darum geht, bspw. den Erbschein zu beantragen oder Versicherungen aufzulösen.

Neben der Erwartung, Wünsche in angemessenen Dokumenten festzuhalten, haben Patienten auch die Absicht, eine Vertrauensperson zu bevollmächtigen, die im Falle einer Einwilligungsunfähigkeit ihrerseits Entscheidungen für sie treffen oder nach dem Tod Angelegenheiten regeln kann (z. B. P9, P11, P22). Diese Vertrauensperson soll die eigenen Präferenzen kennen, d. h. wissen, welche Maßnahmen gewollt sind und welche nicht.

Auffällig bezüglich der Erwartungen der Patienten ist, dass die Patientin P22 als einzige der Teilnehmer die Hoffnung hatte, dass ihr in den ACP-Gesprächen die Angst vor dem Tod genommen werden kann. Sie litt zusätzlich zur Herzinsuffizienz an einer fortgeschrittenen Krebserkrankung. Diese individuelle Erwartung kann dadurch erklärt werden, dass die Diagnose einer Krebserkrankung in Verbindung mit der Ausschöpfung aller kurativen Maßnahmen viel eher

Gedanken an den eigenen Tod mit sich bringt als die Diagnose der fortgeschrittenen Herzinsuffizienz. Die Endlichkeit ihres eigenen Lebens schien der Patientin P22 im Gegensatz zu den anderen Patienten durch die begrenzte Lebenszeit, die sie mit der Krebserkrankung assoziierte, viel präsenter und der Bedarf, diese in den ACP-Gesprächen zu thematisieren, entsprechend größer zu sein.

Bei dem Vergleich zwischen den Erwartungen der Patienten und ihrer Angehörigen kristallisieren sich zwei Konstellationen heraus, in denen die Erwartungen jeweils stark voneinander abweichen.

Bei der einen Gruppe ist den Angehörigen – Ehepartnern und Kindern – die Vorausplanung sehr wichtig, während es für die Patienten häufig kein bzw. nur ein geringes Bedürfnis ist, darüber zu sprechen (z. B. P1, P6, P8, P12, P14, P27). Diese Beziehung zeichnet sich dadurch aus, dass die Angehörigen bereits im Vorfeld diejenigen waren, die die Patienten auf das Thema hingewiesen und eine Erstellung einer Patientenverfügung und/oder Vorsorgevollmacht angeregt haben. Sofern die Initiierung durch die Angehörigen bislang nicht zu einer Erstellung von Dokumenten geführt hat, beabsichtigen die Angehörigen, die Gelegenheit der Beratungsgespräche zu nutzen, um ihr angestrebtes Ziel zu erreichen. Daher erwarten sie von der Beratung Unterstützung bei dem Austausch über Wünsche und Vorstellungen sowie der Erstellung schriftlicher Unterlagen. Ihr primäres Anliegen ist die Gewissheit darüber, wie sie sich als Bezugsperson und (potenzielle) Bevollmächtigte zukünftig im Sinne des Patienten verhalten sollen und darüber, dass ihre zukünftigen Handlungen durch die schriftliche Dokumentation der Präferenzen des Patienten bspw. gegenüber anderen Verwandten abgesichert sind.

Die andere Konstellation ist dadurch charakterisiert, dass die Initiative von den Patienten ausgeht. Ihr Anliegen ist es, die eigenen Vorstellungen und Wünsche umfassend zu besprechen und diese schriftlich zu dokumentieren, wohingegen die Angehörigen kein bzw. ein geringes Interesse an einer Vorausplanung des Patienten haben (z. B. P9, P11). Entweder lehnen sie eine Teilnahme an der Beratung ab oder sie nehmen in der Beratungssituation eine passive Rolle ein. Ihre Teilnahme an den ACP-Gesprächen ist darin begründet, das Vorhaben des Betroffenen zu unterstützen und ihm einen Gefallen zu tun, ohne gleichzeitig eigene Interessen aktiv zu vertreten.

Resümierend wird bei der Betrachtung der Erwartungen deutlich, dass Patienten mit einer fortgeschrittenen Herzinsuffizienz nicht nur einen großen Informationsbedarf zum Thema Vorausplanung haben, sondern für sie auch krankheitsspezifische Fragestellungen von zentraler Bedeutung sind. Sie möchten die Gelegenheit eines ärztlichen Gesprächs nutzen, um mehr über ihre Krankheit zu erfahren. Ein entscheidendes Motiv für die Teilnahme am Beratungsangebot ist für einige die Hoffnung, Zugang zu neuen Behandlungsmaßnahmen und Tipps für das Symptommanagement zu erhalten, um so den Gesundheitszustand und damit die Lebensqualität zu verbessern (z. B. P8, P23). Zu beachten ist, dass der Berater nicht nur als Informationsgeber angesehen, sondern von ihm auch eine Bewertung bezüglich Fragestellungen im Kontext der Vorausplanung erwartet wird (z. B. P25). Die Erwartungen, die Patienten und Angehörige an ACP-Gespräche stellen, deuten darauf hin, dass diese Gespräche ärztlich begleitet werden sollten. Der Vergleich Patienten vs. Angehörige zeigt, dass zum Teil konträre Interessen vorliegen, die sich in ihrer jeweiligen Erwartungshaltung gegenüber den ACP-Gesprächen widerspiegeln.

5.3 Merkmale der Bereitschaft zur Teilnahme an ACP-Beratungsgesprächen

Welche Merkmale beeinflussen die Bereitschaft zur Teilnahme am Beratungsangebot? Vorausgreifend lässt sich sagen, dass eine Vielzahl an Merkmalen die Teilnahmebereitschaft von Patienten beeinflusst. Sie können in ihrer Stärke unterschiedlich ausgeprägt sein. Dasselbe Merkmal kann bei manchen Patienten die Teilnahmebereitschaft erhöhen, bei anderen hingegen hemmen.

5.3.1 Grad des Wunsches nach Mitbestimmung bei Versorgungsentscheidungen

Die Wichtigkeit von Vorausplanung für den jeweiligen Patienten wird von der präferierten Rolle bei der gesundheitlichen Entscheidungsfindung bestimmt. Die Vorausplanung wird als wichtig eingestuft, wenn Patienten ein großes Interesse daran haben, selbst Entscheidungen zu treffen. Diese Patienten zeichnen sich dadurch aus, dass sie Aussagen und Handlungen ihrer Ärzte hinterfragen sowie ihnen widersprechen und sogar Diagnoseverfahren, Konsultationen oder Behandlungen einfordern (z. B. P25). Die Patienten übernehmen für sich Verantwortung, haben eine hohe Kontrollüberzeugung und sehen die Mitbestimmung als Ausdruck ihrer Autonomie. Um im Falle einer zukünftigen Einwilligungsunfähigkeit eine gesundheitliche Versorgung entsprechend dem eigenen Willen zu erhalten, hat ein Gespräch über Wünsche und Vorstellungen hinsichtlich der Versorgung in der letzten Lebensphase oder in kritischen Situationen für diese Patientengruppe eine große Bedeutung. Ebenso für die Regelung von Angelegenheiten nach dem Tod ist eine Besprechung und Dokumentation ihres Willens relevant, da sie auch über diese Aspekte mitbestimmen möchten.

Andere Patienten möchten die tatsächliche Entscheidung an Angehörige abgeben und diese entsprechend bevollmächtigen. Für einige dieser Patienten hat die Dokumentation des eigenen Willens eine ebenfalls hohe Relevanz (z. B. P17). Sie wollen ihren Angehörigen eine bestmögliche Entscheidungsgrundlage zur Verfügung stellen, wenngleich sie ihnen letztendlich die Entscheidungshoheit überlassen.

Patienten, die selbst keine Entscheidungen bezüglich der gesundheitlichen Versorgung treffen möchten, delegieren die gesamte Entscheidungsgewalt. Sie haben ein geringes Interesse, dass im Falle von Einwilligungsunfähigkeit selbstbestimmt durch einen im Voraus verfügten Willen gehandelt wird und sehen sich nicht in der Lage, vorausschauende Entscheidungen zu treffen (z. B. P5, P24, P29). Im Falle einer Einwilligungsunfähigkeit sollen aus ihrer Sicht zum einen die Angehörigen Entscheidungen treffen (z. B. P1, P12, P15, P17):

> *Aber diese Gedanken machen, dass macht_ bringt überhaupt nichts, weil man ja nicht weiß, welche negativen Folgen, ob im Denken oder Bewegungsapparat an der Wand sich aufzeigen. Ich würde es meiner Tochter überlassen. (P12_1_235)*

Zum anderen wird die Entscheidung darüber, welche Behandlungsmöglichkeit schließlich gewählt wird, an die Ärzte abgegeben (z. B. P5, P20, P24, P29). Die Haltung dieser Patienten ist geprägt von ihrem bisherigen Handeln in der gesundheitlichen Entscheidungsfindung: Immer haben Ärzte entschieden, welche Maßnahmen angewendet werden. Die Patienten erleben eine Gesundheitsversorgung, in der sie nicht in die Entscheidungsfindung einbezogen werden. Sie fühlen sich machtlos gegenüber ärztlichen Entscheidungen.

> *Da musste ich eben das alles über mich ergehen lassen, diese Rettungsmaßnahmen mit Apparaten und so weiter und daher weiß ich, dass man gar nicht irgendwie, was vorher bestimmen kann oder nicht. Da, die die_ na, die, äh, (4 Sek.) das, was auf einen zukommt, muss man halt hinnehmen und, äh, ja, (5 Sek.) das überrollt einen. […] ich möchte gar nicht diese ganzen Apparate und das alles haben, nä. ((I: mhm)) Wenn sich das verhindern lässt (.) aber man kann es ja nicht verhindern, nä, das ist auch meine Erfahrung, nä, du wirst da reingesteckt und du kannst dich da gar nicht gegen wehren. (P16_1_45)*

Die Erfahrung der Patienten, dass ohnehin die Ärzte die Entscheidungen treffen und sie als Betroffene kein Mitspracherecht haben, stärkt eine skeptische Haltung gegenüber Vorausplanung und lässt ACP-Gespräche weniger wichtig und nützlich erscheinen.

Die Strategie, Entscheidungen an Ärzte abzugeben, resultiert aus der subjektiven Wahrnehmung von Patienten, unfähig zu sein, medizinische Sachverhalte beurteilen zu können (z. B. P5, P10, P11, P21). Diese Patienten sehen Ärzte als kompetenter an und schreiben diesen daher auch die Entscheidungsmacht zu. Aus Sicht dieser Patienten ist nur der Arzt in der Lage, bei zukünftig zu treffenden Entscheidungen zu beurteilen, ob sich bei dem vorliegenden Gesundheitszustand eine Behandlung lohnt oder nicht. Dass es sich bei vielen Entscheidungen um eine Wertfrage handelt, sehen sie nicht. Auch ein Informationsgewinn durch Beratung mit dem Ziel, schließlich mitzubestimmen, scheint für diese Patienten nicht infrage zu kommen. Sie haben kein Interesse, sich mit medizinischen Angelegenheiten so ausführlich zu beschäftigen, dass sie letztlich selbst eine informierte Entscheidung treffen können (z. B. P5).

Wie in dem vorherigen Zitat deutlich wird, ist die eigene Haltung bezüglich einer Mitbestimmung stark von dem Erleben der Entscheidungsfindung in der bisherigen Gesundheitsversorgung geprägt. Anhand des nachfolgenden Beispiels soll erläutert werden, wie unterschiedlich Patienten und Angehörige eine Entscheidungssituation im Versorgungsalltag wahrnehmen. Aus Sicht der Patientin P18 stellte sich die Situation so dar, dass sie ihren Willen gegen den Arzt nicht durchsetzen konnte.

> *Ich wollte ja gar nicht ins Krankenhaus. ((I: mhm)) Ich hab zum Arzt gesagt, als der den Montag kam, „Ich will nicht ins Krankenhaus", da sagt er, „Sie müssen aber ins Krankenhaus". (P18_1_150)*

Die Schwiegertochter hat die gleiche Situation jedoch wie folgt erlebt:

> *Weil, das war ihr Wunsch, wir haben alles respektiert, was sie gemacht hat. Klar, wenn sie gesagt hat, „Ich möchte nicht ins Krankenhaus", und es musste sein, dann ist sie natürlich ins Krankenhaus gekommen. […] Dann haben wir den Arzt gerufen, dann hat es der Arzt es mit ihr gemacht. Aber da ging es dann ja auch nicht anders. Aber ansonsten haben wir alles respektiert. (P18_B_132)*

Interessant ist an diesem Beispiel, dass es aufgrund fehlender Behandlungsoptionen zu einer Inanspruchnahme von Maßnahmen kam, obwohl es dem Willen der Patientin widersprach. Aus Sicht der Kinder wurde der Hausarzt hier engagiert, um „Überzeugungsarbeit" zu leisten, sodass die Patientin einer Krankenhausbehandlung zustimmte. Der Hausarzt hat hier die Erwartungen der Kinder erfüllt. Eine andere Handlungsmöglichkeit des Hausarztes wäre es gewesen, Alternativen aufzuzeigen und eine gemeinsame Entscheidung, auch unter Einbeziehung der Kinder, zu treffen. Situationen wie diese reduzieren die Überzeugung der Patienten, in der gesundheitlichen Versorgung selbstbestimmt handeln und mitentscheiden zu können.

Ein Fehlen an Respekt und Mitbestimmung in der gesundheitlichen Versorgung führt eher zu einer skeptischen Haltung gegenüber Vorausplanung, da die Umsetzung der Planung vor dem Hintergrund der eigenen Erfahrungen wenig realistisch erscheint. Im Kontrast dazu verweisen die Daten jedoch auch darauf, dass diese negativen Erfahrungen in der bisherigen gesundheitlichen Versorgung bei manchen Patienten im Zusammenhang mit einer starken Absicht, vorauszuplanen, stehen. Das Ziel der Patienten ist es dann, die eigene Autonomie zu wahren. Sie sehen sich als selbstbestimmt handelnde Person in der gesundheitlichen Versorgung und wollen dies auch in der Zukunft tun (z. B. P13, P25).

5.3.2 Vorerfahrung mit Vorsorge

Wenn Patienten mit fortgeschrittener Herzinsuffizienz bereits Vorerfahrungen mit dem Erstellen von Dokumenten wie einer Patientenverfügung oder Vorsorgevollmacht gesammelt haben, dann impliziert das häufig eine vorausgegangene Auseinandersetzung mit der Thematik; sie bringen eine offene Haltung und Interesse am Thema mit (z. B. P3, P4, P13). Die Erfahrung mit Gesprächen zur eigenen Vorausplanung führt teilweise dazu, dass die Kommunikation über die eigene letzte Lebensphase enttabuisiert wird und Patienten die ACP-Gespräche als „normal" empfinden (z. B. P1, P3, P9, P13). Ein vorausgegangener familiärer Austausch geht auch bei Angehörigen mit einer größeren Offenheit für die Besprechung der gesundheitlichen Versorgung in der letzten Lebensphase einher.

Auch Vorerfahrungen mit Vorausplanung in der Familie oder bei Bekannten beeinflussen die eigene Bereitschaft zur Vorsorge. Patienten haben z. B. bereits bei ihrem Partner oder den Eltern miterlebt, was es heißt, eine Patientenverfügung oder Vorsorgevollmacht zu haben (z. B. P2, P3, P11, P13, P15, P27). Meist ist das der Grund, weshalb sie selbst bereits schriftliche Dokumente erstellt haben oder dies beabsichtigen. Es kann in diesem Zusammenhang von einem reaktiven Grund gesprochen werden: Haben Patienten bereits Situationen erlebt, in denen Vorsorgedokumente zum Einsatz kamen und für sie ein positives Ergebnis des Einsatzes der Dokumente ersichtlich wurde, so sehen sie auch für sich einen Nutzen in der Vorausplanung (z. B. P11, P13, P15). Dieser besteht dann darin, den eigenen Angehörigen Sicherheit durch ein schriftliches Dokument zu geben und somit eine Behandlung entsprechend ihren geäußerten Präferenzen sicher zu stellen.

Diese zuvor beschriebene Patientengruppe hat den Vorteil, dass sie den Nutzen einer Vorausplanung auf eine konkrete Situation beziehen kann – im Gegensatz zu anderen Patienten, die eine Anwendung von Vorausplanung noch nicht erlebt haben.

> *Also, es stand schon vor meiner Krankheit fest, weil ich das eben mit meinem Mann mitgemacht hab und das möcht ich nicht sowas. ((I: mhm)) So ein langsames Sterben, das ist nichts, nee. [...] Aber er hatte auch ne Verfügung.*

> *Hatten wir vorher gemacht. Das hatten sie uns in [Name des Krankenhauses] damals gesa_ gesagt, wo er reingekommen ist mit_ wo das festgestellt worden ist, dass die Herzklappen mit Viren besetzt sind und dass die die Herzklappen kaputt gemacht haben und da haben sie uns gleich gesagt, dass_ wir sollten so ne Verfügung machen. ((I: mhm)) Sie wüssten ja auch nicht, wie das ausgeht. ((I: mhm)) Es stand immer fünfzig fünfzig. Und da haben wir das damals mit meinem Mann gemacht, und Gott sei Dank. ((I: mhm)) Da ist er dann doch erlöst worden. (P11_3_65)*

Umgekehrt können jedoch negative Erfahrungen beim Fehlen von Vorausplanung vorliegen, wenn Patienten z. B. die Konsequenzen des Fehlens als nicht angemessene Lebenserhaltung und -verlängerung erlebt haben. Ziel dieser Patienten ist es, durch eine Vorausplanung eine Wiederholung von negativen Erlebnissen im Familien- oder Freundeskreis zu vermeiden (z. B. P3, P9, P13). Durch das Miterleben oder aufgrund von Erzählungen hat für sie eine frühzeitige Kommunikation von Wünschen hinsichtlich einer Therapiebegrenzung eine hohe Wichtigkeit. So schilderte eine Ehefrau nachfolgend ihre Sicht auf ein künstlich verlängertes, aus ihrer Sicht nicht mehr lebenswertes Leben:

> *Weil wir auch ge_ erlebt haben, wo keine Patientenverfügung zur Verfügung standen, dass da Jahr_ in Altenheimen jahrelang zwei, drei Jahre lang, Menschen künstlich am Leben gehalten wurden, die gar nichts mehr empfunden haben, die gar keinen Besuch mehr erfasst haben, die da nur noch gelegen haben, sich kaum bewegt haben und über eine Magensonde ernährt wurden und schließlich dann doch gestorben sind und dieses_ dieses Ganze sollte man sich ersparen, der Allgemeinheit ersparen, denn das sind ja unge_ auch immense Kosten und man sollte deswegen was hinterlegt haben, was denjenigen autorisiert, das zu tun, dass man die Magensonde dann eben wegnimmt. Den Menschen friedlich einschlafen lässt, der vom Leben wirklich nichts mehr hat. (P13_3_79)*

Neben privaten Erfahrungen führen auch die öffentliche Debatte sowie mediale Berichterstattungen bei manchen Patienten zu dem Wunsch, eine Wiederholung dieser als negativ bewerteten Fälle zu vermeiden. Es handelt sich hier oft um prominente Fälle, bei denen aus ihrer Sicht eine unangemessene Lebensverlängerung einem Therapieabbruch vorgezogen wurde (z. B. P25, P27).

Manche Patienten bringen Vorerfahrungen mit einer stellvertretenden Entscheidung mit. Das heißt, sie waren bereits in einer Situation, in der sie für jemand anderen eine Entscheidung in seinem Sinne treffen mussten (z. B. P11) oder jemand für sie bei eigener Einwilligungsunfähigkeit eine Entscheidung in ihrem Sinne getroffen hat. Diese Erfahrung sensibilisiert für Fragen rund um eine vorausschauende Versorgungsplanung. Derjenige, der für jemanden die gesundheitliche Vollmacht übernommen hat oder für den schon einmal

Entscheidungen stellvertretend getroffen wurden, kann nachvollziehen, dass der Bevollmächtigte vorher über Wünsche und Vorstellungen informiert werden möchte. In manchen Patient-Angehörigen-Konstellationen (z. B. P13, P14, P17, P18, P22) ergab sich, dass jeweils der Ehepartner bzw. die Kinder diese stellvertretende Entscheidung für den Partner bzw. die Mutter in der Vergangenheit getroffen hatte. Diese Angehörigen kannten bereits die Schwierigkeiten, die mit einer solchen Entscheidung im Sinne des zum Zeitpunkt einwilligungsunfähigen Betroffenen einhergehen. Somit waren sie sehr daran interessiert, seine Wünsche umfassend aus erster Hand zu erfahren.

5.3.3 Dringlichkeit der Vorsorge

Dringlichkeit bedeutet in diesem Zusammenhang, die Notwendigkeit zu registrieren, dass keine Zeit mehr bleibt, eine Vorausplanung aufzuschieben, sondern dass eine Auseinandersetzung damit notwendig geworden ist. Eine solche Priorisierung wird bestimmt von dem Alter, dem Gesundheitszustand, dem Leidensdruck aufgrund einer hohen Krankheitslast und dem Willen, in der gesundheitlichen Versorgung mitzubestimmen.

Für manche Patienten hat die Vorausplanung eine geringe Priorität, da sie denken, sich noch früh genug Gedanken machen zu können (z. B. P6, P12, P19); die Dringlichkeit ist aus ihrer Sicht nicht gegeben. Anstatt zu Lebzeiten über ihren eigenen Tod zu sprechen, möchten sie lieber das Leben genießen. Die persönliche Priorisierung von Vorausplanung kann sich jedoch über die Zeit verändern. Eine Patientin berichtete von einem Gespräch mit ihrem Sohn, das ihren Einstellungswandel verdeutlicht:

> *Da sagt er, „Na, ist das wichtig für Dich?“ Ich, „doch nicht jetzt, jetzt noch nicht“. ((I: mhm)) Also da hatte ich mir noch keine Gedanken gemacht. ((I: mhm)) Aber jetzt nach meinem schweren Unfall und mit meiner Einschränkung, da macht man sich schon ((I: mhm)) ein bisschen Sorgen, we_ ja, wie geht es weiter mit der Erkrankung. (P23_2_213)*

In diesem Fall haben die Fragen der zukünftigen gesundheitlichen Versorgung im Kontext der vorliegenden Erkrankung für die Patientin P23 durch eine plötzliche Veränderung des gesundheitlichen Zustands („schwerer Unfall“) an Bedeutung gewonnen. Neben einer gesundheitlichen Verschlechterung verweist auch das zunehmende Lebensalter auf eine Dringlichkeit der Auseinandersetzung und lässt die Vorausplanung für Patienten mit der Zeit relevant erscheinen (z. B. P4, P25).

Bei der Auswertung der Daten wurde deutlich, dass Patienten, die bereits vorausgeplant hatten, nicht unbedingt über mehr Wissen hinsichtlich der Vorausplanung verfügen. Der Rückschluss, dass Patienten, die bereits Dokumente erstellt haben,

z. B. den Unterschied zwischen Vorsorgevollmacht und Patientenverfügung kennen, ist nicht zulässig. Sie haben teilweise auch keine genaue Vorstellung von dem Inhalt ihrer Unterlagen (z. B. P1, P12, P15, P27, P30). Als Ursache für diese Unwissenheit trotz erfolgter Dokumentation lässt sich bspw. nennen, dass die Kinder die Initiative ergriffen haben und sich der Patient selbst bislang nie damit auseinandergesetzt hat.

> *Ja, das hat meine, mein, mein Sohn gemacht, ((I: mhm)) und meine Schwiegertochter, dass das gut wäre. ((I: mhm)) Ja, na, wenn sie meinen, dass das gut ist, dann isses gut. (P1_2_102)*

Die Interpretation der Daten legt nahe, dass diese Unwissenheit bei denjenigen, die bereits vorausgeplant haben, mit einer Ablehnung einer tiefgehenden Auseinandersetzung verbunden ist. Auch Missverständnisse bezüglich der Verbindlichkeit von Vorausverfügungen führen dazu, dass das gesamte Konzept der Vorausplanung angezweifelt wird – und das sogar, obwohl Patientenverfügung und Vorsorgevollmacht erstellt wurden.

> *Ja, aber, äh, der Haken an der Sache ist, dass ein, entweder religiös gebundener Arzt oder aus seinem medizinischen Wissen und wir wissen ja nicht, wie das in zehn, fünfzehn Jahren aussieht, ((I: mhm)) äh, sagt, „Nee, machen wir nicht". Er ist nicht gebunden, das ist juristisch eine, ein Problem, aber_ (P12_2_185)*

Der Zweifel an Vorausplanung bezieht sich bei der Patientin P12 auf die Umsetzung der Planung und impliziert die Haltung, dass eine vorherige Auseinandersetzung mit Entscheidungen nutzlos erscheint, wenn diese ohnehin ohne Auswirkungen bleiben.

5.3.4 Persönlicher Standpunkt in der Vorsorgeplanung

Die Patienten der vorliegenden Untersuchung lassen sich anhand ihres Standpunktes in der gesundheitlichen Vorausplanung in drei Gruppen unterteilen.

Einige Patienten haben sich zuvor noch nie mit dem Thema Vorausplanung auseinandergesetzt. Sie wissen nichts bzw. wenig dazu und hatten bislang keinerlei bzw. wenig Bestrebungen, sich proaktiv damit auseinanderzusetzen (z. B. P14, P16, P20, P25).

Andere Patienten haben bereits seit längerer Zeit die Absicht, vorauszuplanen, doch zu einer Verschriftlichung der Wünsche und Vorstellungen ist es bislang nie gekommen (z. B. P9, P11, P22). Sie bringen die klare Absicht mit, endlich *„Nägel mit Köpfen"* (P9_2_33) zu machen. Ihr Ziel ist es, im Rahmen der ACP-Gespräche ihre Wünsche und Vorstellungen schriftlich zu fixieren.

Kann mir doch nicht passieren, ((I: mhm)) so, so ist doch die Einstellung, ((I: mhm)) mir passiert_ das passiert nur Anderen. ((I: mhm)) Nä. Nein, also so d_ da haben wir uns auch noch nicht so drum gekümmert, das war eigentlich erst, auch, auch nach der Krebs-OP nicht, das war eigentlich erst nach diesem Darmverschluss [...] an die Sachen denkt man dann (.) wenn man mal von betroffen ist, ((I: mhm)) vorher haben wir immer geredet, wir müssen, wir müssen, wir müssen die Patientenverfügung, wir müssen dies, wir müssen jenes, und ja, dabei bleibt es, ((I: mhm)) bei wir müssen, nä. (P22_3_266)

Patientin P22 hat aufgrund eines verschlechterten Gesundheitszustandes ein Problembewusstsein für Vorausplanung entwickelt. Trotz der eigenen Betroffenheit und der Absichtsbildung hatte sie bislang keine Patientenverfügung erstellt. Ihre Bereitschaft war jedoch hoch, dies nun im Rahmen des Beratungsangebots zu tun.

Eine dritte Gruppe von Patienten hat sich bereits im Vorfeld mit ihrer persönlichen Vorausplanung beschäftigt und eine Patientenverfügung und/oder Vorsorgevollmacht erstellt (z. B. P1, P2, P3, P4, P5).

5.3.5 Wunsch nach Absicherung durch die Vorsorgeplanung

Der Wunsch nach Absicherung beeinflusst die Bereitschaft, an einem ACP-Beratungsgespräch teilzunehmen. Die Patienten mit fortgeschrittener Herzinsuffizienz möchten einen Bevollmächtigten bestimmen. Außerdem äußern sie den sachlichen Wunsch, ihre Präferenzen bezüglich der gesundheitlichen und pflegerischen Versorgung einschließlich der Bestimmung des Ortes der Versorgung und des Sterbens zu kommunizieren – verbal und schriftlich. Dies soll die jeweilige Vertrauensperson sowie die Behandler im Bedarfsfall unterstützen. Der Bevollmächtigte soll zusätzlich gegenüber anderen Angehörigen abgesichert sein, während er den Willen des Betroffenen vertritt.

Was ich auf jeden Fall möchte, dass meine Frau und meine Söhne, in dem Falle ein klares Votum haben. (P17_1_136)

Patienten möchten durch eine schriftliche Niederlegung auch eine ausreichende Rechtssicherheit für den Behandler schaffen, der im Falle eines Therapieverzichts die Verantwortung zu übernehmen hat. Gleichzeitig möchten sie bei aufkommendem Zweifel seinerseits ihrem Willen anhand des schriftlichen Dokuments Nachdruck verleihen. Ihr Ziel ist es also, sich nicht nur gegen Zweifel innerhalb der Familie abzusichern und den ausgewählten Vertreter zu schützen, sondern sich auch gegenüber professionellen Akteuren zu behaupten.

Dass es meiner Frau leicht fällt, eine Entscheidung zu treffen, ohne sich jetzt mit_ äh, mit dem Krankenhaus und so weiter auseinander zu setzen, nä. Dass sie bestimmen kann, was gemacht wird, praktisch. (P10_2_162)

5.3.6 Krankheit der Patienten

Das Krankheitserleben und die Last aufgrund gesundheitlicher Beeinträchtigungen, der eigene Umgang mit der Krankheit sowie das Erleben der gesundheitlichen Versorgung beeinflussen die Teilnahmebereitschaft an ACP-Gesprächen. Ebenfalls die persönliche Vorerfahrung mit der Herzerkrankung lässt sich als Merkmal der Teilnahmebereitschaft identifizieren.

Eine hohe Krankheitslast trägt dazu bei, dass die Vorausplanung für Patienten mit fortgeschrittener Herzinsuffizienz an Bedeutung gewinnt. Sie zeichnet sich durch das symptomatische Erleben der Erkrankung (z. B. Luftnot, Schwindel, Abgeschlagenheit) aus. Die Krankheitslast der untersuchten Patientengruppe ist durch eine Multimorbidität gekennzeichnet. Das Herz ist bei einigen Patienten nur eins von vielen Problemen (z. B. P2, P13). Sie berichteten von Erkrankungen der inneren Organe, Gelenk- und Wirbelsäulenerkrankungen, COPD, Diabetes, Schlaganfällen und Herzinfarkten, von Tumorerkrankungen und einer kritischen Multimedikation.

Aufgrund der Krankheit erleben Patienten mit fortgeschrittener Herzinsuffizienz Einschränkungen und Beeinträchtigungen. Sie haben Funktionseinbußen, ihnen geht die Selbstständigkeit verloren (z. B. P16, P23). Manche Patienten mussten bspw. früher in Rente gehen, können ihren eigenen Haushalt nicht regeln und benötigen deshalb Hilfe bei alltäglichen Tätigkeiten (z. B. P3, P10, P14, P20). Sie können ihre soziale Rolle nicht mehr ausfüllen.

> *Man kann nicht so wie man will, nä. Ich kann zum Beispiel nicht mehr rausgehen, äh, man gerade, dass ich so, naja, einkaufen kann ich ja auch nicht mehr. Ich habe ja die Pflegestufe und da habe ich zwei fähige Leute, die mich da unterstützen, ((I: mhm)) und ich bin vollkommen auf die angewiesen. ((I: mhm)) Also, ich kann mich nicht mehr selbst pflegen, und nicht mehr (.) das, was man früher gemacht hat, und gerne gemacht hat, kann man halt nicht mehr, nä (P16_1_59)*

Neben der Multimorbidität ist die Krankheitslast durch einen fortschreitenden Krankheitsverlauf gekennzeichnet. Manche Patienten nehmen selbst wahr, dass sich ihr Zustand nicht bessert, sondern stetig verschlechtert (z. B. P4, P26). Bei anderen Patienten haben Ärzte diesen progredienten Verlauf bereits angekündigt (z. B. P6, P20). Die Wahrnehmung von Verschlechterungen lässt manche Patienten zu einer Therapiebegrenzung tendieren, da ihr Gesundheitszustand aus ihrer Sicht nicht mehr besser werden wird (z. B. P4, P26).

Der progressive Verlauf geht mit einer langen Krankheitsdauer und einem steigenden Behandlungsbedarf einher. Neue Begleiterkrankungen kommen im

Verlauf der Zeit hinzu. Eine Verbindung zwischen der zunehmenden Krankheitslast wird mit dem steigenden Lebensalter gesehen.

> *Das hat sehr früh angefangen mit meinem Herz. (5 Sek.) Naja und denn_ (.) hm, je älter ich werd, je schlimmer wird das auch, nä. (7 Sek.) Denn wenn ich denke, wieviel Tabletten ich jetzt nehme. (8 Sek.) Ohne Tabletten würde ich schon nicht mehr leben. Ehrlich gesagt. Die halten mich am Leben. (P4_3_93)*

Diese Patientin beschrieb, dass die Medizin sie am Leben erhält. Einen ähnlichen Zweck wie die hier genannten Medikamente erfüllen wiederkehrende Krankenhausaufenthalte. Sie werden in Anspruch genommen, um den körperlichen Zustand wieder herzustellen und die gesundheitliche Situation zu verbessern. Wiederkehrende Behandlungen in Krankenhäusern werden von manchen Patienten als sehr belastend empfunden. Sie wünschen sich, dass diese zukünftig unterbleiben.

> *Ich war ja praktisch bald das ganze Jahr in Krankenhaus (.) ((I: mhm)) nä, viel gefehlt hat nicht (lachend)) hö tz, raus rein, raus rein, nein jetzt reicht es. ((I: mhm) Ich will nicht mehr. (P1_3_31)*

Andere wiederum versuchen, durch die Inanspruchnahme aller zur Verfügung stehenden Maßnahmen eine weitere Verschlechterung zu verhindern oder eine Wiederherstellung des Ausgangszustandes zu erreichen (z. B. P5, P20, P23).

Die Krankheitslast wird zusätzlich verstärkt durch die Ungewissheit und Unsicherheit hinsichtlich des Krankheitsverlaufs (z. B. P6, P17, P20). Patienten fürchten jederzeit plötzlich und unerwartet auftretende Verschlechterungen, da sie in der Vergangenheit bereits mehrfach kritische Situationen erlebt haben (z. B. P16, P20, P26). Die Symptome sind in solchen Situationen unberechenbar und lösen Ängste aus. Die Patienten fühlen sich überfordert und daher resultiert z. B. auftretende Luftnot häufig in einer Notarztbehandlung. Diese Notfallsituationen konfrontieren die Patienten mit dem eigenen Tod. Ihr plötzlicher Charakter verdeutlicht den Betroffenen dann sehr eindringlich, dass das Leben auf „des Messers Schneide" steht und verstärkt die wahrgenommene Notwendigkeit, sich mit der eigenen letzten Lebensphase auseinanderzusetzen.

Neben diesem Unsicherheitsfaktor besteht bei manchen Patienten auch ständige Ungewissheit aufgrund ungeklärter Symptome oder bevorstehender Operationen. Für sie ist nicht klar, ob sie ihre Zukunftspläne realisieren können (z. B. P10, P11, P15).

Eine geringe Relevanz erfährt die Vorausplanung dann, wenn die Patienten erst vor kurzem von ihrer Diagnose erfahren haben und diese noch nicht verarbeitet ist. Hier liegt die Priorität zunächst auf der Verarbeitung der akuten

Krankheitssituation und weniger auf der zukünftigen Planung der Versorgung (z. B. P12, P19, P23).

5.3.7 Umgang mit Krankheit

Bei Patienten, die ihre Krankheit akzeptieren, zeigt sich, dass sie sich an die Folgen gewöhnen und für sich einen annehmbaren Umgang mit Einschränkungen finden (z. B. P3, P9, P18). Sie meinen, man müsse mit dem zufrieden sein, was man habe. Die Teilhabe am Leben ist trotz der Erkrankung noch möglich und die Patienten passen ihre Lebens- und Tagesgestaltung an die Möglichkeiten und körperlichen Grenzen an, sodass sie ihr Leben weiterleben können und wollen.

Andere Patienten reagieren auf Einschränkungen und Beeinträchtigungen aufgrund der Krankheit frustriert und resigniert, sind traurig oder verlieren ihren Lebensmut (z. B. P10, P20, P23).

Manche Patienten mit fortgeschrittener Herzinsuffizienz fühlen sich auch gegenüber der Krankheit machtlos. Sie lassen die Zukunft auf sich zukommen, da sie denken, sie sowieso nicht beeinflussen zu können (z. B. P1, P3, P20). Bei anderen Patienten führt das Alter zu einer Akzeptanz. Für sie hängt ein hohes Alter unweigerlich mit Krankheit zusammen. Ein Altern ohne Krankheit scheint für sie nicht zu existieren. Im Alter „darf" man krank sein – es wäre überraschend, wenn man nicht krank wäre (z. B. P3, P8, P26).

> *Inzwischen bin ich achtundsiebzig und da muss man eben halt Abstriche machen. (P3_1_71)*

Patienten verdrängen ihre Krankheit, um sich nicht ständig und überall mit den Einschränkungen und der schwierigen Situation zu befassen.

> *Ich pflege also nicht, da ständig nachzudenken, was hast du jetzt alles und wie schwer ist das wohl und wie schlimm ist das wohl, oder warum und wieso. (P25_3_91)*

Dadurch, dass eine Auseinandersetzung mit der Krankheitsschwere und den Auswirkungen der Erkrankung vermieden wird, ist die wahrgenommene Notwendigkeit, vorauszuplanen, gering. Nach außen wird die Schwere der Krankheit von diesen Patienten abgetan und beschönigt (z. B. P19, P25, P26).

> *Bis jetzt fühle ich das nicht, ((I: mhm)) nicht? Ich fühle nicht meine sogenannte Krankheit. Ich nehme die entsprechenden Medikamente und dann ist die Sache für mich erledigt. (P25_3_105)*

Ein weiterer Mechanismus der Verdrängung ist die Tabuisierung der Krankheit gegenüber anderen Menschen (z. B. P23, P25). Patienten vermeiden einen

Austausch über ihre Krankheit und das *„zur Schau"* stellen ihrer Defizite (P25_3_93). Aus ihrer Sicht hilft ein ständiges Reden über die Krankheit und ein Klagen über die Situation nicht weiter, da es die Lage nicht verändert.

Manche Patienten nutzen ihren Humor als Ventil, um mit der Krankheitslast umzugehen und die Schwere der Krankheit zu verdrängen (z. B. P14, P20). Dabei werden z. B. Aussagen ins Lächerliche gezogen, um mit Gefühlen von Unbehaglichkeit um zu gehen und diese zum Ausdruck zu bringen.

In Bezug auf die im Fokus dieser Studie stehende Herzinsuffizienz zeigt sich, dass manche Patienten, die mit einer Herzerkrankung bereits in früheren Jahren durch familiäre Krankheitsfälle konfrontiert wurden, für dieses Krankheitsbild sensibilisiert sind und die Folgen und den Verlauf der Erkrankung für sich persönlich abschätzen können (z. B. P3, P9, P11). Es liegt die Vermutung nahe, dass die Bereitschaft, sich mit der eigenen Erkrankung und deren Folgen in Bezug auf eine Lebensverkürzung auseinanderzusetzen, somit höher ist als bei anderen Menschen, die bislang keinerlei oder wenig Berührung mit dem Krankheitsbild hatten.

5.3.8 Vorerfahrung und Umgang mit Tod und Sterben

Bei manchen Patienten, die im engeren Umfeld den Tod und das Sterben anderer Menschen intensiv miterlebt haben und diese Erlebnisse stark auf sich beziehen, legen die Daten nahe, dass dies ihre Bereitschaft, sich auch mit der eigenen letzten Lebensphase auseinanderzusetzen, erhöht (z. B. P3, P9, P11). Eine Häufung von Todesfällen in der Familie enttabuisiert für einige Patienten das Thema und macht sie offener für die Besprechung ihres Lebensendes. Insbesondere familiäre Todesfälle mit zeitlicher Nähe zu dem Beratungsgebot beeinflussen die Teilnahmebereitschaft (z. B. P4, P14). Die Endlichkeit des Lebens rückt für diese Patienten ins eigene Bewusstsein, die eigenen Lebensumstände verändern sich dadurch und möglicherweise schwindet der eigene Lebensmut. Bei anderen Patienten wiederum scheinen diese Erfahrungen zu einer ablehnenden Haltung gegenüber der eigenen Auseinandersetzung mit Tod und Sterben zu führen (z. B. P19, P24).

Viele Patienten äußern, dass sie keine Angst vor dem Tod haben (z. B. P1, P3, P4, P9). Andere Patienten jedoch formulieren Sorgen in Bezug auf den Sterbeprozess; sie haben Angst, leiden zu müssen (z. B. P5, P26). Es lassen sich unterschiedliche Gründe für die nicht vorhandene Angst erkennen: Für manche Patienten ist klar, dass sie nach dem Tod nichts mehr merken und es somit ohnehin egal ist, was dann passiert. Wichtig ist für sie die Zeit vor dem Tod (z. B. P4, P6, P8). Andere Menschen sind gläubig und vertrauen auf ein Leben nach dem Tod (z. B. P12, P17, P18).

Anzumerken ist im Zusammenhang mit der Angst vor dem Tod, dass möglicherweise ein Wandel in der Sicht auf den Tod stattfindet, sofern der Tod unausweichlich scheint und kurz bevor steht. Deutlich wird dieser Unterschied bei der Betrachtung des Falls von Patientin P22. Solange der eigene Tod hypothetisch und weit entfernt zu sein scheint, ist der Umgang damit weniger intensiv und weniger mit Ängsten verbunden. Bei der Patientin mit der fortgeschrittenen Krebserkrankung ist jedoch deutlich geworden, dass Menschen, deren Lebensende naht, doch stärker am Leben hängen als vielleicht zuvor vermutet, und Ängste eine größere Rolle spielen.

Patienten, die ihren nahenden Tod akzeptieren, bewerten das eigene Versterben pragmatisch ohne große Emotionen nach dem Motto *„wenn es kommt, dann kommt es"* (P3_1_162) (prospektiv hinsichtlich des Todeszeitpunktes) oder *„wenn es vorbei ist, ist es vorbei"* (P3_3_63; P15_1_249) (rückblickend auf das Leben). Der bevorstehende Tod wird akzeptiert aufgrund des natürlichen Laufs des Lebens: *„wenn die Uhr abgelaufen ist, ist sie abgelaufen"* (P1_3_31).

> *Also, kommen Sie, irgendwann ist die Sache endlich. ((I: mhm)) Und, äh, das wissen wir ja mit_ eigentlich ja von klein auf, von der Schule und, äh, wenn man religiös gebunden ist, dann weiß man ja, dass viele auf einen warten. ((I: mhm)) Und wenn man nicht religiös gebunden ist, dann braucht man sein Geschichtswissen nur anzugucken, wie viele (4 Sek.) diese Welt verlassen haben, ohne Hilfe, ohne Unterstützung, ohne Gedanken und dann ist man eben einer von denen. (P12_1_233)*

Da sich die Patienten nicht in der Lage sehen, den Zeitpunkt ihres Lebensendes zu beeinflussen, wird das Schicksal angenommen (z. B. P3, P10, P11, P15). Mit dieser Ansicht ist die Haltung verknüpft, dass nicht in den Lauf des Lebens eingegriffen werden soll, wenn unweigerlich der Tod bevor steht. Eine künstliche Lebensverlängerung ist von dieser Gruppe daher nicht gewollt. Dementsprechend ist naheliegend, dass ihnen eine Therapiebegrenzung im Rahmen der Vorausplanung wichtig ist.

Manche Patienten nehmen die Endlichkeit an, weil sie die Grenzen der Medizin akzeptieren (z. B. P2, P3). Dieser Einstellung liegt die Annahme zu Grunde, dass (grundsätzlich) der Tod durch Medizin aufgehalten, das Leben jedoch nicht unendlich verlängert werden kann.

> *Ich weiß, dass ich_ dass ich ein schwaches Herz habe, wo ich drauf aufpassen soll und mit dieser Verkalkung, und, und wenn man da denn doch nichts mehr machen kann, dann ist mir das auch egal. (P3_1_200)*

Akzeptanz der Endlichkeit entsteht auch mit dem Lebensalter. Patienten mit dieser Haltung haben aus ihrer Sicht ein hohes Alter erreicht und ihr Leben gelebt (z. B. P4, P9, P13, P24, P25, P28). Sie sind zufrieden mit ihrem Leben und können damit abschließen. Manche Patienten haben ein Altersbild, bei dem im hohen Alter nicht mehr viel zu erwarten ist und kein Anspruch mehr auf Gesundheit besteht. Aus ihrer Sicht müsse man in ihrem Alter – alle Patienten sind über 70 Jahre alt – mit dem Versterben rechnen.

> *Wir sind nun alle in dem Alter, meine eine Schwester lebt noch, ((I: mhm)) und die ist auch ein Jahr älter wie ich, ((I: mhm)) wir sind eben alle in dem Alter, (.) wo was passieren kann, nä. (P4_3_25)*

Bei anderen Patienten ist die Akzeptanz der Endlichkeit durch den schlechten Gesundheitszustand begründet, der ihnen signalisiert, dass sie nicht mehr viel von dem Leben zu erwarten haben und der Tod unausweichlich bevorsteht (z. B. P3, P4, P10, P18, P20, P22, P26). Gesundheitlich kritische Situationen sensibilisieren für den eigenen Tod und provozieren eine Auseinandersetzung mit existentiellen Fragen.

> *Ja, ich weiß, dass ich, äh, eine Herzoperation hatte, mit Bypass und Klappe und ((I: mhm)) Defi und alles und weiß auch, dass es mit meinem Herzen ganz schlecht gestellt ist ((I: mhm)) und dass ich jede_ also, ich könnte jede Minute umfallen und habe es geschafft. (P20_1_66)*

Deutlich wird an diesem Zitat, dass der Tod auch als Erlösung von Krankheit angesehen wird, als Erlösung von Luftnotattacken und Angstgefühlen, von Schmerzen und von Leiden. Diese Patienten haben aufgrund der Erkrankung sehr gelitten. In Situationen, in denen die Krankheitslast enorm hoch ist, fragen sie sich, warum sie eigentlich noch leben.

> *Ich denke, wenn_ (4 Sek.) wenn das aufhört zu schlagen, ist eben aus. (13 Sek.) Es ist für mich die letzte Zeit zu schwer gewesen, so oft im Krankenhaus. ((I: mhm)) (3 Sek.) Und da hab ich immer (.) best_ den Gedanken, (3 Sek.) wenn es mal ruckzuck zu Ende wäre. (P4_3_39)*

Auch die bereits thematisierten Vorerfahrungen mit Tod in der Familie oder im Freundeskreis führen zur Akzeptanz von Endlichkeit.

> *Ich hab damit abgeschlossen, das ist_ ((I: mhm)) (4 Sek.) wissen Sie, wenn Sie in der Familie denn so viele haben, ich hab gesehen wie mein Mann gestorben ist, das hat mein Sohn auch gesehen und dann unserer_ unser Sohn und, und mein Vater und, und auch meine Mutter und, und das alles und, von meinem Mann der Seite aus, erst seine Mutter, inner Straßenbahn, kriegt nen Sch_ Herzinfarkt und, und ist weg, dann mein Mann, dann ist der Bruder gestorben, die ganze Familie, die sind alle drei an Herzinfarkt_ (P3_3_51)*

Eine Konfrontation mit kritischen Situationen kann neben einer Akzeptanz auch eine Vermeidungshaltung hervorrufen. Eine Ehefrau berichtete, dass ihr Mann nicht bereit gewesen sei, mit ihr über diese Thematik zu sprechen:

> A: *Ha, ich sage, er wollte nie was, nie, nie, „Ich will da nichts von hören". Da durften sie sich nicht mit unterhalten. ((I: mhm)) Nichts, nichts, wollte er nichts von hören. Ich sag, „Ja, das ist, ist ja nun mal so".*
>
> P: *Nein, das Leben ist zu schön. (P14_1_262-263)*

In den Daten zeigt sich, dass die Aufrechterhaltung einer naiv optimistischen Lebenseinstellung häufig mit einer Ablehnung der Auseinandersetzung mit Vorausplanung verbunden ist (z. B. P12, P14, P19, P23). Die Patienten wollen nicht an die Zukunft denken, wenn sie damit negative Gedanken heraufbeschwören. Manche Patienten möchten Überlegungen hinsichtlich des eigenen Tods verdrängen, um so alle Kraft in die Überwindung der gesundheitlichen Krise zu investieren und positiv in die Zukunft zu blicken.

> *Aber sonst möcht ich doch nicht immer dauernd über den_ über Tod reden, ((I: mhm)) nä. Ich möchte erst mal raus hier aus der Kiste, ich sag das mal so platt. ((A lacht)) Ich möchte noch drei Schritte laufen wieder. ((I: mhm)) Das ist so mein Ziel, nä. (P10_3_86)*

Die Auseinandersetzung mit Tod und Sterben ist an die Vorstellung eines „guten" Sterbens gekoppelt. Der typische Wunsch der Patienten ist, möglichst schnell, ohne Schmerzen und Leiden zu sterben (z. B. P1, P4, P8, P10). Sie möchten sich abends ins Bett legen und morgens nicht mehr aufwachen (z. B. P14, P21). Wenn sie sterben, möchten sie nicht alleine sein (z. B. P16). Teilweise wünschen sie sich ein Versterben wie sie es bei Angehörigen miterlebt haben (z. B. P3, P9, P15).

5.3.9 Erleben der gesundheitlichen Versorgung

In den Gesprächen und Interviews thematisieren die Patienten mit Herzinsuffizienz negative Erfahrungen im Gesundheitswesen ausführlich. Negative Erlebnisse führen dazu, dass das Vertrauen und die Zuversicht der Patienten in Behandlungsmöglichkeiten abnehmen (z. B. P10, P11, P13, P20). Zu den Erfahrungen der Patienten gehört z. B. eine unzureichende gesundheitliche Versorgung, d. h. aus ihrer Sicht wird nichts unternommen, das ihnen hilft. Sie bemängeln eine schlechte Koordination zwischen den verschiedenen Sektoren, sodass lange Wartezeiten entstehen (z. B. P20) oder Medikamentenpläne nicht berücksichtigt werden (z. B. P23). Eine fehlerhafte Diagnostik des behandelnden Arztes hat in der Vergangenheit bei einigen Patienten bereits zum Vertrauensverlust geführt (z. B. P11, P26). Manche Patienten fühlen sich in der Versorgung nicht ernst genommen. Ihnen wird das Gefühl vermittelt, sie würden einen schlechten Zustand simulieren.

> *Wenn ich hier im Krankenhaus bin, dann erhole ich mich dermaßen gut wieder, dass ich denke, Mensch, Du bist gesund, nä. ((I: mhm)) Aber (.) so wie ich mich ein bisschen belaste, dann hört das auf (.) und, äh, dieser Zustand, der trifft hier in den Krankenhäusern auf Unverständlichkeit, denn man kommt hier öfter ins Krankenhaus als gewöhnlich und, äh, man sieht das einem, jedenfalls mir, nicht an, die Krankheit, die man hat und die auch auftritt bei Ruhe, wenn man länger zu Hause ist, alleine ist […] und so nen bisschen ein Fluchtplatz ist das Krankenhaus, ((I: mhm)) und wenn ich dann da auftauche, dann heißt das wieder, ach, der [Name], ist wieder da ((lachend)), ja. (P16_1_21)*

Andere Patienten haben wiederum das Gefühl, dass ihnen nicht zugehört wird und dadurch dann falsche Annahmen getroffen werden. Patientin P25 schilderte ihr Erleben der hausärztlichen Behandlung wie folgt:

> *Der Arzt kommt hier her, ((lachend)) der ist fast auf der Flucht. […] Ja, und dann habe ich gesagt, ich muss mal ne Adresse, ich bin ja nun noch neu hier und zwar, barrierefreie Praxis vom Orthopäden haben, dann sagt allen Ernstes von mir_ zu mir, „Was wollen Sie denn beim Orthopäden? Sie sind doch noch fit". Das ist das Leben. ((I: mhm)) Das ist das Leben, wo man meint, was, was will die denn, (.) nicht? Wie, wie kann er annehmen, ich bin fit und kann kaum kriechen. Ich sehe also zu, dass ich sitze, damit ich das nicht so vorführe, ja. (.) Diese, diese erstaunte Frage. (P25_3_99)*

Patienten bemängeln auch die fehlende Kommunikation seitens der Ärzte in der alltäglichen Versorgung.

> *Aber wer, wer spricht denn mit einem schon? Da im Krankenhaus_ (.) „Wie geht es Ihnen? Ja, machen Sie mal so weiter", ((I: mhm)) und das war auch alles. (P15_3_110)*

Das Kommunikationsdefizit scheint ein weiterer Grund zu sein, warum sich die Patienten im Versorgungsalltag mit ihren Problemen nicht ernst genommen fühlen. Die Daten zeigen, dass einige Patienten subjektiv wenig bis gar nichts über ihre Erkrankung wissen (z. B. P5, P15, P25). Für manche ist die im Rahmen der Studie angesprochene Diagnose Herzinsuffizienz sogar neu (z. B. P8, P12). Ausbleibende Gespräche führen dann dazu, dass die Patienten mit fortgeschrittener Herzinsuffizienz nur unzureichend über ihre Diagnose und ihre Prognose Bescheid wissen. Sind die Patienten uninformiert, so lässt sich vermuten, dass sie gar nicht in der Lage sind, die Dringlichkeit von Vorausplanung für sich abschließend zu beurteilen. Möglicherweise wird die Krankheit von Patienten als weniger wichtig eingestuft. Eine Auseinandersetzung mit der eigenen letzten Lebensphase und eine Teilnahme an ACP-Gesprächen erscheinen dann weniger notwendig.

> *Ich habe mich bis jetzt mit meiner, mit meiner scheinbaren Krankheit, ich sag ja, ich weiß gar nichts Näheres, (.) nicht? Also es war ja_ wurde mir nur gesagt, ich sei schwer_ sehr schwer krank und von den Ärzten kriege ich keinen Aufschluss. (P25_3_99)*

Diese Unwissenheit über den eigenen Gesundheitszustand und die Prognose führt teilweise zu einer Passivität der Patienten und resultiert in einer Abgabe von Entscheidungsverantwortung in der gesundheitlichen Versorgung.

> *Man hat mir auch nichts Großes erzählt vor der OP, gar nichts. ((I: mhm)) Dass das kaputt ist und dass das gemacht werden muss. (P24_1_38)*

Bei manchen Patienten resultiert die Unwissenheit nicht aus der fehlenden Kommunikation seitens der Behandler, sondern die Patienten selbst sind desinteressiert an Fragen rund um die medizinische Versorgung (z. B. P5).

5.3.10 Allgemeine Rahmenbedingungen

Neben patientenbezogenen Merkmalen der Teilnahmebereitschaft an ACP-Gesprächen wirken auch allgemeine Rahmenbedingungen auf das Verhalten der Patienten. Dazu zählen die gesellschaftliche Tabuisierung von Tod und Sterben, die allgemeine Skepsis älterer Menschen sowie kognitive Einschränkungen der älteren Patienten.

Es zeigt sich, dass Tod und Sterben im Alltag vieler Patienten keine Bedeutung haben. Sie reden nicht darüber. Der Umgang mit diesem Thema ist für einige daher ungewohnt. Die Ehefrau von Patient P10 beschrieb ihre Wahrnehmung wie folgt:

> *Das ist natürlich was, wo ich erstmal im ersten Gespräch geschluckt habe, und wie er das denn so sagte, das sind so Sachen, ja, das verdrängt man, da spricht man nicht so drüber, eigentlich so, finde ich. Das ist, das ist klar, wer auf die Welt kommt, wird irgendwann sterben, das ist so, aber man verdrängt es, man kann in der heutigen Zeit, kann man da irgendwie, ich weiß nicht, nicht mehr umgehen mit. […] Es ist nicht so die, die_ ich sag mal die Ehrfurcht davor, das ist ja alles verloren gegangen in der heutigen Zeit. (P10_3_81)*

Mit der gesellschaftlichen Tabuisierung geht einher, dass für viele Menschen die Auseinandersetzung mit der eigenen letzten Lebensphase und der damit verbundenen gesundheitlichen Versorgung nur eine geringe Rolle spielt.

Wie sich in der Rekrutierungsphase zeigte, sind ältere Menschen generell skeptisch und grundsätzlich eher misstrauisch gegenüber ihnen unbekannten Beratungsangeboten. Diese Skepsis spiegelt sich in Unsicherheit, Überforderung, Nervosität und ambivalenten Aussagen in der Beratung wider (z. B. P4, P15).

Ihnen fällt es schwer, Angebote auf ihre Seriosität hin zu bewerten und sie reagieren aus Vorsicht mit einer ablehnenden Haltung. Sie haben Angst vor Konsequenzen, z. B. versteckten Kosten, die auf sie zukommen könnten.

> *Denn hier kommen so viele Leute, die auch ne Versicherung abschließen wollen und alles. ((I: mhm)) Und dann habe ich gesagt, „Ich muss das erst mit meinem Rechtsanwalt besprechen", kommt keiner wieder. ((I: mhm)) Das ist komisch immer. Und darum glaube ich nicht an vieles, aber dies habe ich eben ja gesagt und dann muss ich das mitmachen. Glaube ja nicht, dass da noch weiter was entsteht. (P20_3_64)*

Anknüpfend an Erläuterungen zu den Einschlusskriterien (siehe Kapitel 4.1) zeigt sich, dass viele ältere, geriatrische Patienten kognitive Einschränkungen haben. Dies wirkt sich negativ auf ihre Selbstständigkeit aus. Sie trauen sich aufgrund der erlebten Defizite weniger zu und reagieren mit Zurückhaltung auf das Beratungsangebot (z. B. P4, P15). Sowohl die skeptische Grundhaltung als auch die kognitiven Einschränkungen führen bei den älteren Patienten dazu, dass sie sich stark auf ihre Angehörigen (Kinder oder Partner) verlassen. Unterstützen diese die Teilnahme an den ACP-Gesprächen nicht, so ist dies ein Grund für eine Ablehnung der Beratung seitens der Patienten (siehe Abbildung 6). Dem gegenüber wirkt sich eine familiäre Unterstützung in Form einer Befürwortung des Vorausplanens positiv auf eine Teilnahme am Beratungsangebot aus.

> *Erst hab ich gesagt, „Hö, was soll denn das?", nachher hab ich gesagt, hab ich mit der Tochter gesprochen, da hab ich gesagt, „Vielleicht wär es gar nicht so verkehrt, wenn man mich berät, was ich machen kann, wenn ich diese Luftnot habe oder wie auch immer", ja und darum hab ich gesagt, „Naja, gut, mach ichs". (P8_3_23)*

Wie am Beispiel von Patientin P8 deutlich wird, raten Angehörige den Patienten sogar zu einer Teilnahme, wenn sie bereits im Vorfeld das Thema der Vorausplanung mit dem Betroffenen angesprochen haben, dabei jedoch auf wenig Resonanz gestoßen sind und trotzdem weiterhin ein großes Interesse daran haben, dass der Betroffene im Voraus Entscheidungen für die Versorgung in der letzten Lebensphase trifft. Das Beratungsangebot, so hoffen die Angehörigen, unterstützt sie dann dabei, ihr Ziel zu erreichen.

Zusammenfassend lässt sich festhalten, dass die Bereitschaft zur Teilnahme an ACP-Gesprächen von individuellen Merkmalen bestimmt ist, die sich inhaltlich auf den Grad des Wunsches nach Selbstbestimmung, die bisherige Auseinandersetzung mit Vorausplanung sowie auf die Krankheit und das Thema Tod und Sterben beziehen. Die einzelnen Merkmale sind von Patient zu Patient unterschiedlich stark ausgeprägt und beeinflussen untereinander die wahrgenommene

Notwendigkeit und Bereitschaft zu einer (weiterführenden) Auseinandersetzung mit Versorgungsplanung. Auch allgemeine Rahmenbedingungen, die mit dem gesellschaftlichen Umgang mit Tod und Sterben oder den Spezifika der Zielgruppe älterer Menschen zusammenhängen, beeinflussen die Bereitschaft zur Teilnahme an ACP-Beratungsgesprächen.

5.4 Einflüsse auf die ACP-Gesprächssituation

Die Gesprächssituation wird durch interventions- und patientenbezogene Merkmale beeinflusst. Bezogen auf die Intervention lassen sich spezifische Rahmenbedingungen wie das Setting der Beratungssituation, die Angebotsstruktur sowie mehrmalige Gesprächsgelegenheiten identifizieren. Zu den patientenbezogenen Einflüssen, die als relevant für die untersuchten ACP-Gespräche zu sehen sind, zählen die Vermeidung von Informationen zur eigenen Erkrankung, eine eingeschränkte Merkfähigkeit sowie eine Entscheidungsunfähigkeit.

Der Ort der Beratung als äußere Gegebenheit bestimmt die Atmosphäre der Gespräche. Bei den Gesprächen, die bei den Patienten zu Hause stattfanden, sorgte der Ort für die notwendige Vertraulichkeit und Sicherheit bei der Besprechung persönlicher Angelegenheiten.

> *Ich find schon, dass es anders ist im heim_ im heimischen Umfeld, weil man da eher Vertrauen hat und es ist einfach gemütlicher wie wenn man im Krankenhaus da sitzt, nur von, äh, Kranken und ja von Krankheit, Tod, so nen bisschen, nä? Und umgeben ist und, pf, ja, der Raum war ja jetzt auch nicht so, so toll da, dieser Aufenthaltsraum da, waren wir da, in diesem, äh, also, ich finde es zu Hause das schon entspannender. (P27_3_35)*

Die Tochter von Patientin P27 meinte, dass im Krankenhaus bereits die Atmosphäre zu Unwohlsein und Anspannung ihrerseits geführt hat.

Störungen wie Unterbrechungen der Gespräche im Krankenhaus durch Pflegende, Ärzte, Reinigungspersonal oder Mitpatienten während der Beratung wirken sich negativ auf die Kommunikationssituation und die Offenheit der Patienten und Angehörigen aus. Eine vertrauliche Atmosphäre kann für Patienten im Krankenhaus nur ermöglicht werden, wenn ein Raum aufgesucht wird, in dem ein persönliches Gespräch ohne Zuhörer möglich ist (z. B. P11). Die Gespräche bei den Patienten zu Hause werden ebenfalls z. B. durch Anrufe oder einen Besuch des Pflegedienststs gestört (z. B. P4). Diese Unterbrechungen scheinen für die Patienten jedoch gewohnt und daher weniger störend zu sein, wohingegen sie im Krankenhaus keine Kontrolle über äußere Einflüsse haben.

Ich habe mich hier zu Hause sehr, äh, wohl gefühlt, ähm, denn, äh, was wir besprochen haben, das war_ konnten wir beide beantworten, nicht? Also, und (.) das war sehr harmonisch und sehr nett. Besser als im, im Krankenhaus, da hat man doch immer, kommt mal jemand oder so, nä? Fühlt man sich nicht unbeobachtet. (P30_3_40)

Das proaktive, jedoch freiwillige Angebot wird von Patienten positiv aufgenommen. Es wird deutlich, dass ein Drängen hin zur Vorausplanung wenig erfolgreich wäre. Eine Patientin berichtete, dass sie dem Angebot eines behandelnden Arztes nicht nachgekommen sei, und der Verlauf des Gesprächs legt nahe, dass der Grund dafür der fehlende Handlungsspielraum für die Patientin war.

Ja (.) ((hustet)) gucken Sie mal, ich habe_ mein Hausarzt, der hat auch damals zu mir gesagt, „Sie müssen das machen". Ich sag, „Ich muss überhaupt nichts". „Ja, wer das nicht hat_". Da hab ich gesagt, „Das ist_ das ist meine Sache". (P9_3_120)

Das aufsuchende Beratungsangebot wirkt sich im Besonderen für Patienten positiv aus, die keinen Ansprechpartner für ihre Vorsorgeplanung im Gesundheitssystem haben. Sie nehmen dieses Angebot dankend an, da sie ihre Angelegenheiten nicht mit ihrem behandelnden Arzt besprechen möchten (z. B. P26). Das Fremdsein mit dem Berater fördert daher die Teilnahmebereitschaft mancher Patienten, während genau dieses Merkmal der Beratung bei anderen Betroffenen ein Ablehnungsgrund war (siehe Kapitel 5.1).

Der Berater nutzte das Angebot von zwei Beratungsgesprächen, um die Stabilität der Entscheidungen zu überprüfen. Es lässt sich aus den Daten ableiten, dass manche Patienten ihre Haltung zu bestimmten medizinischen Behandlungsmaßnahmen verändern, wie am Beispiel von Patientin P8 ersichtlich wird. Sie merkte im Interview in Bezug auf einen Vergleich des ersten ACP-Gesprächs mit dem zweiten Folgendes an:

Ich glaube einen Punkt hatte ich rausgenommen. Und zwar, ich weiß gar nicht mehr, was das war. (4 Sek.) Wo ich gesagt hab, „Nö, das muss nicht mehr sein" (.) wenn ich, äh, krank bin, dass sie mich (.) aufpäppeln wollen, sag ich jetzt mal, wenn, wenn ich schon, äh, nichts mehr mitkriege, ((I: mhm)) nä, dann keine Versuche machen und so, wenn ich_ krieg ja sowieso nichts mehr mit und denn_ ((I: mhm)) ich glaube, das hatte ich raus genommen, ((I: mhm)) oder raus nehmen lassen. (P8_3_53)

Eine veränderte Sichtweise kann daher rühren, dass sich der Gesundheitszustand entweder weiter stabilisiert oder aber auch verschlechtert hat bzw. die Lebenssituation, bspw. durch einen Umzug ins Pflegeheim, eine andere ist. Wie es zu der Meinungsänderung bei Patientin P8 kam, ist unklar. Deutlich wird jedoch, dass die Zeit zwischen den Gesprächen von den Patienten dazu genutzt wird, über besprochene Themen nachzudenken und die getroffenen Aussagen zu hinterfragen.

Es zeigt sich, dass es für Patienten herausfordernd ist, eine Entscheidung ad hoc, ohne vorherige Auseinandersetzung mit der konkreten Fragestellung, zu treffen. Sie benötigen Zeit, um sich eine Meinung zu bilden. So hat Patientin P9 bspw. erst im zweiten Gespräch eine eindeutige Entscheidung bezüglich einer Wiederbelebung gefällt.

Ein mehrmaliges ACP-Gesprächsangebot führt dazu, dass eindeutige Entscheidungen hinterfragt und Unsicherheiten in der Entscheidungsfindung aufgedeckt werden. So zeigt sich z. B. bei Patientin P15, dass den Töchtern deutlich geworden ist, dass nicht alle Entscheidungen eindeutig im Vorhinein zu klären sind.

> *A2: [...] es waren auch so ein paar Fragen, die nicht beantwortbar waren. ((I: mhm)) Also, Thema [...] künstliche Beatmung, nä. Wo wir_ wo Du erst ganz klar gesagt hast, „Nee, das will ich auf gar keinen Fall".*
>
> *P: Mhm.*
>
> *A2: Nä, und dann so, als wir die Beispiele durchgegangen sind, wo es ja dann auch eine Überbrückung sein kann bis sie im Krankenhaus ist und da dann eine abschließende Klärung, worum es sich überhaupt geht, so, da waren wir dann alle auch so ein bisschen unsicher, nä, also, so diese eindeutige Klarheit war an einigen Punkten nicht gegeben. An anderen ist sie definitiv so geblieben. Also, beispielsweise Reanimation, nä. Solche Sachen, die waren klar, aber andere waren dann irgendwie auch klar, dass sie nicht sa_ klar sein können, ((I: mhm)) so definiert, nä. Immer wenn, dann. Aber das kann man ja nicht alles im Vorfeld, jedenfalls nicht jede Situation abklären. (P15_3_46-48)*

Dieses Zitat veranschaulicht, welche Komplexität und Unsicherheit mit einer vorausschauenden Entscheidungsfindung verbunden ist. Die Angehörigen müssen im Bedarfsfall mit dieser Ungewissheit umgehen. Im Falle von Patientin P15 haben die Töchter die Situation für sich gelöst, indem sie das Vertrauensverhältnis zur Mutter durch einen verbalen Austausch gestärkt haben. So war es ihnen möglich, die Unsicherheit und Ungewissheit zu akzeptieren.

Aus den Daten lässt sich ablesen, dass manche Patienten keine weiteren Informationen über ihre Erkrankung erhalten möchten.

> *Aber das müssen wir nicht alles wissen. Das brauche ich bei mir nicht wissen. (I: mhm)) Nicht? Ich lege also keinen Wert darauf, im Detail jetzt informiert zu sein, was ich alles habe und wie das einzuordnen ist. (P25_3_87)*

Problematisch erscheint die Strategie der Verdrängung dahingehend, dass sie eine informierte Entscheidung bezüglich der zukünftigen gesundheitlichen

Versorgung verhindert. In den Abwägungsprozess der Patienten hinsichtlich ihrer Werturteile fließen nur begrenzt Informationen über ihre gesundheitliche Situation ein. Die Entscheidungen könnten anders ausfallen, wenn umfassende Informationen vorlägen.

Mit den bereits thematisierten kognitiven Einschränkungen der Zielgruppe der untersuchten Intervention hängt auch eine eingeschränkte Merkfähigkeit zusammen, die im Kontext der Beratungssituation zum Tragen kommt. Dieses Defizit hat für die Patienten eine große Bedeutung und wird von ihnen als belastend wahrgenommen (z. B. P3, P4, P15). Durch die Wiederholung bestimmter Aspekte im zweiten ACP-Beratungsgespräch, wird eine eingeschränkte Merkfähigkeit aufgedeckt. Die Vermutung liegt nahe, dass sich das Bewusstsein über dieses Defizit auf die Kontrollüberzeugung und das Vertrauen in sich selbst auswirkt. Die Zurückhaltung mancher Patienten kann darauf zurückgeführt werden.

Weiterhin hat die eingeschränkte Merkfähigkeit auch Auswirkungen auf den Informationsstand hinsichtlich der eigenen Erkrankung, der Vorausplanungsmöglichkeiten sowie der medizinischen Behandlungsmaßnahmen. Dies sind grundlegende Informationen, auf deren Basis Patienten ihre Entscheidungen für ihre zukünftige gesundheitliche Versorgung treffen. Fehlen diese, so lässt dies Zweifel an der Validität der Aussagen in den ACP-Gesprächen aufkommen. Der nachfolgende Dialog zwischen Mutter und Tochter verdeutlicht die Herausforderung mit der eingeschränkten Merkfähigkeit und macht gleichzeitig deutlich, dass eine eigenständige Entscheidung trotzdem möglich und gewollt ist. Die Patienten haben eine eigene Meinung zu bestimmten Entscheidungsfragen und können diese klar zum Ausdruck bringen.

A: *Während der Gespräche hast Du ja auch_*
P: *Bitte?*
A: *Während der Gespräche hast Du ja schon auch verstanden, worum es geht.*
P: *Ja, ja.*
A: *Nä, ich denke gerade da, wo Du immer so spontan gesagt hast, „Nein, das will ich nicht, nein, das will ich nicht“. Also, da hat, äh, Doktor [Name] ja auch z_ paar Mal nachgefragt und dann hast Du aber gesagt, „Nein“, nä. Bei dem ersten Gespräch noch im Krankenhaus, also, da hast Du ja schon gewusst, worum es geht.*
P: *Ja.*
A: *Nä, nur Du kannst es Dir dann nicht lange merken.*
P: *Ja. Das ist es. (P15_3_158-163)*

Wie die Daten zeigen, können oder wollen sich manche Patienten nicht im Rahmen der ACP-Gespräche hinsichtlich ihrer Behandlungspräferenzen in verschiedenen Situationen festlegen (z. B. P5, P12, P19, P20) – aus unterschiedlichen

Gründen: fehlende Informationen über Behandlungsmaßnahmen, zur Prognose und dem Ergebnis einer bestimmten Behandlung oder generelles Unvermögen bzw. eine subjektive Inkompetenz (zu hohe Anforderung, Entscheidungen ohne medizinisches Wissen zu treffen).

Die Unwissenheit vieler Patienten über medizinische Behandlungsmaßnahmen und Sachverhalte scheint sie von einer Entscheidung abzuhalten (z. B. P5). Aus ihrer Sicht können sie als Laie medizinische Maßnahmen nur schwer bewerten: Ihnen fehlt nicht nur Faktenwissen für die Entscheidungsfindung, sondern auch die Erfahrung mit den entsprechenden Situationen (z. B. P5), wie z. B. einer Behandlung auf der Intensivstation, einer Maskenbeatmung oder einer Implantation eines Herzschrittmachers.

Es wird deutlich, dass die Entscheidung von Patienten dadurch erschwert wird, dass es sich um hypothetische Krankheitssituationen handelt und eine Prognoseaussage als Entscheidungsgrundlage fehlt (z. B. P9, P10, P12). Für manche Patienten sind bestimmte Situationen nur schwer vorstellbar und liegen – sofern sie eintreffen sollten – weit in der Zukunft (*„ungefangene Fische"*, P10_2_198). Da sie aus ihrer Sicht nicht realistisch erscheinen, tendieren diese Patienten dazu, eine Vorausplanung als unnötig zu bewerten und die Entscheidung im Bedarfsfall Angehörigen zu überlassen (z. B. P12, P16).

5.5 Strategien in der ACP-Gesprächssituation

Die Gesprächssituation wird gestaltet von dem Patienten, dem Berater und ggf. Angehörigen. Von wesentlicher Bedeutung für Patienten sind die Beziehung zu dem Berater sowie die Art und Weise der Gesprächsführung. Angehörige bringen sich vielfältig in das Gespräch ein und gestalten so die Gesprächssituation mit.

Wie bereits im Zusammenhang mit Ablehnungsgründen erwähnt, ist für die Vorausplanung ein tragfähiges Vertrauensverhältnis zwischen beratendem Arzt und Patient wichtig. Kann in den ACP-Gesprächen zwischen dem Berater und dem Patienten trotz des Fremdseins schnell Vertrauen aufgebaut werden, wirkt sich das positiv auf die weitere Entwicklung der Gespräche aus. Eine ruhige Ausstrahlung des Beraters ist dabei auschlaggebend; nur wenn ausreichend Zeit zur Verfügung steht, kann auf individuelle Patientenbedürfnisse eingegangen werden. Positiv wird von den Patienten bewertet, wenn der Berater sich individuell mit jedem einzelnen Fall auseinandersetzt und sich die Zeit nimmt, ihn in seinen Besonderheiten wahrzunehmen. Das beinhaltet, auf die individuelle gesundheitliche Situation einzugehen sowie Sorgen und Ängste in Bezug auf die Vorausplanung – ein für viele Patienten ungewöhnliches Thema – ausführlich zu besprechen.

Empathie spielt eine entscheidende Rolle in den Gesprächen und wirkt sich förderlich auf das Vertrauen und die Interaktion aus.

> *Nur, dass Herr Doktor [Name] eine sehr nette Art an sich hat, mit so kranken Menschen umzugehen und auch rüberzubringen, oder eben heraus zu kitzeln, was möchtest du denn und wie möchtest du das doch so mal haben, es auch so rüber zu bringen, dass die Angehörigen nicht dann dasitzen und gleich nen Schreck kriegen, und dann sagen, und der will ja nicht mehr leben oder so. (P10_3_27)*

Die Ehefrau von Patient P10 fühlte sich in den ACP-Gesprächen aufgefangen mit ihren Nöten und Sorgen im Zusammenhang mit dem sich verschlechternden Gesundheitszustand ihres Mannes.

> *Er hat mit diesen diversen Fragen, die er hat, wie mein Mann zum Leben steht, wie es ist, wenn er, äh, jetzt ernstlich krank wird oder, nä, wenn auch etwas, äh, passiert, wie er sich dazu halten möchte oder was er dann möchte und eben auch auf die Krankheit, die ja nun da ist, nicht mit erhobenem Zeigefinger, „Du bist aber sehr krank", sondern einfach sehr einfühlsam. […] was mir auch geholfen hat, denn auch nur alleine vom Zuhören, damals dieses, „Was ist denn mit dem Tod?", „Was ist es denn, wenn es soweit kommen sollte, wie möchten Sie denn sterben?", „Was haben Sie für Wünsche?" (P10_3_35)*

Ist das Miteinander von gegenseitigem Respekt und Akzeptanz geprägt, entsteht eine Atmosphäre, in der sich Patienten und Angehörige verstanden fühlen. Dieser respektvolle Umgang miteinander wird in den ACP-Gespräche ebenso dadurch gefördert, dass es sich um ein freiwilliges Beratungsangebot handelt und die Patienten das Gefühl haben, sich auf Augenhöhe, d. h. wechselseitig, mit dem Arzt unterhalten zu können (z. B. P4, P9, P25). Ihnen wird zugehört und sie können ihr subjektives Krankheitserleben, ihre Sorgen und Bedenken ohne Zeitdruck jemandem schildern, der ihnen Unterstützung anbieten kann. Für die Patienten ist es wichtig, über sehr persönliche und bislang wenig thematisierte Aspekte sprechen und ihren Gedanken freien Lauf lassen zu können.

> *Er hat ja (.) ziemlich ((lachend)) ist ja blöd, normal gesprochen ((lachend)), nee, er hat (.) ja, er hat aus dem Leben, (5 Sek.) aus dem Leben ist es auch nicht. (5 Sek.) Er hat tatsächlich gesprochen, wie es wirklich war. Und wie es wirklich sein sollte, wenn es nachher zum Ableben geht, ((I: mhm)) nä. Das war wichtig. Denn, ich habe das Gefühl gehabt, ähm (.) er (.) hat sich (.) auch das Ziel gesetzt, (6 Sek.) um die Leute dahin zu bringen. ((I: mhm)) Aber, er spricht ruhig, gelassen, und er lässt einen auch selber zu Worte kommen ((I: mhm)) und das ist wichtig, nä. Denn, es gibt ja viele, die eben darauf dann bestehen und das macht er nicht, ((I: mhm)) nä. Er lässt halt noch andere Meinungen haben, nä. (P9_3_118)*

Die Patientin P9 beschrieb, dass der Berater mit Nachdruck versucht hat, sie dahin zu bringen, dass sie sich Gedanken über ihr eigenes Versterben und ihren eigenen Tod macht. Dass der Arzt an ihrer Meinung interessiert war, vermittelte ihr das Gefühl, mit ihren ganz persönlichen Sichtweisen anerkannt und wertgeschätzt zu werden.

> *Dass mir auch mal jemand zuhören kann, ((I: mhm)) das ist wichtig und dass ich dann die Gedanken mal spielen lassen kann. (P9_3_142)*

Durch diesen Respekt und die Akzeptanz des Gegenübers in seiner Ganzheitlichkeit wird der Austausch über existenzielle Themen erst möglich. Der Patient fühlt sich ernst genommen, was das Reden über eigene Wünsche und Vorstellungen fördert. Dadurch, dass andere Meinungen und andere Ansichten akzeptiert werden, entsteht ein ergebnisoffenes Gespräch. Der Patient ist frei in seinen Entscheidungen und das wird wahrgenommen als *„eine gute Erfahrung"* (P9_3_118). Es ist eine Erfahrung, die Patienten und Angehörigen im Versorgungsalltag selten machen:

> *Gerade auch so im Krankenhaus, auch noch mal so ne Unterstützung im Sinne, man_ ich hab das Gefühl, keiner spricht mit mir, so wirklich, keiner nimmt sich Zeit für mich. Und das ist ja schon was, wenn man beisammen sitzt, wo man dann in Ruhe auch drüber redet, nä. (P15_3_254)*

Zeit zu haben für einen ausführlichen Austausch, ist ein wesentliches Kennzeichen der untersuchten ACP-Gespräche aus Sicht der Patienten und Angehörigen. Die Gespräche grenzen sich dadurch von sonstigen Arzt-Patient-Kontakten ab. Denn ausführliche Arzt-Patient-Gespräche sind in der Wahrnehmung der Patienten eine Ausnahme in der gesundheitlichen Versorgung.

Die Tatsache, dass ein Arzt dieses Gespräch führt, scheint für viele Patienten selbstverständlich zu sein. Erst auf Nachfragen äußerten sie, dass sie sich eine Beratung z. B. durch qualifizierte Pflegende oder Sozialarbeiter nicht vorstellen könnten. Deutlich wird jedoch auch, dass einige Patienten nicht das Gefühl hatten, dass der ärztliche Berater ihrem Bild eines „typischen" Arztes entsprach: Der beratende Arzt hatte Zeit, ist auf ihre Probleme eingegangen, hat ihnen zugehört und ihre Meinung respektiert.

Als Beispiel soll in diesem Zusammenhang aufgezeigt werden, wie hilfreich es für die Entwicklung im Prozess sein kann, auch Zweifel an dem Konzept der Vorausplanung seitens der Patienten zuzulassen. Das Thematisieren der Bedenken wird durch zwei bereits angesprochene, förderliche Strategien ermöglicht: Die ergebnisoffene Gesprächsführung sowie den respektvollen Umgang, der impliziert, dass auch andere Meinungen gelten und ein Überreden zur Vorausplanung oder eine einseitige Beratung wenig förderlich sind. Bspw. äußerte Patientin P30 Bedenken hinsichtlich einer zukunftsbezogenen Planung:

> *Dass man sich Gedanken machen sollte, wie man sein_ wie man, äh, seinen Abschluss hier im Leben sich vorstellt, (.) was man da noch machen könnte und wie man damit umgeht, aber erstens kommt es anders und zweites als man denkt, wenn man alles so schön rosarot machen will, dann kommt es brutal, nicht? (P30_3_143)*

An diesem Beispiel wird deutlich, dass ein Restzweifel an dem Konzept der Vorausplanung bleibt – trotz einer von dieser Patientin bereits vor einigen Jahren mit ihrem Sohn abgeschlossenen Vorausplanung mit der schriftlichen Dokumentation ihrer Behandlungspräferenzen bei einem Notar. Der offene Umgang mit dieser Unsicherheit scheint erst einen ergebnisoffenen Ausgang der Beratungsgespräche zu ermöglichen und der vermittelte Respekt gegenüber Meinungsvielfalt das Vertrauen zu stärken, auf dem die Berater-Patient-Beziehung aufbaut.

Die Daten legen die Interpretation nahe, dass manche Patienten die Gesprächsführung als invasiv wahrnehmen. Durch eine Konfrontation mit existenziellen Fragen, ein hartnäckiges Hinterfragen und Einfordern von Entscheidungen wird die Tiefe der Auseinandersetzung forciert. Eine Konfrontation mit existenziellen Fragen kann im positiven Sinne zur Enttabuisierung der eigenen letzten Lebensphase führen, indem der Berater „das Eis bricht". Manche Menschen befürworten eine klare Ansprache und einen ehrlichen Austausch.

> *Es war ja ganz normal, dass Sie hinterfragt hatten, was man sich so denkt und was man_ wie man das, dies oder jenes empfindet, dass man krank ist und in welchem Ausmaß man krank ist und, äh, was dann_ was man gedenkt zu tun oder wie man damit umgeht, das sind ja Gedanken, die man normalerweise nicht denkt oder nicht zulässt, ((I: mhm)) nicht? (P25_3_125)*

Bei Patientin P25 haben die Gespräche bewirkt, dass sie nun über Angelegenheiten nachdenkt, die sie sonst weiterhin verdrängt hätte. Auch wenn der Berater durch seine invasive und hartnäckige Gesprächsführung eine Auseinandersetzung erzwungen hat, fühlte sich die Patientin nicht bedrängt, sondern hielt es für notwendig, sich auf das Thema Lebensende einzulassen.

> *Ja, er hinterfragte das immer. Er hinterfragte immer, was ich mir nun vorstelle. Also, er hat mich praktisch dazu gebracht, oder mehr oder weniger gezwungen nachzudenken. Er hat ja genauso wie Sie wissen wollen, was ist denn nun mit der Krankheit und wie empfinden Sie das und was denken Sie dabei und diese Geschichte. Und dann habe ich nachgedacht. ((I: mhm)) Das war eigentlich_ das hätte ich nicht getan, wenn da ka_ wenn Sie da nicht gekommen wären, der*

mir das so nahe gelegt hat. Sie hinterfragen ja auch dauernd, nä? ((I: mhm)) So, und das zwingt mich jetzt dazu, was dazu zu sagen. ((I: mhm)) […] Wenn Sie einfach bloß gesagt hätten, „Sie müssen Patientenverfügung aus den und den Gründen", dann hätte ich gesagt, „Ja ja, das weiß ich". Und damit basta, ((I: mhm)) nicht? Und jetzt hinterfragen Sie, was ich mir dabei denke und was ich für Gründe habe. (P25_3_97)

Manches Mal ist das Ausüben von Druck hilfreich und fördert eine intensive Auseinandersetzung mit persönlichen Ansichten; auf der anderen Seite kann diese invasive Gesprächsführung auch eine ablehnende Reaktion hervorrufen. Das Beispiel von Patientin P26 verdeutlicht die Ambivalenz dieser Strategie:

Aber er hat, er hat sehr, sehr gedrückt, dass ich ihm alles sage. ((I: mhm)) Aber ich finde das manchmal gut. ((I: mhm)) (5 Sek.) ((lachend)) ((I: mhm)) Ja, ich musste <u>ganz genau</u> sagen, was ich meine, ganz genau. Er hat ein paar Mal gefragt. (P26_3_95)

Einige Patienten reagieren auf diese Konfrontation emotional, was zu einem Abbruch des jeweiligen Gesprächs oder einer Ablehnung weiterer Gespräche führt. Diese Patienten scheinen für eine tiefergehende Auseinandersetzung in dem Moment nicht bereit zu sein.

I: *Und das ist eben so die Frage, wollen Sie auf der Intensivstation auch eine künstliche Beatmung oder nicht? (3 Sek.) Es gibt verschiedene Arten der künstl_*
P: *Lass uns gehen, [Name des Mannes] ich hab da keine Lust zu.*
I: *Mhm.*
A: *Ja.*
P: *Nein. (4 Sek.) Nein.*
I: *Also, das wollen Sie, darüber wollen Sie sich_*
P: *Da kommen die alten Geschichten alle in mir hoch und das kann ich nicht mehr ertragen. (P24_1_213-219)*

Während die Patientin P24 in diesem Beispiel aufkommende Erinnerungen vehement unterdrücken wollte, wird an anderer Stelle in den Daten deutlich, dass die Konfrontationsstrategie mit praktischen Beispielen Patienten wie Angehörigen unterstützt, Klarheit über die Fragen zu gewinnen „Was möchte ich?" und „Was möchte ich nicht?". Die Schwiegertochter von Patientin P18 beschrieb das Vorgehen des Beraters wie folgt:

Der Arzt hat sie so richtig gut aufgeklärt. Er hat gesagt, „Das und das wird gemacht, möchten Sie das? Das und das kann passieren, möchten Sie das?" Und sie konnte (.) ja oder nein sagen. (4 Sek.) „Möchten Sie noch mal auf die Intensivstation, wenn es sein muss?" Das hat sie zu dem Zeitpunkt noch mit einem Ja beantwortet. ((I: mhm)) „Was ist, wenn es Ihnen schlechter geht“, „Dann nein“. (P18_B_281)

Für andere Patienten ist das Einfordern von Entscheidungen in der Beratungssituation zu spontan (z. B. P5, P19). In Kombination mit dem Hinterfragen kann sogar vermutet werden, dass sie das Gefühl vermittelt bekommen, zu einer Entscheidung gedrängt zu werden. Das trifft insbesondere auf Patienten zu, die sich im Vorfeld noch nicht intensiv mit Fragen rund um die Vorausplanung befasst haben und bei denen ein Nachdenken über bestimmte Entscheidungen erst in den ACP-Gesprächen angestoßen wird. Es wird deutlich, dass sie in dem Moment überfordert und unfähig sind, Entscheidungen zu treffen. Diese Beobachtung ist im Übrigen unabhängig davon, ob zum Zeitpunkt des Beratungsgesprächs bereits schriftliche Vorausplanungsdokumente vorlagen oder nicht. So kommt es auch bei Patienten, die ihre Vorausplanung als abgeschlossen betrachten, da sie schriftliche Unterlagen bereits erstellt hatten, aufgrund der Konfrontation mit zuvor nicht bedachten existenziellen Fragestellungen zu einer ablehnenden Haltung, wie das vorherige Zitat von Patientin P24 verdeutlicht. Diese Beobachtung lässt Zweifel an der Zuverlässigkeit der Dokumente dieser Patienten zu (siehe auch Kapitel 5.10.6).

Resümierend lässt sich festhalten, dass die Beratungsgespräche für Patienten eine Gelegenheit schaffen, sich über Themen zu unterhalten, die im Alltag verdrängt, vermieden oder nur selten angesprochen werden. Innerhalb der persönlichen Gespräche bietet sich die Möglichkeit, mit dem Berater, aber auch mit Angehörigen, Sorgen und Ängste zu teilen, sich Ratschläge einzuholen und eine eigene Meinung zu bilden. In einem offenen Austausch können sich die Patienten darüber klar werden, welche medizinische Versorgung und konkreten Behandlungen sie präferieren. Der Austausch kann zur Krankheitsverarbeitung und der eigenen Auseinandersetzung mit Tod und Sterben genutzt werden. Für eine solch intensive Auseinandersetzung ist in der alltäglichen Gesundheitsversorgung keine Zeit.

In den ACP-Beratungsgesprächen stellen Patienten wie Angehörige Fragen zur Erkrankung, medizinischen Maßnahmen oder der Vorausplanung. Im Austausch entsteht die Möglichkeit, einzelne Behandlungsmaßnahmen, z. B. Möglichkeiten einer künstlichen Beatmung, detailliert zu besprechen. Der Berater kann dann bspw. Vorgänge und Funktionsweisen erklären.

Na ja, hab ich ein bisschen Erfahrung, äh, über den, ähm, (.) über den Rettung beim Tod. ((I: mhm)) Herr [Name] hat mir, äh, bisschen erzählt. Ich habe nicht so genaue Vorstellung, wie das geht mit dem Tod, mit dem klinischen Tod, mit dem Hirntod ((I: mhm)) und so weiter und Herr [Name] hat mir das, äh, so

> *(.) nicht erklärt, aber, aber so gesagt, wie man macht diese, diese Rettung und wie, ein bisschen. ((I: mhm)) (4 Sek.) Ob ich will mit dem Rohren und Drainen ((lachend)) gerettet werden und er hat mir das vorgestellt, und natürlich ich möchte nicht. (P26_3_61)*

Durch die Erklärungen des Beraters können bestehende Missverständnisse hinsichtlich möglicher Maßnahmen, bspw. in Bezug auf Wiederbelebungsmaßnahmen oder einen Herzschrittmacher, beseitigt werden.

ACP-Beratungsgespräche können an die Informationsbedürfnisse der Patienten und Angehörigen angepasst werden, indem individuelle Fragen besprochen werden. Rückfragemöglichkeiten seitens der Patienten und Angehörigen fördern das Verstehen von gegebenen Informationen. Dass Patienten und Angehörige einen großen Bedarf an Informationen haben, wird in den Daten deutlich. Sie wollen die Chance eines Arztgesprächs nutzen, um für sie drängende Fragen zu stellen.

> *Ja, da müsste ich erst mal dazu wissen, was gibt es denn eigentlich für Möglichkeiten, wenn man jetzt herzkrank ist? So, und das, da_ das kann ich mir nicht vorstellen. Was passiert dann, was könnte im schlimmsten Fall passieren? (P25_1_157)*

Die Patienten und ihre Angehörigen stellen Rückfragen, um die im Rahmen des Gesprächs geschilderten Szenarien und die Entscheidungseinforderung zu verstehen und um zu überprüfen, ob sie Erläuterungen richtig verstanden haben. Weiterhin fragen sie auch nach, weil sie bspw. schon Erfahrungen mit der medizinischen Versorgung gemacht haben und diese mit den Schilderungen des Beraters abgleichen wollen. Auch bringen sie eigene praktische Beispiele ein, zu denen sie gerne eine Einschätzung des Betroffenen hätten bzw. eine Anregung des Mediziners, wie sie sich in solchen Situationen bestmöglich verhalten können.

> *Und was ich nicht unwichtig fand, nochmal bezogen darauf, und dass wir auch Fragen stellen konnten. ((I: mhm)) Also, dadurch, dass es ein Arzt war auch, nä. Wie ist die Situation, wenn wir hier reinkommen, Mutti auf dem Boden liegt und wo er dann sagte, „Naja, gut, dann muss mal sowieso erstmal, wollen Sie sie liegen lassen?" Also, manchmal ist man dann ja auch in so einem Tunnel drin, das fand ich ganz konstruktiv für uns auch nochmal. (P15_3_147)*

Dieses Zitat der Tochter von Patientin P15 veranschaulicht, dass durch das Einbringen exemplarischer Szenarien in die Gespräche – sowohl seitens der Angehörigen als auch seitens des Beraters – eine Konkretisierung der eigenen Wünsche und Vorstellungen in Bezug auf die gesundheitliche Versorgung in der letzten Lebensphase gelingen kann.

Patienten haben die Möglichkeit, während der Gespräche mit ihren Angehörigen in einen Austausch zu treten und auf dieser Grundlage ihre Meinung zu bilden. Manche Angehörige hören ausschließlich zu, um die Wünsche zu verstehen (passive Rolle, z. B. P9, P11). Andere nutzen die Chance, Entscheidungen oder Einstellungen zu hinterfragen, sofern ihnen die Entscheidung nicht nachvollziehbar ist (aktive Rolle, z. B. P4, P25). Zum Teil verbalisieren sie ihr Unverständnis über bestimmte Ansichten und fördern dadurch die Auseinandersetzung des Patienten mit den jeweiligen Entscheidungen. Das Hinterfragen ist eine typische Reaktion der Angehörigen auf unerwartete Entscheidungen oder Antworten der Patienten.

> P: *Ja, das würd ich eigentlich vorziehen.*
> A: *Ehrlich? Äh, das könnt ich jetzt überhaupt nicht nachvollziehen (.) aber das musst Du entscheiden.*
> P: *Ja, ja, muss_ entscheiden_*
> A: *Nee, das_ und da musst du drüber nachdenken.*
> P: *kann ich jetzt gar nichts, da muss ich erst mal überlegen.*
> A: *Das kann ich jetzt nicht verstehen. (P25_2_319-324)*

Die Tochter von Patientin P25 konnte die Entscheidung ihrer Mutter nicht nachvollziehen und ergriff hier das Wort, um die Ansicht ihrer Mutter zu hinterfragen. Sie stellte dabei jedoch klar, dass die Entscheidung letztendlich bei der Mutter liege. Hier erfolgte eine Abgrenzung der eigenen Rolle als Tochter und mögliche Bevollmächtigte von der Betroffenen, der Mutter. Die Tochter hatte das Gefühl, ihre Mutter hätte nicht ganz verstanden, worum es geht. Sie verwies daher auch darauf, dass die Mutter noch einmal in Ruhe über diese Entscheidung nachdenken solle. Die Tochter trug hier zur Entwirrung der Sachverhalte bei und verhinderte eine voreilig getroffene Entscheidung der Mutter. Der Einwurf der Tochter kann jedoch auch als illegitime Beeinflussung der Mutter in ihrer Entscheidungsfindung interpretiert werden und gibt damit einen Hinweis auf Herausforderungen, die durch eine Einbeziehung von Angehörigen in die ACP-Gespräche entstehen können.

Angehörige ergreifen die Initiative, zusätzliche Informationen für eine Entscheidung zu erhalten (z. B. P4, P27). So fragen sie bspw. bei Entscheidungseinforderungen seitens des Beraters nach Behandlungsalternativen, wenn der Patient sich in seinen Aussagen unsicher ist. Sie nutzen die Gelegenheit, um Unklarheiten bezüglich medizinischer Maßnahmen zu klären (z. B. P27). Die Erläuterungen, die dann von dem Berater gegeben werden, nützen nicht nur den Angehörigen sondern auch den anwesenden Patienten für ihre Entscheidungsfindung.

Angehörige bekommen darüber hinaus schnell mit, wenn der Patient etwas nicht versteht. Dann können sie noch einmal nachfragen, sodass auch der Betroffene dem Gespräch wieder folgen kann. Die Schwiegertochter von Patientin P18 berichtete von einer solchen Situation:

> *Auch wenn ich nachgefragt habe, hat er das noch mal erklärt. Weil, äh, meine Schwiegermutter hat nicht immer unbedingt gesagt, „Das habe ich nicht verstanden". Aber ich habe das gesehen, wenn sie das nicht verstanden hat. ((I: mhm)) So, und dann hat er ihr das noch mal erklärt. Der hat das echt gut gemacht. ((I: mhm)) Richtig gut. (P18_B_285)*

Angehörige sind auch beratend tätig (z. B. P4, P15). Die Patienten fordern während der Entscheidungsfindung die Meinung der Angehörigen ein, um diese in ihrer Abwägung zu berücksichtigen. Es zeigt sich, dass es den Patienten in dem Fall zugutekommt, dass die Angehörigen an der Beratung teilnehmen und als Partner an der Urteilsbildung beteiligt werden können. Sie wirken bei der Suche nach Hilfe und Orientierung bei der Entscheidungsfindung unterstützend für die Patienten, sodass die Unsicherheit dieser aufgefangen werden kann.

> *Da hab ich (.) denn gesagt zu meinem Sohn, „Ja, was meinst Du (.) mach ich das lieber so oder anders". ((I: mhm)) (4 Sek.) Aber letztendlich, die Entscheidung muss ich ja treffen, nä. Aber (.) für mich ist auch schon wichtig, wenn mein Sohn denn seine Meinung auch dazu sagt. ((I: mhm)) (4 Sek.) Obwohl ich manchmal anders entscheide wie er sagt, nä. ((I: mhm)) (6 Sek.) Alleine schon mit manchen Maßnahmen, da sagt er, „Das könnteste doch noch machen lassen oder_" oder so, ich sag, „Das, was ich nicht mehr möchte_" (P4_3_69)*

Insgesamt wird deutlich, dass die Beteiligung von Angehörigen dazu führt, dass die Entscheidungsfindung in den ACP-Gesprächen zu einem Familienprozess wird. Angehörige übernehmen insbesondere bei wenig konkreten Vorstellungen und Entscheidungsunsicherheit der Patienten eine bedeutende Rolle – beratend, hinterfragend, Informationen einfordernd. Bei manchen männlichen Teilnehmern ist auffällig, dass die Ehefrauen eine Gesprächsführerschaft übernehmen. Der Einstieg dafür ist zumeist das Erzählen der Krankheitsgeschichte, die der Mann an die Ehefrau delegiert, da sie es seiner Meinung nach besser erzählen kann (z. B. P2, P6, P10, P13, P14). Die Männer ziehen sich in der Beratung zum Teil völlig zurück. Im Vergleich zu den Ehepartnern halten sich Kinder während der Gespräche vielmehr im Hintergrund. Ihnen ist es wichtig, die Meinung des Elternteils zu erfahren (z. B. P2, P8, P15) und eine Beeinflussung der Meinung zu vermeiden, wie das Zitat der Tochter von Patient P2 veranschaulicht:

> *Deswegen halt ich mich jetzt auch zurück. Weil, wenn ich Dir sage, Dich vor_ oder meine Meinung Dir vorgebe, das ist <u>Deine</u> Entscheidung. (P2_1_137)*

Im Rahmen der Beratungssituation ist es den Patienten und ihren Angehörigen möglich, ihre soziale Beziehung und das Vertrauensverhältnis zueinander zu verbalisieren. Ohne ACP-Gespräche würde dies unterbleiben. Eine Tochter erläuterte ihren Gewinn im Zusammenhang mit den Gesprächen folgendermaßen:

> *Was ich schon auch noch mal gemerkt habe, ist, äh, dass, dass Du einfach auch viel Vertrauen in uns hast, äh, wenn wir die, die Vollmacht, die Vorsorgevollmacht haben, ähm, dass wir das, ähm, soweit so gut für Dich alles machen, äh, wie wir es uns vorstellen können und wo wir ahnen können, dass es richtig ist für Dich oder nicht für Dich, sofern Du es selber nicht mehr entscheiden magst. Das war für mich auch noch mal ganz hilfreich. (P15_3_218)*

Die Tochter von Patientin P15 betonte, dass für sie als Angehörige, die im Bedarfsfall die Umsetzung des Willens der Mutter gemeinsam mit ihrer Schwester übernehmen soll, es äußerst wichtig war, dass ein Austausch stattgefunden hat und somit die Vertrauensbeziehung zwischen ihr und ihrer Schwester mit der Mutter gestärkt wurde. Der persönliche Austausch gibt den Angehörigen Sicherheit. Sollte es schließlich dazu kommen, dass stellvertretend eine Entscheidung gefunden werden muss, mag diese dem Angehörigen leichter fallen – so scheint zumindest die Hoffnung zu sein.

5.6 Kriterien bei der Entscheidungsfindung

Manche Patienten treffen ihre Entscheidung auf Grundlage ihrer Beziehungen zu ihren Angehörigen (z. B. P5, P10, P14, P17). So machen sich die Patienten Gedanken darüber, wie es für Angehörige wäre, wenn sie sie pflegen müssten oder wenn sie versterben. Patienten entscheiden sich sowohl für eine Inanspruchnahme als auch für eine Ablehnung von Maßnahmen, um die Belastung der Familie zu vermeiden. Ersteres ist darin begründet, die Belastung von Familienangehörigen durch ein mögliches Versterben durch eine Inanspruchnahme von Maßnahmen zu verhindern, um so das Verlusterleben zeitlich nach hinten zu schieben.

> *Weil meine zweite Enkelin ihre Oma über alles liebt und es wäre ne verantwort_ wäre unverantwortlich, ist das richtig? ((I: mhm)) Wenn ich frei weggehen würde irgendwie. ((I: mhm)) Nein, ich würde bis zur letzten Sekunde (.) aushalten. (P30_1_97)*

Dem gegenüber ist eine Belastungsvermeidung der Familie durch einen Therapieverzicht hingegen von dem Ziel gekennzeichnet, den Anblick eines schlechten Gesundheitszustandes sowie das Miterleben von Leiden und einer langen Sterbephase zu verhindern. Diese Begründung ist konträr zur Belastungsvermeidung durch Therapieinanspruchnahme: Durch einen Verzicht wollen sie die Situation so schnell wie möglich beenden, anstatt den Angehörigen zur Last zu fallen.

> *In dem ich, äh, im Prinzip ein Krüppel und ein, ja, ich sag mal, alle Leute, ich sag mal, mit ihrer Hilfskraft überfordere, über, über, überziehe und das nur, um meinen Zustand zu erhalten. ((I: mhm)) Ich möchte also nicht auf Kosten von solchen Menschen ein längeres Leben führen. (P17_1_266)*

Die Tatsache, dass Patienten ihre Entscheidung in Orientierung an ihren Angehörigen treffen, verdeutlicht die Tochter von Patient P2 eindrücklich. Sie wies auf das Problem hin, dass Entscheidungen, die in Anwesenheit von Angehörigen getroffenen werden, möglicherweise durch eine soziale Erwünschtheit beeinflusst sein können und ein Einzelgespräch Abhilfe schaffen könnte.

> *Ob man sowas dann doch lieber alleine besprechen will, weil man Angst hat, dass man den anderen belastet. […] Weil ich manchmal das Gefühl habe, dass man vielleicht befangen dann ist. […] ob man sich manchmal mehr traut, was zu sagen, vielleicht dann alleine. Weil man Angst hat, dann denkt die Frau oder die Tochter ‚Ich hab eh kein Bock mehr'. Sag ich mal, in Anführungsstrichen, übertrieben. Damit man ganz frei in seiner Entscheidung auch ist, und nicht sozusagen von irgendjemanden beeinflusst oder abhängig. Weil man Angst hat, der andere ist deshalb traurig. Weil die Entscheidung liegt bei jedem ja selber ganz alleine. Sag ich mal, was man macht und nicht. (P2_1_186)*

Neben sozialen Aspekten bestimmen der Gesundheitszustand, die Lebensqualität und der Lebensmut Behandlungsentscheidungen von Patienten. Die Frage „*Lohnt es sich noch?*" (z. B. P5_1_155) ist bei der untersuchten Patientengruppe sehr prominent. Ein subjektiv guter Gesundheitszustand, vorhandene Lebensqualität und Lebensmut hängen mit einer Inanspruchnahme von Maßnahmen zusammen. Sofern die geistigen und motorischen Fähigkeiten für ein selbstständiges Handeln, eine Teilhabe an der Gesellschaft oder dem Ausüben von Lebensinhalten (z. B. Handarbeiten bei P4) hingegen nicht mehr ausreichend sind, lohnt sich aus ihrer Sicht eine Inanspruchnahme medizinischer Maßnahmen nicht mehr.

> *Das erste ist, dass man_ dass ich auf jeden Fall noch denken kann ((I: mhm)), geistig denken kann, ((I: mhm)) und ähm, das zweite ist, dass ich so auch so die Kraft habe, noch, noch dazu, ansonsten möcht ich dann lieber sagen, „Nein, das war es, das war mein Leben". (P7_1_240)*

Patienten begründen eine Ablehnung von Maßnahmen zusätzlich mit dem Erleben einer langen Krankheitszeit (z. B. P9) oder einem sich stetig verschlechternden Gesundheitszustand ohne Aussicht auf Besserung (z. B. P26). Wohingegen ein hoher Leidensdruck auch zu einer Inanspruchnahme aller Maßnahmen führt, um so die Leidenssituation zu überwinden und ein Versterben zu verhindern.

Das Alter spielt bei der zukünftigen Entscheidungsfindung eine wesentliche Rolle. Patienten verbinden alt zu sein damit, gleichzeitig auch krank zu sein. Das Alter erschwert aus ihrer Sicht die Genesung und mindert den Erfolg einer Maßnahme. Eine Ablehnung von Maßnahmen erfolgt mit der Begründung, alt genug zu sein und sein Leben gelebt zu haben.

Wenn ich jetzt zehn Jahre jünger gewesen wäre, da würde ich sagen, (.) „Ja, das könnte man machen", aber ((I: mhm)) in meinem Alter nicht mehr. (P28_1_208)

Manche Patienten mit fortgeschrittener Herzinsuffizienz machen ihre Entscheidung von der Prognose bezüglich der Zielerreichung abhängig, die jedoch aus ihrer Sicht erst in der Situation vorliegen wird, in der tatsächlich Entscheidungen zu treffen sind.

Da muss man ja den Erfolg wissen oder oder, äh, sicher sein, dass da nen bisschen Erfolg dran ist, ((I: mhm)) dass das, da kann man doch nicht gleich sagen, „Ja, das will ich, das will ich nicht". (P5_1_141)

Somit resultiert aus dieser Ansicht, dass einige Patienten ihre Entscheidung auf Andere (Ärzte oder Angehörige) übertragen bzw. eine Entscheidung zum jetzigen Zeitpunkt aufgrund von Entscheidungsunfähigkeit wegen fehlender Information über das Ergebnis der Behandlung abgelehnt wird. Denn eine Beurteilung, auf deren Grundlage dann eine Entscheidung zu treffen ist, erfolgt durch den behandelnden Arzt in der Zukunft. Wenn eine Aussicht auf Erfolg besteht, dann befürworten Patienten eine Inanspruchnahme der Behandlung, ansonsten lehnen sie diese ab, da es für sie unnütz erscheint.

Also einmal, äh, kommt es drauf an, in welchem Zustand ich aus dem Koma erwache. Nehmen wir an Herzstillstand, ((I: mhm)) da kommt es ja auf die Hilfe an, ob man die sofort hat oder ob das eine Weile dauert, wegen der Sauerstoff_ äh, -zufuhr und so weiter. […] wenn nicht zu erwarten ist, dass ich da noch wieder in einem normalen Zustand aufwachen würde (.) dann würde ich sagen, dann muss_ dann darf_ soll gar keine_ nichts unternommen werden. ((I: mhm)) Das heißt, kann man wohl nicht so auf (Topf [?]) sagen, das muss da geprüft werden, ((I: mhm)) nicht? Also ich möchte noch so, so, wenn ich noch wieder zurückgeholt werde, dass da zu erwarten ist, dass ich noch (.) reagieren kann, also meinen Verstand noch habe. (P25_3_39)

Es zeigt sich in den Daten, dass im Besonderen die Entscheidung im Rahmen des Szenarios 3 (Maßnahmen bei Hirnschaden) aufgrund des fehlenden Erfolgs (z. B. Genesung und Erreichen des Ausgangszustandes) abgelehnt wird.

Ebenso beeinflussen Erfahrungen mit medizinischen Maßnahmen (Herzschrittmacher-Implantation, Reanimation, Beatmungsmaschine, Intensivstation) die Entscheidungsfindung von Patienten mit fortgeschrittener Herzinsuffizienz. Es ist zu unterscheiden, ob die Patienten ihre Entscheidung aufgrund von Eigen- oder Fremderfahrung fällen. Es lassen sich in den Daten eigene, wertneutrale Erfahrungen finden, die weder einen Rückschluss auf eine Inanspruchnahme noch eine Ablehnung zulassen. Patienten sind sich zum Teil unsicher hinsichtlich der Bewertung ihrer eigenen Erfahrung und dessen Auswirkungen auf die zukünftige

Inanspruchnahme der bereits erlebten Maßnahme, da sich z. B. die Ausgangslage geändert hat oder auch Meinungen von Angehörigen (z. B. Ehefrau), die eine andere Perspektive mitbringen, einfließen. Zu bemerken ist, dass Patienten Therapieoptionen sowohl bei positiver Erfahrung ablehnen (z. B. weitere Operationen und Reanimation) als auch bei negativer Bewertung der eigenen Erfahrung eine Inanspruchnahme befürworten (z. B. künstliches Koma und Reanimation).

Die Bewertung von Maßnahmen aufgrund von Fremderfahrung hängt eng mit der eigenen Vorerfahrung mit Todesfällen im familiären Umfeld zusammen und der Absicht, eine Wiederholung bestimmter Situationen zu vermeiden. Eine Ablehnung von medizinischen Maßnahmen wird sowohl mit positiven (z. B. künstlicher Beatmung bei dem Sohn) als auch mit negativen Fremderfahrungen (z. B. künstliche Beatmung bei der Schwester) begründet. Bei der Entscheidung für eine Inanspruchnahme führen Patienten ausschließlich positive Fremderfahrungen an (z. B. Herzschrittmacher, Defibrillator).

Die Erfahrungen mit medizinischen Maßnahmen lassen sich von Erfahrungen mit einem bestimmten Zustand abgrenzen, denn auch die bestimmen die Entscheidung von Patienten.

> *Diese Erfahrung mit der Beatmungsmaschine, ((I: mhm)) die (.) furchtbar war, ((I: mhm)) und, äh, (4 Sek.) ja, und auch der in_ dieser Zustand der völligen, äh, Schwäche, ((I: mhm)) die man dann hat, wenn man, äh, (.) danach die paar Tage, die dann da sind, wo man also überhaupt nicht mehr weiter weiß und auch die Gedanken, äh, in Richtung, ich will nicht mehr leben gehen. (P16_1_71)*

Patienten führen häufig bestimmte Zustände an, die sie bei Verwandten oder Bekannten miterlebt haben und die ihre Erfahrungen mit einer medizinischen Versorgung in der letzten Lebensphase geprägt haben. Sie resultieren in einer Ablehnung von Therapieoptionen, weil sie für sich solche Zustände vermeiden möchten.

Weiterhin bestimmt die Dauer der Behandlung die Entscheidung der Patienten. Eine Inanspruchnahme der medizinischen Maßnahme als Überbrückung, d. h. ein kurzer Zeitraum zwischen einer bis zu sechs Wochen, ist für Patienten akzeptabel, wenn Erfolgsaussichten, z. B. das Erreichen des Ausgangszustandes, bestehen. Die Ehefrau von Patient P13 erläuterte ihre Ansicht wie folgt:

> *Wir haben eine Patientenverfügung, die beinhaltet, dass die Maschinen abgestellt werden, nach einer Frist. ((I: mhm)) Die mindestens sechs Wochen dauern sollte, wo alles versucht wird, ((I: mhm)) äh, nur_ es soll nur die Maschinen abgestellt werden, wenn keine Genesung mehr zu erwarten ist und kein_ der Mensch nicht mehr präsent ist als Persönlichkeit. (P13_ 1_137)*

Eine Ablehnung ist begründet durch eine Dauerhaftigkeit der Behandlung. Eine dauerhafte Behandlung verbinden die Patienten mit einer Lebensverlängerung im Sinne eines Hinauszögerns (P15) und einem *„unnütz am Leben halten“* (P22_2_73):

> *Nicht, dass man länger lebt als man leben würde normalerweise durch sowas. (P27_2_181)*

Bei der Betrachtung der Kriterien ist auffällig, dass Patienten aufgrund einer wahrgenommenen Notwendigkeit und Alternativlosigkeit medizinische Maßnahmen in Anspruch nehmen. Dieses Kriterium führt immer zur Inanspruchnahme von Behandlungen und tritt vorrangig im Zusammenhang mit der Entscheidung, für eine intensivere Behandlung in ein Krankenhaus zu gehen, auf (Szenario 1). Die Patienten sehen sich in der Situation nicht mehr als aktiv handelnder Entscheider. Aus ihrer Sicht haben sie gar keine Wahlmöglichkeit (*„wenn es nicht anders geht“*; P1_1_126; P18_1_138). Alternativlos erscheint die Inanspruchnahme der Behandlung, weil andere weniger intensive Maßnahmen nicht mehr ausreichend sind und für eine Lebenserhaltung bzw. eine Besserung der Situation andere Versorgungsalternativen (z. B. ambulante Betreuung) unrealistisch erscheinen.

5.7 Bewertung der ACP-Beratungsgespräche aus Patienten- und Angehörigensicht

Aus den Einschätzungen der Patienten und Angehörigen in den Interviews lässt sich kein eindeutig positives oder negatives Erleben der Beratungsgespräche ableiten. Es zeigt sich, dass ACP-Gespräche einerseits positiv mit einer Bestätigung der eigenen Meinung, einer Vorbereitung auf die Zukunft und dem Gefühl, nun *„auf der sicheren Seite“* (P11_3_79) zu sein, verbunden werden. Andererseits lösen diese Gespräche auch negative Emotionen aus. Die Auseinandersetzung mit einer möglichen gesundheitlichen Verschlechterung, dem Tod von nahestehenden Menschen und der eigenen Endlichkeit wirken gleichzeitig auch belastend und überfordernd.

5.7.1 Wahrnehmung der ACP-Gespräche von Patienten

Die Gespräche hinterlassen ein positives Gefühl bei den Patienten mit fortgeschrittener Herzinsuffizienz und werden als gute Erfahrung beschrieben. Die Patienten fühlen sich während der Gespräche wohl und nehmen sie als wohltuend wahr, resultierend aus der Besprechung eines schwierigen Themas. Es beruhigt sie, die Gespräche geführt zu haben (z. B. P4, P9, P10, P11).

Für manche Patienten bedeuten die Gespräche eine Bestätigung langjähriger Überlegungen, z. B. für die letzte Lebensphase in ein Hospiz zu gehen oder auf bestimmte medizinische Maßnahmen unter gewissen Umständen zu verzichten. Voraussetzung für eine solche Bestätigung der eigenen Ansichten ist eine Meinungsbildung im Voraus der Beratungsgespräche, teilweise einhergehend mit jahrelanger Auseinandersetzung mit den besprochenen Entscheidungen.

Ich bin schon lange dieser Meinung, ((I: mhm)) und das war mei_ äh, vielleicht ein bisschen bes_ Bestätigung oder, Bestätigung? (P26_3_71)

Neben einer Bestätigung führen die Gespräche auch zu einer Bestärkung der eigenen Meinungen, wenn die Entscheidung noch nicht endgültig gefallen ist (z. B. P22). Diese Bestätigung und Bestärkung beruhigen die Patienten. Deutlich wird, dass die Gespräche nicht nur zukünftige Entscheidungen beeinflussen, sondern auch bei aktuell anstehenden Entscheidungen eine Unterstützung sein können (z. B. P9, P17, P22).

Die Gespräche werden im Zusammenhang mit der Erstellung von Vorausplanungsdokumenten als unterstützend wahrgenommen, wenn bereits die Absicht bestand, eine Patientenverfügung oder Vorsorgevollmacht zu erstellen. Ohne das Beratungsangebot wäre es zeitnah zu keiner weiterführenden Auseinandersetzung mit der Thematik gekommen. So hilft das Beratungsangebot Patienten dabei, konkrete Behandlungspräferenzen herauszuarbeiten und Informationen über Abläufe bei medizinischen Maßnahmen zu gewinnen, um diese bewerten zu können. Vorteilhaft ist für die Patienten, dass keine weiteren Angebote aktiv aufgesucht werden müssen, um Unterstützung bei der Erstellung der schriftlichen Dokumente zu erhalten.

Und das war auch für uns dann uns, sozusagen, so nen Nutzeffekt dann, nä. Dass wir mit ihm gesprochen haben, dass wir jetzt ne_ so ne Erklärung haben, so ne, wie heißt das, so ne_ […] Patientenverfügung und so ne Vollmacht. (P10_3_28-30)

Die Patienten fühlen sich nach dem Gespräch sicherer. Durch die schriftliche Dokumentation ihrer Wünsche auf Grundlage der Gespräche sehen sie sich gut versorgt. Sie haben das Gefühl, dass ihnen die gewonnenen Erkenntnisse im Bedarfsfall weiterhelfen.

Eigentlich bin ich froh, dass ich so ein bisschen auf der sicheren Seite jetzt bin. Dass mir eben_ wie ich mir das vorgestellt hab, wie ich dann mal weiterleben will und so, dass mir das so schön erklärt worden ist, und da bin ich schon ganz schön beruhigt, dass ich das alles so gut, äh, gesagt bekommen habe. Das war schon wichtig. (P11_3_79)

Die Patientin P11 war insbesondere dadurch beruhigt, dass sie nun über schriftliche Dokumente für den Bedarfsfall verfügte. Sie hat also für den *worst case* (schlechtesten anzunehmenden Fall) vorgesorgt und fühlte sich in dieser Hinsicht gut vorbereitet. Sie war mit der Absicht in die ACP-Gespräche gegangen, ihre Angelegenheiten für die Zukunft so zu regeln, wie sie sich das schon längere Zeit vorgestellt hat – mit der Unterstützung durch die in den Gesprächen gewonnenen Informationen.

Die Patienten beschreiben die Gespräche auch mit Attributen wie aufwühlend (z. B. P8), Hoffnung raubend (z. B. P23), überfordernd (z. B. P4) und belastend (z. B. P27). Diese Erfahrung ist zunächst einmal gegensätzlich zu der positiven Wahrnehmung der Gespräche.

Überfordernd wirkt das lange andauernde Gespräch mit diversen Inhalten und der Konfrontation mit der für viele Patienten ungewöhnlichen Thematik. Häufig betonten die Patienten am Ende der ersten Beratung, das Gespräch erst mal verarbeiten zu müssen. Da sie nur eine vage Vorstellung von dem Umfang der Beratung hatten, fühlten sie sich zunächst überrannt (z. B. P6, P10). Deutlich wird das bspw. daran, dass am Ende der Gespräche kaum Fragen gestellt wurden.

Es ist schwierig für die älteren Menschen, die Konzentration über die Dauer der Gespräche aufrechtzuerhalten. So werden zum Teil komplexe Situationen besprochen, in deren Kontext es notwendig ist, dem Gedankengang des Beraters zu folgen. Die Patienten müssen die neuen Informationen aufnehmen, sie verarbeiten und mit den eigenen Gedanken verknüpfen, sie in Beziehung setzen, um sich eine eigene Meinung zu bilden. Sind diese Fähigkeiten begrenzt, so führt das bei einigen Patienten zur Überforderung und gegebenenfalls zum vorzeitigen Abbruch der Gespräche (z. B. P4, P24).

> *Im Sinne Überförderung, im Sinne, dass es jetzt zu viel an Aufnahmefähigkeit, das war eher mein Gefühl, nä. Weil ich, ich hab Mutti denn nächsten Tag auch noch mal gefragt, ob Du nochmal gegrübelt hast, weil ich nen bisschen, ähm, Sorge auch hatte, dass Dir dann so viel durch den Kopf geht, oder so […] so von der Aufnahme her, finde ich, konnte man schon merken, das reichte irgendwann, ((I: mhm)) so Flasche voll, nä. (8 Sek.) Ist ja dann auch immer ne lange Sitzung mit viel Fragen. (P15_3_187)*

An dieser Ausführung zeigt sich, dass die Tochter von Patientin P15 den Eindruck hatte, dass die Mutter mit dem Umfang der Gespräche überfordert war. Deutlich wird daran, dass das Thema der Vorausplanung nicht nur emotional sondern auch inhaltlich sehr einnehmend ist.

Eine Konfrontation mit der Reflexion des eigenen Lebens und das Betrachten vergangener Erlebnisse wühlen Patienten innerlich auf. Sie fühlen sich belastet durch eine Thematisierung der Vergangenheit.

> *Nur der erste Abend, der im Krankenhaus noch, ((I: mhm)) der war sehr aufregend für mich (.) weil, ja (.) wir haben praktisch über mein Leben gesprochen (.) ((I: mhm)) und da kam alles wieder hoch, da war ich so aufgewühlt irgendwie, dies noch mal verarbeiten, da hab ich die ganze Nacht nicht geschlafen, […] denn es waren doch einige Jahre, die so an einem vorbei gelaufen sind und, ja. ((I: mhm)) (4 Sek.) Alles nicht so einfach gewesen. (P8_3_49-51)*

Patientin P8 beschäftigte sich im Anschluss an das erste Gespräch noch intensiv mit Erinnerungen an vergangene Zeiten. Bei Angehörigen besteht die Sorge, dass die Gespräche die Patienten so sehr beunruhigen, dass sie auch über die Gespräche hinaus grübeln und sich noch längere Zeit mit den aufgeworfenen Fragen beschäftigen.

Die erhobenen Daten legen die Interpretation nahe, dass negative Emotionen durch die Besprechung von vergangenen Erlebnissen, dem eigenen Leben oder negativen Erfahrungen in der gesundheitlichen Versorgung sowie durch die Konfrontation mit existenziellen Fragen und Entscheidungssituationen hervorgerufen werden (z. B. P1, P8, P21, P24). Bspw. haben manche Patienten den Sterbeprozess von Angehörigen negativ erlebt. Die Erinnerungen an die damit verbundene schwere Zeit werden in den ACP-Beratungsgesprächen wieder hervorgeholt. Die Verarbeitung und der Trauerprozess sind bei den Patienten unterschiedlich stark vorangeschritten; manche haben die Erlebnisse verdrängt. Werden in den ACP-Gesprächen dann die eigene Person betreffende existenzielle Fragen angesprochen, treten diese Erinnerungen wieder in den Vordergrund. Eine Abwehrreaktion ist häufig die Folge (z. B. P1, P24).

Manche Patienten sind bereits vor der Beratung aufgrund der Gesamtsituation (gesundheitliche Verschlechterung, Krankenhausaufenthalt, veränderte Lebenssituation) überfordert und können in den Gesprächen keine klaren Entscheidungen treffen (z. B. P1, P4). Insbesondere in der Rekrutierungsphase zeigte sich, dass einzelne Personen durch die Verarbeitung der momentanen Krankheitssituation so stark gefordert waren, dass sie eine Vorausplanung auf einen späteren Zeitpunkt verschieben wollten.

Einzelne Patienten nehmen die ACP-Gespräche als Hoffnung raubend wahr. Ihnen wird die eigene Endlichkeit vor Augen geführt. Möglicherweise werden bestehende (irreale) Hoffnungen bezüglich eventueller Heilung der Krankheit durch diese deutliche Besprechung von Tod und Sterben zerstört. Dies zeigt sich insbesondere bei denen, die ihre Krankheit und den nahenden Tod bislang eher verdrängt haben. Sie haben eine Auseinandersetzung mit der Thematik vermieden und bereits ein verbaler Austausch über die letzte Lebensphase beschwört den Tod für sie herauf (z. B. P23, P24). Die Konfrontation mit den praktischen Beispielen führt dazu, dass ihre Hoffnung auf ein „gutes Ende" schwindet. Die Szenarien beunruhigen die Patienten, indem sie gesundheitliche Verschlechterungen real werden lassen, z. B. wenn es darum geht, nichts mehr von der Umwelt mitzubekommen oder keinen mehr zu erkennen.

> *Irgendwann müssen wir alle gehen und (.) denn wenn ich jetzt schon darüber nachdenke, dann ist ja alles schon vorbei. [...] Das kann ich nicht. (P24_1_185-187)*

An diesem Beispiel wird deutlich, dass die Patientin P24 eine Auseinandersetzung gescheut hat, da sie meinte, dass dann alle Hoffnung auf eine Genesung zerstört werden würde. Sie fixierte sich ausschließlich auf das worst-case-Szenario und hatte dabei keinen Blick für eine positive Entwicklung.

Das positive und negative Erleben der Beratungsgespräche scheint zunächst gegensätzlich zu sein. Deutlich wird jedoch, dass beide Emotionen bei derselben Person auftreten können und nicht unbedingt als widersprüchlich zu verstehen sind. D. h. die ACP-Gespräche können von einer Person als belastend und beunruhigend, zugleich aber auch als hilfreich und erleichternd wahrgenommen werden. Die Akzeptanz dieser ambivalenten Wahrnehmung kann möglicherweise damit erklärt werden, dass die Auseinandersetzung mit dem Thema zwar schwierig und herausfordernd ist, aber das Vorhaben, für kritische Gesundheitszustände in der Zukunft vorzusorgen, über die momentane Befindlichkeit gestellt wird.

In den Daten lässt sich ablesen, dass einige Patienten eine Entwicklung im Verlauf der zwei Termine vollziehen (z. B. P4, P15). Anfangs sind die Gespräche für sie belastend, später werden sie angenehmer. Sie können sich auf die Beratungssituation einstellen und sich mit der Zeit auch auf das schwierige Thema einlassen, haben hin und wieder über bereits Besprochenes nachgedacht. Im zweiten Gespräch wissen sie nicht nur, was auf sie zukommt, es findet auch in gewohnter Umgebung bei ihnen zu Hause statt. Außerdem erholen sich viele Patienten in der Zwischenzeit von der akuten Krankheitssituation und können gestärkt in das zweite Gespräche gehen. Diese Beobachtungen verweisen auf die Notwendigkeit, ACP als Prozess im Gesundheitssystem zu implementieren.

Wenig bedeutend sind die Gespräche für die Patienten, die der Ansicht sind, für sich nichts Neues aus den Gesprächen mitnehmen zu können (z. B. P1, P3, P13). Begründet wird diese Ansicht damit, sich bereits zuvor intensiv mit der Vorausplanung beschäftigt zu haben und somit keine neuen Informationen gewinnen zu können. Weiterhin führen sie bereits regelmäßige und ausführliche

Gespräche über ihre Wünsche und Vorstellungen das eigene Lebensende betreffend. Ihnen sind solche Gespräche nicht fremd, sondern sie empfinden die Situation als Routine.

Andere Patienten können in den Gesprächen keinen Nutzen für sich erkennen, da sie Erwartungen haben, wie z. B. neue medizinische Behandlungsmöglichkeiten ihrer Erkrankungen angeboten zu bekommen (z. B. P23), die die ACP-Gespräche nicht erfüllen. Vermutlich verbinden sie mit einem Arztgespräch eine therapeutische Behandlung. Dadurch, dass diese Erwartungen nicht erfüllt werden, lehnen diese Patienten eine weitergehende Auseinandersetzung mit Vorausplanung ab, da für sie zu diesem Zeitpunkt andere Fragen dringender sind.

Manche Patienten zeigen sich über das Angebot einer Beratung zur Vorausplanung überrascht (z. B. P23, P25), da es für sie darauf verweist, dass sie sich in einer schlechten gesundheitlichen Lage befinden und der behandelnde Arzt eine Besprechung der individuellen Vorausplanung für notwendig erachtet. Sie verstehen das Beratungsangebot als Hinweis, dass die Zeit gekommen ist, sich über die eigene letzte Lebensphase Gedanken zu machen (z. B. P25), obwohl sie von sich aus zum jetzigen Zeitpunkt keine Notwendigkeit verspürt haben.

5.7.2 Wahrnehmung der ACP-Gespräche von Angehörigen

Im Vergleich zur Auswertung der Patientensicht liegt zur Sicht der Angehörigen auf die ACP-Beratungsgespräche weniger Datenmaterial vor. Doch auch bei den Angehörigen zeigt sich die Ambivalenz zwischen positiven und negativen Emotionen in Verbindung mit der Beratungssituation.

Angehörige betonen, dass die ACP-Gespräche für sie eine Unterstützung sind, da durch die Gespräche ein Setting für einen Austausch mit den Patienten über ein schwieriges Thema geschaffen wird. Ohne Hilfe wäre ein Austausch nicht zustande gekommen. Dass jemand Fremdes das Setting für die Gespräche bildet, erleichtert einen Austausch, da die ansonsten Beteiligten (Patient und Angehörige) emotional betroffen sind (z. B. P27). Diese Situation wird durch einen externen Beteiligten aufgelöst.

Weiterhin werden die ACP-Gespräche von Angehörigen in Bezug auf die Erstellung von Dokumenten für die Vorausplanung als unterstützend wahrgenommen.

> *Auch dieses, dass er uns mit dieser Patientenvollmacht, äh, geholfen hat. Ich hab da schon oft drüber gehört, Vorträge gehalten, aber ich stand dann immer da und hab gedacht, wunderbar, wie sollste das jetzt gut machen, der redet so, der redet so, dann brauchste nen Rechtanwalt und weiß ich nicht. ((I: mhm)) Aber das hat ja ganz wunderbar geklappt. (P10_3_27)*

Die Ehefrau von Patient P10 verdeutlichte hier, welche Herausforderung es für sie gewesen wäre, eine Patientenverfügung ohne das Beratungsangebot zu erstellen. Trotz eigener Initiative schien sie bislang überfordert und unfähig dazu. Die ACP-Gespräche und die schriftliche Dokumentation der besprochenen Inhalte haben ihr und ihrem Mann geholfen, diese Herausforderung zu lösen. Das Beratungsangebot kam in diesem Fall mehr als gelegen.

Vor dem Hintergrund von Ungewissheit und Unwissenheit über die Zukunft beschreiben Patienten und Angehörige die ACP-Gespräche als eine Vorbereitung auf das, was kommen kann. Bei Angehörigen resultiert das Gefühl, auf die Zukunft vorbereitet und dafür gewappnet zu sein, in einer Beruhigung und Sicherheit.

> *Und dass das definitiv etwas ist, für den Fall, dass es Dir schlechter gehen sollte und wir dann nicht dastehen wie die Deppen. (P15_3_226)*

Die Angehörigen haben durch diese Vorbereitung dann eine Handlungsanleitung für den Notfall, wie sie es sich durch die ACP-Gespräche erhofft haben (z. B. P10, P15, P17). Die Ehefrau von P17 beschrieb die Unterstützung so, dass sie als Bevollmächtigte für den Bedarfsfall nun besser ausgerüstet sei.

> *Und dass man eben auch, wenn, wenn es nun eben negativer ausgehen sollte in einem anderen Fall, dann vielleicht doch eher weiß, was man, ähm, machen_ wie man sich dann verhalten sollte. (P17_3_100)*

Die Ehefrau hatte im Zusammenhang mit der zum Zeitpunkt der ACP-Gespräche akut behandelten Erkrankung ihres Mannes stellvertretend für ihn auf Grundlage einer vorhandenen Patientenverfügung Entscheidungen in seinem Sinne getroffen. Im Interview wird deutlich, dass sie von den ACP-Gesprächen profitiert, indem sie nun für zukünftige Fälle, in denen eine stellvertretende Entscheidung notwendig wird, eine bessere Entscheidungshilfe zur Verfügung hat. Somit zeigt sich der Nutzen der ACP-Gespräche auch darin, dass in den Gesprächen Raum für die nötige Konkretisierung von Vorstellungen der Patienten gegeben ist.

Eine Tochter hat für sich erkannt, dass es von Vorteil sein kann, sich frühzeitig mit der Thematik auseinanderzusetzen, um auf zukünftige, möglicherweise eintretende Situationen vorbereitet zu sein:

> *Ich nehme jetzt mit, als Angehöriger ((lachend)), dass man das nicht einfach alles so, och, denkt, naja, sie ist noch einigermaßen ruh_ rüstig, da kann dann nichts passieren und, ähm, mache ich_ ich kann mir noch früh genug Gedanken machen, also, dass man doch schon, ähm, sich früh genug drum kümmern muss und sich halt dann auch damit auseinander setzen muss, dann_ um so leichter ist es dann, wenn der Notfall, was Ihr Kollege sagt, dann eintritt. Kriegt man keine Panik, ähm, man weiß jetzt schon grob, was an Krankheiten*

> *kommen könnten oder an Eingriffen und dann ist man nicht mehr so ganz überrascht. (P27_3_ 71)*

In Zusammenhang mit der Vorbereitung werden die Gespräche auch als beruhigend wahrgenommen. In ohnehin schweren Zeiten, wenn der Gesundheitszustand des Betroffenen schlecht ist oder eine weitere Verschlechterung vor kurzem erfahren wurde, stellen die ACP-Gespräche eine Möglichkeit dar, sich mit der Situation auseinanderzusetzen. Der Betroffene steht im Mittelpunkt mit seinen ganz individuellen Bedürfnissen und dieser sonst wenig erfahrene Respekt spendet Trost.

> *Das hat mir im Nachhinein, mit dem Nachdenken, gestern nochmal das Gespräch, es hat mir, für mich persönlich innere Ruhe gegeben, ((I: mhm)) dass ich mit der Sache besser umgehen kann und dann sagen kann, „Ja gut, wenn es denn passieren soll, dann hat es denn so sein sollen". (P10_3_85)*

Für die Ehefrau von Patient P10 haben die ACP-Gespräche dazu beigetragen, dass sie den Tod ihres Ehemannes akzeptieren kann. Die Gespräche haben ihr ihre Ängste genommen und zu einer realistischen Einschätzung der Situation ihres Ehemannes verholfen. Sie hat verstanden, dass das Leben ihres Mannes zeitnah zu Ende sein kann. Die Gespräche haben ihr eine Perspektive eröffnet, die es ihr erleichtert, mit der schwierigen Situation umzugehen.

Neben einer Beruhigung beschrieben die Hinterbliebenen von Patientin P18, dass ihnen die ACP-Gespräche geholfen haben, mit der Situation des Versterbens des Betroffenen zurechtzukommen:

> *Sie haben uns (.) und meiner Schwiegermutter (6 Sek.) sehr gut geholfen. Sie haben uns (.) für die letzte Zeit, die sie noch am Leben war, (.) ich würde fast sagen, Kraft gegeben, dadurch dass sie die Patientenverfügung hatte. (.) Dass wir kein schlechtes Gewissen mehr haben mussten, ähm, und die Gespräche und auch das heutige Gespräch, die (.) sind sehr beruhigend gewesen. (5 Sek.) Und wir (.) können es nur (.) jedem empfehlen, so wie sie es gemacht haben. (P18_B_298)*

Die Gespräche haben den Hinterbliebenen der Patientin P18 durch die Besprechung des Willens der Mutter Sicherheit gegeben, sodass sie wussten, was sie wollte und entsprechend handeln konnten. Die Kinder berichteten, dass ihnen im Besonderen die Patientenverfügung geholfen hat, im Krankenhaus den Willen der Patientin zu verdeutlichen und ein Handeln der Ärzte und Pflegekräfte entsprechend dem Willen durchzusetzen. Die Gespräche haben sie entlastet, weil die Patientin P18 durch sie so selbst Entscheidungen getroffen und somit auch gegenüber anderen Angehörigen ihre Meinung klargestellt hat. Im Nachhinein konnte keiner diesen Willen anzweifeln oder das Handeln des Sohnes und der

Schwiegertochter verurteilen. So war es möglich, antizipierten Konflikten aus Angehörigensicht vorzubeugen.

Aus den Interviews lässt sich ableiten, dass die Beratung Angehörigen verdeutlicht, dass sie sich nicht für alle Eventualitäten, die in der Zukunft eintreten könnten, wappnen können; dass es aber bereits hilft, über einige Situationen zu sprechen, um die zwischenmenschlichen Beziehungen zu stärken und um zu bestätigen, dass Vertrauen seitens des Betroffenen zum Bevollmächtigten gegeben ist, sollte es zu einer Entscheidung bei Nicht-Einwilligungsfähigkeit kommen. An diesem Erkenntnisgewinn für die Angehörigen wird deutlich, dass die Gespräche mehr als nur das Treffen von Behandlungsentscheidungen umfasst. Es geht darüber hinaus um die Gestaltung der Beziehung zwischen dem Betroffenen und seinen Vertrauenspersonen. Das nachfolgende Zitat einer Tochter veranschaulicht dies:

> *Was ich schon auch noch mal gemerkt habe, ist, äh, dass, dass Du einfach auch viel Vertrauen in uns hast, äh, wenn wir die, die Vollmacht, die Vorsorgevollmacht haben, ähm, dass wir das, ähm, soweit so gut für Dich alles machen, äh, wie wir es uns vorstellen können und wo wir ahnen können, dass es richtig ist für Dich oder nicht für Dich, sofern Du es selber nicht mehr entscheiden magst. (P15_3_218)*

Für Angehörige ist es beruhigend, dass sie nun wissen, dass sie nicht versäumt haben, über bestimmte Dinge zu sprechen, sondern dass es schlicht nicht möglich ist, alle theoretisch möglichen Entscheidungen durch eine Vorausplanung detailliert festzulegen. Die Pflege des Vertrauensverhältnisses wirkt in dieser Hinsicht ermutigend für die Angehörigen, diese Situation trotz „Planungslücken" gut und im Sinne des Betroffenen meistern zu können.

Zudem wird Angehörigen im Rahmen der ACP-Gespräche deutlich, dass ein prognostiziertes Behandlungsergebnis, das Grundlage für die Entscheidung ist, nie zu hundert Prozent vorhergesagt werden kann und dass daher immer auch mit einem nicht erhofften Zustand gerechnet werden muss (z. B. P17). Ihnen wird bewusst, dass dieses Risiko mit einer vorausverfügten Entscheidung einhergeht und sie als Angehörige an dieser Situation nichts ändern können.

Angehörige erkennen, dass es notwendig ist, diese Gespräche regelmäßig zu wiederholen. Wie der folgende Gesprächsausschnitt verdeutlicht, wollte die Tochter von Patientin P25 zukünftig mit ihr im Gespräch bleiben, da sich Einstellungen aufgrund neuer Bedingungen ändern können.

> *A: Aber, äh, also für mich ist ganz deutlich geworden, dass diese Geschichte (.) ähm (.) öfter wiederholt werden muss und besprochen_*
>
> *P: Ja ja.*

A: *werden muss, weil wenn du dich beim Papa dran erinnerst, dann hat er auch eine ganze Weile gesagt, „Jawohl, ich geh ins Krankenhaus“, und irgendwann wollte er ja auch nicht mehr _*
P: *Nee.*
A: *So und dann musst du_ der_ ganz am Schluss wollte er nicht mehr ins Krankenhaus und dann musst du mir sagen, so, was möchtest du jetzt, weil_ ((P: mhm)) also, da musst du das mir mitteilen.*
P: *Ja, ja, da hab ich für ihn entschieden.*
A: *Da hast du für ihn entschieden_*
P: *Ja, ja.*
A: *und du möchtest nicht, dass ich für dich entscheide, also von daher müssen wir dann also wirklich, äh, immer wieder in einem, in einem bestimmten, äh, Rhythmus, äh, die_ dieses Gespräch_ (P25_2_435-443)*

Die ACP-Gespräche haben in diesem Fall dazu beigetragen, dass eine Absicht gebildet wurde, den Prozess der Vorausplanung, der durch die Gespräche angestoßen wurde, in Zukunft selbstständig fortzuführen.

Der Schwiegersohn einer Patientin (P27) hat die Gespräche mit einer juristischen Beratung verglichen, die er vor kurzem mit seiner Mutter zusammen in Anspruch genommen hat und hat daraus geschlossen, dass die medizinische Beratung ihm eine weitere Perspektive auf die Thematik ermöglicht hat. Er beschrieb, dass ihm viel klarer geworden sei, worum es bei Entscheidungen im Kontext der gesundheitlichen Vorausplanung ginge.

> *Sagen wir mal so die juristischen Aspekte, das ist ja, was mir liegen, ist mir dann aufgefallen, ich hab_ also, meine Mutter hat, äh, mir beim Notar eine Vorsorgevollmacht erteilt, nä? Und dass also da diese medizinischen Dinge gar nicht so (.) zur Sprache kommen können, nä? Dass_ da fehlt der Sachverstand, insofern denke ich mal, ist das ne ganz_ ne gute Ergänzung, wenn man sowas macht. Nä? Also, das war jetzt so, das, was mir, äh, auffiel, weil naturgemäß_ […] Ein Jurist kann nicht_ diese, diese Situation beurteilen und hier das war ja doch schon sehr konkret, dass man sagte, so, nä, ähm, gut, war jetzt auf diese Krankheit bezogen, aber ich fand das schon sehr konkret, dass man sagt, so da kann man was mit anfangen. (P27_3_119-121)*

Neben der positiven Wahrnehmung und dem Nutzen der ACP-Gespräche empfinden manche Angehörige die Gespräche, ebenso wie die Patienten, als belastend. Belastungen treten aufgrund der Neuartigkeit der Thematik und einer Überforderung im ersten Moment auf. Schließlich wird in den Gesprächen der bevorstehende Verlust eines geliebten Menschen thematisiert, was dazu führt, dass sich die Angehörigen dadurch emotional angesprochen fühlen – insbesondere wenn zum ersten Mal offen über ein mögliches Versterben gesprochen wird. Hoffnungen auf eine Verbesserung der gesundheitlichen Situation des Betroffenen werden manchen Angehörigen dadurch genommen.

> A: *Also, ich fand es schon im Krankenhaus belastend, weil man erstmal mit Tod und es wird ja drüber gesprochen, ob Du_ wenn Du ne Lungenentzündung kriegst, dass Du da ne_*
>
> P: *Ja.*
>
> A: *Kanüle rein kriegst und, ähm, also ich war schon_ also mein Mann und ich wir waren schon ziemlich_ wir fanden das schon belastender, weil man sich so mit dem Tod, so konkret und was ist dann, wenn ist und wie würdest Du reagieren und was sollen wir machen. Vorher so gar nicht, ähm, also in so einem speziellen Fall jetzt nicht auseinandergesetzt hat und jetzt das zweite Mal, da waren ja die ähnlichen Fragen von Ihrem Kollegen und da muss ich sagen, w_ man wusste ja schon, was kommt ((lachend)). (P27_3_ 33-35)*

Die Tochter von Patientin P27 beschrieb einen „Gewöhnungseffekt" ähnlich wie das auch bei Patienten zu erkennen ist. Die Inhalte und der Umfang der Gespräche sind nach der ersten Beratung bekannt. Auch die Thematik ist nicht mehr völlig neu. Ab dem zweiten Gespräch können sich Angehörige besser darauf einstellen, sodass die Vermutung nahe liegt, dass die Belastung abnimmt.

Interessant ist bei Fall P27, dass die betroffene Patientin die Gespräche im Gegensatz zu ihrer Tochter gar nicht belastend empfand.

> *Es war nicht belastend. Ich (.) war mehr unterhalten, nä? ((lachend)) wegen belasten, nee. Aber besonderen Eindruck hat es halt auch nicht hinterlassen, denn, ähm, Zeit vergeht schnell hauptsächlich vor Weihnachten, nä? Da kommen viele andere Sachen dazu, wo man dran denkt oder auch dran denken muss. (P27_3_25)*

Patientin P27 hat für sich eine Strategie gefunden, die Gespräche nicht zu nah an sich heran zu lassen.

> *Man spießt sich dann für seinen eigenen Gebrauch mehr oder minder, doch selbst zurecht, was einem gefühlsmäßig angenehmer ist von allem, nä? (P27_3_69)*

Erklären lässt sich ihr Erleben möglicherweise aber auch damit, dass sie sich bereits mit der Endlichkeit auseinandergesetzt hat, die Kinder jedoch bislang den Gedanken an einen Verlust ihrer (Schwieger-)Mutter vermieden haben. In den ACP-Gesprächen kam es dann zum ersten Mal zu einem offenen Gespräch über diese Thematik.

Die Ambivalenz eines positiven Erlebens und entstehenden Herausforderungen aufgrund der ACP-Gespräche, wie sie sich bei den Patienten abbildet, zeigt sich auch bei den Angehörigen.

Ich finde schon gut, dass man mal darüber spricht, aber es ist trotzdem irgendwie nicht so angenehm. ((I: mhm)) Sonst kann ich nichts_ ist schon mal_ natürlich, man muss ja mal da drüber sprechen oder so. Man spricht ja so auch mal da drüber. Aber, ich finde, dann geht es einem doch schon so nen bisschen, ja, so ein bisschen tiefer geht es denn doch schon. (P20_3_137)

Die Gespräche haben die Ehefrau von Patient P20 beschäftigt, da sie emotional anspruchsvoller waren als andere Gespräche. Sie meinte jedoch, dass ein Gespräch über diese Angelegenheiten sinnvoll sei und hielt es daher für notwendig, die Unannehmlichkeiten, die dadurch entstehen, in Kauf zu nehmen.

5.8 Auswirkungen der ACP-Beratungsgespräche aus Patientensicht

Die Entwicklung der Teilnehmer durch die Beratung in Bezug auf die persönliche gesundheitliche Vorausplanung ist individuell. Für manche ist die Klärung der eigenen Haltung gegenüber Mitbestimmung in der gesundheitlichen Versorgung ein Fortschritt (Verstehen von Entscheidungsspielraum und Stellung dazu nehmen: Will ich vorausplanen?), für andere steht bereits im Vorfeld der Beratung fest, dass sie gerne vorausplanen möchten und für sie geht es darum, inhaltliche Entscheidungen zu treffen (z. B. ob sie in bestimmten Situationen invasiv beatmet werden möchten oder nicht) und konkrete Wünsche und Vorstellungen zu kommunizieren sowie schriftlich zu dokumentieren.

Die ACP-Gespräche bringen Patienten zum Nachdenken. Durch die Gespräche werden Themen angesprochen, über die sonst geschwiegen wird. Die Gespräche führen auch dazu, dass Patienten über vergangene Erlebnisse im Zusammenhang mit dem Thema Tod und Sterben, eigene Gesundheitskrisen oder miterlebte Sterbeprozesse bei Angehörigen reflektieren. Neben dem Fokus auf die letzte Lebensphase regen die Gespräche die Patienten auch zum Nachdenken darüber an, was ihnen im Leben wichtig ist, welche Ziele sie haben. Es wird also eine Betrachtung der eigenen Werte und Ziele angestoßen.

In den ACP-Gesprächen erfahren die Patienten über ihre Mitbestimmungsmöglichkeiten in der medizinischen Entscheidungsfindung. Aus den Daten lässt sich ableiten, dass manchen Patienten dabei zum ersten Mal bewusst wird, dass sie in der gesundheitlichen Versorgung mitbestimmen dürfen. Die Tochter von Patientin P15 verdeutlichte, dass ihrer Mutter in den Gesprächen aufgezeigt wurde, welchen Entscheidungsspielraum sie hat.

Darüber hat er eben aufgeklärt, […] und insgesamt das Thema Patientenverfügung. […] welchen Einfluss meine Mutter eben noch darauf hat, zu entscheiden, was sie will und was sie nicht will. (P15_3_130)

Viele Patienten haben in der Vergangenheit miterlebt, dass sie kein Mitspracherecht bezüglich der medizinischen Behandlung haben und Maßnahmen ohne explizite Einwilligung durchgeführt wurden (siehe Kapitel 5.3). Durch die Beratung kann die Grundlage dafür gelegt werden, Patienten die Begründung für Vorausplanung zu verdeutlichen.

Die Beratungsgespräche tragen überhaupt erst dazu bei, dass sich manche Patienten mit Vorausplanung auseinandersetzen und sich Gedanken darüber machen, ob sie vorausplanen möchten oder nicht. Sie können für sich klären, was sie in Bezug auf eine persönliche Vorausplanung möchten und was sie nicht möchten.

In den Daten zeigt sich, dass die ACP-Gespräche teilweise dazu führen, dass Patienten eine Notwendigkeit einer Vorausplanung für sich erkennen. Um sich nicht quälen zu lassen, sondern sterben zu dürfen, möchten sie Angehörigen eine Vorsorgevollmacht geben, sodass diese Vertrauensperson im Bedarfsfall in ihrem Sinne handeln kann.

> *Ich muss also ausschließen, dass irgendetwas versucht wird, (.) was wir nicht wollen, was man nicht will. ((I: mhm)) Künstlich am Leben erhalten, um jeden Preis. Und dann, dass die Angehörigen keine Möglichkeit haben zu sagen, jetzt ist Schluss. Der will das nicht, ((I: mhm)) nicht? Unser Angehöriger wollte das nicht, ((I: mhm)) sonst hat man ja gar keine Möglichkeit. (P25_3_83)*

Patientin P25 hat bislang immer selbst Entscheidungen getroffen. Wenn sie weiterhin ihre Meinung durchsetzen möchte – auch in einer Situation, in der sie aktuell selbst nicht entscheiden kann – bewertete sie die Vorausplanung als einzige Möglichkeit, dies zu erreichen.

Andere Patienten werden sich in der Beratung klar darüber, dass sie nicht vorausplanen möchten und eine intensivere Auseinandersetzung mit der Thematik für sie (zum jetzigen Zeitpunkt) nicht in Frage kommt (z. B. P23). In den ACP-Beratungsgesprächen wird dies bspw. offensichtlich, wenn Patienten ihre Angehörigen auffordern, nicht weiter über den schlechten Gesundheitszustand und die Möglichkeit eines plötzlichen Todes zu reden (z. B. P20) oder wenn bestimmte Inhalte abgeblockt werden (z. B. P1, P8, P24). Eine Ablehnung zeigt sich zum einen bei der Thematisierung von vergangenen Erlebnissen, wie z. B. dem Versterben des Ehepartners. Zum anderen wird sie bei der Thematisierung der zukünftigen Entwicklung des eigenen Gesundheitszustandes, des Krankenhausaufenthaltes oder konkreter Praxisbeispiele deutlich. Jeweils werden Erinnerungen hervorgerufen, die die Patienten lieber verdrängen möchten.

> *Da kommen die alten Geschichten alle in mir hoch und das kann ich nicht mehr ertragen. […] die reichen. […] Für das restliche Leben. (P24_1_219-223)*

Wie sich aus den Interviews ergibt, führt die Beratung auch dazu, dass Patienten und Angehörige die Endlichkeit ihres eigenen Lebens oder ihres Angehörigen realisieren. Patienten erkennen, dass sie sich mit dem Sterben abfinden müssen (z. B. P13). Sie verstehen, dass sie sterben „dürfen" und keinem gegenüber ein schlechtes Gewissen haben müssen.

Hinsichtlich der Klärung der Haltung gegenüber der eigenen Krankheit wirken die Beratungsgespräche dahingehend, dass bspw. Patientin P25 für sich Klarheit gewinnen konnte, dass sie über ihre Krankheit nicht weitergehend Bescheid wissen möchte, an einer Vorausplanung jedoch Interesse hat.[39]

> *Dieses Gespräch hat mich nun dazu gebracht, auch mir klar zu werden, was ich will und was ich nicht will. Also, an meine Krankheit oder im Detail das wirklich zu wissen, will ich nicht. ((I: mhm)) Ich will davon unbelästigt sein, nicht? Die Medikamente nehme ich, das ist eine ganze Latte, […] So, aber ich möchte nicht_ ich möchte nicht im Detail da jeden Tag daran erinnert werden und darüber nachdenken. (P25_3_111)*

Als Folge der ACP-Gespräche beschreiben Patienten und Angehörige Fortschritte bei der Verständigung über Versorgungsziele und dem Wissen, welche medizinischen Maßnahmen sie wann in Anspruch nehmen oder ablehnen möchten. Deutlich wird, dass die Beratungsgespräche dazu anregen, über den Kontext der Beratung hinaus mit anderen, nicht am Beratungsgespräch Beteiligten, einen Austausch zu suchen. Es kommt bspw. zu Gesprächen mit Nachbarn, Geschwistern oder behandelnden Ärzten (z. B. P3, P4, P8).

Auch Angehörige unterhalten sich über die Gespräche hinaus mit Bekannten über das Beratungsangebot und stellen fest, dass der Bedarf im Umfeld ähnlich groß ist, Unterstützung bei der Regelung von Angelegenheiten im Zusammenhang mit der gesundheitlichen Versorgung in der letzten Lebensphase der Eltern zu bekommen.

> *Wenn man das im Freundeskreis erzählt hat, nä, dann haben die immer gesagt, „Wow, geil, wie kommt man denn da ran?" Also, weil natürlich viele so in unserem Alter in ähnlichen Situationen mit ihren Eltern, Vater, Mutter sind, und die das total cool fanden, dass man das_ dass jemand von außen das Setting herstellt, ja. ((I: mhm)) Und ähm, weil sich dann hinz_ man hat niemand zum Fragen, man hat niemanden_ alleine die Beispiele, die der Doktor genannt, was wäre wann, und das waren natürlich dann auch praxisnahe medizinische Beispiele. Wären wir nie drauf gekommen, nie, nä, so. (P15_3_254)*

---

39 Für die Patientin P25 wurde eine Patientenverfügung erstellt; eine Vorsorgevollmacht hatte sie zum Zeitpunkt des Interviews nicht ausgefüllt.

Deutlich wird anhand dieses Zitats, dass der Austausch mit einem Experten für den Fortschritt im Vorausplanungsprozess wichtig ist.

Patienten mit fortgeschrittener Herzinsuffizienz ist es in den ACP-Gesprächen ein Anliegen, ihre Versorgungswünsche in Bezug auf den Sterbeort oder die Versorgungsform zu besprechen. Ihnen ist wichtig, dass die pflegerische Versorgung geregelt und sichergestellt ist. Konkret geht es darum, wer pflegen soll und wo die Versorgung stattfinden soll.

> *Und nehmen wir mal an, ich werde dement, dann muss ich ja in so ein Pflegeheim untergebracht werden. ((I: mhm)) Ich will also auf gar keinen Fall, dass sie [die Tochter, Anm. d. Verf.] das übernimmt. Das kann sie gar nicht, sie ist berufstätig, und zwar sehr (.) sehr eingebunden. Und, ähm, dann würde ich sie, in so ein Heim gehen, ja. Diese ganzen Geschichten, die beinhaltet das ja, nä? ((I: mhm)) Dass sie das dann alle machen kann, mich da einweisen zu lassen. (P25_3_29)*

Diese Patientin (P25) hatte die klare Vorstellung, dass sie – sollte sie dement werden – nicht von ihrer Tochter gepflegt, sondern in einem Pflegeheim versorgt werden möchte. Die Tochter wäre dann dafür zuständig, dies in die Wege zu leiten.

Manchen Patienten ist es wichtig, mitzuteilen, wo sie sterben möchten (z. B. P10, P22). Das Spektrum reicht von zu Hause, im Hospiz oder in einer Versorgungseinrichtung (z. B. Krankenhaus). Andere möchten ihre Behandlungspräferenzen kommunizieren. Im Mittelpunkt steht für sie, den Wunsch eines Therapieverzichts zu verdeutlichen und so eine Behandlung entgegen ihrem Willen zu vermeiden.

Neben der Festlegung von Versorgungs- und Behandlungswünschen bieten die ACP-Gespräche auch Raum, Ziele im Leben zu verbalisieren. Trotz der Thematisierung von Tod und Sterben und der Endlichkeit des Lebens sprechen die Patienten offen über ihren Lebensmut und ihre Pläne für das weitere Leben, wie z. B. den Geburtstag des Bruders, die Geburt des Urenkels und das Aufwachsen des Enkels zu erleben oder weitere Jahre mit dem Lebenspartner oder den Kindern zu verbringen (z. B. P18, P22). Nicht nur dem Tod und Sterben wird in den ACP-Beratungsgesprächen Raum gegeben, sondern auch den positiven Aspekten des Lebens. Eine Tochter brachte ihre Wahrnehmung wie folgt zum Ausdruck:

> *Und dass sie aber trotzdem, da hat er ja auch nachgefragt, trotzdem auch noch gerne lebt, das wollen wir mal nicht vergessen, nä. Das fand ich auch noch mal ganz schön. […] dass Du eben auch gerne noch mit uns Zeit verbringen möchtest, und und und. Also wir reden jetzt hier nicht nur über den Tod, in dem Sinne uns alle, alles zieht uns ganz schwer runter, sondern, es hatte auch noch mal so die Seite, ähm, dass Du eben durchaus das eine oder andere noch vor hast. (P15_3_224-226)*

Wie sich aus den Daten ableiten lässt, regt die Beratung manche Familien dazu an, sich nach den Gesprächen noch mal in familiärer Runde zusammenzusetzen, um erneut das Thema aufzugreifen und vertiefend zu besprechen (z. B. P15). Die bereits geführten ACP-Gespräche dienen dann als einfacherer Einstieg in die Thematik. Eine professionelle Unterstützung sehen sie nicht mehr als notwendig an.

Manche Patienten mit fortgeschrittener Herzinsuffizienz hatten bereits vor den ACP-Beratungsgesprächen die Absicht, einen Vertreter zu bestimmen (z. B. P9, P11). Dies können sie im Rahmen des Gesprächs mit der ausgewählten Vertrauensperson klären und in Form einer Vorsorgevollmacht festhalten.

Deutlich wird im Zusammenhang mit der Dokumentation, dass manche Studienteilnehmer sehr fixiert auf die Erstellung und das Vorhandensein einer Patientenverfügung und/oder Vorsorgevollmacht sind. Manche Patienten haben den Bedarf, Hilfe bezüglich der Erstellung von Dokumenten zu bekommen (z. B. P10, P11, P14). Dieses Bedürfnis wird in den ACP-Gesprächen erfüllt, indem sie im Anschluss an die Gespräche ein Protokoll der Gesprächsinhalte in Form einer Patientenverfügung von dem Berater erhalten. Die Erwartung der Patienten in Bezug auf die Dokumentation ist, ihren Angehörigen und Behandlern eine Entscheidungsgrundlage für den Bedarfsfall zu geben, damit gewährleistet wird, dass dann auch dem persönlichen Willen entsprochen wird.

> *Wie ich auch jetzt diese Lungenembolie hatte (.) ich hab ja auch zu den_ am Freitag zur Schwiegertochter gesagt, „Hätteste lieber keinen Notarzt gerufen". Sagt sie, „Warum denn nicht?", ich sag, „Ja, dann wär ich heute nicht mehr". ((I: mhm)) Dann hätten wir dieses ganze Theater nicht mehr besprechen brauchen (.) nä (.) tja (.) sagt sie, „Du hattest noch nichts unterschrieben, wir hatten noch nicht hundertprozentig da drüber gesprochen, ich musste machen", nä. (7 Sek.) Sie sagt aber, „Ich weiß demnächst Bescheid, dass ich es nicht mehr machen darf", nä. Oder, „Ich kann die Notärztin rufen und (.) den Schein vorlegen, dann weiß sie, was sie zu tun hat und mehr kann ich Dir nicht versprechen", sagt sie. ((I: mhm)) ((hustet)) Ich sag, „Brauchste auch nicht, wenn ich das weiß, dass Du das machst, ist schon genug". (P9_3_19)*

Diejenigen, die bereits Dokumente im Voraus der Beratung erstellt haben, sehen sich durch die entstandenen Protokolle der Gespräche oder die Besprechung von verschiedenen, hypothetischen Situationen in der Lage, ihre bestehenden Überlegungen und Dokumente zu aktualisieren und zu ergänzen.

> *Und jetzt hat er ja nochmal diese schriftliche Niederlegung da, was man dann auch zur Patientenverfügung, ähm, dazu legen kann und hat dann noch eine etwas bereitere Basis geschaffen, für den Fall der Fälle. (P17_3_120)*

Die Ehefrau von Patient P17 hat bspw. darauf hingewiesen, dass die bestehende Verfügung durch die Dokumentation der Gesprächsinhalte konkretisiert und erweitert werde.

Die erhobenen Daten legen die Interpretation nahe, dass bei Patienten mit bestehender Planung durch ein Hinterfragen des Beraters hinsichtlich der Inhalte der Patientenverfügung oder dem Aufbewahrungsort Unsicherheiten ausgelöst werden (z. B. P13, P30). Sie befürworten jedoch, dass die Planung so bleibt, wie es ist, d. h. dass im Rahmen des Projekts keine Ergänzungen oder Veränderungen an der bestehenden Vorausplanung vorgenommen werden.

> *Er konnte mir ja nun_ war ja nun in der dummen Lage, mir nichts Neues berichten zu können ((lachend)), weil ich ja schon, schon voll informiert war, ja. Ich habe nur, äh, erzählt, was schon passiert ist. ((I: mhm)) Ich kann jetzt nicht die Konsequenz ziehen, und sagen „Aha, jetzt weiß ich was ne Patientenverfügung und ne Vollmacht ist". Ich wusste es ja. (P13_3_117)*

Bei anderen Patienten mit bestehender Planung lässt sich zeigen, dass Patienten trotz aufgedeckter Unklarheiten bezüglich ihrer Planung keine handlungsbezogene Konsequenz für sich daraus ableiten. Stattdessen reagieren sie mit einer Verdrängung der Unklarheiten und einer Vermeidung einer erneuten Auseinandersetzung mit der Thematik (z. B. P1, P24, P30). Auch ein (erneuter) Austausch mit Angehörigen wird nicht initiiert. Alles, was es hinsichtlich einer Vorausplanung zu besprechen und zu erledigen gibt, ist aus Sicht der Patienten bereits besprochen und abgeschlossen.

Im Rahmen der ACP-Gespräche werden Veränderungen von Versorgungsstrukturen bei einzelnen Patienten angestoßen, um so die geäußerten Wünsche auch realisierbar zu machen. So wurde bspw. bei der Patientin P4 ein Hausarztwechsel angeregt, um wiederholte Krankenhauseinweisungen, die von der Patientin nicht gewollt waren, zukünftig zu vermeiden.

> *Er hat gesagt, ich soll mir einen anderen Arzt suchen, der Hausbesuche macht und das habe ich gemacht, ich hab jetzt Frau Dr. [Name der Ärztin] hier, […] und die ist auch sehr nett und sie kommt, sie hat gesagt, wenn ich mich nicht fühle, […] „Und wenn es schlimmer wird, komm ich sofort", sagt sie. (4 Sek.) Ja, nun, wenn ich_ denk ich, hab ich, ganz gut gemacht, dass ich den Arzt gewechselt hab, ich muss mich jetzt jeden Tag wiegen, ((I: mhm)) und so wie ich ein Kilo und nen bisschen mehr zunehme, soll ich anrufen und kommen, ((I: mhm)) dann will_ sagt sie, dann kriegt sie das noch selber hin, dass das Wasser weg geht, ((I: mhm)) nicht, dass ich dann wieder ins Krankenhaus muss, wenn ich zu lange warte, wenn es wieder ein paar Kilo sind. (P4_3_29)*

An diesem Zitat wird deutlich, dass die ACP-Gespräche Auswirkungen auf die bestehenden Versorgungsstrukturen der Patienten haben und aus Sicht der Patienten positive Veränderungen in Form einer Bestärkung ihrer Handlungsmöglichkeiten bewirken.

5.9 Modell: ACP-Beratungsgespräche als Impulse

Ziel dieses Kapitels ist, die zuvor beschriebenen Erkenntnisse der empirischen Datenanalyse auf einer höheren, theoretischen Abstraktionsebene zusammenzufassen. Dafür wurde ein Modell entwickelt (Abbildung 7). Dargestellt wird dabei der Prozess der Vorausplanung, in dem ACP-Gespräche eine bedeutende Rolle als Impulse für einen Fortschritt einnehmen. Es zeigt sich, dass jeweils ganz individuelle Voraussetzungen und Erwartungen in die ACP-Gespräche eingebracht werden (siehe Vorbedingungen). Die Qualität der Beratung ist von spezifischen Rahmenbedingungen wie einer freiwilligen Teilnahme, einem aufsuchenden Angebot, einem mehrmaligen Gesprächsangebot und der Einbeziehung von Angehörigen, beeinflusst. Zusätzlich wirken auch allgemeine Rahmenbedingungen, wie eine gesellschaftliche Tabuisierung von Tod und Sterben, eine allgemeine Skepsis älterer Menschen und eine eingeschränkte Erinnerungsfähigkeit auf das Gelingen der Beratung ein. Die ACP-Gespräche gestalten sich individuell – je nachdem welche Voraussetzungen, Erwartungen und Absichten die Teilnehmer mitbringen, wer an den Gesprächen teilnimmt und wie sich die Kommunikation zwischen den Teilnehmenden während der Gespräche gestaltet. Genauso individuell sind die Auswirkungen der Beratung. Da sich die ACP-Gespräche am Individuum orientieren und alle Teilnehmer aktiv an der Gestaltung der Gespräche mitarbeiten, ist ihr Gelingen auch von ihnen abhängig.

Die ACP-Beratungsgespräche wirken als Impulse für den iterativen Prozess der Vorausplanung. Das bedeutet, dass sich die Vorbedingungen des jeweiligen Betroffenen nach einer Beratung verändert haben und die Teilnehmer in ein nachfolgendes Gespräch mit neuen Voraussetzungen und Erwartungen gehen. Der Vorausplanungsprozess kann unter neuen Bedingungen fortgesetzt werden.

5.9.1 Vorbedingungen

Die Vorbedingungen für Beratungssituationen bestehen aus patientenbezogenen Faktoren, die die Bereitschaft bestimmen, und Erwartungen sowie Absichten der Teilnehmer. Die patientenbezogenen Faktoren setzen sich aus der persönlichen Haltung gegenüber Mitbestimmung bei Behandlungsentscheidungen, der bereits stattgefundenen Auseinandersetzung mit Vorsorge und der eigenen Krankheit sowie dem Thema Tod und Sterben zusammen.

Eine individuelle Voraussetzung, die Menschen hinsichtlich der Vorausplanung mitbringen, ist die persönliche Haltung zur Mitbestimmung in der medizinischen Versorgung. Unterscheiden lässt sich zwischen den beiden Extrempositionen „Ich entscheide selbst“ und „Ich entscheide nicht selbst“. Patienten, die selbst Entscheidungen treffen möchten, nehmen die Möglichkeit zur persönlichen Vorausplanung als nützlich wahr und wollen sich weiter damit auseinandersetzen. Wer hingegen über die medizinische Versorgung nicht mitbestimmen möchte, lehnt entweder eine weitere Auseinandersetzung mit der Vorausplanung ab oder überträgt die Entscheidungsverantwortung aktiv auf Behandler oder Angehörige. Die individuelle Haltung bezüglich des Wunsches nach Mitbestimmung in der gesundheitlichen Versorgung ist geprägt von dem bisherigen Verhalten im Versorgungssystem und wird wiederum beeinflusst von dem Umgang mit der eigenen Krankheit, dem Erleben des Umgangs mit der Erkrankung im Versorgungssystem und der eigenen Partizipationserfahrung im Gesundheitssystem. Aus dieser Erkenntnis lässt sich schlussfolgern, dass durch ACP-Beratungsangebote der individuelle Wunsch nach Mitbestimmung herausgearbeitet wird und die Gespräche eine Gelegenheit schaffen, dieses auch an alle Beteiligten (Angehörige, Behandler) zu kommunizieren. Weiterhin lässt sich ableiten, dass die persönliche Haltung zur Partizipation an Gesundheitsentscheidungen auch für im Voraus zu treffende Entscheidungen bedeutend ist: Je größer der Wunsch nach Mitbestimmung an der Entscheidungsfindung ist, desto eher wird ein Patient vorausplanen.

Zu den patientenbezogenen Faktoren zählt die eigene Auseinandersetzung mit Vorsorge. Dazu gehört zum einen die Vorerfahrung, d. h. ob es Vorbilder im sozialen Umfeld gibt, ob bereits Gespräche über Wünsche und Vorstellungen im Kontext der letzten Lebensphase geführt oder eigene Erfahrungen mit einer stellvertretenden Entscheidung gesammelt wurden. Zur Vorerfahrung zählen auch Ereignisse, in denen dieses Thema von anderen abgeblockt wurde und möglicherweise ausschließlich eine Auseinandersetzung mit sich selbst zum Thema Vorsorge stattfand. Je umfangreicher und positiver die eigenen Vorerfahrungen sind, desto eher nehmen Patienten an einem Beratungsangebot teil. Zum anderen liegen unterschiedliche Kenntnisse zum Thema Vorausplanung vor. Das umfasst inhaltliche Fragen, aber auch rechtliche Aspekte.

Viele Menschen bringen eine bestimmte Haltung gegenüber Vorausplanung mit. Die einen sehen sie als nützlich an, um ihre Wünsche zu realisieren, andere sind skeptisch und bezweifeln den Sinn, sich im Vorhinein Gedanken darüber zu machen. Manche haben erfahren, dass es nicht unbedingt notwendig ist, eine Patientenverfügung zu haben, damit die Wünsche umgesetzt werden. Wiederum andere gehen einer Auseinandersetzung mit Vorausplanung aus dem Weg, da sie die Thematik meiden wollen. Eine offene und zugewandte, interessierte Haltung gegenüber Vorausplanung wirkt sich förderlich auf die Teilnahmebereitschaft an einem Beratungsangebot aus.

Wenn der Wunsch nach Vorausplanung besteht, sind die Gründe vielfältig: Die einen möchten vorrangig eine Vertrauensperson bestimmen, die im Bedarfsfall stellvertretend alle Regelungen übernehmen soll; andere haben Versorgungswünsche, wie z. B. die Bestimmung des Versorgungsortes bei Pflegebedürftigkeit, die sie mitteilen möchten. Neben den Versorgungswünschen möchten Menschen auch medizinische Behandlungspräferenzen kommunizieren. Dadurch wollen sie ihre Angehörigen schützen und sie unterstützen, sollten Entscheidungen bei Einwilligungsunfähigkeit getroffen werden müssen. Neben Angehörigen möchten sie Behandler bei der zukünftigen Entscheidungsfindung helfen. Manche möchten sich auch gegenüber den Behandlern absichern und sicherstellen, dass sie weder zu wenig noch zu viel Behandlung bekommen. Gleiches gilt für die Absicherung gegenüber Verwandten: Es soll im Nachhinein keiner sagen können, der Betroffene habe es aber anders gewollt. In dem Fall handelt es sich vielmehr um den „sozialen Frieden" als darum, dass der Wille des Patienten tatsächlich umgesetzt wird.

Neben den Gründen sind auch die Anlässe für eine Vorausplanung sehr unterschiedlich. Dominant ist hierbei die Vermeidung einer Wiederholung von Negativbeispielen – bekannt aus dem Familien- oder Freundeskreis oder der öffentlichen Debatte in den Medien – in denen die Lebensverlängerung als abschreckend wahrgenommen wurde. Zudem sind häufig auch Angehörige (Kinder oder Ehepartner) Initiatoren für die konkrete Planung. Hinter dieser Initiative steht der Wunsch nach einer Handlungsanleitung für den Bedarfsfall oder auch die (rechtliche) Absicherung gegenüber anderen Verwandten. Weitere Anlässe für Vorausplanung sind positive Erlebnisse mit Vorausplanung im Familien- oder Freundeskreis, die eigene Betroffenheit durch einen schlechten gesundheitlichen Zustand, der Tod von Angehörigen oder allgemeine Informationen, die das Interesse an Vorausplanung geweckt haben.

Die Menschen bringen unterschiedliche Standpunkte in den Prozess der persönlichen Vorausplanung mit, die sich aus der bisherigen Auseinandersetzung mit der Thematik ergeben. Manche haben eine geringe Absicht, sich mit der Thematik auseinanderzusetzen. Anderen wiederum ist es ein großes Anliegen, vorauszuplanen, jedoch haben sie ihr Vorhaben bislang nicht in die Tat umgesetzt. Eine dritte Gruppe hat bereits vorausgeplant und verfügt über schriftliche Dokumente. Der Standpunkt gibt einen Anhaltspunkt für die Ausrichtung der Beratung.

Das Leben der Menschen mit Herzinsuffizienz ist gekennzeichnet von einer Gleichzeitigkeit mehrerer Erkrankungen, wobei die Herzschwäche aus Sicht der

Erkrankten nicht immer im Vordergrund steht. Die Folgen der gesamten Erkrankungen dominieren das Krankheitserleben im Alltag. Symptome und daraus resultierende Einschränkungen und Beeinträchtigungen führen zu einer hohen Krankheitslast, die das Leben der Betroffenen bestimmt. Sie sind auf die Hilfe anderer Menschen angewiesen, erleben eine Abhängigkeit bei alltäglichen Tätigkeiten wie der Körperpflege und dem Einkaufen.

Ihr Krankheitserleben ist zum Teil von einer langen Krankheitsdauer geprägt. Die Betroffenen nehmen einen fortschreitenden Verlauf wahr. Dabei treten immer wieder kritische Situationen bei fortgeschrittener Herzinsuffizienz auf. Es ist ein wechselhaftes Krankheitserleben mit ruhigeren Phasen und plötzlich auftretenden Verschlechterungen, welche zur Verunsicherung der Menschen führen. Diese Unsicherheit wird verstärkt durch eine große Unwissenheit über ihre Erkrankung. Die kritischen Situationen führen zu einem wiederkehrenden Behandlungsbedarf im Krankenhaus, was ein Charakteristikum des Krankheitserlebens darstellt und zur Krankheitslast beiträgt. Die Menschen erleben die Medizin als Faktor, der sie am Leben erhält. Je höher der Leidensdruck ist, desto eher setzen sich Betroffene mit ihrer eigenen letzten Lebensphase auseinander.

Menschen reagieren ganz unterschiedlich auf ihre Krankheit. Diejenigen, die sie akzeptieren, begründen das mit ihrem hohen Alter, einer fatalistischen Haltung oder der Aussichtslosigkeit und hohen Krankheitslast. Ihre Strategie ist es, sich auf die Einschränkungen und Beeinträchtigungen einzustellen und ihren Alltag daran anzupassen. Außer Akzeptanz zeigt sich auch Verdrängung als Reaktion auf das Krankheitserleben: Die Schwere der Erkrankung wird abgetan, eine positive Einstellung vorgegeben, die Erkrankung wird gegenüber Mitmenschen tabuisiert und auf tiefergehende Informationen wird verzichtet.

Beide Gruppen nehmen die Medizin in Anspruch, um ihrer Krankheit entgegenzutreten. Weitere Reaktionen im Umgang mit der Krankheit sind Frustration und Resignation, die aus den Einschränkungen und Beeinträchtigungen, aber auch aus negativen Erfahrungen im Versorgungssystem resultieren: Menschen fühlen sich trotz der Inanspruchnahme von Medizin bezüglich ihres Krankheitsmanagements hilflos, insbesondere in kritischen Situationen und aufgrund ihres unsicheren Gesundheitszustandes. Manche Menschen sind niedergeschlagen und ihr Lebensmut schwindet. Eine ablehnende und verdrängende Haltung gegenüber der eigenen Erkrankung verhindert eine Teilnahme an ACP-Beratungsangeboten eher, während sich ein Akzeptieren und ein lösungsorientierter Umgang mit der Krankheit tendenziell förderlich auf eine Auseinandersetzung mit Vorausplanung auswirken.

Abbildung 6: ACP-Beratungsgespräche als Impulse

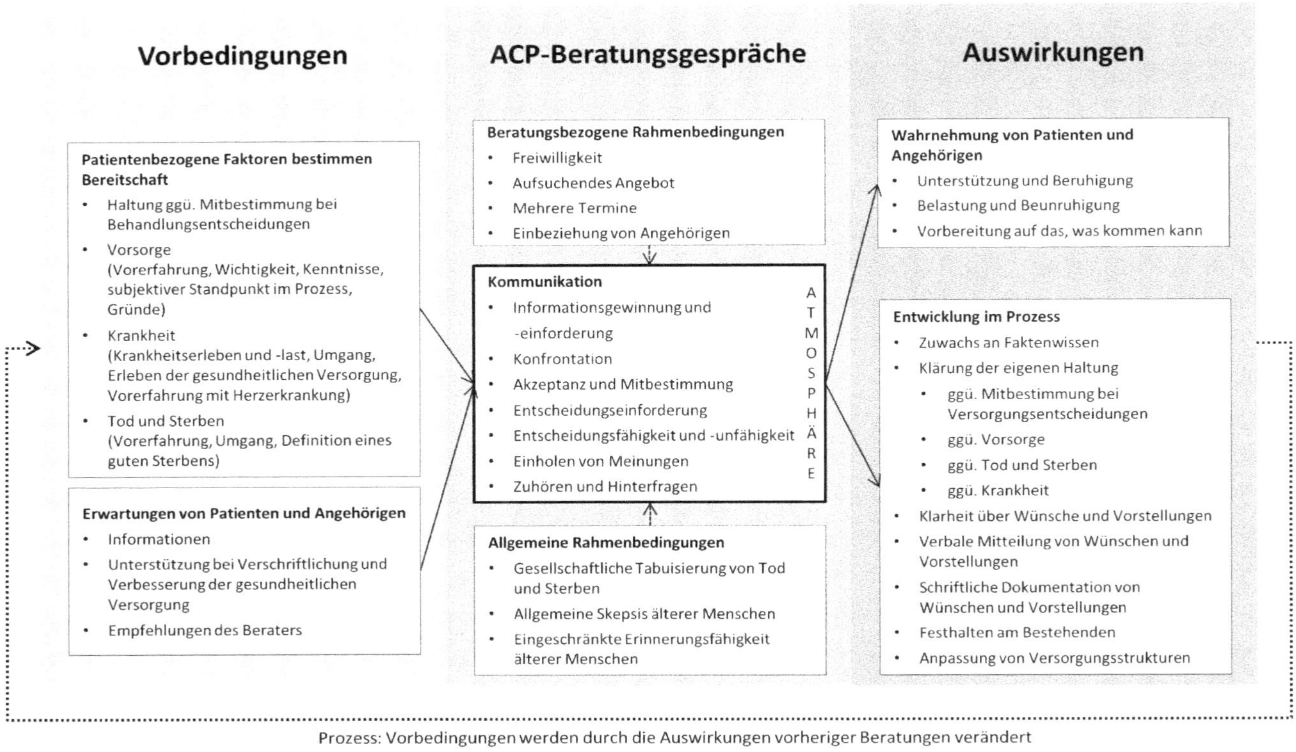

Die Auseinandersetzung mit der Krankheit ist auch geprägt von einem als positiv oder negativ erlebten Umgang damit im Versorgungssystem. Der negative Umgang lässt sich dadurch charakterisieren, dass sich die Patienten weder ernst genommen noch aufgeklärt fühlen, d. h. die Kommunikation zwischen Arzt und Patient wurde vernachlässigt. Außerdem erleben sie eine fehlende Koordination ihrer verschiedenen Ansprechpartner, wenn bspw. Uneinigkeiten hinsichtlich therapeutischer Behandlungen auftreten. Die negativen Erfahrungen rufen entweder ein Verhalten hervor, das eine Vorausplanung fördert, da dem System nicht vertraut wird und eine eigene Planung dringend erforderlich scheint, oder sie sind so desillusionierend, dass eine Vorausplanung als unnütz eingeschätzt wird.

Zu den patientenbezogenen Faktoren zählt auch der Grad der Auseinandersetzung mit Tod und Sterben. Dieser wird beeinflusst von Vorerfahrungen mit Todesfällen oder dem Sterbeprozess im Familien- oder Freundeskreis. Der Verlust eines nahestehenden Menschen kann die Bereitschaft, an ACP-Gesprächen teilzunehmen, fördern. Manche Menschen sind dann offener für die Besprechung ihrer Wünsche und Vorstellungen bezüglich der eigenen letzten Lebensphase. Bei anderen Patienten ist das Gegenteil der Fall. Der Tod des nahestehenden Menschen ist dann möglicherweise noch nicht ausreichend verarbeitet, um eine Auseinandersetzung mit dem eigenen Tod zulassen zu können. Es kommt vor, dass jegliche Gedanken an den Tod und das eigene Lebensende verdrängt werden. Diejenigen, die akzeptieren, dass ihr Leben endlich ist, haben die realistische Einschätzung, dass der Tod zum natürlichen Lauf des Lebens gehört und sie ihm gegenüber machtlos sind. Bei anderen führen die eigene Wahrnehmung, alt zu sein, der schlechte Gesundheitszustand oder miterlebte Todesfälle zur Akzeptanz des nahenden Todes. Förderlich für eine Teilnahmebereitschaft an ACP-Beratungsgesprächen wirkt sich tendenziell die Akzeptanz von Endlichkeit aus. Hemmend hingegen wirkt es, wenn Patienten sowohl Gedanken an als auch Gespräche über den eigenen Tod verdrängen und vermeiden.

Die Auseinandersetzung mit Tod und Sterben ist an Vorstellungen von einem „guten" Sterben gekoppelt. Der typische Wunsch der Patienten ist, möglichst schnell, ohne Schmerzen und Leiden zu sterben; eines Tages nicht mehr aufzuwachen. Sie möchten nicht alleine sein, wenn sie sterben. Teilweise wünschen sie sich ein Versterben wie sie es bei Angehörigen miterlebt haben.

Die Auseinandersetzung mit dem Thema Tod und Sterben ist individuell geprägt und die Erfahrungen müssen in ACP-Beratungsangeboten Raum finden, um über Vorausplanung ins Gespräch zu kommen. Akzeptanz und Respekt des Beraters für unterschiedliche Sichtweisen kann zum Gelingen der Vorausplanung beitragen.

Resümierend lässt sich festhalten, dass all die aufgeführten Merkmale bei den potenziellen Teilnehmern von Beratungsangeboten unterschiedlich ausgeprägt sind. Es lässt sich vereinfacht sagen:

- Je höher der Grad der Auseinandersetzung mit Vorsorge, Krankheit und Sterben, desto höher die Bereitschaft zur Auseinandersetzung mit Vorausplanung in einer Beratung.
- Je größer der Wunsch nach Mitbestimmung in der gesundheitlichen Versorgung, desto klarer die Vorstellungen von Vorsorge und der Wunsch nach Selbstbestimmung für zukünftige Entscheidungen.
- Je umfänglicher das Verständnis der eigenen Krankheitssituation, desto eher liegt eine Bereitschaft für Vorausplanung vor.

Für ein Gelingen einer ACP-Beratung müssen die patientenbezogenen Faktoren berücksichtigt und im Gespräch thematisiert werden. Nur so scheint es möglich, eine individuelle Beratung zu gewährleisten und den Betroffenen zu einer Klärung der eigenen Haltung im Kontext von vorausschauender Versorgungsplanung zu befähigen.

Die Patienten mit fortgeschrittener Herzinsuffizienz erwarten von der Beratung einerseits Informationen zur Vorausplanung und andererseits zu ihrer medizinischen Situation und ihrer Erkrankung. Sie erhoffen sich neue Behandlungsoptionen für ihre Krankheit. Weiterhin versprechen sie sich von den ACP-Gesprächen Unterstützung bei der Erstellung von Vorausplanungsdokumenten. Auch Angehörige bringen den Wunsch nach Informationen und Unterstützung bei der Erstellung einer Patientenverfügung mit.

Patienten und ihre Angehörigen zeigen zum Teil konträre Ziele. Es lassen sich zwei Konstellationen exemplarisch beschreiben: Bei der einen Gruppe ist den Angehörigen (Ehepartnern und Kindern) die Vorausplanung sehr wichtig, während es für die Patienten eher kein Bedürfnis ist, darüber zu sprechen. Hier haben Angehörige häufig bereits die Initiative ergriffen – teilweise jedoch erfolglos, was die Erstellung einer Vorausverfügung anbelangt. Bei der anderen Konstellation geht die Initiative von den Patienten aus. Ihr Anliegen ist es, die eigenen Vorstellungen und Wünsche umfassend zu besprechen und diese schriftlich zu dokumentieren, wohingegen die Angehörigen kein oder ein geringes Interesse an dieser Vorausplanung haben. Sie nehmen dann aus Gefälligkeit gegenüber dem Betroffenen an einer Beratung teil.

Manche Patienten mit fortgeschrittener Herzinsuffizienz erwarten Empfehlungen des Beraters zur Vorausplanung: Was ist sinnvoll und notwendig? Was kann vernachlässigt werden?

Die individuellen Interessen sollten vor Beginn der Beratung eruiert und klar voneinander abgrenzt werden. Die unterschiedlichen Absichten und Ziele von Patienten und Angehörigen beeinflussen die Gestaltung und das Ergebnis der Beratungssituation. Je besser die Erwartungen erfüllt werden, desto besser gelingt die Beratung. Dafür ist es notwendig, im Vorfeld klarzustellen, welche Ziele die Beratung verfolgt und welche nicht.

5.9.2 ACP-Beratungsgespräche

Charakteristisch für die ACP-Beratungsgespräche dieser Untersuchung sind das für Patienten freiwillige, aufsuchende Beratungsangebot mit zwei Gesprächen, der externe Arzt als Berater und die Einbeziehung der Angehörigen in die Beratungssituation (beratungsbezogene Rahmenbedingungen).

Die Gestaltung der Gesprächssituation führt dazu, dass die ACP-Gespräche als ein Impuls in dem Prozess der persönlichen Vorausplanung verstanden werden können. Die gemeinsame Gestaltung der Beratungssituation bestimmt die Auswirkungen für die Patienten.

Die Kommunikation selbst gestaltet sich individuell, da sowohl der Berater, der Betroffene als auch seine Angehörigen ganz individuelle Erwartungen und Ziele, Hintergründe und Persönlichkeiten sowie Handlungsweisen einbringen. Die Beratungssituation ist von drei Kommunikationsbeziehungen gekennzeichnet: a) Berater – Patient, b) Patient – Angehörige und c) Berater – Angehörige (Abbildung 7).

Abbildung 7: Kommunikationsbeziehungen in ACP-Beratungsgesprächen

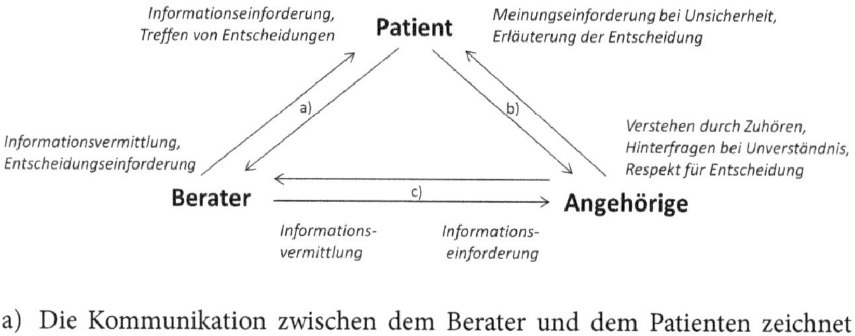

a) Die Kommunikation zwischen dem Berater und dem Patienten zeichnet sich durch einen Austausch an Informationen aus: Der Berater stellt Fragen, um erstens Informationen über den Patienten zu erhalten und zweitens Entscheidungen hinsichtlich der zukünftigen medizinischen Versorgung zu fördern. Der Patient beantwortet diese Entscheidungsfragen – gegebenenfalls nachdem ihm inhaltliche Rückfragen beantwortet wurden. Die Informationsvermittlung ist somit wechselseitig und sorgt dafür, dass Patienten eine Informationsgrundlage für ihre Entscheidungen darüber bekommen, ob sie über zukünftige Behandlungen mitbestimmen möchten oder nicht und wenn ja, in welchem Umfang. Die Bereitschaft, vorausschauende Entscheidungen zu treffen, ist wesentlich bestimmt von dem Wunsch nach Mitbestimmung, dem Grad der vorherigen Auseinandersetzung mit Vorsorge, der Haltung gegenüber der eigenen Krankheit und den Themen Tod und Sterben (siehe Vorbedingungen). Entscheidungsunfähigkeit und -unsicherheit sind begründet durch den hypothetischen Charakter der Situationen, über die entschieden wird, fehlendes medizinisches Wissen, eine emotionale Überforderung oder dadurch, dass die Entscheidungseinforderung zu spontan ist.

b) Bei der Kommunikation zwischen Patient und Angehörigen versuchen letztere, die Sichtweise und Einstellungen des Patienten zu verstehen. Sind bestimmte Entscheidungen nicht nachvollziehbar oder sind Antworten auf bestimmte Fragen des Beraters unerwartet, so hinterfragen Angehörige die Aussagen des Patienten, woraufhin dieser seine Entscheidung erläutert. Ist sich der Patient in Bezug auf die Entscheidungsfindung unsicher, bezieht er die Angehörigen ein und erbittet eine Einschätzung. Inwiefern die Meinung der Angehörigen dann in der Entscheidungsfindung berücksichtigt wird, ist unterschiedlich. Manche nutzen die Angehörigen als „Berater", treffen die letztendliche Entscheidung aber selbst; andere folgen der Einschätzung der Angehörigen ohne diese weiter zu hinterfragen. Die Angehörigen drücken durch die Art und Weise ihrer Teilnahme am Gespräch Respekt oder Unverständnis für Entscheidungen von Patienten aus.

c) Die dritte Kommunikation während des Gesprächs findet zwischen dem Berater und den Angehörigen statt. Die Angehörigen stellen meist inhaltliche Fragen zu medizinischen Behandlungsmaßnahmen, die der Berater beantwortet.

Die Beratungssituation wird beeinflusst von der Atmosphäre. Diese ergibt sich zum einen durch die Interaktion selbst. Die Beziehung zwischen allen Beteiligten wird bestimmt durch die Art und Weise der Kommunikation, der Persönlichkeit und Fähigkeiten, die jeder Einzelne in das Gespräch einbringt.

Es handelt sich bei der Darstellung (Abbildung 7) um eine vereinfachte, idealisierte Vorstellung. Das Gespräch kann durch die Anwesenheit von Angehörigen profitieren; es können aber auch Zielkonflikte entstehen. Letztere können ein Gelingen des ACP-Gesprächs verhindern. Wesentliche Anforderungen für ein gelingendes ACP-Beratungsgespräch sind daher zum einen die Gesprächsbereitschaft von Patienten und Angehörigen und zum anderen die kommunikative Kompetenz des Beraters: Er muss die Balance zwischen hartnäckigem Hinterfragen zur Förderung einer Auseinandersetzung und einer großen Aufmerksamkeit für mögliche Abwehrreaktionen der Patienten finden. Es ist eine Kunst des Herausarbeitens von Präferenzen bei einem existenziellen und sehr persönlichen Thema, die Einfühlungsvermögen und eine starke Orientierung an den Bedürfnissen der Patienten verlangt.

Genügend Zeit und ein ungestörter Ort sind wesentliche Rahmenbedingungen für gelingende Beratungssituationen. Angehörige sollten je nach Wunsch einbezogen werden – die einen möchten gerne nur zuhören, andere übernehmen das gesamte Gespräch für den Patienten und wiederum andere mischen sich ein, sobald sie Bedarf sehen oder Fragen haben.

Allgemeine Rahmenbedingungen, die den Prozess der Vorausplanung beeinflussen, sind erstens die Einwilligungsfähigkeit, die aufgrund von kognitiven Einschränkungen älterer Menschen beeinträchtigt sein kann und zu jedem Zeitpunkt neu überprüft werden muss. Zweitens ist die allgemeine Skepsis älterer Menschen ein Merkmal, das den Prozess begleitet. Drittens spielt die gesellschaftliche Tabuisierung von Tod und Sterben eine wesentliche Rolle, wenn die Auseinandersetzung mit der eigenen gesundheitlichen Versorgung in der letzten Lebensphase thematisiert wird.

5.9.3 Auswirkungen

Die ACP-Gespräche wirken sich bei den Menschen unterschiedlich aus – in Abhängigkeit von den Vorbedingungen und der gemeinsamen Gestaltung der Kommunikation in der Beratungssituation.

Die ACP-Gespräche werden von Patienten und Angehörigen ambivalent erlebt. Auf der einen Seite sind sie erleichtert, die Gespräche geführt zu haben und sind beruhigt, nun über schriftliche Dokumente zu verfügen. Auf der anderen Seite ist die Konfrontation mit existenziellen Fragen belastend und aufwühlend. Patienten mit fortgeschrittener Herzinsuffizienz und ihre Angehörigen fühlen sich nach den ACP-Gesprächen auf den weiteren Krankheitsverlauf und die letzte Lebensphase vorbereitet. In Bezug auf den Prozess der persönlichen Vorausplanung regt die Beratung zum Nachdenken über das eigene Leben und Sterben sowie die eigene gesundheitliche Versorgung in der letzten Lebensphase an. Sie bereitet durch das Besprechen von Krankheitsverläufen mit der Thematisierung von möglichen Verschlechterungen anhand von Beispielen auf die Zukunft vor und zeigt ein Spektrum an Situationen auf, die eintreten können.

Die ACP-Gespräche haben Einfluss auf die persönliche Entwicklung der Patienten im Vorausplanungsprozess. Die Gespräche ermöglichen einen Zuwachs an Faktenwissen. Die Menschen fühlen sich über die Herzschwäche im Allgemeinen besser informiert. Sie erlangen Wissen zur Vorausplanung und erhalten Informationen über medizinische Maßnahmen. Auch lernen sie Partizipationsmöglichkeiten bei der medizinischen Entscheidungsfindung kennen.

Die Gespräche tragen dazu bei, dass die persönliche Haltung an Klarheit gewinnt: Zum einen in Bezug auf die Frage, ob selbst Entscheidungen getroffen werden wollen oder nicht (Will ich überhaupt vorausplanen?), sodass die Gespräche auch in einer Ablehnung einer weiteren Auseinandersetzung mit Vorausplanung resultieren können; zum anderen in Bezug auf inhaltliche Entscheidungen hinsichtlich der Inanspruchnahme oder Ablehnung konkreter Maßnahmen in bestimmten Situationen (Wofür will ich bereits Entscheidungen treffen und wie lautet die Entscheidung?). Die Vorstellungen über die gesundheitliche Versorgung in der letzten Lebensphase werden klarer und konkreter.

Den Patienten wird deutlich, womit sie sich zukünftig intensiver auseinandersetzen möchten. Sofern ihnen eine Aufrechterhaltung ihrer Autonomie auch in Zeiten von Einwilligungsunfähigkeit wichtig ist, gelangen sie z. B. zu dem Schluss, Entscheidungen im Voraus zu treffen und zu kommunizieren, um dieses Ziel zu erreichen. Es gab jedoch auch Fälle, in denen realisiert wird, dass nicht alles schriftlich dokumentiert werden kann und Vertrauen in die Bevollmächtigten bei zukünftigen Entscheidungen umso wichtiger ist.

Die Gespräche schaffen Raum für einen wechselseitigen Austausch. Die Beteiligten können über Versorgungsziele sowie Behandlungsmaßnahmen und -wünsche mit ihren Vertrauenspersonen sprechen und Lebensziele artikulieren. Innerhalb dieses Austausches werden die persönliche Beziehung und das Vertrauensverhältnis zwischen Angehörigen und Betroffenen gestärkt. Verbal können Handlungsanleitungen für den Bedarfsfall kommuniziert werden. Auch werden Wünsche bezüglich der Regelungen nach dem Versterben verdeutlicht. Es wird durch das ACP-Angebot nicht nur Raum für einen Austausch während der Gespräche geschaffen, sondern auch ein Impuls für die Initiierung weiterer Gespräche gesetzt.

Es kommt im Rahmen der Beratung zur Verschriftlichung der Wünsche und Vorstellungen. Der Vertreter wird in einer Vorsorgevollmacht benannt, Behandlungspräferenzen werden in einer Patientenverfügung aufgeschrieben;

bestehende Dokumente werden mit schriftlichen Notizen ergänzt und aktualisiert oder es wird ohne Veränderungen an den bestehenden Dokumenten festgehalten.

Die ACP-Gespräche haben so weitreichende Folgen, dass durch eine Anpassung von Versorgungsstrukturen eine Umsetzung der Wünsche und Vorstellung schließlich ermöglicht werden kann.

Zusammenfassend lässt sich festhalten, dass das Gelingen von ACP-Beratungsgesprächen nicht nur durch die Erstellung von Vorsorgedokumenten gekennzeichnet ist. Aus Sicht der Patienten und Angehörigen lassen sich die Ziele der Beratung vielfältiger beschreiben. Da die individuelle Vorausplanung als Prozess verläuft, stellen die Auswirkungen einer Beratung eine neue Ausgangssituation her, die wiederum eine weitere Beratung und Vorausplanung ermöglicht. Der Prozess ist prinzipiell offen und wird durch die Bereitschaft, Ziele und Absichten der Betroffenen gesteuert.

5.10 Typenbildung: Fünf Typen im Verlauf des Vorausplanungsprozesses

Die vorliegende Studie untersucht die Erfahrungen der Patienten mit den geführten ACP-Beratungsgesprächen und deren Bedeutung für die Patienten.

Eine Veränderung des individuellen Standpunktes im Prozess der Vorausplanung lässt sich durch eine Typik darstellen. Jeder Typus wird dabei durch eine Kombination von Merkmalen eines definierten Merkmalsraums beschrieben. Diese Merkmale wurden während der Phase des theoretischen Kodierens erarbeitet. In der vorliegenden Typenbildung wurden die Kategorien „subjektiver Standpunkt bei Vorausplanung *VORHER*“ und „Entwicklung im Prozess *NACHHER*“ als Merkmale zur Definition des Merkmalsraums herangezogen. Mithilfe dessen ist es möglich, alle denkbaren theoretischen Kombinationen und die empirische Verteilung der untersuchten Fälle in Bezug auf die Merkmalskombinationen abzubilden (Tabelle 6).

Deutlich wird bei der Betrachtung der Verteilung, dass es hier zu einer Reduktion des Merkmalsraums kam, da bei der Veränderung des individuellen Standpunktes im Prozess der Vorausplanung nur eine schrittweise, aufeinander aufbauende Veränderung möglich scheint. Eine Entwicklung von bspw. einer klaren Absicht, vorauszuplanen, hin zu einer Ablehnung einer weiteren Auseinandersetzung mit dem Thema konnte in dem empirischen Material nicht beobachtet werden. Der theoretische Merkmalsraum wurde somit induktiv während der Analysen und der Verortung der Fälle im Merkmalsraum reduziert. Die

Reduktion des Merkmalsraums führt zu einer Typologie, die fünf Typen umfasst (Tabelle 7).

Tabelle 6: Merkmalskombinationen und Verteilung der untersuchten Fälle

		Subjektiver Standpunkt bei Vorausplanung *VORHER*		
		Ich habe mich bisher nicht damit beschäftigt und habe keine Absicht, vorauszuplanen – auch nicht, obwohl Ehepartner/Kinder es gerne hätten	Ich habe eine klare Absicht, Dokumente zu erstellen (Vorsorgevollmacht und/ oder Patientenverfügung)	Ich habe bereits Dokumente erstellt und alles erledigt
Entwicklung im Prozess *NACHHER*	Ich möchte nicht vorausplanen	P6, P16, P19, P23 (2 Männer, 2 Frauen)	-	-
	Ich habe verstanden, dass es notwendig ist, dass ich vorausplane	P25 (1 Frau)	-	-
	Ich bespreche meine Vorausplanung und habe sie dokumentiert	P8 (1 Frau)	P9, P10, P11, P15, P20, P22 (2 Männer, 4 Frauen)	P4, P17, P18, P27 (1 Mann, 3 Frauen)
	Ich bin zufrieden mit dem, was ich habe	-	-	P1, P2, P3, P5, P7, P12, P13, P21, P24, P26, P29, P30 (4 Männer, 8 Frauen)

Anm.: P14 und P28 sind während der Studienzeit verstorben und daher nicht in der Typologie erfasst.

Quelle: in Anlehnung an Kluge (2000).

Tabelle 7: Typenbildung zur Beschreibung der Veränderung im Prozess der Vorausplanung

<table>
<tr><td colspan="2" rowspan="2"></td><td colspan="3">Subjektiver Standpunkt bei Vorausplanung VORHER</td></tr>
<tr><td>Ich habe mich bisher nicht damit beschäftigt und habe keine Absicht, vorauszuplanen – auch nicht, obwohl Ehepartner/ Kinder es gerne hätten</td><td>Ich habe eine klare Absicht, Dokumente zu erstellen (Vorsorgevollmacht und/oder Patientenverfügung)</td><td>Ich habe bereits Dokumente erstellt und alles erledigt</td></tr>
<tr><td rowspan="4">Entwicklung im Prozess NACHHER</td><td>Ich möchte nicht vorausplanen</td><td>Typ I
Ich möchte keine Entscheidungen treffen</td><td>-</td><td>-</td></tr>
<tr><td>Ich habe verstanden, dass es notwendig ist, dass ich vorausplane</td><td>Typ II
Ich denke über Entscheidungen nach</td><td>-</td><td>-</td></tr>
<tr><td>Ich bespreche meine Vorausplanung und habe sie dokumentiert</td><td colspan="2">Typ III
Ich treffe Entscheidungen</td><td>Typ IV
Ich ergänze meine Planung</td></tr>
<tr><td>Ich bin zufrieden mit dem, was ich habe</td><td>-</td><td>-</td><td>Typ V
Ich bleibe bei dem, was ich habe</td></tr>
</table>

Quelle: in Anlehnung an Kluge (2000).

Typ I Die Patienten, die dem Typus „Ich möchte keine Entscheidungen treffen“ zugeordnet sind, haben sich vor dem Angebot der ACP-Gespräche nicht mit Vorausplanung auseinandergesetzt. Sie hatten keine Absicht, vorauszuplanen – auch nicht, wenn Ehepartner oder Kinder sie darauf hingewiesen haben. Während der ACP-Gespräche hat sich für sie bestätigt, dass sie sich weiterhin nicht mit Vorausplanung auseinandersetzen wollen. Ihr individuelles Ziel ist unverändert und wird mit dem ACP-Gespräch erreicht.

Typ II Die Patienten, die dem Typus „Ich denke über Entscheidungen nach“ zugeordnet sind, haben sich vor dem Angebot der ACP-Gespräche nicht mit Vorausplanung auseinandergesetzt. Sie hatten keine Absicht, vorauszuplanen – auch nicht, wenn Ehepartner oder Kinder sie darauf hingewiesen haben. Während der ACP-Gespräche realisieren sie, dass eine Vorausplanung für sie notwendig ist. Sie denken im Anschluss an die ACP-Gespräche über konkrete Entscheidungen nach (Wer soll Vollmacht für was bekommen? Wie entscheide ich mich hinsichtlich der Inanspruchnahme oder Ablehnung medizinischer Maßnahmen?).

Typ III Die Patienten, die dem Typus „Ich treffe Entscheidungen" zugeordnet sind, hatten vor dem Beratungsangebot bereits eine klare Absicht, Vorausplanungsdokumente zu erstellen (Vorsorgevollmacht und/oder Patientenverfügung) oder Angehörige hatten den klaren Wunsch nach Vorausplanung. In den ACP-Beratungsgesprächen treten sie in einen Austausch über Versorgungs- und Behandlungspräferenzen und -ziele und dokumentierten diese schriftlich.

Typ IV Die Patienten, die dem Typus „Ich ergänze meine Planung" zugeordnet sind, hatten bereits vor dem Beratungsangebot ihre Wünsche und Vorstellungen dokumentiert und aus ihrer Sicht ihre Vorausplanung abgeschlossen. Im Rahmen der ACP-Gespräche ergänzen sie ihre Planung, erweitern oder aktualisieren diese.

Typ V Die Patienten, die dem Typus „Ich bleibe bei dem, was ich habe" zugeordnet sind, hatten bereits vor dem Beratungsangebot ihre Wünsche und Vorstellungen dokumentiert und aus ihrer Sicht ihre Vorausplanung abgeschlossen. Im Rahmen der ACP-Gespräche lehnen sie eine erneute Beschäftigung mit der Dokumentation ab und möchten an den Unterlagen nichts mehr verändern. Sie sind zufrieden mit dem, was sie für sich geregelt haben.

Anhand von Prototypen werden nachfolgend wesentliche Kennzeichen jedes Typus beschrieben.

5.10.1 Falldarstellung Typ I – „Ich möchte keine Entscheidungen treffen"

Der Patient P6 war 72 Jahre alt. Er wohnte mit seiner Ehefrau im eigenen Haus. Sie hatten eine Tochter, die in der Nähe wohnte. Es bestand vor dem Krankenhausaufenthalt keine Pflegestufe. Der Patient war aufgrund eines Koronararterienbypasses und biologischen Aortenklappenersatzes bei schwerer Aortenstenose und akutem Koronarsyndrom mit nachfolgender nosokomialer Pneumonie in stationärer Behandlung. Insgesamt war er seit drei Monaten im

Krankenhaus. Seit eineinhalb Jahren ging der Patient zur Dialyse. Eine Patientenverfügung und Vorsorgevollmacht waren nicht vorhanden.

Sowohl beim Aufklärungsgespräch als auch beim ACP-Gespräch war seine Ehefrau anwesend. Bereits während des Aufklärungsgesprächs wurde deutlich, dass der Patient selbst wenig Interesse an der Beratung hatte; er beteiligte sich nur auf Nachfrage. Seine Ehefrau schien aufgrund der momentanen Krankheitssituation ihres Mannes sehr verunsichert. Sie äußerte den Wunsch nach Tipps für Probleme, die zu Hause auftreten könnten. Außerdem war sie sehr an der Erstellung einer Vorsorgevollmacht und Patientenverfügung für ihren Mann interessiert.

Was sich bereits im Aufklärungsgespräch abzeichnete, hat sich im ACP-Gespräch bestätigt. Die Ausführungen des Patienten waren sehr knapp, teilweise beantwortete die Ehefrau die Fragen des Beraters bzw. ergänzte die Aussagen ihres Ehemannes. Er erzählte ausführlich, als es um seine Arbeit (P6_1_101-114) und seine Mutter ging (P6_1_283-289).

Der ärztliche Berater hatte den Eindruck, dass der Patient zu Beginn der Beratung gebrechlich und auch kognitiv eingeschränkt war. Aus seiner Sicht hat sich im Verlauf ein gutes Gespräch entwickelt und insbesondere gegen Ende beteiligte sich der Patient aktiver. Nach dem Gespräch haben die Eheleute den Gesprächsverlauf positiv bewertet. Es wurde vereinbart, dass der Berater die Familie nach der Entlassung des Patienten für ein Zweitgespräch zu Hause besuchen wird. Von dem Berater wurde angeregt, dass zu diesem Termin auch die Tochter dazu kommen sollte. Er hatte den Eindruck, mit dem Gespräch einiges *„angestoßen"* zu haben.

Der Berater erstellte für das zweite ACP-Gespräch auf Grundlage der ersten Beratung eine Vorausverfügung. Der Patient sagte jedoch zwei vereinbarte Termine für ein weiteres Beratungsgespräch ab. Es ginge ihm besser, der *„große Knall"* wäre noch nicht passiert, also wolle er keine weitere Beratung. Auch ein Evaluationsinterview kam nach erneutem Telefonat mit der Ehefrau nicht zustande. Sie sagte, Ihr Ehemann wolle es nicht.

Während des ACP-Gesprächs wurde deutlich, dass der Patient zu einer Auseinandersetzung mit einer persönlichen Vorausplanung nicht bereit war. Er berichtete, dass sie vor kurzer Zeit Formulare für eine Patientenverfügung von der Bank bekommen hätten. Jedoch hätten sie diese bisher noch nicht ausgefüllt, da sie soweit *„noch nicht gedacht"* hätten (P6_1_167). Auch mit seinem eigenen Versterben hat sich der Patient noch nicht auseinandergesetzt, denn *„soweit ist es dann doch nicht"* (P6_1_154). Jedoch hatte er in Bezug auf die Herzoperation Angst, *„dass da was in die Hose geht"* (P6_1_154). Es schien, als trete seine Bereitschaft zur Auseinandersetzung ausschließlich im Zusammenhang mit einer akuten Verschlechterung seiner Gesundheit auf. Dann werden für ihn seine Not und ein nahendes Lebensende spürbar und eine Tendenz hin zu einer Auseinandersetzung zeichnet sich ab. Nachdem der Patient sich von einer gesundheitlichen Krise erholt hat, vermeidet er eine Auseinandersetzung und geht auch einer vorausschauenden Planung aus dem Weg.

Aus Sicht des Gesundheitssystems sowie von Behandlern wäre eine Vorausplanung sinnvoll gewesen, und auch die Ehefrau befürwortete eine Vorsorge, doch der Patient wollte es nicht.

5.10.2 Falldarstellung Typ II – „Ich denke über Entscheidungen nach"

Die Patientin P25 war 81 Jahre alt, verwitwet und lebte alleine in der eigenen Wohnung. Sie hatte zwei Kinder: Die Tochter wohnte in derselben Stadt, der Sohn weiter entfernt. Die Patientin war nach dem Tod ihres Mannes vor einem Jahr in die Nähe der Tochter gezogen. Die Patientin wurde aufgrund eines zystischen Ovarialtumors stationär behandelt. Es erfolgte eine Laparotomie (Öffnung der Bauchhöhle) mit Entfernung des Tumors. Nachfolgend wurde eine dekompensierte rechtsführende Herzinsuffizienz mit Unterschenkel- und Unterbauchödemen behandelt. Es bestand keine Pflegestufe. Eine Patientenverfügung und Vorsorgevollmacht waren nicht vorhanden. Das erste ACP-Gespräch mit dem Berater sowie das Interview hat die Patientin ohne Begleitung geführt. Die Tochter war beim zweiten ACP-Gespräch anwesend.

Die Patientin ist im Rahmen des Krankenhausaufenthaltes mit dem Tod konfrontiert worden, da ihr zunächst die Verdachtsdiagnose Krebs übermittelt und ihr von einer Operation abgeraten wurde. Grund für letzteres war ihr schwaches Herz. Sie entschied sich jedoch bewusst für eine Maximaltherapie. Bereits im Aufklärungsgespräch wurde die skeptische Haltung der Patientin gegenüber einer schriftlichen Vorausplanung deutlich. Für sie waren die Vorausplanung und der eigene Tod lange Zeit ein Tabuthema gewesen. Mit ihrem Mann hatte die Patientin nie darüber geredet (P25_2_212-220), obwohl sie bereits Formulare bestellt hatten. Sie hatten sich die Unterlagen jedoch nie näher angeschaut und auch nicht weiter über Vorsorge nachgedacht (P25_3_33; P25_3_73). Die Patientin berichtete, dass ihre Tochter jedes Mal gesagt habe, dass die Eltern das endlich erledigen müssten, damit sie und ihr Bruder wüssten, was sie zu tun hätten (P25_3_83; P25_1_139; P25_2_445-457). Hieran wird das große Interesse der Tochter an einer Regelung und einer Handlungsanleitung für den Bedarfsfall offensichtlich, welchem sie auch im zweiten ACP-Gespräch gegenüber der Mutter noch einmal Nachdruck verliehen hat. Die Patientin selbst hatte das Thema für sich bislang verdrängt und gemieden.

Durch die ACP-Gespräche ist die Patientin zum Nachdenken angeregt worden, d. h. sensibilisiert worden für die Thematik (P25_3_13). Sie habe *„vorher nicht im Traum daran gedacht, dass das wohl jetzt mal fällig wäre“* (P25_3_87). Ihr ist durch die ACP-Gespräche klar geworden:

> *Also ich werde jetzt nicht mehr sagen, „Komm, das hat jetzt noch Zeit“. Ich weiß, dass es keine Zeit mehr hat, ((I: mhm)) nicht? Und seitdem mein Mann tot ist, habe ich eine richtige Strichliste, wissen Sie? Wie im (.) Gefängnis. Ein Jahr noch, ((lachend)) ein Jahr noch, ein Jahr, das ist die Wahrscheinlichkeit, ((I: mhm)) nicht? Das kann ich ja jetzt schon an einer Hand abzählen und das ist für mich neu. Da habe ich bisher auch nicht drüber nachge_ (P25_3_93).*

Die ACP-Gespräche haben bei der Patientin als Impuls gewirkt, über die Thematik nachzudenken und eine Handlung anzustoßen (*„sonst hätte ich nicht_ wäre ich nicht auf die Idee gekommen“*, P25_3_37). Sie haben ihr dabei geholfen, Vorsorgedokumente zu verstehen.

> *Vor allem, das einem die ganzen Formalitäten, die nötig sind, darüber klar, äh, dadurch klar werden (.) nicht? Er hat ja nun ausführlich uns erzählt, was dafür nötig ist und was es für Eventualitäten gibt, ((I: mhm)) nicht? (P25_3_33).*

Die Patientin hat erkannt, dass *„es [ist] ja nicht nur das Abstellen von irgendeiner Maschine“* ist (P25_3_37), sondern darüber hinaus viele andere Aspekte mit der Vorausplanung zusammenhängen und mitunter komplexe Entscheidungssituationen auftreten können. Der Umfang der Entscheidungen war ihr im Vorfeld nicht klar; das ist ihr in den ACP-Gesprächen erst bewusst geworden (*„das Gespräch hat das gemacht, dass vieles dann bedacht werden muss“*, P25_3_51).

> *Das ist ja mehr als meinetwegen zu sagen, sie will das nicht mehr, nicht? Dass der, dass, dass, dass noch weiter belebt wird und dann meinetwegen an Schläuchen hängen oder sonst etwas, (.) nicht? Das ist die Apparatemedizin, die dann zum Tragen kommt, wenn da keine_ keine Vollmacht irgendwie vorhanden ist oder kein Bef_ Befehligung, Befähigung, ((I: mhm)) da irgendwas zu unternehmen. (P25_3_37)*

Auch war ihr zuvor die Notwendigkeit einer Bevollmächtigung nicht deutlich.

> *Dass es nicht nur ist, dass wir diese Maschine oder jene, jenes, äh, was auch immer gemacht wird, dass wir das nicht haben wollen, sondern dass wir jemand bevollmächtigen müssen. (P25_3_75)*

Die Gespräche haben die Patientin dazu angeleitet, über ihre eigenen Gedanken und Gründe zu reflektieren, d. h. *„über sich selbst“* nachzudenken (P25_3_99). Das Reflektieren wurde bei der Patientin durch das *„hartnäckige Hinterfragen“* ausgelöst (P25_3_97):

> *Was man sich so denkt und was man_ wie man das, dies oder jenes empfindet, dass man krank ist und in welchem Ausmaß man krank ist und, äh, was dann_ was man gedenkt zu tun oder wie man damit umgeht, das sind ja Gedanken, die man normalerweise nicht denkt oder nicht zulässt, ((I: mhm)) nicht? (P25_3_125)*

Insbesondere das persönliche Gespräch mit der ausführlichen Aufklärung hat die Patientin dazu angeregt, sich auf eine Auseinandersetzung mit einer Vorausplanung einzulassen.

> *Wenn Sie einfach bloß gesagt hätten, „Sie müssen Patientenverfügung aus den und den Gründen", dann hätte ich gesagt, „Ja ja, das weiß ich". Und damit basta. (P25_3_97)*

Die Tatsache, dass ihr Mann nicht mehr lebt, hat die Perspektive der Patientin bezüglich Vorsorge verändert. Ihr Mann war auch herzkrank (P25_1_79). Er hatte jedoch keine Patientenverfügung (P25_3_35), das sei *„auch so gegangen"* (P25_3_29). Der Unterschied zu ihrem Fall war allerdings, dass sie sich bei dem Tod ihres Ehemanns um alles gekümmert hat. Da sie nun alleine war, musste sie eine alternative Bezugsperson zu ihrem Ehemann finden. Erfahrungen mit den umfangreichen Regelungen nach dem Tod hat sie im Zusammenhang mit dem Tod ihres Ehemannes vor anderthalb Jahren selbst gemacht (P25_3_13-21; P25_3_39), daher schien es ihr sehr wichtig, für diesen Aspekt Regelungen im Vorfeld zu treffen. Dass es bereits Zeit war, sich mit gesundheitlicher Vorsorgeplanung auseinander zu setzen, ist ihr vor den ACP-Gesprächen nicht klar gewesen. Eine aktive Auseinandersetzung mit ihrem eigenen Versterben scheute sie zwar immer noch (*„Da möchte ich am liebsten alles gar nicht dran denken (.) nicht? Sonst kann ich mich verrückt machen"*, P25_3_29), aber sie hatte im Zusammenhang mit der Beratung für sich die Notwendigkeit erkannt, die Tochter für einen Bedarfsfall zu bevollmächtigen, da diese sonst keine Handlungsmöglichkeiten hätte. Für die Patientin war klar, dass die Tochter die Vollmacht bekommen soll, da sie in der Nähe lebte (P25_3_21-23). Sie hatte bereits die Bankvollmacht und war eine enge Bezugsperson, mit der sie auch in der Freizeit viel unternahm. Schließlich hatte sie Vertrauen zu ihrer Tochter (P25_3_45-47). Hinzu kam, dass sie in ihrer Tochter Ähnlichkeiten erkannte, die ihr in Entscheidungssituationen wichtig waren:

> *Die ist auch ziemlich energisch, nicht, wenn sie was will, (.) ja. Und wenn sie was für richtig hält. ((I: mhm)) Hat die dann zur Rede gestellt. (P25_3_87)*

Damit schien sich die Patientin zu erhoffen, dass sich ihre Tochter im Bedarfsfall in ähnlicher Weise für ihren Willen einsetzen würde, wie sie selbst das bisweilen tat. Sie traf Entscheidungen teilweise auch gegen den Rat der Ärzte bzw. forderte Behandlungen ein.

> *Ich kann mich artikulieren, ich kann mich durchsetzen und ich kann Menschen begreiflich machen, dass ich dies oder jenes nicht will oder will. ((I: mhm)) Nicht? Das kann ich sehr gut. Da komme ich auch mit an. Also man ist_ die Ärzte habe ich ja auch überzeugt. (P25_3_ 57)*

Ihr ist die Wichtigkeit einer Vorausplanung deutlich geworden, als es im Zusammenhang mit der Behandlung des Ovarialtumors zur Ablehnung einer Operation seitens der Ärzte kam (P25_3_37; P25_3_47; P25_3_91; P25_2_112-180). Das war für sie eine Situation, in der ihr klar geworden war, dass ihre Tochter ohne eine Vollmacht gar nicht hätte handeln können (P25_3_37). Die Aussage, dass sie *„nicht mehr operabel"* sei und die Befürchtung, sie *„würde das nicht überleben"* (P25_3_51), haben ihr die Notwendigkeit für eine Verfügung aufgezeigt. Sie meinte, sie sei schließlich

> *nun mal in dem Alter, wo das jeden Tag passieren kann und wenn man da sagt, ich sei schwer krank, dann kann das ja immer mal passieren. (P25_3_123)*

Die Tochter berichtete im Rahmen des zweiten ACP-Gesprächs, dass sie während des letzten Krankenhausaufenthaltes im Vorfeld der Operation bereits in einem Gespräch mit dem behandelnden Arzt mit der Frage nach Behandlungszielen und -präferenzen der Mutter konfrontiert wurde, da der Ausgang der Operation unklar war. Die Patientin wusste zu dem Zeitpunkt nichts von dem Gespräch.

An der geschilderten Situation lässt sich der Handlungsdruck erkennen, der für die Patientin so groß geworden zu sein schien, dass sie nun über das Erstellen einer Vorsorgevollmacht nachdachte. Sie beschrieb diese Erkenntnis als *„Überzeugung"* (P25_3_93), die durch die ACP-Gespräche entstanden ist: eine Überzeugung von der Notwendigkeit, sich mit der Bedeutung der Vorausplanung auseinanderzusetzen und schließlich aktiv zu werden, um die eigenen Wünsche zu realisieren, wofür eine Ermächtigung der Tochter notwendig ist. Für den Fall der Pflegebedürftigkeit hatte die Patientin bereits eine klare Vorstellung bezüglich der pflegerischen Versorgung: Sie wünschte sich eine Versorgung in einem Pflegeheim und nicht von ihrer Tochter (P25_3_39). Das sollten fremde Menschen übernehmen und ihre Tochter sollte sich nicht dazu verpflichtet fühlen (P25_3_47). Welche Regelungen die Vollmacht sonst umfassen sollte, darüber schien sich die Patientin abschließend noch nicht im Klaren zu sein. Der Berater hatte den Eindruck, dass sie Angst hatte, dass ihr *„die Zügel aus der Hand genommen"* würden.

Bezüglich der Festlegung einer Therapiebegrenzung in Form einer Patientenverfügung führte sie in den ACP-Gesprächen bereits verschiedene Überlegungen an, die jedoch nicht in allen Punkten völlig ausgereift waren, wie sie während des zweiten ACP-Gesprächs selbst deutlich machte:

> *Ja, ich möcht mal sagen, ich überlege zumindestens, ob sich das noch lohnt für mich, ((I: mhm)) wenn ich jetzt da noch irgendwas verlängern lasse. ((I: mhm)) Wie gesagt, die Apparatemedizin, ((I: mhm)) oder wenn ich ins Koma falle, wenn man mir nicht garantieren kann, dass ich meinen Verstand noch habe, ((I: mhm)) wenn ich wieder aufwache (.) Ja, es ist aber nur eine Überlegung, ((I: mhm)) also Entscheidung hab ich da noch nicht getroffen. (P25_2_203)*

Für die Patientin war eine Unterscheidung zwischen „*natürlich*" und „*künstlich*" bei der Bewertung der Inanspruchnahme einer Behandlung von entscheidender Bedeutung (P25_1_367; P25_2_43). Bspw. wertete sie eine Situation, in der sie ihren Verstand aufgrund einer medizinischen Behandlung (Reanimation mit schlechtem Erfolg) verlieren würde, als künstlich herbeigeführte Situation der „*Apparatemedizin*" und das würde sie nicht befürworten (P25_3_57). Würde sie allerdings „*auf natürlichem Wege dement*" (P25_3_57), so würde sie dies akzeptieren.

Ihr war wichtig, dass, „*wenn es hoffnungslos ist*", diese künstlichen Maßnahmen nicht überbeansprucht werden (P25_3_57; P25_3_123). Sofern es um eine vorübergehende Therapie zum Erreichen der Ausgangssituation gehen würde (Bypass- und Aorten-Operation beim Mann, Infusion bei ihr; „*wenn die gelingt, dann ist alles wieder in Ordnung soweit*", P25_3_57), dann wäre eine Inanspruchnahme in Ordnung bzw. das könnte sie „*nun nicht beeinflussen*" (P25_3_57). Zum Beispiel Tabletten zur Stabilisierung der Situation waren aus ihrer Sicht akzeptabel (P25_3_63), wohingegen das „*Dahinvegetieren*" aufgrund der Apparatemedizin für sie nicht „*natürlich*" und damit inakzeptabel war (P25_3_57). Für sie hing die Inanspruchnahme medizinischer Hilfe auch mit Lebensqualität und Aufrechterhaltung von Lebensinhalten zusammen (P25_3_63). Sie wollte „*auf natürliche Weise sterben […] dass der Körper versagt und dass es dann eben Schluss ist*" (P25_3_57), so wie es auch früher (vor dem medizinischen Fortschritt) der Fall gewesen ist.

Als Kriterien für die Entscheidungsfindung hinsichtlich der Inanspruchnahme medizinischer Maßnahmen zog sie den Gesundheitszustand sowie die Prognose und damit die Dauerhaftigkeit der Einschränkung heran.

> *Das setzt alles voraus, äh, wie meinew_ was auch immer passiert, in welchem Zustand ich dann überlebe, was auch immer ((I: mhm)) das ist. (P25_3_29)*

Für sie war wichtig: „*dass ich noch (.) reagieren kann, also meinen Verstand noch habe*" (P25_3_39). Damit meinte sie auch, selbst Entscheidungen treffen zu können („*die Entscheidungsmöglichkeit, die möchte ich behalten*", P25_3_47). Für sie war es von großer Bedeutung die Situation kontrollieren zu können.

Die Herzerkrankung der Patientin wurde aus ihrer Sicht in den ACP-Gesprächen nicht thematisiert. Sie bemängelte, dass kein Arzt mit ihr genau besprechen würde, was die Diagnose „Herzschwäche" bedeutet. Das sei für sie „*alles und gar nichts*“ (P25_3_85), merkte sie an. Keiner hat vorher zu ihr gesagt, dass sie ernsthaft krank ist (P25_2_85). Daher kam es für sie überraschend, dass sie nicht operabel gewesen sein sollte. Auf der einen Seite kritisierte sie die Haltung der Ärzte, sie nicht entsprechend über ihre Erkrankung aufzuklären:

> *Ich habe mich bis jetzt mit meiner, mit meiner scheinbaren Krankheit, ich sag ja, ich weiß gar nichts Näheres, (.) nicht? Also es war ja_ wurde mir nur gesagt, ich sei schwer_ sehr schwer krank und von den Ärzten kriege ich keinen Aufschluss. (P25_3_99)*

Auf der anderen Seite machte sie deutlich, dass sie im Grunde nicht weitergehend darüber aufgeklärt werden wollte.

> *Ich gebe mir auch keine Mühe. (P25_3_85)*

> *Ich lege also keinen Wert darauf, im Detail jetzt informiert zu sein, was ich alles habe und wie das einzuordnen ist. (P25_3_87)*

Sie meinte, „*das belastet einen bloß*“ (P25_3_87) und wenn man „*anfängt, sich zu belauern, […] dann kann man das auch so beeinflussen, dass es schlimmer wird*“ (P25_3_109). Solange sie ihre Erkrankung nicht fühlen würde, sei „*die Sache*“ für sie „*erledigt*“ (P25_3_105). Eine veränderte Einstellung oder einen veränderten Umgang mit ihrer Erkrankung haben die ACP-Gespräche nicht bewirkt:

> *Ich denke nach wie vor über meine Krankheit so, wie ich sagte, ((I: mhm)) also dass ich sie praktisch ignoriere. (P25_3_141)*

Für die Patientin war klar, dass sie die weitere Auseinandersetzung mit der Vorausplanung „*so sachlich wie möglich, ((I: mhm)) und nicht so umfangreich und so, so umfangreich wie nötig*“ gestalten wollte (P25_3_125). Die Patientin hat in den ACP-Gespräche klare Präferenzen geäußert, zögerte jedoch mit der schriftlichen Festlegung. Von dem Berater hat sie ein Protokoll der besprochenen Aspekte in Form einer Patientenverfügung erhalten und ihr wurde ein Formular für eine Vorsorgevollmacht zur Verfügung gestellt. Zum Zeitpunkt des ersten Interviews hatte sie die Vorsorgevollmacht nicht aufgefüllt.

5.10.3 Falldarstellung Typ III – „Ich treffe Entscheidungen“

Die Patientin P11 war 73 Jahre alt, verwitwet und wohnte im eigenen Haus mit ihrem Sohn in einer separaten Wohnung. Es bestand keine Pflegestufe. Die Patientin hatte eine Sepsis bei beatmungspflichtiger Aspirationspneumonie, die sie sich im Rahmen eine kurze Bewusstlosigkeit bei einem Herzinfarkt mit nachfolgender Stent-Implantation zugezogen hatte. Sie hatte sich zum Zeitpunkt des Interviews von ihrem Herzinfarkt und der Lungenentzündung erholt:

Ja, aber sonst geht es mir gut. ((I: mhm)) Als wenn ich nichts gehabt hätte, muss ich ganz ehrlich sagen. (P11_3_19)

Der Sohn war bei dem zweiten ACP-Gespräch anwesend, das erste ACP-Gespräch mit dem Berater und das Interview hat sie ohne Begleitung geführt. Sie hat bewusst ihren Sohn zu einem der Gespräche dazu geholt, denn der sollte ihren Willen im Bedarfsfall vertreten und auch über die Möglichkeiten der Versorgung und ihre Wünsche informiert sein (P11_3_59; P11_3_69). Der Berater hatte den Eindruck, dass der Sohn an dem Gespräch desinteressiert war und nur zum Gefallen der Mutter teilgenommen hat. Während des ACP-Gesprächs hielt er sich sehr zurück. Einmal mischte er sich ein, als ihm eine Aussage der Mutter widersprüchlich erschien (P11_2_120-132). Am Ende stellte er klar: *„ich hab ja nur zugehört, weiß ja, was sie will"* (P11_2_163).

Die Patientin hatte bereits im Vorfeld des Beratungsangebots die klare Absicht vorauszuplanen und hatte auch genaue Erwartungen an die ACP-Gespräche. Ihr Ziel war es, Informationen zu gewinnen: *„dass man so nen bisschen Bescheid weiß, was da für Möglichkeiten überhaupt da sind"* (P11_3_45). Sie wollte eine Patientenverfügung haben, um ihre Wünsche bezüglich einer Therapiebegrenzung festzulegen und eine Vorsorgevollmacht erstellen, damit ihr Sohn Entscheidungen treffen kann, sofern sie nicht in der Lage sein sollte.

Es geht darum, wenn man eben wirklich so krank ist, dass man an Maschinen hängt, oder, eben diese_ selber überhaupt nicht mehr entscheiden kann, das war für mich auch sehr wichtig, dass da eben mein Sohn dafür_ drüber verfügen kann, die Bestimmung. Und eben, dass ich, wenn es ist, dass ich n_ mit der Hilfe weiterleben kann, dass ich das nicht möchte. (P11_3_63)

Die Patientin äußerte in den ACP-Gesprächen ihre Meinung eindeutig und konnte die Grenze für eine Inanspruchnahme bzw. eine Anlehnung von medizinischen Maßnahmen klar benennen. Sie lehnte medizinische Behandlungsmaßnahmen ausschließlich nach Hirnschädigung ab. Die Grenze zog sie auf Basis der Prognose und Sinnhaftigkeit einer Behandlung: *„nur wenn es sich eben rausstellt, dass es überhaupt keinen Zweck mehr hat, dann nicht"* (P11_3_65). Ein lebenswertes Leben wäre für sie nicht möglich, *„wenn man vollkommen von anderen Menschen abhängig ist"* (P11_1_227-235).

Diese Eindeutigkeit lässt sich bei der Patientin auf eine langjährige Auseinandersetzung mit der Thematik zurückführen. Ihre Entscheidungen bezüglich einer Therapiebegrenzung sind im Zusammenhang mit Todesfällen in der Familie gereift (P11_3_96). Die Tochter der Patientin war vor 30 Jahren tödlich verunglückt (P11_1_80-95). Außerdem war ihr Mann vor fünf Jahren an einer Herzerkrankung verstorben (P11_3_31; P11_1_97; P11_1_155-159). Das langsame

Versterben des Ehemannes hat sie veranlasst, für sich selbst eine Therapiebegrenzung im Rahmen einer Patientenverfügung vorzunehmen (P11_3_65).

> *Ich muss auch sagen, es stand für mich ja, wie gesagt, von Anfang an fest, dass ich das nicht möchte. ((I: mhm)) Und das wusste auch mein Sohn damals schon, aber wenn er nichts in der Hand hat, kann er ja nichts machen. [...] Ich wollte ja auch so ne Verfügung vorher schon machen, und das haben wir immer so ein bisschen auf die lange Bank geschoben, da hat man ja auch nie dran gedacht ((lachend)). ((I: mhm)) Ja, und dann kam es doch ganz plötzlich. (P11_3_69)*

Da die Patientin bisher eine Dokumentation ihrer Wünsche vernachlässigt hatte, kam ihr das Beratungsangebot sehr gelegen. Die Plötzlichkeit und Schwere ihrer Erkrankung hat ihr erneut die Wichtigkeit einer Vorausplanung aufgezeigt, sodass sie zeitnah eine ähnliche Verfügung wie damals bei ihrem Mann erstellt hätte. Ohne die ACP-Gespräche hätten ihr jedoch die ausführlichen Erklärungen und Informationen gefehlt, die sie nun beruhigten und ihr Sicherheit vermittelten (P11_3_79).

> *Aber man hätte dann auf die, äh, Kleinigkeiten nicht so achten können, weil man das gar_ da denkt man gar nicht dran, was alles auf einen zukommen kann. ((I: mhm)) Das war schon gut. (P11_3_83)*

Das Beratungsangebot hat ihr dabei geholfen, ihre Absicht, vorauszuplanen, schließlich umzusetzen. Die Patientin hat von dem Berater eine Vorausverfügung auf Grundlage der besprochenen Aspekte erhalten und eine Vorsorgevollmacht erstellt.

5.10.4 Falldarstellung Typ IV – „Ich ergänze meine Planung"

Die Patientin P4 war 83 Jahre alt und verwitwet. Sie wohnte in einem eigenen Apartment in einem Seniorenwohnheim, wo sie erst kurz vor dem Krankenhausaufhalt eingezogen war (alte Wohnung aufgelöst). Sie hatte zwei Söhne, die in derselben Stadt wohnten. Es bestand Pflegestufe 1. Die Patientin wurde aufgrund einer schweren Sepsis bei Pneumonie stationär behandelt. Im vergangenen Jahr war sie bereits fünf Mal im Krankenhaus. Sie hatte einen Herzschrittmacher. An ihren Herzproblemen litt sie nach eigener Aussage schon seit 25 Jahren (P4_1_40-49). Die Patientin hatte bereits vor Jahren aufgrund ihrer Herzerkrankung eine Patientenverfügung einer Ärztekammer (Vordruck ohne Ankreuzen) erstellt (P4_3_45). Ihre beiden Söhne waren darin als Ansprechpartner genannt (keine Vorsorgevollmacht!). Der damalige Hausarzt hatte die Verfügung unterzeichnet. Auch die Patientin hatte sie bereits mehrfach (2006, 2011 und 2015) unterschrieben. Diese Verfügung hatte sie immer in ihrer „Krankenhaustasche" bei sich und legte sie dem Berater vor.

Ihr Sohn war als ihre Bezugsperson bei beiden ACP-Gesprächen anwesend. Er war selbst herzkrank und daher an der Thematik interessiert (P4_1_75-86, P4_3_37). Insbesondere im ersten ACP-Gespräch diente er als „Berater" (P4_1_204) und „Anwalt" der Patientin, da er Verständnisfragen klärte und nicht nachließ, ehe er es verstanden hatte (P4_1_207). Die Patientin selbst strahlt eine hohe Unsicherheit aus (P4_3_69; P4_2_230). Deutlich wurde das bspw. in dem zweiten ACP-Gespräch, als sie auf viele Fragen mit *„weiß ich nicht"* antwortete (P4_2_23; P4_2_43; P4_2_56). Die Patientin holte zwar bei ihrem Sohn dessen Meinung ein (P4_1_155), traf dann jedoch die Entscheidung laut eigenen Angaben selbstständig und durchaus auch entgegen der Meinung ihres Sohnes.

> *Da hab ich (.) denn gesagt zu meinem Sohn, „Ja, was meinst Du (.) mach ich das lieber so oder anders". ((I: mhm)) (4 Sek.) Aber letztendlich, die Entscheidung muss ich ja treffen, nä. Aber (.) für mich ist auch schon wichtig, wenn mein Sohn denn seine Meinung auch dazu sagt. ((I: mhm)) (4 Sek.) Obwohl ich manchmal anders entscheide wie er sagt, nä. ((I: mhm)) (6 Sek.) Alleine schon mit manchen Maßnahmen, da sagt er, „Das könnteste doch noch machen lassen oder_" oder so, ich sag, das, was ich nicht mehr möchte, nä (.) ich sage, „Wenn ich denn da liege und an sämtlich Schläuche angeschlossen und meine Kinder kommen, besuchen mich, ist doch furchtbar", stell ich mir so vor, ((I: mhm)) und das möcht ich nicht. (P4_3_69)*

Die Patientin betonte, dass die Meinungen sich zwischen ihr als Betroffene und dem Sohn als Bevollmächtigtem unterscheiden würden. Deutlich wird in ihren Aussagen aber auch, dass sie ihre Entscheidung doch in Anhängigkeit von ihrem sozialen Umfeld traf und die Bedürfnisse ihrer Angehörigen berücksichtigte. So wollte sie durch einen Therapieverzicht eine Belastung der Familie vermeiden. An dem Zitat wird deutlich, dass sie eine Möglichkeit durch die Beratung geschaffen sah, sich mit der Thematik auseinanderzusetzen. Die Patientin konnte ihre Grenze zwischen einer Inanspruchnahme und einem Therapieverzicht eindeutig benennen.

> *Ich möchte nur nicht an_ so an so viele Schläuche angeschlossen werden, ((I: mhm)) das möchte ich nicht, hab ich ihm gesagt, auf der Intensivstation schon, wenn ich dahin käme, aber ich möchte nicht da liegen, wenn bei mir, äh, wollen wir mal sagen, wenn ich nicht mehr klar im Kopf bin und ich kann nicht mehr selbst entscheiden. (P4_3_39)*

Als weitere Gründe für einen Therapieverzicht führte sie ihr Alter (*„Das Alter hab ich ja"*, P4_3_39) und ihr subjektives Krankheitserleben (*„Es ist für mich die* *letzte Zeit zu schwer gewesen, so oft im Krankenhaus"*, P4_3_29) an. Sie nahm eine progressive Verschlechterung ihrer Herzerkrankung wahr (P4_3_93) und bezog diese auf ihr ansteigendes Alter. Eine Verbesserung des gesundheitlichen Zustandes in Zukunft sah sie nicht. Es schien sie nicht zu frustrieren, sondern sie akzeptierte diese Situation. Der Patientin war klar, dass sie ohne Medikamente nicht mehr leben würde (P4_3_93). Das spricht auch dafür, dass ihr der nahestehende Tod bewusst war. Auf Grundlage dieser Erfahrungen, und auch aufgrund der Todesfälle in ihrer Familie, akzeptierte sie die Endlichkeit und den Tod. Die ständigen Verschlechterungen und vielen Krankenhausaufenthalte im Zusammenhang mit ihrer Herzerkrankung (P4_1_112), der Tod ihrer Schwester vor kurzem (P4_3_13-15) und der Umzug aus der alten Wohnung in das Seniorenheim drückten auf ihren Lebenswillen. Neben der Handarbeit war es die Familie, die ihr Leben lebenswert machte.

> *Und da hab ich immer (.) best_ den Gedanken, (3 Sek.) wenn es mal ruckzuck zu Ende wäre. (8 Sek.) Das Alter hab ich ja. (5 Sek.) ((räuspert sich)) (3 Sek.) Aber (.) wenn es mir denn wieder nen bisschen besser geht (.) und mein kleiner Urenkel kommt, da hinten, der auf dem Bild da, ((I: mhm)) dann freu ich mich auch wieder (.) so ist ein Auf und Ab. (P4_3_39)*

Die ACP-Gespräche haben die Patientin zum weiteren Nachdenken angeregt und ihr Gelegenheit gegeben, ihrem Sohn ihre Behandlungspräferenzen mitzuteilen.

> *Ja, diese ganzen Fragen, im Allgemeinen, die ganzen Fragen so. ((I: mhm)) (5 Sek.) Und da mein Sohn ja auch dabei war (.) konnte er auch immer_ (.) ob ich ja oder nein, was zutrifft. (P4_3_67)*

Der Sohn bewertete das erste ACP-Gespräch folgendermaßen:

> *Weil das ja auch Sachen sind, was wir selber gar nicht wissen oder, wenn wir es wissen, noch nicht mal machen ((lachend)), ich verdränge gern ((lachend)). (P4_1_305)*

Die Patientin berichtete, dass der Berater ihre bisherige Patientenverfügung überarbeiten wolle, um sie zu verbessern. Sie erklärte sich dieses Vorhaben aufgrund des medizinischen Fortschritts (P4_3_61) und des Alters der bestehenden Patientenverfügung (P4_3_45).

> *Nun ja (.) es wäre wie vorher (.) wär, äh, na wie würd ich_ wie soll ich mich äußern, es wäre eben mehr Leere da. (5 Sek.) So weiß ich jetzt irgendwie nen bisschen mehr. (14 Sek.) Anders wäre alles beim Alten geblieben (.) bei meiner alten Patientenverfügung, so wird alles nen bisschen_ (.) weil die Medizin ist ja*

> *doll voran geschritten, nä, ((I: mhm)) die letzten Jahre. (7 Sek.) Tja (.) anders kann ich da auch gar nichts zu sagen. (P4_3_61)*

Die Patientin hatte nach den ACP-Gesprächen eine bessere Vorstellung von einem möglichen Krankheitsverlauf:

> *Es gibt so viele Sachen, die ich sowieso noch nicht_ jetzt noch nicht kenne, ((I: mhm)) alles was auf einen zukommen kann, nä, ((I: mhm)) und wenn man mal so spricht da drüber, ist das nen bisschen anders. (P4_3_65)*

Gleichzeitig drückte sie Zweifel hinsichtlich des Nutzens der Vorausplanung aus:

> *Ich hab das Gefühl, da ist was gemacht für mich, was vielleicht gut ist, ((I: mhm)) aber ob es so ist, ich weiß es nicht, ((I: mhm)) so denk ich. (P4_3_65)*

Trotz dieser Unsicherheit, die sich bei der Patientin in ihrer gesamten Handlungsweise (P4_2_301-314) und Persönlichkeit wiederfand (P4_3_43), vermittelte ihr die Ergänzung der bestehenden Unterlagen Zuversicht. Auch der Sohn sah die neuen Unterlagen als *„viel genauer und ausführlicher"* an (P4_2_273).

Der Berater hatte auf Grundlage der Gesprächsinhalte eine Patientenverfügung für die Patientin erstellt und ihr einen Vordruck einer Vorsorgevollmacht ausgehändigt. Letztere wollte sie gemeinsam mit ihren beiden Söhnen, nach der Rückkehr des einen Sohnes aus dem Urlaub, ausfüllen. Zusätzlich zur Ergänzung der bestehenden Unterlagen wurde bei der Patientin ein Hausarztwechsel initiiert, der die Umsetzung ihrer Wünsche möglich machen sollte. Da sie wiederkehrende Krankenhauseinweisungen zukünftig vermeiden wollte und der alte Hausarzt keine Hausbesuche gemacht hat, wechselte sie den Hausarzt nach dem Krankenhausaufenthalt (P4_1_233-290; P4_2_42-52) und war mit dem Wechsel zum Zeitpunkt des ersten Interviews zufrieden (P4_3_29).

5.10.5 Falldarstellung Typ V – „Ich bleibe bei dem, was ich habe"

Die Patientin P30 war 90 Jahre alt, verwitwet und lebte mit ihrem neuen Lebenspartner zusammen in ihrer eigenen Wohnung. Sie hatte einen Sohn, der in einer anderen Stadt lebte. Eine Pflegestufe bestand nicht. Die Patientin wurde aufgrund einer rechtsführenden dekompensierten Herzinsuffizienz im Krankenhaus behandelt. Das erste ACP-Gespräch hatte die Patientin mit dem Berater ohne Begleitung geführt, bei dem zweiten Gespräch sowie dem Interview war der Lebenspartner anwesend. Mit ihrem Sohn hatte sie eine Vorsorgevollmacht und eine Patientenverfügung bei einem Rechtsanwalt erstellt. Die Unterlagen befanden sich bei Gericht (P30_3_92). Den Anstoß dafür hatte der Sohn gegeben, der ohnehin bei dem Anwalt andere Angelegenheiten zu erledigen hatte.

> *Denn mein Sohn hatte verschiedenes anderes auch noch zu erledigen und dann sagt er, „Mama, Du könntest eigentlich mitfahren". Da sind wir beide losgefahren und dann, äh, haben wir das denn gemacht. (P30_3_92)*

Sie nahm in diesem Zusammenhang eine passive Rolle ein.

> *Das weiß ich nicht, äh, genau, was mein Sohn vorhat. (P30_3_33)*

> *Das, äh, muss ich auch meinem Sohn überlassen, nicht? Das [der Anwalt, Anm. d. Verf.] ist sein Freund. (P30_3_149)*

Die Patientin hat sich bei der Erstellung von Vorsorgedokumenten auf ihren Sohn verlassen und sah sich nicht in der Lage, in dieser Hinsicht eigene Entscheidungen zu treffen. Sie agierte bezüglich ihrer Vorausplanung fremdbestimmt. Ihre Begründung, warum sie sich nicht einmischte, war, dass ihr Sohn nach ihrem Tod ohnehin für alle Regelungen zuständig sein wird.

> *Weil er [der Rechtsanwalt, Anm. d. Verf.] auch für meinen Sohn das gemacht hat und, ((räuspert sich)), da habe ich auch nicht gegen geredet. (4 Sek.) Denn, äh, wenn ich (5 Sek.) mich verabschiede, denn muss ja mein Sohn sowieso für alles gerade stehen, nicht? (4 Sek.) Deshalb (.) habe ich das in seine Hand gelegt, wenn das sein Vertrauter ist, warum sollte ich da denn nicht mit hingehen, nicht? (P30_3_113)*

Sie wollte an den Unterlagen nichts ändern: *„denn es hat sich ja für mich weiter nichts verändert"* (P30_3_33). Für sie war das Thema abgeschlossen (P30_3_137): *„ich habe gedacht, es wäre so gut, wie wir es gemacht haben"* (P30_3_143). An diesem Zitat lässt sich erkennen, dass die Patientin durch die ACP-Gespräche ein wenig verunsichert wurde, ob die Regelungen, die bereits getroffen wurden, so in Ordnung sind. Auslöser dafür schien insbesondere die Thematisierung des Aufbewahrungsorts der Dokumente zu sein (P30_3_149). Im Interview äußerte sie auf Nachfrage die Bereitschaft, ihren Sohn nochmals auf die bestehende Vorausplanung anzusprechen. Bisher hatte sie jedoch noch keine Gelegenheit dazu (P30_3_90). Am Telefon könnte das aus ihrer Sicht nicht besprochen werden, das müsste in Ruhe geschehen, sonst würde der Sohn ihr Anliegen nicht ernst nehmen (P30_3_128-139). Familiäre Gegebenheiten spielten bei der Kommunikation über die gesundheitliche Vorausplanung bei der Patientin eine wesentliche Rolle. Dies wird daran deutlich, dass ihr Lebenspartner während des Interviews gewisse Aspekte nicht erfahren und ihre Schwiegertochter ohnehin von alledem nichts mitbekommen durfte (P30_3_137; P30_3_162).

Die Patientin meinte, dass sie mit dem Arzt angenehme Gespräche geführt habe. Sie konnte sich zwar zunächst nur schwer darauf einlassen (sie war

„skeptisch“, P30_3_109), aber im Verlauf konnte sie Vertrauen aufbauen, sodass sie ihm dann alle Fragen beantwortete:

> *Da war ich erst sehr zugeknöpft und musste dann aber_ habe dann doch auf alles_ auf alles sowieso geantwortet, aber erst sehr vorsichtig, muss ich sagen, nicht wahr? Was er mich gefragt hat, habe ich Rede und Antwort gestanden ((lachend)), nicht? (P30_3_109)*

Eine Lebensverlängerung durch medizinische Maßnahmen lehnte die Patientin ab:

> *Dann sollen sie sagen, „Es hat keinen Sinn, wir müssen die Schläuche abstellen“, wenn es so weit kommt, nicht? (P30_3_94)*

Ihre Entscheidungen für die Ablehnung von medizinischen Behandlungsmaßnahmen beruhten auf Erfahrungen in der Familie (z. B. Tod der Tochter des Lebenspartners) und waren motiviert durch die Familie (P30_3_88). Das primäre Ziel der Patientin war es, weiter zu leben, um noch Zeit mit ihrem Lebenspartner und auch ihren Enkelkindern zu verbringen (P30_3_96; P30_2_77) und denen *„erhalten“* zu bleiben, die sie *„so verehren“* (P30_3_3_143; *„Ich hänge so an meinem Leben für meine Familie“*, P30_1_142). Sie wollte noch nicht sterben:

> *Wenn ich mich verabschieden muss. Ich will da_ ich will das nicht. Ich möchte doch hier noch bleiben ((lachend)). Wer will das schon, nicht? Nein, da unten in die Kiste, wissen Sie, dafür haben wir zu viele (.) liebe Menschen hergegeben, da wollte ich nun noch ein bisschen hier bleiben. (P30_3_33)*

Auch in ihrer Familie war ihr Versterben kein Thema: *„weil alle wollen, dass die Oma bloß bleibt und ‚Pass ja auf Dich_‘“* (P30_3_120; P30_3_143). Innerhalb der Familie bekam sie aus ihrer Sicht die Rückmeldung, dass sie noch nicht sterben dürfe. Die ACP-Gespräche haben sie jedoch dazu veranlasst, sich damit zu beschäftigen, *„wie man, äh, seinen Abschluss hier im Leben sich vorstellt“* (P30_3_143). Sie meinte, sie müsse sich damit abfinden, dass das Leben endlich sei, auch wenn es ihr schwer fiele (P30_3_143).

Auch sechs Monate nach dem zweiten ACP-Gespräch hat die Patientin kein Gespräch mit ihrem Sohn geführt. Ihre Vorausplanungsdokumente wurden nicht überprüft, ergänzt oder erweitert.

5.10.6 Vergleich der Typen

Insgesamt konnten bei einem Sample von 30 Fällen fünf Typen beobachtet werden. In Bezug auf die Generalisierungsmöglichkeiten der Typenbildung sollte beachtet werden, dass den Typen unterschiedlich viel Datenmaterial zugrunde liegt. Im Besonderen sind bei dem Typ I keine aufgezeichneten Interviews verfügbar, da Patienten diese ablehnten. Es handelt sich um untersuchte Fälle, zu denen ausschließlich Kontextinformationen durch Feld- und Telefonprotokolle vorliegen.

Verwunderlich ist nicht, dass die Typen III und IV einen Großteil des Samples abbilden, da das Beratungsangebot für diese Gruppe vermutlich am attraktivsten war: Die Teilnehmer erhalten eine ärztliche Beratung zur Umsetzung ihrer schon bestehenden Vorausplanungsabsicht oder ergänzen bestehende Dokumente. Erstaunlich hingegen ist die große Anzahl von Fällen, die dem Typ V zugeordnet sind. Im Gegensatz zu den Fällen des Typ I, die ebenso wie Typ V eine weitere Auseinandersetzung ablehnen, erscheint die Reaktion der Fälle, die Typ V umfasst, nicht handlungslogisch: Warum nehmen diese Patienten überhaupt am Beratungsangebot teil? Und warum sind sie dann nicht bereit, sich tiefergehend mit Fragen zur Vorausplanung auseinanderzusetzen? Infrage zu stellen ist bei ihnen die vorangegangene Planung und Auseinandersetzung mit der Thematik. Unklar bleibt, ob sich diese Gruppe trotz der Erstellung von Dokumenten bereits tiefergehend mit der Vorausplanung auseinandergesetzt hat. Es lässt sich nach Betrachtung des Wissens zur Vorausplanung und der Abwehrreaktionen in den Beratungsgesprächen anzweifeln, dass diese Patienten die Auswirkungen ihrer vorausverfügten Entscheidungen verstanden haben und die Dokumente tatsächlich ihren Willen widerspiegeln. Deutlich wird, dass diese Gruppe von Patienten in Bezug auf ihre Vorausplanungen sehr eigen ist. Da es sich bei der persönlichen Vorausplanung jedoch um einen Prozess handelt, ist die Vermutung zulässig, dass die Beratungsgespräche den Effekt haben können, bei einem erneuten Beratungsangebot auf mehr Offenheit dieser Patientengruppe zu treffen. Möglicherweise ist die Beratung bei Typ V in der Lage, neue Vorbedingungen für eine spätere Überarbeitung der Planung zu schaffen. Bei einzelnen Fällen ist dieser Anstoß bereits im Ansatz im untersuchten Beratungsgespräch erkennbar – auch wenn die ausgelöste Unsicherheit und das kurze Hinterfragen der bestehenden Planung bislang ohne Handlungskonsequenz geblieben sind (z. B. P30).

Wie die Prototypen verdeutlichen, gehen die Patienten mit fortgeschrittener Herzinsuffizienz mit unterschiedlichen Standpunkten und mit einer unterschiedlichen Bereitschaft zur Auseinandersetzung mit einer persönlichen Vorsorge, der eigenen Krankheit sowie Tod und Sterben in die ACP-Beratungsgespräche. Die Wirkung der Gespräche fällt dementsprechend bei jedem einzelnen Patienten unterschiedlich aus. Die ACP-Gespräche bestimmen den Entwicklungsfortschritt der Patienten in ihrer persönlichen Vorausplanung.

6 Diskussion

Die vorliegende explorative Studie geht dem Erkenntnisinteresse nach, was für Patienten ein „gelingendes" ACP-Beratungsgespräch auszeichnet und welche Bedingungen für ein solches Gespräch aus Patientenperspektive gegeben sein müssen. Vor dem Hintergrund der bislang sowohl in der Forschung als auch in der Praxis vernachlässigten Sicht auf die Patientenbedürfnisse und -ziele im Kontext von ACP soll diese Arbeit durch die Interpretation der Erfahrung befragter Teilnehmer an zwei ACP-Beratungsgesprächen mit einem Arzt einen Beitrag zur Weiterentwicklung von ACP in Deutschland leisten.

In diesem Kapitel werden zunächst zentrale empirische Ergebnisse zur Beantwortung der aufgeworfenen Forschungsfragen zusammengefasst (Kapitel 6.1) und anschließend im Lichte des aktuellen Forschungsstandes erörtert (Kapitel 6.2). Abschließend wird das methodische Vorgehen kritisch reflektiert (Kapitel 6.3).

6.1 Zusammenfassung der Ergebnisse

Für eine erste Übersicht werden zunächst zusammenfassende Antworten auf die Forschungsfragen gegeben.

Welche Bedingungen müssen aus Patientensicht gegeben sein, damit ACP-Beratungsgespräche zustande kommen?

Patienten müssen für eine Auseinandersetzung mit der letzten Lebensphase bereit sein. Diese Bereitschaft ist beeinflusst durch ihre Erfahrungen und ihren Umgang in Bezug auf die Themen Vorsorge, Krankheit sowie Tod und Sterben. Sie müssen für sich die Notwendigkeit einer gesundheitlichen Vorausplanung sehen und einen Wunsch nach Mitbestimmung haben. Ob schließlich an einem ACP-Gespräch teilgenommen wird, hängt auch von der Unterstützung der Familie, anderen tragfähigen Arzt-Patient-Beziehungen und dem Gesundheitszustand ab.

Welche Erwartungen und Bedürfnisse haben Patienten bezüglich dieser Gespräche?

Die Patienten mit fortgeschrittener Herzinsuffizienz haben ein hohes Informationsbedürfnis hinsichtlich ihrer Krankheit, der Vorausplanung und medizinischer Behandlungsmöglichkeiten in kritischen Lebenssituationen und in der letzten Lebensphase. Der Bedarf an Unterstützung bei der Erstellung einer Patientenverfügung ist groß. Die Patienten erhoffen sich konkrete Tipps hinsichtlich des

Krankheitsmanagements, insbesondere in Notfallsituationen. Außerdem sind sie interessiert an zusätzlichen Therapiemöglichkeiten.

Wie erleben die Patienten ärztlich geführte, krankheitsspezifische ACP-Gespräche im Übergang von der stationären in die ambulante Versorgung?

Die ACP-Gespräche sind für Patienten sowohl unangenehm als auch unterstützend. Insbesondere das erste Gespräch im Krankenhaus empfinden sie als belastend. Das Gespräch zu Hause wird von Patienten als angenehm und weniger aufwühlend beschrieben. Die Ausführlichkeit und den gegenseitigen Austausch bewerten sie als Wertschätzung ihrer Person.

Welche Bedeutung haben die ACP-Gespräche für die Patienten?

Die ACP-Gespräche unterstützen Patienten dabei, ihre eigene Haltung gegenüber Vorausplanung zu klären, Klarheit über ihre Wertvorstellungen und Ziele im Leben zu gewinnen sowie Behandlungspräferenzen zu dokumentieren. Sie bereiten Patienten auf die letzte Lebensphase vor und nehmen ihnen durch die Thematisierung von Unsicherheiten aufgrund der Krankheit ein Stück weit ihre Sorgen. Sie geben ihnen die Gewissheit, gut vorgesorgt zu haben.

Was sind Sichtweisen der Angehörigen?

Auch Angehörige haben ein großes Informationsbedürfnis, insbesondere hinsichtlich der Vorausplanung, und erhoffen sich Unterstützung bei der Dokumentation des Patientenwillens. Teilweise sind sie Initiatoren der Vorausplanung, was Zielkonflikte hervorruft. In die Entscheidungsfindung werden sie von den Patienten als Berater, im Sinne von „einen Rat geben", einbezogen oder sie bringen sich selbst proaktiv ein, um fachliche Informationen von dem professionellen Berater zu gewinnen oder Entscheidungen der Patienten zu hinterfragen. Auch sie erleben die ACP-Gespräche sowohl positiv als auch herausfordernd.

Welche Bedingungen tragen zum Gelingen der ACP-Gespräche bei?

Freiwilligkeit, eine ruhige und angenehme Atmosphäre sowie Offenheit im Gesprächsverlauf sind Bedingungen, die zum Gelingen von ACP-Gesprächen beitragen. Im Besonderen sind die wechselseitige Kommunikation, der gegenseitige Respekt und das Vertrauen hervorzuheben. Bei der Entscheidungsfindung erweisen sich konkrete Szenarien, also reale klinische Beispiele, als hilfreich. Eine Abstimmung des Gesprächs auf die Kommunikationspräferenzen des Patienten ist notwendig, ebenso die Abstimmung der Inhalte auf seine Bedürfnisse. Die

Einbeziehung von Angehörigen wirkt zumeist förderlich, wenngleich sich daraus auch Konflikte ergeben können. Das Gelingen von ACP ist aus Patientensicht mehr als nur die Erstellung eines Dokuments. Es geht ihnen darüber hinaus darum, Informationen zu gewinnen und ihre Haltung gegenüber Vorausplanung zu klären.

Welche Besonderheiten lassen sich in Bezug auf die Gruppe der älteren Patienten mit fortgeschrittener Herzinsuffizienz identifizieren?

Die Patienten bringen eine variierende Bereitschaft zur Auseinandersetzung mit ACP mit, obwohl sie alle eine lebenslimitierende Erkrankung haben. Ihr Umgang mit der Krankheit und ihr Detailwissen darüber beeinflussen das Handeln der Patienten im Kontext von Vorausplanung. Die Krankheit und das Alter werden häufig als unmittelbar zusammenhängende Gegebenheiten bei der Entscheidungsfindung berücksichtigt. Die Erkrankung ist für Patienten mit einer großen Unsicherheit verbunden, die im Rahmen von ACP-Gesprächen ausgesprochen wird. Die Patienten bringen ein großes Bedürfnis mit, mehr über ihre Krankheit zu erfahren, wenngleich nicht alle Patienten umfassend über ihre Herzschwäche informiert sein wollen. Großen Beratungsbedarf äußern sie bezüglich Notfallsituationen. Die untersuchte Zielgruppe ist teilweise kognitiv beeinträchtigt, was Auswirkungen auf die Vorausplanung und die Gesprächsführung hat. Insgesamt verhält sie sich sehr skeptisch gegenüber dem Beratungsangebot. Teilweise sind die Patienten stark auf ihre Angehörigen und direkten Bezugspersonen fixiert.

6.2 Erörterung der empirischen Ergebnisse mit Blick auf den Forschungsstand

Aufbauend auf der Zusammenfassung der Ergebnisse wird in dem nachfolgenden Kapitel den Fragen nachgegangen, wie die Dauer der untersuchten ACP-Beratungsgespräche zu bewerten ist (Kapitel 6.2.1), wie mit einer Ablehnung von Vorausplanung umzugehen ist (Kapitel 6.2.2) und welche Ziele Patienten in ACP-Gesprächen verfolgen (Kapitel 6.2.3). Zudem wird der Blick auf die autonomiefördernden Aspekte von ACP (Kapitel 6.2.4), die Einbeziehung von Angehörigen (Kapitel 6.2.5) und die Rolle des Arztes in der Beratung gerichtet (Kapitel 6.2.6). Abschließend folgt eine Betrachtung zielgruppenspezifischer Aspekte (Kapitel 6.2.7) und es wird die Frage geklärt, welche Merkmale für das Gelingen der untersuchten ACP-Gespräche verantwortlich sind (Kapitel 6.2.8).

6.2.1 Dauer der ACP-Beratungsgespräche

Mit einer durchschnittlichen Dauer von 31 Minuten (erstes ACP-Gespräch) bzw. 25 Minuten (zweites ACP-Gespräch) ist die untersuchte Intervention im Vergleich zu berichteten Werten anderer Interventionen als „kurz“ zu bewerten. Die Dauer eines Beratungsprozesses mit mehrmaligen Gesprächen – vom Erstkontakt bis zur Erstellung einer Vorausverfügung – liegt international zwischen 25 Minuten und vier Stunden (Detering et al. 2010; Kirchhoff et al. 2010; Barnes et al. 2011; Kirchhoff et al. 2012; in der Schmitten et al. 2014). Die starke Variation ist in der unterschiedlichen Messung der zeitlichen Aufwendung begründet. So haben beispielsweise in der Schmitten et al. (2014, S. 56) den „Brutto-Aufwand einschließlich Vor- und Nachbereitung dokumentiert“. Für die zeitliche Bemessung der in dieser Arbeit untersuchten Gespräche liegt die Tonbandaufzeichnung zugrunde, sodass Vor- und Nachbesprechungen, Terminabsprachen und Dokumentation nicht berücksichtigt wurden. Auch wenn die im Vergleich kurze Gesprächsdauer somit bereits erklärt werden kann, lassen sich weitere Gründe anführen. Neben einer begrenzten Aufnahmefähigkeit und einer Beeinträchtigung der Konzentration durch emotionale Belastung führte auch der schlechte Gesundheitszustand zu einer Begrenzung der Gesprächszeit. Bezüglich der ersten ACP-Gespräche ist es auch möglich, dass manchen Teilnehmern die Besprechung des Themas unbehaglich war, sodass sie ein ausführliches Gespräch vermieden haben. Nicht zu vernachlässigen ist an dieser Stelle, dass die ACP-Gespräche aufgrund der Tonbandaufzeichnung für alle Beteiligten eine Forschungssituation darstellten, die bei den Patienten und Angehörigen zumindest im ersten ACP-Gespräch Unbehagen ausgelöst haben kann, da diese mit solch einer Art Forschung wenig vertraut waren. Dadurch mag es zu einer Zurückhaltung der Teilnehmer in ihren Ausführungen gekommen sein.[40]

Die Tatsache, dass das zweite Gespräch im Durchschnitt kürzer war, lässt sich dadurch erklären, dass sich die Beteiligten zumeist (manchmal kamen Angehörige dazu) bereits bekannt waren und das zweite Gespräch auf Gesprächsinhalte des ersten Treffens aufbauen konnte. Bestimmte Aspekte wurden daher nicht erneut angesprochen bzw. besprochene Inhalte wurden zusammengefasst.

---

40 *„Ja, ich, äh, bin ja erst sehr skeptisch in der, äh, [Name des Krankenhauses], habe ich gedacht, na, nun, ich kenne doch Frau [Name der Interviewerin], stimm_ richtig? ((I: mhm)) Und, (4 Sek.) ja, da war ich erst sehr zugeknöpft und musste dann aber_ habe dann doch auf alles_ auf alles sowieso geantwortet, aber erst sehr vorsichtig, muss ich sagen, nicht wahr? Was er mich gefragt hat, habe ich Rede und Antwort gestanden ((lachend)), nicht?“* (P30_3_109).

Aufgrund der Erfahrungen in der Studie lässt sich ableiten, dass die zeitliche Dauer der Beratung individuell an die Teilnehmer angepasst werden muss. Gegebenenfalls ist eine Aufteilung in mehrere kleine Gesprächseinheiten sinnvoll, wobei beachtet werden muss, dass gewisse Inhalte während eines Besprechungstermins thematisiert werden sollten, da sie aufeinander aufbauen bzw. Rückbezüge im Gespräch hergestellt werden (z. B. Betrachtung des Lebens und die Definition eines lebenswerten Lebens mit Bezug zu Einschränkungen der Lebensqualität). Neben den patientenbezogenen Gründen, die zu einer zeitlichen Begrenzung von ACP-Gesprächen geführt haben, bleibt jedoch vor dem Hintergrund der von Patienten angemerkten zeitlichen Restriktionen ihrer behandelnden Ärzte fraglich, ob die Gespräche in dem erforderlichen Umfang regelhaft umsetzbar sind (weiterführend Kapitel 7.1).

6.2.2 Variierende Bereitschaft

Die Ergebnisse verdeutlichen eine starke Variation in der Bereitschaft der älteren Patienten mit Herzinsuffizienz zur Auseinandersetzung mit ihrer gesundheitlichen Vorausplanung. Zum einen zeigt sich das in ihrer generellen Teilnahmebereitschaft an ACP-Gesprächen und zum anderen spiegelt es sich innerhalb der Gespräche wider.

Die unterschiedliche Bereitschaft, an ACP teilzunehmen, konnte bereits mehrfach aufgezeigt werden (Gott et al. 2008; Barclay et al. 2011; Barnes et al. 2011; Hubert et al. 2013; Gjerberg et al. 2015). Ältere Patienten wollen in der Mehrheit ihre Versorgung für die letzte Lebensphase besprechen (Heyland et al. 2003; Sharp et al. 2013), doch es kann nicht vorausgesetzt werden, dass alle Patienten mit einer chronischen, fortgeschrittenen Erkrankung mit Bedarf an palliativer Versorgung an einem solchen Beratungsgespräch teilnehmen wollen (Carrese et al. 2002; Almack et al. 2012). Nachfolgend werden die hindernden Faktoren für eine Teilnahme an ACP-Gesprächen erörtert.

Ein wesentlicher Grund für eine Ablehnung der Teilnahme ist das Gefühl des Unbehagens, über die eigene letzte Lebensphase zu sprechen. Der Wunsch, sich nicht damit auseinandersetzen zu wollen, ist bei Patienten mit Herzinsuffizienz bekannt (Klindtworth et al. 2013). Obwohl die Patienten durch ihre chronische Erkrankung täglich mit ihren Einschränkungen konfrontiert sind und eine hohe Symptomlast im fortgeschrittenen Stadium der Herzinsuffizienz erleben, scheint für sie die Verdrängung eine wichtige Bewältigungsstrategie zu sein, um im alltäglichen Leben zu bestehen (Gott et al. 2008). Die Aufrechterhaltung von Normalität und die Vermeidung des Blickes in die Zukunft, um frohen Mutes zu bleiben und das Leben normal weiter fortzusetzen, wird auch in einer Studie mit Patienten mit fortgeschrittener Niereninsuffizienz aufgezeigt (Davison und Simpson 2006). Die Patienten leben mit dem inneren Konflikt zwischen dem Willen, ein „normales“ Leben zu führen, und ihren Sorgen, die sich aus ihrem Krankheitserleben für die Zukunft ergeben (Barnes et al. 2007). Diese Ambivalenz kann als Erklärung der großen Unsicherheit vieler Patienten bei der Auseinandersetzung mit ihrer Situation herangezogen werden.

Die Ungewissheit aufgrund des wechselhaften und schwer vorhersehbaren Krankheitsverlaufs, der es Ärzten erschwert, den geeigneten Zeitpunkt für offene Gespräche über dieses Thema zu finden (Glogowska et al. 2016; McIlvennan und Allen 2016), behindert ACP. Auf Seite der Patienten können deren geringes Krankheitsverständnis sowie das fehlende Wissen zu ihrer Prognose als weitere Barriere für die Bereitschaft, an den ACP-Gesprächen teilzunehmen, angeführt werden (Boyd et al. 2004; Aldred et al. 2005; Harding et al. 2008; De Vleminck et al. 2014; Klindtworth et al. 2015; Glogowska et al. 2016). Das Angebot von ACP wurde möglicherweise als irrelevant eingestuft (Schickedanz et al. 2009), da die Patienten wenig Informationen über ihre Erkrankung hatten und sich der Schwere ihrer Erkrankung einschließlich ihrer Prognose nicht bewusst waren. Deutlich wird das im Besonderen in Äußerungen der Patienten darüber, dass sie überrascht über das Beratungsangebot gewesen seien und nicht damit gerechnet hätten, dass es Zeit für die Auseinandersetzung mit der letzten Lebensphase wäre. Das Angebot für eine Beratung zur Vorausplanung hat dann die implizite Botschaft eines schlechten Gesundheitszustandes mit einer schlechten Prognose kommuniziert (Rothärmel 2011). Sofern dieser Verweis auf die Brisanz der eigenen gesundheitlichen Lage verdrängt wurde, erscheint eine Ablehnung des Gesprächsangebots konsequent. Deutlich wird an der Reaktion der Patienten auch, dass sie z. T. trotz fortgeschrittener Erkrankung im gesamten zurückliegenden Krankheitsverlauf noch nicht mit dem palliativen Versorgungsansatz konfrontiert wurden und sich ihrer Prognose nicht bewusst waren. Eine gefühlte Unwissenheit über den eigenen Gesundheitszustand und den möglichen zukünftigen Verlauf kann Patienten zu einer Ablehnung leiten, da sie davon ausgehen, unzureichende Informationen zu haben, um sich an solchen Gesprächen zu beteiligen (Gjerberg et al. 2015).

Boddy et al. (2013, S. 43) sprechen von einem *window of opportunity*, das einen kurzen Zeitraum beschreibt, in dem Patienten ACP-Aktivitäten für bedeutsam erachten (z. B. aufgrund ihres Alters oder Gesundheitszustandes), und sie aufgrund ihrer kognitiven Fähigkeiten auch zu einer Teilnahme in der Lage sind und eine Vorausplanung umsetzbar erscheint (aufgrund des Gesundheitszustandes). Die Ergebnisse der vorliegenden Untersuchung unterstützen dieses

Konzept, denn auch hier hat sich offenbart, dass ein „zu guter“ und ein zu schlechter Gesundheitszustand Gründe für eine Ablehnung sind und zu hohe kognitive Defizite die Entscheidungsfähigkeit einschränken. Die vorliegende Untersuchung zeigt darüber hinaus, dass die Bewertung des eigenen Lebensalters vor dem Hintergrund des gelebten Lebens, der eigene Leidensdruck und das Miterleben fremder Krankheitserfahrungen sowie die Begleitung in der letzten Lebensphase den richtigen Zeitpunkt hinsichtlich der Akzeptanz eines Beratungsangebots beeinflussen. Hinzu kommt, dass dieses *window of opportunity* durch einen Krankenhausaufenthalt zusätzlich eingeschränkt wird, da davon auszugehen ist, dass Patienten zu diesem Zeitpunkt in einem noch schlechteren Gesundheitszustand sind und möglicherweise bei älteren Menschen der Wechsel der Umgebung kognitive Einschränkungen verschärft. In diesem Zusammenhang erscheint die Erklärung plausibel, dass manche Patienten aufgrund ihrer akuten Krankheitssituation und der stationären Klinikbehandlung kognitiv wie emotional bereits so sehr belastet sind und andere Fragestellungen und Probleme (z. B. Anschlussversorgung, Rückkehr in das eigene Zuhause) als drängender bewerten, so dass sie eine Beratung zur vorausschauenden Versorgungsplanung ablehnen. Nicht auszuschließen ist jedoch, dass wiederholte Krankenhausaufenthalte den Wunsch nach einem ACP-Beratungsgespräch und einer Therapiebegrenzung fördern.

Klindtworth et al. (2015) leiten in ihrer Studie mit geriatrischen Patienten mit einer Herzinsuffizienz einen Bedarf an krankheitsspezifischen ACP-Programmen ab. Die Erfahrungen im Rahmen der vorliegenden explorativen Studie verweisen auf hindernde Faktoren für eine Umsetzung von und eine Teilnahme an ACP-Gesprächen in einer geriatrischen (Rehabilitations-)Klinik. Bereits in der Konzeptionsphase der Studie ergaben sich zeitliche Restriktionen, die die Durchführung der ACP-Beratungen durch Mitglieder des behandelnden Ärzteteams in der geriatrischen Klinik verhinderte. Zudem werden das Ziel der geriatrischen Rehabilitation – Beseitigung oder Vermeidung von Verschlimmerung einer Beeinträchtigung im alltäglichen Leben – und das Ziel von ACP-Gesprächen – Besprechung gesundheitlicher Verschlechterungen und der Versorgung in der letzten Lebensphase – von Patienten womöglich als konträr bewertet. Daher lässt sich anzweifeln, ob die geriatrische Rehabilitationsklinik ein geeigneter Ansatzpunkt ist, um den palliativen Versorgungsansatz an Patienten mit fortgeschrittener Herzinsuffizienz heranzutragen.

Die Datenanalyse hat gezeigt, dass eine Ablehnung und auch ein Ausscheiden zum Teil eng mit einer fehlenden Unterstützung durch Angehörige verbunden waren. Eine Ablehnung der Teilnahme von Angehörigen auf Nachfrage des

Betroffenen kann durch fehlende Bereitschaft zur Auseinandersetzung mit der Thematik erklärt werden. Gespräche rund um die Versorgung in der letzten Lebensphase sowie Tod und Sterben sind eine Angstquelle für pflegende Angehörige und eine Besprechung dieser Themen wird daher vermieden (Selman et al. 2007). Diese Deutung wird dadurch gestützt, dass Patienten berichteten, Angehörige würden Gespräche über die letzte Lebensphase und eine Vorausplanung abblocken, wenn sie diese initiierten.

In Bezug auf die Studienpopulation ist bemerkenswert, dass Männer im Verlauf der Untersuchung im Vergleich zu Frauen vermehrt ausgeschieden sind. Bei den verbleibenden Männern waren immer die Ehefrauen bei den ACP-Gesprächen anwesend und Hauptansprechpartner für das Forscherteam. Als Erklärung für diesen Befund lässt sich anführen, dass Frauen generell offener für Gesundheitsthemen sind und in einer Partnerschaft oft die Aufgabe der Gesundheitsfürsorge übernehmen (Robert Koch-Institut 2014). Zudem kann hier die Rollenverteilung innerhalb der Beziehung eine Bedeutung haben. Auffällig war, dass sich die Männer stark auf ihre Ehefrauen als engste Bezugsperson verlassen und ihnen zum großen Teil das Rederecht übergeben haben.

Aus den Ergebnissen geht hervor, dass manche Patienten nach einem Beratungsgespräch zu dem Entschluss kamen, vorerst nicht vorausplanen zu wollen – repräsentiert in Typ I der Typenbildung. In der Gesellschaft ist das Thema Patientenverfügung allgegenwärtig – eine wachsende Zahl an Bürgern erstellt eine Patientenverfügung (Klindtworth et al. 2013). Der Fokus auf die Patientenverfügung ist durch die gesetzliche Regelung im Jahr 2009 verstärkt worden. Mündlich geäußerte Behandlungswünsche sind einer Patientenverfügung nachgeordnet (Bundesärztekammer 2013). Am Beispiel der Patientin P18 wird deutlich, dass auch das Gesundheitssystem viel mehr auf eine schriftliche Dokumentation als auf den mündlich geäußerten Patientenwillen ausgerichtet ist.

Der große Drang zur Erhöhung der Anzahl an Patientenverfügungen in der Gesellschaft (ursprünglich primäres Ziel von ACP) wirkt sich in einem sozialen Druck zur Erstellung einer Patientenverfügung aus. Diese externe, gesellschaftliche Erwartungshaltung lässt sich in der Patientengruppe wiederfinden, die eine geringe intrinsische Motivation zur Auseinandersetzung mit Vorausplanung mitbringt. Konkret zeigt sich dies anhand derjenigen Patienten, die eine Patientenverfügung auf Initiative der Kinder erstellt hatten (z. B. P1, P30). Dieses Muster passt auch zu einigen Patienten, deren Motivation für die Teilnahme an ACP-Gesprächen vor allem darin lag, die Erstellung einer Patientenverfügung endlich „erledigt“ haben zu wollen (z. B. P10, P22). Für diese Patientengruppe ist wichtig, dass sie z. B. bei der nächsten Krankenhausaufnahme auf Nachfrage ein Dokument vorlegen oder Kinder beruhigen können, die schon länger auf die Erstellung einer Dokumentation gedrängt haben. Auch wenn in solchen Fällen die Motivation für eine Patientenverfügung aus ethischer Sicht vor dem Hintergrund der Freiwilligkeit infrage zu stellen ist, so lässt zumindest eine umfangreiche Beratung und Unterstützung bei der Erstellung des Dokuments den Schluss zu, dass der Wille des Betroffenen richtig widergespiegelt wird und als valide für zukünftige Entscheidungsfindungen einzuschätzen ist. Denn die Ergebnisse lassen die Vermutung zu, dass der soziale Druck in einer Unkenntnis über die Inhalte der eigenen Patientenverfügung resultiert, wenn diese ohne ein Beratungsgespräch erstellt wurde. Belegt wird diese These mit Patientenfällen, die dem Typ V zugeordnet werden. Aussagen jener Patienten legen nahe, dass sie zum Großteil wenig über die Inhalte ihrer Patientenverfügung, die sie vor der Beratung erstellt haben, wissen und zum Teil nicht einmal eine Patientenverfügung von einer Vorsorgevollmacht abgrenzen können. Andere empirische Studien unterstützen diesen Befund (Carrese et al. 2002; Nauck et al. 2014; Chiu et al. 2016). Ob dieses Problem durch die in Deutschland viel geforderte Beratung zur Erstellung einer Patientenverfügung gelöst werden kann, lässt sich aufgrund der generellen Variation dieser Patientengruppe in ihrer Bereitschaft zur Auseinandersetzung mit dem Thema und im Besonderen aufgrund der geringen Bereitschaft zur Überprüfung der eigenen Patientenverfügung anzweifeln. Anstatt eine Patientenverfügung als primäres Ziel einer Beratung zu sehen, müsste auf Basis der herausgearbeiteten Ergebnisse der vorliegenden Studie der Fokus auf einem ergebnisoffenen Gespräch liegen, das die Autonomie jedes Einzelnen fördert und auch eine Ablehnung einer Auseinandersetzung mit der persönlichen Vorausplanung sowie einen Verzicht auf die Erstellung einer Patientenverfügung als Ergebnis akzeptiert. Die Erkenntnis, dass es in der deutschen Bevölkerung eine hohe Absicht gibt, eine Patientenverfügung zu erstellen, jedoch nur ein kleiner Teil tatschlich bereits eine Verfügung erstellt hat (Klindtworth et al. 2013), untermauert die These, dass das Ziel der Bürger nicht vorrangig die Erstellung eines Dokuments ist, sondern sich darin der Wunsch der Behandler oder auch Angehörigen widerspiegelt (Neitzke 2016).

Es scheint, als müsse in der deutschen Debatte zur Patientenverfügung und gesundheitlichen Vorausplanung eine Klärung stattfinden, ob ACP zukünftig als Ansatz verstanden werden soll, der die Erstellung einer Patientenverfügung systematisch und flächendeckend zu fördern hat – im Sinne der Gesellschaft, insbesondere der Behandler und Angehörigen. Oder ob die Sichtweise der Patienten in dem Konzept von ACP gestärkt werden muss und dies einhergeht mit einer ergebnisoffenen, patientenbezogenen Beratung ohne Fixierung auf eine Dokumentation.

Individuen zu respektieren und Patientenautonomie zu fördern, heißt, einfühlsam zu sein gegenüber Patientenpräferenzen, nicht über die letzte Lebensphase und Vorausplanung sprechen zu wollen (Murtagh und Thorns 2006; Sudore et al. 2008; Barnes et al. 2011; Gjerberg et al. 2015). Daraus sollte jedoch nicht der Schluss gezogen werden, dass es besser wäre, Gespräche gar nicht anzubieten – ganz im Gegenteil ist es wichtig, immer wieder Gesprächsmöglichkeiten zu schaffen (Almack et al. 2012). Da sich die Bereitschaft, sich auf solche Gespräche einzulassen, über die Zeit verändern kann, sollte ein offener Dialog mit Patienten gestaltet werden. Wenn regelmäßig Angebote für die Besprechung von ACP gemacht werden, können sich Patienten jederzeit einbringen, sobald sie bereit sind oder wenn sich Umstände verändert haben (Schickedanz et al. 2009; Mullick et al. 2013; Gjerberg et al. 2015). Dieser Prozess, dass ein Beratungsangebot Auswirkungen auf die Vorbedingungen für weitere Gesprächsangebote hat, konnte in dieser Arbeit anhand des Modells „ACP-Beratungsgespräche als Impulse" dargestellt werden.

Zu bedenken ist jedoch, dass mit jedem Angebot auch eine Positionierung des Betroffenen im Sinne einer Ablehnung oder Annahme des Angebots erforderlich ist (Neitzke 2015) und allein dadurch der soziale Druck erhöht werden kann – insbesondere auf ältere und schwerkranke Menschen wie die Zielgruppe der vorliegenden Untersuchung, die in der Mehrheit ohnehin schon befürchten, eine „Last" für ihre Angehörigen zu werden (Goodlin 2009a; Klindtworth et al. 2015). Vor diesem Hintergrund muss gut abgewogen werden, wie oft und wann Patienten proaktiv auf eine Auseinandersetzung mit Vorausplanung angesprochen werden sollten. Zu häufige Angebote können somit ebenfalls wie zu wenige dazu führen, dass Patienten sich dem Thema verweigern.

Neben der variierenden Bereitschaft zur Teilnahme an dem ACP-Gespräch zeigte sich auch eine variierende Bereitschaft innerhalb der Gespräche, sich mit Fragen rund um die letzte Lebensphase auseinanderzusetzen. Aus dem entwickelten Modell lässt sich ableiten, dass der Grad der Auseinandersetzung von den individuellen Voraussetzungen und Erwartungen, die der Patient in die Besprechung einbringt, bestimmt ist. Offensichtlich ist, dass Patienten abwehrend reagierten, wenn das Gespräch ihre Bereitschaft zur inhaltlichen Auseinandersetzung überschritt. In den Ergebnissen ist dies als Phänomen der „invasiven Gesprächsführung" dargestellt. Um die Bereitschaft zur inhaltlichen Auseinandersetzung richtig zu ergründen, ist eine hohe kommunikative und soziale Kompetenz des Beraters erforderlich. Manche Patienten haben es sehr geschätzt, dass sie innerhalb der ACP-Gespräche durch eine Konfrontation und ein hartnäckiges Hinterfragen zu einer Auseinandersetzung mit dem eigenen Tod aufgefordert wurden und dadurch mehr über sich lernen konnten (Martin et al. 1999).

Andere Patienten hingegen favorisierten eine weniger forcierende Kommunikation, wie die Daten nahe legen. Die Abwehrreaktionen mancher Patienten innerhalb der Beratungsgespräche lassen darauf schließen, dass in manchen Teilen die Gesprächsführung nicht hinreichend auf die Kommunikationsbedürfnisse und -präferenzen sowie den Grad der Bereitschaft der Patienten für die Themen abgestimmt war. Die Ergebnisse verdeutlichen daher die große Notwendigkeit einer Anpassung der Inhalte und der Gesprächsführung von ACP-Gesprächen an die jeweilige Bereitschaft zur inhaltlichen Auseinandersetzung sowie an die Kommunikationspräferenzen der Patienten.

Wie kann also in ACP-Gesprächen der Grad der Bereitschaft zur inhaltlichen Auseinandersetzung mit der gesundheitlichen Vorausplanung und der letzten Lebensphase identifiziert werden? Hinweise darauf können Ergebnisse der qualitativen Studie von Pino et al. (2016) liefern. Darin wird analysiert, wie erfahrene Palliativmediziner Gespräche mit Patienten über die letzte Lebensphase führen. Zentrale Erkenntnis der Studie ist, dass die Behandler den Patienten mehrere Möglichkeiten anbieten, um sich auf Gedanken über die letzte Lebensphase einzulassen, z. B. durch sogenannte *fishing questions* oder ein nachträgliches Eingehen auf bereits von den Patienten angedeutete Aspekte hinsichtlich des Lebensendes (*„you-said"-prefaced paraphrases*). Die Behandler unterstützen den Patienten somit aktiv dabei, das Thema anzusprechen und verhindern gleichzeitig, dabei ein Gespräch über die letzte Lebensphase zu stark zu forcieren (Pino et al. 2016). Kurz gesagt, ist eine wesentliche Kompetenz des Behandlers die, dem Patienten die Möglichkeit zu geben, zu wählen, ob er ein Gespräch über die letzte Lebensphase führen möchte oder nicht. Als stärkstes Angebot und letzte Instanz bei dieser Vorgehensweise wurde das sogenannte *proffering a possible EoL thought*[41] herausgearbeitet (Pino et al. 2016). Es gibt dem Behandler die Möglichkeit mit Gewissheit abzuklären, dass sich der Patient zum Zeitpunkt des Gesprächsangebots nicht mit der eigenen letzten Lebensphase auseinandersetzen möchte. Der Patient muss dabei – im Gegensatz zu den anderen beiden Gesprächsangeboten (*fishing question* und *„you-said"-prefaced paraphrases*) – aktiv eine Ablehnung der Thematisierung der letzten Lebensphase aussprechen; ihm wird hierbei nicht mehr überlassen, ob er von sich aus auf das Thema eingeht oder nicht (Pino et al. 2016). In der Untersuchung und dem Vorgehen der Palliativmediziner wird insgesamt deutlich, dass die Ausrichtung der Kommunikation am Patientenwillen orientiert ist und der Patient entscheidet, ob und in welcher inhaltlichen Tiefe er sich auf ein Gespräch über die letzte Lebensphase einlässt.

---

41 EoL steht für *End-of-Life*.

Für das zukünftige Ansprechen von Patienten im Kontext von ACP stellen diese Gesprächstechniken einen geeigneten Zugang zu Patientengruppen mit unterschiedlicher Bereitschaft zur Auseinandersetzung mit der Thematik dar.

Bei Betrachtung der Studienpopulation und der Verteilung der Typen ist auffällig, dass mit dem Beratungsangebot eine große Gruppe an Patienten erreicht wurde, die bereits über eine Dokumentation der persönlichen Vorausplanung in Form einer Patientenverfügung und/oder Vorsorgevollmacht verfügt. Die Bereitschaft zur Überprüfung der Unterlagen im Rahmen des Beratungsangebots war jedoch unterschiedlich. Es lassen sich folgende Arten unterscheiden: a) direkte Ablehnung der Studienteilnahme bzw. des Beratungsangebots aufgrund einer vorhandenen Patientenverfügung und/oder Vorsorgevollmacht; b) Einverständnis zur Überprüfung der bestehenden Unterlagen bzw. deren Ergänzung (vgl. Typ IV); c) eine Überprüfung ist nicht gewollt (vgl. Typ V).

Die direkte Ablehnung lässt sich einerseits mit dem Argument erklären, dass aus Sicht jener Patientengruppe keine Notwendigkeit einer Überprüfung besteht, andererseits lässt sie sich mit empirischen Ergebnissen von Fried et al. (2010) begründen. Die Wissenschaftler haben in ihrer Studie gezeigt, dass ältere Menschen in ihrer Bereitschaft, sich verschiedenen Aspekten von ACP (Gespräch mit Angehörigen, Gespräch mit Behandlern, Erstellung eines Dokuments) zu widmen, variieren. So waren einige der angesprochenen Patienten der vorliegenden Untersuchung möglicherweise für die Erstellung einer Patientenverfügung bereit, jedoch nicht für ein entsprechendes Gespräch mit einem Arzt (und der Familie).

Hervorzuheben ist die in der Literatur wenig erwähnte Gruppe der Patienten des Typ V. Diese waren zu einer Überprüfung und einer weiteren, tiefergehenden Auseinandersetzung nicht bereit, wie aus ihrem abwehrenden und ausweichenden Verhalten ersichtlich wird. Die Reaktion der Patienten lässt sich mit ihrem Bedürfnis erklären, das Thema Vorausplanung und die Kommunikation über die letzte Lebensphase als abgeschlossen und erledigt zu betrachten. Walczak et al. (2013) haben bei Krebspatienten das Phänomen *able to move on* nach der Besprechung und Dokumentation persönlicher Vorausplanung herausgearbeitet. Patienten haben demnach das Bestreben, Gedanken an die Zukunft zur Seite zu legen und sich trotz der fortgeschrittenen Erkrankung auf die aktuelle Lebenssituation zu fokussieren und die Normalität im Leben zu genießen. Als weitere Erklärung für eine Ablehnung dienen die Erkenntnisse von Jaspers et al. (2010), die darauf hinweisen, dass Patienten keinen Zusammenhang zwischen ihrer Patientenverfügung und ihrer Krankheit sehen und somit eine Anpassung ihrer Patientenverfügung aufgrund ihres mittlerweile veränderten Gesundheitszustandes, der vorliegenden Herzinsuffizienz, möglicherweise nicht als notwendig erachten.

Naheliegend ist, dass die Patienten dieses Typs andere Ziele mit der Teilnahme an der Beratung verfolgten (siehe vorangegangene Ausführungen). Ein weiterer Grund kann sein, dass sie dem behandelnden Arzt, der ihnen die Studienteilnahme nahegelegt hat, oder dem gesamten Forschungsteam durch ihre Teilnahme einen Gefallen tun wollten (weitergehende Ausführungen in Kapitel 6.3.1).

Auch wenn diese Erklärungen die Ablehnung einer Überprüfung im Rahmen der ACP-Gespräche begründen, unterstützen andere empirische Studien den bereits weiter oben erläuterten Befund, dass ein Großteil der Patiententypen IV und V nur wenig über die Inhalte und die Bedeutung ihrer Patientenverfügung wusste (Carrese et al. 2002; Nauck et al. 2014; Chiu et al. 2016). Es besteht also die Möglichkeit, dass die nicht durch eine Beratung im Rahmen von ACP entstandenen Patientenverfügungen möglicherweise – trotz des Angebots einer Überprüfung – nicht die tatsächlichen Präferenzen der Patienten wiedergeben, d. h. nicht valide sind. Da die Patienten auf ein Beratungsangebot zur Überprüfung nicht reagiert haben bzw. nicht eingehen wollten (Typ V), scheint es einen anderen Beweggrund zu geben, der sie zum Anzweifeln ihrer bestehenden Dokumente in Zukunft veranlasst. Gründe zum Überdenken können ein Erfahren ungewollter Behandlungsmaßnahmen, lebensverändernde Ereignisse, die Realisierung der begrenzten Lebenszeit aufgrund der Erkrankung oder ein Miterleben fehlerhafter Vorausplanung (z. B. Patientenverfügung greift nicht) sein. Auf Grundlage eigener Erfahrungen kann dann das Konstrukt einer sicher geglaubten Vorausplanung zusammenbrechen, weil es sich im Bedarfsfall nicht bewährt hat. Für solche Fälle muss sichergestellt sein, dass den Patienten ein weiteres Angebot in Zukunft zur Verfügung steht, welches eine Überprüfung, Aktualisierung oder Ergänzung ermöglicht. Da die Vorausplanung in der Eigenverantwortung jedes Individuums liegt, kann eine Überprüfung aber nicht verpflichtend gemacht werden, sodass in Kauf genommen werden muss, dass die Versorgung in der letzten Lebensphase trotz erstellter Patientenverfügung möglicherweise nicht entsprechend der Wünsche und Vorstellungen der Patienten erfolgt (Schöffner et al. 2012; Nauck et al. 2014).

6.2.3 Patientenziele im Kontext von ACP

Es ist deutlich geworden, dass manche Patienten darauf abzielten, durch im Voraus getroffene Entscheidungen ihre gesundheitliche Versorgung in Zeiten von Einwilligungsunfähigkeit zu kontrollieren. Das Motiv der Autonomie steht im Einklang mit bisherigen Untersuchungen (Singer et al. 1998; Martin et al. 1999; Medvene et al. 2007; Bisson et al. 2009; Jaspers et al. 2010; Nauck et al. 2014). Mit einer Vorausplanung wollen Patienten die Wahrscheinlichkeit erhöhen, dass

Bevollmächtigte und Ärzte Behandlungsentscheidungen in ihrem Sinne treffen (Kolarik et al. 2002).

Ergänzend zeigte sich, dass neben der Autonomie auch die Entlastung der Angehörigen und Behandler ein Ziel von Patienten war (Singer et al. 1998; Martin et al. 1999; Kolarik et al. 2002; Medvene et al. 2007; Jaspers et al. 2010; Aw et al. 2012; Nauck et al. 2014). Sie wollten Angehörige und Behandler einerseits hinsichtlich der stellvertretenden Entscheidung absichern und unterstützen; andererseits wollten sie die Last für Angehörige durch eine mögliche Pflegebedürftigkeit oder das Miterleben eines langen Sterbeprozesses reduzieren. Das altruistische Ziel ist besonders bei älteren Patienten mit fortgeschrittener Herzinsuffizienz relevant (Goodlin 2009a; Klindtworth et al. 2015). Fraglich ist im Zusammenhang mit dem zuvor genannten Ziel der Autonomieerhaltung, ob bei einem Therapieverzicht zur Entlastung der Familie nicht eher von eingeschränkter Freiwilligkeit oder gar Fremdbestimmung gesprochen werden müsste. Ob im jeweiligen Fall eine Fremdbestimmung vorliegt, muss im Beratungsgespräch geprüft werden und dürfte bei der Nennung von Entscheidungskriterien auffallen.

Bei einer Gruppe von Patienten wurde deutlich, dass aus Patientensicht ein Ziel neben der direkten Autonomieausübung zunächst einmal die Gewinnung von Informationen war. Sie wollten sich über Möglichkeiten zur Mitbestimmung im Rahmen von ACP informieren. Als Ergänzung zu den bestehenden Erkenntnissen in der Literatur konnte in der vorliegenden Untersuchung herausgearbeitet werden, dass für Patienten ein Ziel von ACP-Gesprächen sein kann, sich ihrer Haltung gegenüber Vorausplanung bewusst zu werden. Auf Grundlage der gewonnenen Informationen kann eine solche durchaus aktiv abgelehnt werden.

Aus Patientensicht ist das gezielte Sprechen über die letzte Lebensphase und Erfahrungen mit Tod und Sterben ein wesentliches Ziel von ACP (Martin et al. 1999; Rietjens et al. 2016a). Die Gespräche erlauben den Patienten, offen und teilweise in Anwesenheit von Angehörigen über ein Thema zu sprechen, das sonst oftmals verschwiegen, gemieden oder aufgeschoben wird. Das ACP-Gesprächsangebot führte somit nicht zu einer weiteren Verdrängung von Tod und Sterben, sondern schenkte diesem Thema Raum. Den Patienten wird durch ACP eine Entwicklung ermöglicht, den eigenen Tod zu akzeptieren (Martin et al. 1999) und einen persönlichen Umgang mit Leidvorstellungen zu finden. Somit waren die Gespräche aus Sicht dieser Patienten dabei unterstützend, ihre Bedenken bezüglich der Zukunft zu lindern und ein differenzierteres Verständnis über ihre eigenen Werte, Erfahrungen und Ziele zu erreichen (Singer et al. 1998; Rosenfeld et al. 2000; Schwartz et al. 2003; Barnes et al. 2007; Gott et al. 2009; Barnes et al. 2011).

Die Ergebnisse verweisen darauf, dass nicht alle Patienten das gleiche Ziel mit ACP verfolgten, sondern eine Vielfalt an Zielen bestand. Bei manchen Patienten haben die ACP-Gespräche dazu beigetragen, dass sie ihre eigene Haltung gegenüber dem Thema Tod und Sterben sowie der eigenen Erkrankung klären konnten; andere hatten genaue Vorstellungen über Therapiebegrenzungen, sodass sie die Gespräche als Gelegenheit nutzten, diese persönlichen Ansichten als Behandlungswünsche zu kommunizieren. Es lässt sich auf Grundlage der herausgearbeiteten Ziele der Patienten und identifizierten Auswirkungen der ACP-Gespräche auf die Patienten schlussfolgern, dass eine alleinige Ausrichtung der ACP-Beratung auf die Erstellung einer Patientenverfügung zu kurz greift. Die Ergebnisse stützen damit die Auffassung, dass der Fokus nicht auf der Erstellung von Patientenverfügungen liegen muss und der Erfolg einer ACP-Maßnahme nicht in der Anzahl neu erstellter Vorsorgedokumente zu messen ist (Singer et al. 1998; Martin et al. 1999; Tulsky 2005; Ramsaroop et al. 2007; Sudore et al. 2008; Sudore und Fried 2010). Bereits Singer et al. (1998) haben bei Dialysepatienten aufgezeigt, dass viele Patienten schon damit zufrieden sind, ihre Wünsche mit ihren Angehörigen besprechen zu können.

Wird bei der Evaluation von ACP-Interventionen nur die Erstellung von Patientenverfügungen als Resultat berücksichtigt, so wird es dem tatsächlichen Prozess der Vorausplanung und den persönlichen Zielen der Patienten nicht gerecht. Es kann daher argumentiert werden, dass bisherige Evaluationen die Effekte von ACP unterschätzt haben (Martin et al. 1999; Sudore et al. 2013). Die Erweiterung der Ziele von ACP um die Patientensicht erfordert somit auch eine Anpassung der Evaluation. Auf Grundlage der Erkenntnisse dieser Untersuchung kann geschlussfolgert werden, dass die Ziele der Patienten individuell sind und somit die Zielerreichung nicht für jeden gleich definiert sein kann. Eine kontrollierte randomisierte Untersuchung von ACP-Interventionen scheint vor diesem Hintergrund schwer umsetzbar und erklärt möglicherweise die bisherige Fokussierung auf einfach verfügbare Daten und leicht messbare Ziele (Biondo et al. 2016).

Die Ergänzung der Ziele von ACP um die Ziele aus Patientenperspektive wirkt sich neben der Evaluation im Bereich der Wissenschaft auch auf die Versorgungspraxis aus. Aus den Daten ist ersichtlich geworden, dass Vorsorgedokumente, insbesondere für die Umsetzung des Patientenwillens im Versorgungsalltag, aus Patienten- und Angehörigensicht enorm wichtig waren und am Beispiel erlebter Praxis als Absicherung gegenüber Behandlern erfolgreicher eingesetzt werden konnten als die mündliche Äußerung des Willens (Fall P18). Deshalb muss nicht nur die Evaluation von ACP angepasst werden, sondern auch ein Wandel in der Versorgungspraxis stattfinden. ACP kann nur gelingen, wenn partizipative Versorgungstrukturen geschaffen werden.

Auch bei den Angehörigen wurde als ein Ziel der ACP-Beratungsgespräche die Vorbereitung auf den Tod des Patienten identifiziert. Es zeigte sich, dass die Thematisierung des bevorstehenden Todes des Betroffenen und die offenen Gespräche für sie ein Teil der Bewältigungsstrategie im Umgang mit dem Verlust sein können. Neben dem Blick auf das Lebensende ist es auch gelungen, den Fokus auf das zu lenken, was das Leben für den Betroffenen lebenswert macht, wodurch den Angehörigen Hoffnung gespendet werden konnte. Emotionale Unterstützung durch diesen Perspektivenwechsel zu bekommen, kann ein weiteres Ziel von ACP aus Angehörigensicht sein.

Wie bei den Patienten war auch bei den Angehörigen das Informationsbedürfnis groß. Sie wollten von dem Berater eine inhaltlich-fachliche Aufklärung über Vorausplanungsmöglichkeiten und medizinische Behandlungsmaßnahmen erhalten. Von dem Betroffenen wollten sie mehr über die persönlichen Wünsche und Vorstellungen bezüglich der Versorgung in der letzten Lebensphase erfahren. Sie hatten ein großes Interesse daran, dass der Patient in einem Beratungsgespräch Entscheidungen bezüglich einer Inanspruchnahme oder Ablehnung von medizinischen Maßnahmen traf. Schließlich sind sie – sofern sie Bevollmächtigte oder Betreuer sind – diejenigen, die im Krankenhaus die Kommunikation mit dem Personal übernehmen müssen, wenn der Patient dazu nicht in der Lage ist. Sie sind dann aufgefordert, sich in Gesprächen mit den professionellen Akteuren durchzusetzen, die Rolle des passiven Rezipienten der Kommunikation abzulegen und aktiv die Vertretung des Patientenwillens zu übernehmen (Caswell et al. 2015). Für diesen Bedarfsfall wollen Angehörige ein Dokument in Form einer Patientenverfügung in der Hand haben, mit dem der Patientenwille belegt werden kann. Ziel ist es also, sich für die stellvertretende Entscheidung vorzubereiten, um sich für eine gesundheitliche Versorgung im Sinne des Patienten in der letzten Lebensphase oder in Gesundheitskrisen einzusetzen und ungewollte Behandlungsmaßnahmen zu verhindern.

Der Wunsch der Angehörigen, schriftlich vorzusorgen, war nicht immer auch Patientenziel. Dieser Zielkonflikt wird verstärkt durch die Perspektive der Behandler, die ebenfalls einen starken Wunsch nach einer Dokumentation von Behandlungspräferenzen aufweisen (Neitzke 2015). Es besteht die Gefahr, dass die Interessen der Angehörigen und Behandler sich als sozialer Druck auf die Patienten auswirken (vgl. Kapitel 6.2.2). In diesem Fall gilt es trotz der Interessen Dritter, das Selbstbestimmungsrecht eines Individuums zu schützen und eine Ablehnung einer schriftlichen Vorausplanung „unbedingt und ohne Rechtfertigungsdruck" zu respektieren (Neitzke 2015, S. 154). Um die Patientensicht in der deutschen Debatte zur Patientenverfügung und gesundheitlichen Vorausplanung zu stärken, können durch Aufklärung über die Interessen aller Beteiligten Transparenz geschaffen sowie eine Positionierung jedes Einzelnen erreicht werden. Hinsichtlich der Evaluation von ACP-Maßnahmen bedeutet dieser Zielkonflikt, dass alle drei Perspektiven (Behandler, Patienten und Angehörige) zukünftig Berücksichtigung finden sollten.

Zusammengefasst unterstützen die empirischen Ergebnisse die folgende Aussage von Neitzke (2015, S. 156): „Aus Sicht von Bürgern und Patienten ist der Erfolg dann groß, wenn ein möglichst vielfältiges, buntes, heterogenes Angebot von Wahlmöglichkeiten und Optionen besteht, während ein Erfolg im Sinne der im Gesundheitssystem Tätigen eher in einer hohen Prävalenz von schriftlich fixierten Vorsorgedokumenten liegt". Zu ergänzen gilt es die Sichtweise der Angehörigen. Ihr Ziel steht häufig im Einklang mit den Behandlern, doch die vorliegenden Ergebnisse sprechen dafür, dass es nicht eine absolute Fixierung auf Dokumente geben muss, sondern der Austausch und die Stärkung der sozialen Beziehung für Angehörige ebenfalls ein Ziel von ACP sein kann.

Für die Evaluation gilt: Gelungen ist ACP immer dann, wenn die ACP-Intervention den Bedürfnissen der Patienten entspricht und zu qualitativ hochwertigen Entscheidungen und einer bestmöglichen Behandlung unter Berücksichtigung des Patientenwillens führt.

6.2.4 Ermöglichung von Autonomie

Das übergeordnete Ziel von ACP besteht in der Verbesserung der gesundheitlichen Versorgung von Menschen. Durch die Beteiligung von Patienten an der Entscheidungsfindung hinsichtlich der Versorgung soll eine möglichst hohe Entscheidungsqualität erreicht werden (Klemperer und Rosenwirth 2005). Das Recht zu haben, Entscheidungen zu treffen, bedeutet jedoch nicht, dass man auch fähig ist, diese Entscheidungen zu treffen. ACP hat daher die Aufgabe, nicht nur von Patienten zu verlangen, medizinische Entscheidungen zu treffen, sondern sie auch dazu zu befähigen (McMahan et al. 2013). Wie dies im Rahmen von ACP-Gesprächen erreicht werden kann und welche Voraussetzungen dafür nötig sind, soll in diesem Kapitel erörtert werden.

Informationsvermittlung durch den Berater hatte in den geführten ACP-Gesprächen eine zentrale Bedeutung für Patienten und Angehörige, was im Einklang steht mit den Erkenntnissen von Zwakman et al. (2016). Aus der Forschung zur Patientenbeteiligung an medizinischen Entscheidungen ist bekannt, dass viele Patienten denken, dass sie an Entscheidungen nicht teilhaben können, wenn sie nicht genügend Informationen über ihren spezifischen Zustand, die Behandlungsoptionen und deren Implikationen sowie die möglichen Behandlungsergebnisse haben (Joseph-Williams et al. 2014). Dieses Phänomen zeigte sich auch in den ACP-Gesprächen der vorliegenden Untersuchung, wenn Patienten im Rahmen der Besprechung der Szenarien bezüglich der Inanspruchnahme oder Ablehnung von Maßnahmen auf ihr nicht vorhandenes medizinisches Wissen rekurrierten und sich eine Beurteilung nicht zutrauten. Sie wollten zunächst darüber informiert werden, worum es sich inhaltlich handelt, bevor sie sich in der Lage sahen, konkret Stellung zu nehmen. Das Bereitstellen von Informationen erhöht also die Partizipation, weil sich die Patienten besser auf die Entscheidungsfindung vorbereitet fühlen (Joseph-Williams et al. 2014).

Das Informationsbedürfnis der Patienten bezog sich sowohl auf die Vorausplanung als auch auf medizinische Behandlungsmaßnahmen und die eigene Herzerkrankung. Hinsichtlich der Informationen zu der eigenen Erkrankung, d. h. der Diagnose und Prognose, verweisen die Ergebnisse jedoch darauf, dass nicht alle Patienten vollumfänglich über ihre Erkrankung informiert werden wollten, und bestätigen damit vorherige Untersuchungsergebnisse (Agard et al. 2004; Fried und O'Leary 2008; Gott et al. 2008; Gerlich et al. 2012). In Bezug auf die ACP-Gespräche bedeutet dies, dass der Berater den Umfang an Informationen zur Erkrankung an die Informationsbedürfnisse des Patienten anpassen sollte. Gelernt werden kann in dieser Hinsicht aus den Erkenntnissen zur Übermittlung schlechter Nachrichten im medizinischen Kontext. Hier gilt es, an jedem Punkt der Kommunikation zu prüfen, ob und in wie weit der Patient weitere Informationen wünscht und für deren Vermittlung bereit ist (Baile et al. 2000; Jaarsma et al. 2009).

Die Ergebnisse legen nahe, dass sich die Aufmerksamkeit der Patienten stark auf medizinische Informationen fokussierte und dabei die eigenen Erfahrungen oder persönlichen Umstände für die Urteilsfindung scheinbar vernachlässigt wurden. Die medizinischen Informationen wurden mit der ihnen überlegenen Expertise eines Arztes verbunden und so als wertvoller erachtet. Um das Ziel eines SDM auch bei im Voraus verfügten Entscheidungen zu erreichen, genügt daher eine Bereitstellung von Informationen allein nicht aus, um eine Partizipation zu erwirken. Patienten müssen vielmehr darin bestärkt werden, sich Wissen über verfügbare Behandlungsmöglichkeiten anzueignen und ihren eigenen Informationsbeitrag (z. B. Erfahrungen, Werte und Ziele) zur gemeinsamen Entscheidungsfindung wertzuschätzen (Joseph-Williams et al. 2014). Sie müssen dafür auf ihre eigenen Informationen angesprochen werden, damit sie das Gefühl der Informationsasymmetrie abbauen und sich zu einer gemeinsamen Entscheidungsfindung ermutigt fühlen (Joseph-Williams et al. 2014).

Rhee und Zwar (2011) haben zwei Konzeptualisierungen herausgearbeitet, die mit den Sichtweisen der Patienten der vorliegenden Untersuchungen übereinstimmen. So konnte gezeigt werden, dass es einerseits Patienten gab, die den Berater als Ratgeber und Informationsvermittler verstanden, was dem Konzept des *consumer-oriented* ACPs nahekommt; andererseits sahen Patienten den Berater als Partner in der Entscheidungsfindung an, mit dem Gedanken diskutiert und von dem Werturteile eingefordert werden konnten, um diese in die eigene Urteilsfindung einfließen zu lassen. Dieses Verständnis entspricht dem *care-oriented concept* von ACP (Rhee und Zwar 2011).

Zusammengefasst hat der Berater die Aufgabe, Informationen zu geben. Er hat sicherzustellen, dass er verstanden wird und sollte die Patienten dazu befähigen, die Informationen auch für sich nutzbar zu machen. Der Berater soll Patienten dabei helfen, persönliche Präferenzen hinsichtlich der verfügbaren Optionen zu entwickeln und diese als eigenen, persönlichen Beitrag zur Vorsorgeplanung wertzuschätzen. Er soll ihnen je nach Bedarf bei der Abwägung als Partner zur Seite stehen (Elwyn et al. 2014).

Neben der Befähigung zur Partizipation in Gesundheitsentscheidungen ist auch der Wille jedes Einzelnen zur Mitbestimmung entscheidend. Wie in der Untersuchung deutlich wird, gab es in der untersuchten Patientengruppe Unterschiede hinsichtlich des Wissens über die eigenen Mitbestimmungsmöglichkeiten in der medizinischen Versorgung, dem Wunsch nach Mitbestimmung und der erlebten Mitbestimmung in der medizinischen Versorgung.

In der Literatur ist bekannt, dass ältere Menschen und Patienten mit Herzinsuffizienz teilweise unwissend über ihr Mitbestimmungsrecht sind und eine gemeinsame Entscheidungsfindung nicht einfordern (Murray et al. 2002; Lovell und Yates 2014). Die Auswertung der Befragung zur partizipativen Entscheidungsfindung beim Arzt im Rahmen des Gesundheitsmonitors bestätigt die beschriebenen Erfahrungen von Patienten, in der Gesundheitsversorgung selbst gar nicht mitbestimmen zu können. Nur ein kleiner Teil der Befragten gibt an, bereits partizipative Entscheidungssituationen in der Arztpraxis in den letzten drei Jahren erlebt zu haben (Braun und Marstedt 2014). Auch unter den chronisch Kranken, zu denen die untersuchte Patientengruppe zählt, haben mehr als die Hälfte noch nie eine Situation des SDM erlebt (Braun und Marstedt 2014). Die Ergebnisse des Gesundheitsmonitors zeigen, dass sich mehr als die Hälfte der Befragten eine gemeinsame Entscheidung wünschen (ebd.), knapp ein Viertel der Befragten jedoch das paternalistische Modell, in dem der Arzt entscheiden soll (ebd.). Die Autoren schlussfolgern in ihrer Auswertung der Befragungsergebnisse, dass es sich bei SDM um ein Konzept handelt, „das die Bedürfnisse vieler, aber nicht aller Patienten berücksichtigt. Patienten unterscheiden sich in ihren Bedürfnissen nach Information und Kommunikation, teilweise wollen sie nur gut informiert sein, teilweise wollen sie aber darüber hinaus mitentscheiden" (Klemperer und Rosenwirth 2005, S. 4). Wie die Ergebnisse der vorliegenden Studie verdeutlichen, gilt gleiches für die Anwendung von SDM auf in der Zukunft liegende Entscheidungen: Die Patientenpräferenzen variieren hinsichtlich der Partizipation in oder Kontrolle über die Entscheidungsfindung im Rahmen von Vorausplanung.

Chiu et al. (2016) haben in den USA untersucht, wie ältere Patienten mit Multimorbidität in die Entscheidungsfindung einbezogen werden möchten und welche Faktoren dies beeinflussen. Sie zeigen, dass der Großteil selbst die Entscheidungen treffen möchte, rund ein Drittel sich die Entscheidung mit dem Arzt teilen will und knapp ein Fünftel meint, dass der Arzt für sie entscheiden soll (Chiu et al. 2016). Diese Einteilung in drei Gruppen entspricht weitestgehend auch Ergebnissen von Gjerberg et al. (2015), die Pflegeheimbewohner in Norwegen hinsichtlich ihrer Präferenz für die zukünftige Entscheidungsfindung befragt haben. Ein Zusammenhang mit bestehender Vorsorge (Patientenverfügung, Vorsorgevollmacht) wird nicht deutlich (Chiu et al. 2016). Sowohl diejenigen, die gerne selbst Entscheidungen treffen, wie auch die, die Entscheidungen an den Arzt abgeben, verfügen mit gleicher Wahrscheinlichkeit über solche Dokumente. Lediglich das Alter ist entscheidend. Hier zeigt sich, dass mit einem höheren Alter die Entscheidung eher an den Arzt abgegeben wird (ebd.).

In Bezug auf ältere Patienten mit fortgeschrittener Herzinsuffizienz arbeiten Klindtworth et al. (2015) heraus, dass für diese Patienten schnelle Interventionen ohne ihre Zustimmung in akuten Situationen akzeptabel zu sein scheinen, während das Bedürfnis für SDM überwiegend im Kontext von stabilen Versorgungssituationen zu finden ist (ebd.). Daher priorisieren Patienten individuelle Unterstützung und verhandeln spezifische Behandlungsmaßnahmen situationsabhängig (ebd.). In der akuten medizinischen Krise schieben sie häufig die Verantwortung an die Ärzte oder die Familie ab (Davison und Torgunrud 2007), was in der vorliegenden Studie Bestätigung fand, indem Patienten akute Entscheidungen innerhalb der Szenarien gerne an andere delegierten.

Als Erklärung für diesen unterschiedlichen Grad des Wunsches nach Mitbestimmung kann zum einen das Alter herangezogen werden. In älteren Generationen unserer Gesellschaft hat das Bild des selbstbestimmten und gleichberechtigten Patienten im Behandlungsprozess keine Tradition. Ein Großteil der älteren Generation hat die Reinform des Paternalismus kennengelernt und ihnen fällt es schwer, nun eine aktive Rolle in Entscheidungsfindungsprozessen einzunehmen. Die Patienten sehen sich nicht als Mitgestalter und Entscheider im Hinblick auf ihre Versorgungssituation, sondern nehmen vielmehr eine Konsumhaltung ein. Insbesondere Patienten in geriatrischen Kliniken gehören einer Generation an, die es gewohnt ist, zu machen, was das medizinische Personal sagt, daher erscheint die Ausübung von Autonomie und Selbstbestimmung eher illusorisch (Gjerberg et al. 2015). In einer deutschen Bevölkerungsumfrage bei deutlich jüngeren Menschen zeigt sich, dass 90 % der Befragten bei Entscheidungen in der letzten Lebensphase selbst entscheiden möchten, solange sie können (Fegg et al. 2015, S. 1121). Wenn die Einwilligungsfähigkeit jedoch verloren gegangen ist, möchten noch immer 80 % in Form einer Patientenverfügung selbst Entscheidungen treffen (ebd.). Diese Ergebnisse sind auf das untersuchte Sample nur bedingt übertragbar, bestätigen aber die Vermutung, dass die untersuchte Generation weniger selbstbestimmt in der gesundheitlichen Versorgung handeln möchte und eine Delegation der Entscheidungen an Ärzte bzw. Angehörige präferiert. Auch wenn das Alter eine plausible Erklärung ist, ist diese These bislang nicht eindeutig belegt worden (Braun und Marstedt 2014). An dieser Stelle kann neben dem Alter auf Partizipationserfahrungen verwiesen werden, die Patienten in der medizinischen Versorgung gesammelt haben und die ihre Haltung gegenüber Mitbestimmung in der zukünftigen Versorgung im Rahmen von ACP beeinflussen. In den Ergebnissen konnte gezeigt werden, dass eine erlebte fürsorgliche, paternalistische Arzt-Patient-Beziehung als Gegenpol wahrgenommen wurde und den Sinn von Vorausplanung infrage stellte. In der Literatur scheint dieses Merkmal bislang nicht repräsentiert zu sein, dabei hat es wesentliche Auswirkungen auf die Teilnahmebereitschaft und Involvierung eines Patienten in die Vorausplanung. Möglicherweise ist in anderen Ländern und Kulturen wie z. B. den USA der Autonomiegedanke und die Selbstbestimmung umfassender im Gesundheitssystem etabliert als hierzulande (Klemperer und Rosenwirth 2005; Braun und Marstedt 2014). In Deutschland benötige es „ein komplexes Bündel aus langfristig veränderten Sicht- und Handlungsweisen aufseiten der Anbieter von Gesundheitsleistungen in Richtung einer Mitentscheidungskultur“ (Braun und Marstedt 2014, S. 128), um ACP den Raum zu geben, den es für die volle Entfaltung seines Potenzials, nämlich einer patientenzentrierten Versorgung in kritischen Situationen und in der letzten Lebensphase, benötigt. Sofern Mitbestimmung im Gesundheitssystem nicht gelebt wird, scheinen auch ACP-Interventionen überflüssig.

In Bezug auf die eigene Kontrollüberzeugung, in der gesundheitlichen Versorgung mitentscheiden zu können, lässt sich das Konzept der Selbstwirksamkeit (Bandura 1977) heranziehen. Die Selbstwirksamkeit zeigt sich in den vorliegenden Ergebnissen darin, dass Patienten sich zutrauten, im Voraus Entscheidungen zu treffen oder ein Vorsorgedokument zu erstellen. Eine geringe Ergebniserwartung spiegelte sich darin wider, dass Patienten glaubten, dass trotz einer Vorausplanung nicht ihren Wünschen und Vorstellungen bei zukünftigen medizinischen Entscheidungen gefolgt wird. Für die Entwicklung von ACP-Interventionen bedeutet das: Eine ACP-Beratung, die nicht fähig ist, solche Erwartungen zu verändern, kann nicht darauf hoffen, Verhalten in Bezug auf Vorausplanung zu ändern – egal wie informativ sie in anderer Hinsicht ist (Pearlman et al. 1995). Demzufolge gilt – vorausgesetzt, die gesellschaftliche Prämisse ist, im Voraus zu planen – dass es ein Ziel von ACP-Beratung sein muss, die geringe Selbstwirksamkeitserwartung zu steigern, um auch den Glauben an eine Mitbestimmung in der zukünftigen gesundheitlichen Versorgung zu erhöhen und somit zu bewirken, dass Vorausplanung von Patienten als sinnvoll eingeschätzt wird.

Zusammenfassend lässt sich festhalten, dass auf die variierenden Präferenzen für Partizipation unter den Patienten nicht mit einem einheitlichen Ansatz von ACP geantwortet werden kann. Daher ist es wichtig, dass Berater die präferierte Rolle in der Entscheidungsfindung mit ihrem Patienten besprechen, um den Vorausplanungs- und Entscheidungsfindungsprozess an ihre individuellen Bedürfnisse und Fähigkeiten anzupassen (Davison und Torgunrud 2007; Brom et al. 2014). Für die untersuchte Patientengruppe scheint zunächst wichtig zu sein, überhaupt über Mitbestimmungsmöglichkeiten aufgeklärt zu werden, damit eine eigene Haltung gegenüber Partizipation entwickelt werden kann. Patienten mit Herzinsuffizienz sollte in Zukunft vermehrt eine Chance zur Mitbestimmung gegeben werden. Dafür braucht es neben ACP-Interventionen auch Anreize für die Umsetzung von Patientenbeteiligung in der ärztlichen Praxis und im klinischen Alltag.

Um die Informations- und Partizipationspräferenzen der Patienten zu ermitteln und ACP-Gespräche auf diese abzustimmen, kann auf ein Instrument von Murtagh und Thorns (2006) zurückgegriffen werden, mit dem die Informations- und Entscheidungsfindungspräferenzen erhoben können. In Anlehnung an diesen Fragebogen könnte im Rahmen der ACP-Gespräche eruiert werden, wer wie viele Informationen und wie viel Mitbestimmung möchte.

Auch wenn die Ausrichtung von ACP vielfach als Ausübung von Autonomie in Form einer Patientenverfügung verstanden wird, so konnte aufgezeigt werden, dass nicht alle Patienten befürworteten, ihre Patientenautonomie vollständig auszuschöpfen und sich gegenüber Angehörigen wie auch Behandlern abzusichern oder Angehörige durch eine vorausverfügte Entscheidung zu entlasten

(Neitzke 2015, S. 160). Diese Patienten delegierten ihre Entscheidungen an Ärzte und/oder Angehörige aufgrund deren Expertise. Rosenfeld et al. (2000) haben anhand ihres Samples herausgearbeitet, dass häufig die Verantwortung für Prognosestellung und Behandlung den Ärzten und die für das Wohlergehen den Angehörigen zugeschrieben wird.

Im Rahmen der Delegation von Entscheidungen an den Arzt bittet der Patient diesen, an seiner Stelle die Entscheidung zu treffen („Odysseus-Paternalismus", vgl. Schöne-Seifert 2007, S. 50). Dem zugrunde liegt ein großes Vertrauen in die Entscheidungen der Ärzte vor, insbesondere im Zusammenhang mit der Versorgung in der letzten Lebensphase (Klindtworth et al. 2013). Ältere Patienten am Lebensende scheinen sich gerne in die fürsorgliche Abwägung ihrer behandelnden Ärzte zu begeben. Wie in den ACP-Beratungsgesprächen deutlich wurde, waren Patienten sehr wohl auf die ärztliche Einschätzung und persönliche Beziehung innerhalb der Beratung angewiesen und beschrieben dies als wertvoll innerhalb von ACP. Es ist daher aufgrund der empirischen Datenlage aus Patientensicht nicht zutreffend, dass die ärztliche Verantwortung „auf die Verantwortung für die Einhaltung eines Schriftstücks" reduziert werde (Neitzke 2015, S. 160). Die Patienten fordern von ihren Ärzten somit einen verantwortungsbewussten Umgang im Prozess der Vorausplanung.

Im Gegensatz zu der Studie von Gjerberg et al. (2015) und den explorativen Analysen von Chiu et al. (2016) konnte in dieser Untersuchung beobachtet werden, dass ein Teil der Patienten die Entscheidung an ihre Angehörigen abgeben wollte. Ältere Patienten mit Herzinsuffizienz haben ein großes Vertrauen in ihre Familie und Freunde (Klindtworth et al. 2013). Sie gehen davon aus, dass ihre Angehörigen ihre Wünsche und Vorstellungen kennen – auch wenn sie nie explizit mit ihnen darüber gesprochen haben (Martin et al. 2000; Aw et al. 2012). Sie denken, dass ihre Angehörigen im Falle einer Verschlechterung ihres Gesundheitszustandes in ihrem Sinne handeln und die „richtige" Entscheidung treffen werden (Fried et al. 2009). Den Angehörigen diese Freiheit bei der Entscheidungsfindung zu überlassen, kann von Patienten als Entlastung bewertet werden, kann andererseits aber auch als Belastung für Angehörige verstanden werden. Letztere Ansicht vertreten diejenigen, die alle Wünsche und Vorstellungen detailliert dokumentieren möchten, um Entscheidungsspielräume und Spekulationen für Angehörige zu vermeiden. Sie sehen in ihrer Dokumentation eine Entlastung der Angehörigen (McMahan et al. 2013).

Die Ergebnisse der vorliegenden Studie zeigen, dass Patienten z. B. viel mehr auf die spontanen Entscheidungen ihrer Familien oder Freunde vertrauten als auf ein Dokument. Auch Otte et al. (2016) haben diese geringe Absicht von Patienten hinsichtlich einer hundertprozentigen Umsetzung einer Patientenverfügung bereits in ihrer Studie thematisiert. Eine kürzlich veröffentlichte deutsche Studie zu Haltung, Wissen und Einstellung von Patienten gegenüber Patientenverfügungen stützt diese Aussage. Sie verweist trotz begrenzter Reichweite der Studienergebnisse darauf, dass sich Patienten zu einem beträchtlichen Teil gar keine buchstabengetreue Umsetzung ihrer Patientenverfügung wünschen (Elmeadawy et al. 2016). Sie legen größeren Wert auf die Kommunikation und einen regelmäßigen Austausch. Daher ist die Förderung von Gesprächen innerhalb des sozialen Umfelds eine der wichtigsten Aufgaben von ACP-Interventionen (Sudore et al. 2008). ACP übernimmt im Zusammenhang mit der Delegation von Entscheidungen an Angehörige die Aufgabe, die soziale Beziehung zwischen Patient und Angehörigem zu stärken, um dadurch die Last von allen Beteiligten zu nehmen – die Last stellvertretender Entscheidungen und das Gefühl, zur Last zu fallen.

Die Präferenz, die Entscheidungen an Angehörige zu delegieren, verändert den Fokus von ACP-Beratungsgesprächen. Obwohl die Patienten im Mittelpunkt der Gespräche stehen, liegen die Kommunikation und der Informationsaustausch viel stärker bei den Bevollmächtigten (Davison und Torgunrud 2007). Der Grad an Autorität, die der Patient dem Bevollmächtigten überträgt, muss an ihn kommuniziert werden, um so seine Entscheidungssicherheit zu erhöhen (Davison und Torgunrud 2007). In den Ergebnissen wurde diese wichtige Aufgabe als „soziale Beziehungen stärken“ beschrieben.

Für die Ausrichtung der Beratung bedeutet die Delegation von Entscheidungen, den Fokus weniger darauf zu richten, Entscheidungen auf hypothetischer Grundlage einzufordern als vielmehr die Patienten und ihre Angehörigen auf Beispielentscheidungen und möglicherweise auftretende Konflikte in der Zukunft vorzubereiten (Sudore und Fried 2010). Sollte eine Patientenverfügung erstellt werden, stellt sie bei Einwilligungsunfähigkeit des Patienten nur einen Teil der Information dar, auf die sich die Entscheidungsfindung stützen wird (Sudore und Fried 2010). Es geht somit in der Beratung weniger um die Entscheidungseinforderung, sondern vielmehr um die Kommunikation von entscheidungsrelevanten Informationen seitens der Patienten an den Vertreter. Daher ist es so wichtig, innerhalb der Beratung Patienten dabei zu unterstützen, diese entscheidungsrelevanten Informationen zu identifizieren und in der Art zu kommunizieren, dass sie für die zukünftige Entscheidungsfindung auch genutzt werden können (Sudore und Fried 2010). Sudore et al. (2010) haben betont, dass das Verstehen von Behandlungspräferenzen in Verbindung mit den Werten und Zielen der Patienten für spätere Situationen der Entscheidungsfindung bedeutend ist. Dass dies in den untersuchten ACP-Gesprächen gelungen ist, wird daran deutlich, dass Angehörige sich vorbereitet fühlten und sie realisiert haben, dass nicht für alles im Voraus eine Entscheidung getroffen werden kann, sie aber das Vertrauen des Betroffenen gespürt haben, die bestmögliche Entscheidung im Sinne des Patienten zu treffen.

Durch die Anpassung der Ausrichtung der Beratung profitieren insbesondere die Patienten, die sich in der Beratungssituation überfordert fühlten, eine Entscheidung ohne für sie notwendige Informationen zu treffen. Durch den Wechsel in der Zielsetzung des ACP-Gesprächs wird es eher möglich, die zukünftige, tatsächliche Entscheidung auf einer umfassenderen Basis von relevanten Entscheidungsmerkmalen zu treffen, einschließlich des aktuellen Gesundheitszustands und weiterer Umstände (Sudore und Fried 2010). Damit käme den behandelnden Ärzten in der Situation der stellvertretenden Entscheidung die relevante Aufgabe zu, all diese besprochenen entscheidungsrelevanten Informationen zusammenzustellen, damit Angehörige auf deren Grundlage zwischen alternativen Behandlungsmaßnahmen Entscheidungen im Sinne des Patienten treffen können (Sudore und Fried 2010).

Durch die Delegation der Entscheidung gewinnt die Einbeziehung eines Vertreters in die Gespräche zusätzlich an Bedeutung (weiterführend Kapitel 6.2.5). In Fällen einer Übertragung der Entscheidungsverantwortung auf Angehörige erscheint eine Vorsorgevollmacht im deutschen Kontext aufgrund des fehlenden automatischen Vertretungsrechts möglicherweise wichtiger als die schriftliche Dokumentation spezifischer Behandlungspräferenzen in einer Patientenverfügung zu sein. Welche Informationen für Patienten entscheidungsrelevant sind, konnte in der vorliegenden Untersuchung anhand der Analyse der Kriterien, die Patienten in der Entscheidungsfindung hinsichtlich der Inanspruchnahme oder Ablehnung von Behandlungsmaßnahmen angeführt haben, herausgearbeitet werden.

Kriterien wie das Alter und die Bedeutung eines erfüllten Lebens über eine „normale Lebensspanne“, Belastungen für die Familie und das Behandlungsergebnis sind in der Literatur bereits bekannte Aspekte für Entscheidungen bei älteren Menschen (Patrick et al. 1997; Pearlman et al. 2000; Rosenfeld et al. 2000; Fried et al. 2003). Die Belastung der Behandlung (vgl. Fried et al. 2003) haben die Patienten in der Entscheidungsfindung über die Schilderung ihrer Erfahrungen mit eben diesen einbezogen. In Hinsicht auf die Herzinsuffizienz sind zwei Aspekte an dieser Stelle hervorzuheben: Bemerkenswerterweise waren die Prognosen der zugrundliegenden Erkrankung für Patienten weniger entscheidungsrelevant als die potenziellen Behandlungsergebnisse. Die Bedeutung dieser wurde bereits in früheren Untersuchungen festgehalten (Pearlman et al. 2000; Rosenfeld et al. 2000; Fried und Bradley 2003). Erklärbar ist dieses Phänomen mit der unzureichenden Aufmerksamkeit der Patientengruppe für ihre fortgeschrittene Herzinsuffizienz, resultierend aus vorherigen Kommunikationsdefiziten in der krankheitsspezifischen Versorgung. Die Besprechung der Prognose erscheint vor dem Hintergrund des Konzepts der informierten Entscheidung (Rummer und Scheibler 2016) jedoch zentral, da Patienten ihre Entscheidung für oder gegen eine Behandlung von ihrem Erfolg abhängig machten, welcher durch die Prognose selbst begrenzt ist. Die Prognoseunsicherheit im Zusammenhang mit der Herzinsuffizienz sollte dabei offengelegt werden. Gelingen kann eine Kommunikation und anschließende Planung im Sinne von *hope for the best, and plan for the worst* (Goodlin et al. 2008; Jaarsma et al. 2009; Barclay et al. 2011; Whellan et al. 2014).

Der Gesundheitszustand, die Lebensqualität und der Lebensmut bestimmten die Entscheidung der untersuchten Patientengruppe und nahmen vor dem Hintergrund der Verlusterfahrungen, die Patienten mit Herzinsuffizienz erleben, eine zentrale Rolle ein (Murray et al. 2002; Aldred et al. 2005; Ryan und Farrelly 2009). Daher ist eine Thematisierung der Folgen der Krankheit entscheidend, um Kriterien für die Entscheidungsfindung herauszuarbeiten. Die krankheitsbezogenen Beeinträchtigungen und die damit zusammenhängende geringe Bereitschaft, im Krankheitsverlauf bzw. in der letzten Lebensphase zu leiden, waren eng verbunden mit dem Alter und der Wahrnehmung, ein erfülltes Leben gehabt zu haben.

Die Beziehung zur Familie stellte ein weiteres Entscheidungsmerkmal für Patienten dar. Sie trafen konkrete Entscheidungen unter Berücksichtigung ihrer Angehörigen. Deutlich ist geworden, dass sich Patienten sorgten, der Familie zur Last zu fallen oder sich fragten, wie die Angehörigen mit dem eigenen Tod zurechtkommen werden (Wasner 2015).

Für die Gestaltung von ACP-Gesprächen sind die herausgearbeiteten Entscheidungskriterien Anhaltspunkte für den Berater, diese im Rahmen der ACP-Gespräche in Bezug auf die Szenarien zu thematisieren. Besonders bei Entscheidungsunsicherheit bieten die Kriterien Gesprächsansätze, um die Entscheidungsfindung seitens des Beraters zu unterstützen. So können dann entscheidungsrelevante Hinweise und Behandlungsziele herausgearbeitet werden. Behandelnde Ärzte sollten bei der tatsächlichen Entscheidung, wenn der Patient einwilligungsunfähig ist und es um die Ermittlung des Patientenwillens geht, die Sichtweise des jeweiligen Betroffenen zu den einzelnen Kriterien erfragen, um so ein umfassendes Bild des Patientenwillens zu erhalten.

Wie die Studienergebnisse zeigen, haben Patienten individuelle Voraussetzungen mitgebracht, die die Teilnahmebereitschaft sowie die ACP-Beratungsgespräche beeinflussten. Das erarbeitete Modell und die Ergebnisse der Typenbildung weisen darauf hin, dass es sich bei der Vorausplanung im Gesamten um einen Prozess mit verschiedenen Prozessschritten handelt, der nicht nur auf die Dokumentation (Patientenverfügung und Vorsorgevollmacht) beschränkt und somit anschlussfähig an bisherige Forschungsergebnisse ist (Sudore et al. 2008). Auch wenn die Prozessschritte von Patient zu Patient variieren, so zeigt sich ein gemeinsamer Verlauf. Ein ACP-Gespräch kann dabei als Impuls wirken, um einen weiteren Schritt im Prozess der persönlichen Vorausplanung zu gehen. In welchem Prozessschritt sich der jeweilige Patient befindet, ist bestimmt durch individuelle Voraussetzungen. Der jeweilige Standpunkt bestimmt die Ziele des Gesprächs und somit die Bedarfe der Patienten. Daraus ergibt sich, dass eine Abstimmung der Beratung auf die jeweiligen Bedürfnisse der Patienten Voraussetzung dafür ist, dass das Gespräch als Impuls wirkt. Im Sinne eines iterativen Vorgehens bestimmen die Auswirkungen eines jeden ACP-Gesprächs neue Voraussetzungen für weitere Gespräche.

6.2.5 Einbeziehung von Angehörigen

Kennzeichnend für die Lebens- und Versorgungssituation von älteren Patienten mit Herzschwäche ist in dieser Studie die Abhängigkeit. Informelle Hilfe spielt eine große Rolle bei der Versorgung dieser Patienten (Aldred et al. 2005; Imes et al. 2011). Zu beachten ist, dass Angehörige häufig das Management der Erkrankten übernehmen und dadurch selbst Betroffene sind (Wasner 2015, S. 113). Die Vorausplanung ist daher für pflegende Angehörige höchst relevant und erklärt ihr hohes Bedürfnis für Handlungsanleitungen im Notfall sowie das Verhalten bei gesundheitlichen Verschlechterungen im Allgemeinen. Die Berücksichtigung des Versorgungskontextes erscheint daher von zentraler Bedeutung und eine ACP-Beratung unter Einbeziehung des sozialen Umfelds unerlässlich – nicht nur, um die Last der Angehörigen zu verringern, sondern auch, weil viele Menschen ihre Entscheidungen nur in Abstimmung mit ihren Vertrauten treffen (Wasner 2015). Hinzu kommt, dass Entscheidungen durch die Beziehung des Patienten zu ihren Angehörigen beeinflusst waren, wie an den Entscheidungskriterien und den Zielen der Patienten bereits herausgearbeitet wurde. Wasner (2015, S. 113) plädiert daher dafür, Patienten zu ermutigen, „Angehörige von Anfang an in die Gespräche zur Vorausplanung einzubeziehen". Folgende empirische Ergebnisse sprechen dafür: Unterstützten Angehörige das Vorhaben der Patienten im Voraus zu planen nicht, so verhinderte das ein Fortführen des persönlichen Vorausplanungsprozesses. In den ACP-Gesprächen übernahmen die Angehörigen aufgrund ihrer Rolle als Kümmerer manchmal eine anwaltschaftliche, fast immer beratende und hinterfragende Rolle. Sie wurden von Patienten insbesondere bei Unsicherheit hinsichtlich einer Entscheidung einbezogen, sodass ihre Anwesenheit die Entscheidungsfindung unterstützt hat. Angehörige waren eine große Hilfe bei Patienten mit eingeschränkter Erinnerungsfähigkeit, da sie den Gesprächsfluss aufrechterhalten haben. Insgesamt wird deutlich, dass durch die Einbeziehung von Angehörigen die Entscheidungsfindung zu einem Familienprozess wird.

Die Einbeziehung der Angehörigen birgt allerdings die Gefahr, dass die Patienten ihre Entscheidungen stark in Abhängigkeit von den anwesenden Personen treffen und Interessen der Angehörigen bis hin zur Fremdbestimmung durchgesetzt werden. Um dem vorzubeugen, sollten die Angehörigen ihre Sichtweisen offen begründen, sodass Transparenz geschaffen wird und der Patient ein wohlüberlegtes Urteil treffen kann – sei es in Übereinstimmung mit der Meinung des Angehörigen oder abweichend davon.

Insbesondere bei den männlichen Studienteilnehmern hat sich gezeigt, dass die Ehefrauen zum Teil die gesamte Kommunikation übernommen haben. Die Einbeziehung von Angehörigen kann somit auch Gefahr laufen, den Fokus auf den Patienten zu verlieren.

Durch eine unterschiedliche Bereitschaft und gegensätzliche Interessen von Patient und Angehörigen kann in den Gesprächen Uneinigkeit entstehen. Sofern zwar der Patient für eine Thematisierung der letzten Lebensphase bereit ist, nicht aber die Angehörigen, birgt dies Konfliktpotenzial in einer geplanten gemeinsamen Besprechung. Der Fall Patient P2 verdeutlicht das sehr eindrücklich. Es stellt sich die Frage, wie der persönliche Vorausplanungsprozess von Patient P2 verlaufen wäre, wenn im ersten ACP-Gespräch seine Frau und Tochter nicht anwesend gewesen, sondern erst in einem zweiten Gespräch dazu gekommen wären.

Konfliktpotenzial kann im umgekehrten Fall auch dann entstehen, wenn Ehepartner und/oder Kinder eine Vorausplanung als notwendig erachten, der Patient sie aber für weniger wichtig hält. Wie die Ausführungen zeigen, sollte ein Berater neben einer hohen kommunikativen Kompetenz auch für den Umgang mit zwischenmenschlichen Konflikten qualifiziert sein. Die Interessen Dritter dürfen sich nicht als sozialer Druck auswirken.

Die positiven wie negativen Auswirkungen der Anwesenheit Angehöriger verdeutlichen die soziale Komponente von ACP. Es muss in diesen Gesprächen Beziehungsarbeit geleistet werden. Auch Zwakman et al. (2016) haben herausgefunden, dass ACP-Gespräche einen positiven wie negativen Einfluss auf die Beziehung der Patienten zu ihren Familien haben können. Insgesamt ist es bei der Einbeziehung der Angehörigen wichtig, dass die Rollen der Beteiligten geklärt werden: wer Entscheidungen trifft und was es bedeutet, stellvertretend eine Entscheidung im Sinne des Betroffenen zu übernehmen.

In dieser Untersuchung waren manche Patienten nicht bereit, ihre Angehörigen in die ACP-Gespräche zu involvieren. Zum einen wollten sie sie davor schützen, über das Thema Tod und Sterben sowie den Verlust zu sprechen, zum anderen war es in familiären Gegebenheiten begründet. Es ist bekannt, dass manche Patienten ihre Angehörigen nicht in ACP-Gespräche involvieren, damit die Familie nicht damit belastet oder verunsichert wird (Singer et al. 1998; Barnes et al. 2011). Sudore et al. (2008) zeigen in ihrer Studie, dass gerade ältere Menschen im Gegensatz zu jüngeren seltener ihre Familie und Freunde in die Gespräche über Vorausplanung einbeziehen.

Ein weiterer Grund für die fehlende Bereitschaft zur Einbeziehung von Angehörigen kann die ambivalente Kommunikationsstrategie von Patienten mit Herzinsuffizienz sein (Gerlich et al. 2012): Auf der einen Seite sprechen sie offen mit der Familie über ihre Erkrankung, auf der anderen Seite fällt es ihnen aber auch schwer, ihre Ängste zu thematisieren.

Sofern schließlich keine Vertrauenspersonen an der Vorausplanung beteiligt werden oder der Patient keinen Vertreter bestimmen möchte, ist eine Dokumentation der eigenen Wünsche und Vorstellungen von höherer Bedeutung. Es scheint der einzige Weg zu sein, die eigenen Behandlungsziele und -präferenzen für zukünftig behandelnde Ärzte verfügbar zu machen. In der Untersuchung wird deutlich, dass eine Dokumentation auch familieninterne Gespräche über die Vorausplanung unterstützen kann. Ein Protokoll der in der ACP-Beratung besprochenen Aspekte kann Anlass geben, zu einem späteren Zeitpunkt erneut ein informelles Gespräch zu führen und auf der bereits besprochenen Grundlage die Planung fortzusetzen, zu aktualisieren oder zu hinterfragen.

6.2.6 Rolle der ärztlichen Beratung

Es ist erstaunlich, dass bei den teilnehmenden Patienten die Besprechung der eigenen Vorausplanung mit ihrem Hausarzt, Kardiologen oder auch dem behandelnden Mediziner in der geriatrischen Klinik keine oder eine nur sehr untergeordnete Rolle einnahm. Manche Patienten besprachen eigenständig ihre Teilnahme an den ACP-Gesprächen mit ihren Hausärzten, doch diese schienen ein geringes Interesse an der Thematik zu haben und Patienten rechtfertigten, sie hätten in dem Versorgungsalltag ja auch keine Zeit dafür und außerdem bestünden andere Prioritäten bei der Arzt-Patient-Behandlung (z. B. Heilung, Symptomlinderung). Die Ergebnisse stimmen mit älteren Befunden von Singer et al. (1998) überein, denn auch sie finden heraus, dass Patienten ihren Behandlern bezüglich Vorausplanung eine geringe Rolle zuweisen. Der Grund dafür sei, dass die Behandler zu beschäftigt seien (Singer et al. 1998). Der Eindruck, der von einigen Patienten beschrieben wurde, dass die behandelnden geriatrischen Ärzte nur wenig Zeit für Gespräche finden würden, führt möglicherweise dazu, dass Patienten diese nicht als Ansprechpartner im Zusammenhang mit ihrer Vorausplanung berücksichtigen. Ähnlich mag die Begründung sein, dass Patienten kein Gespräch mit ihrem ambulant behandelnden Kardiologen suchten. Aus Sicht der Patienten ist der Kardiologe möglicherweise ausschließlich für die Funktionsüberprüfung des Herzens zuständig und weniger ein Ansprechpartner für die Planung der gesundheitlichen Versorgung in der letzten Lebensphase.

Interessant ist, dass einige teilnehmende Patienten den Berater ihrem Hausarzt vorzogen und ausdrücklich erwähnten, dass sie kein Vertrauen zu ihrem behandelnden Hausarzt hatten und mit ihm ein solches Gespräch nicht führen wollten – unabhängig von der Tatsache, dass ein längerer Krankenhausaufenthalt, im Rahmen dessen die Patienten mit der ACP-Beratung konfrontiert wurden, die hausärztliche Versorgung unterbrochen hatte. Vertrauen und Zeit spielten im Zusammenhang mit dem Gelingen der Besprechung der Versorgung in der letzten Lebensphase die bedeutendste Rolle. Sofern Patienten auf eine tragfähige Arzt-Patient-Beziehung zurückgreifen konnten, also z. B. der behandelnde Hausarzt diese Kriterien erfüllte, war das Angebot eines Gesprächs mit einem nicht bekannten Mediziner für diese Patienten unattraktiv (siehe Kapitel 5.1). Ohne eine solche Beziehung wurde die Gesprächsgelegenheit gerne angenommen; das Beratungsangebot „von außen" (außerhalb der gegebenen Versorgungsstrukturen) wurde somit als sehr wertvoll erachtet.

Auch wenn in der Literatur das *knowing me* als Voraussetzung für die Kommunikation über die letzte Lebensphase angesehen wird (Abdul-Razzak et al. 2015), konnte aufgezeigt werden, dass ACP auch gelingt, wenn dieses Vertrauensverhältnis bei bestehenden Arzt-Patienten-Beziehungen nicht gegeben war. Denn bei manchen Patienten konnte im Rahmen der Untersuchung schnell Vertrauen aufgebaut werden. Hinzu kommt, dass es für manche Menschen wesentlich einfacher ist, bei unangenehmen Themen, wie es die untersuchten sein können, zunächst mit einem fremden Menschen zu sprechen.

Patienten dieser Untersuchung zogen eine Besprechung mit einem Arzt vor und konnten sich nicht vorstellen, mit einer anderen medizinnahen Profession über Vorausplanung zu sprechen. Vor dem Hintergrund, dass die teilnehmenden Patienten ein großes Informationsbedürfnis auch zu ihrer Erkrankung und deren Management aufwiesen, wollten sie die Chance eines ausführlichen Arztgesprächs nutzen, um Informationslücken zu schließen. Durch die Stärkung der sprechenden Medizin im Rahmen von Vorausplanungsgesprächen konnten die von den Patienten in der Untersuchung geäußerten Defizite in der Arzt-Patient-Kommunikation überwunden werden.

Die Bewertung der untersuchten Patientengruppe bezüglich der präferierten Rolle ist vor dem Hintergrund zu betrachten, dass die Teilnehmer die ACP-Gespräche ausschließlich mit einem Arzt kennengelernt haben. Eine Beratung durch andere medizinische Professionen, wie z. B. Pflegende aus der Palliativversorgung oder Intensivpflege, konnten sie daher im Vergleich nicht bewerten. Festzuhalten ist, dass für die meisten Patienten das medizinische Wissen des Beraters sowie das Vertrauensverhältnis zu ihm bedeutsam waren. Der ärztliche Berater überzeugte, z. B. im Vergleich mit einem Anwalt, durch sein Wissen über medizinische Behandlungsmaßnahmen.

Nicht nur aus Patientenperspektive ist eine vertrauensvolle Beziehung für ACP wichtig, auch Kardiologen und andere in die Versorgung von Patienten mit Herzinsuffizienz involvierte Berufsgruppen bestätigen die Notwendigkeit von Vertrauen für solche Gespräche (Glogowska et al. 2016). Auch wenn viele Teilnehmer einen großen Bedarf an Informationen zur Krankheit oder der Vorausplanung hatten, hatten sie selbst nicht die Initiative für ein Gespräch ergriffen. Es lässt sich daraus und auf Grundlage der Literatur schließen (Barnes et al. 2011; Gjerberg et al. 2015), dass sie von den Behandlern oder anderen gesundheitsbezogenen Professionen erwarteten, das Gespräch über solche Themen zu suchen.

In einer niederländischen Online-Befragung von Patienten, Angehörigen, Ärzten und Pflegenden hinsichtlich des Zeitpunkts und der Verantwortlichkeit für die Initiierung von ACP lässt sich keine eindeutige Präferenz erkennen (Bolt et al. 2016). Deutlich wird, dass diejenigen, die eine frühzeitige Initiierung noch vor einer Erkrankung präferieren, den Patienten verstärkt in der Rolle des Initiators für Gespräche sehen, während sich bei einer späteren Initiierung, z. B. nach einer Diagnose einer schweren Erkrankung, die Verantwortung für die Initiierung von ACP zu dem Arzt hin verschiebt (Bolt et al. 2016). Insgesamt wird die Aufgabe einer Initiierung somit hauptsächlich bei dem Patienten selbst oder dem Arzt gesehen (Bolt et al. 2016). Diese Ergebnisse unterstützen Erkenntnisse aus der vorliegenden Studie, dass Patienten ein Gespräch mit einem Arzt präferierten, jedoch die Wahl des Arztes von der persönlichen Beziehung und der Freiwilligkeit des Gesprächsangebots abhängig war.

6.2.7 Zielgruppenspezifische Aspekte bei ACP

Die untersuchte Patientengruppe, ältere Patienten mit fortgeschrittener Herzinsuffizienz, hatte eine hohe Krankheitslast. Diese setzte sich nicht nur aus

Symptomen der Herzinsuffizienz zusammen, sondern umfasste Folgen weiterer Erkrankungen. Die Herzinsuffizienz stand für manche Patienten daher nicht im Mittelpunkt der Betrachtung, wenn es um die zukünftige gesundheitliche Versorgung ging. Wie sinnvoll ist dann die Fokussierung der ACP-Gespräche auf die Herzinsuffizienz?

Es wurde deutlich, dass eine Aufklärung über das Krankheitsbild und -management bei dieser Patientengruppe elementar ist. Unzureichende Kommunikation bei der Diagnostik schürt Sorgen und Unsicherheit bei den Patienten. Sie wissen nicht, was mit ihnen passieren wird (Barnes et al. 2006). Durch die ACP-Gespräche konnte ihnen Unsicherheit und Unwissenheit hinsichtlich der zukünftigen Entwicklung genommen werden (Notfallsituationen und Krankenhausaufenthalte) und dadurch konnten sie eine Art *sense of control* entwickeln (Bandura 1977), sodass sie sich besser auf die Zukunft vorbereitet fühlten.

In der Studie von Klindtworth et al. (2015) zeigt sich, dass Patienten und ihre Angehörigen insbesondere in Bezug auf Notfallsituationen, z. B. Atemnot, nur wenig über ihre Handlungsmöglichkeiten wissen. Durch die ACP-Gespräche haben neben den Patienten vor allem Angehörige Sicherheit gewonnen. Sie haben nun eine Vorstellung davon, was eintreten und wie man reagieren kann. Sie hatten die Gelegenheit, Fragen bezüglich ihrer Bedenken und Ängste in Krisensituationen zu stellen und über eine Auseinandersetzung mit der von ihnen beschriebenen Problematik Lösungen zu entwickeln. Sie äußerten, dass sie als Ergebnis der ACP-Gespräche nun eine Handlungsanleitung gewonnen hätten.

Es zeigt sich, dass insbesondere im Kontext der Herzinsuffizienz und der Unsicherheit hinsichtlich des Krankheitsverlaufs sowie der Gefahr, den „richtigen“ Zeitpunkt für eine Besprechung der Versorgung in der letzten Lebensphase zu verpassen, die ACP-Gespräche helfen können, genau diese Unsicherheit zu thematisieren und gleichzeitig durch die Besprechung von Lebenszielen Hoffnung aufrecht zu erhalten. Die teilnehmenden Patienten lebten Tag für Tag mit einer Ungewissheit, doch bislang hatten sie für ihre Bedenken keine Möglichkeit eines professionellen Austausches. Der Raum, der ihnen dafür im Rahmen der ACP-Gespräche gegeben wurde, schien sie bei den sich daraus ergebenden Anforderungen an die Krankheitsbewältigung und bei der Aufrechterhaltung einer guten Lebensqualität zu unterstützen. Diese Erkenntnisse bestätigen, dass eine effektive Kommunikation ein Schlüsselelement für eine gute Versorgung in der letzten Lebensphase ist und Patienten und ihren Angehörigen dabei hilft, zu verstehen, was passieren kann und sie dabei unterstützt, sich auf die neue Situation einzustellen (Caswell et al. 2015).

Wie bereits zu Beginn der Arbeit erläutert wurde, spielt die Einwilligungsfähigkeit auch bei im Voraus getroffenen Behandlungsentscheidungen eine zentrale Rolle (siehe Kapitel 2). Während der Untersuchung ist deutlich geworden, dass bei manchen Teilnehmern die Merkfähigkeit bereits so stark eingeschränkt war, dass es ihnen schwer fiel, sich an besprochene Inhalte aus dem ersten ACP-Gespräch oder Informationen über den eigenen Gesundheitszustand und den weiteren Krankheitsverlauf zu erinnern. Diese Beobachtung stellt klar und selbstbewusst geäußerte Behandlungspräferenzen infrage und lässt Zweifel an der Nachhaltigkeit der getroffenen Entscheidungen in den ACP-Gesprächen aufkommen. Wäre es die richtige Schlussfolgerung, die Vorausplanung dieser Patienten nicht anzuerkennen? Diese Patienten erfüllten das Kriterium der Einwilligungsfähigkeit nicht in Bezug auf jede Behandlungsmaßnahme, waren aber sehr wohl in der Lage, Entscheidungen in Bezug auf bestimmte Fragestellungen zu treffen und relevante Informationen für zukünftige Entscheidungen zu geben. Eine Besprechung von Vorausplanung ist daher, wie an Patientin P15 deutlich wurde, in jedem Fall gewinnbringend.

Einleuchtend ist, dass diese Patientengruppe aufgrund ihrer kognitiven Einschränkung mehr Unterstützung benötigt. Das Konzept der Entscheidungsassistenz (Birnbacher 2016) ist ein Angebot für diese Patientengruppe, um die Besprechung von Fragestellungen rund um die vorausschauende Versorgungsplanung zu unterstützen. Es zielt darauf ab, die Chance einer informierten Einwilligung bei Kindern und Jugendlichen, Menschen mit geistiger Beeinträchtigung oder psychisch kranken Menschen zu erhöhen. Es geht dabei nicht darum, dass für den Betroffenen eine Entscheidung getroffen wird, sondern „ihm bei der Ausübung seines Selbstbestimmungsrechts" assistiert wird (Birnbacher 2016, S. 1). Die Entscheidungsassistenz knüpft in ihrem Verfahren an den *informed consent* an, geht jedoch darüber hinaus. Ein wichtiges Element ist die bereits angesprochene Entscheidungsfähigkeit in Abgrenzung zur Einwilligungsfähigkeit (Birnbacher 2016). Während Letzteres vorliegt oder nicht, kann die Entscheidungsfähigkeit graduell verschieden ausgeprägt sein: So kann eine demenziell erkrankte Person möglicherweise nicht entscheidungsfähig hinsichtlich komplexer medizinischer Behandlungsentscheidungen sein, aber sehr wohl in der Lage sein, zu entscheiden, an wen sie die Entscheidung delegieren möchte oder wo sie versorgt werden möchte. Die Entscheidungsassistenz wird ausschließlich „als Hilfe bei der eigenen Willensbildung und -äußerung des Patienten und nicht auch als die Interpretation des aktuellen oder mutmaßlichen Willens durch einen Dritten" verstanden (Birnbacher 2016, S. 3). Das ACP-Gespräch im Sinne einer Entscheidungsassistenz ermöglicht Menschen, die an einer Entscheidungsfindung mitwirken möchten, dies auch zu tun; so können auch Patienten mit einer eingeschränkten kognitiven Leistungsfähigkeit bei Behandlungsentscheidungen einbezogen werden (Birnbacher 2016). Im Vergleich zu einer stellvertretenden Entscheidung greift die Assistenz weniger tief in die menschlichen Grundrechte ein und kann gleichzeitig dazu verhelfen, die Anwendung medizinischer Maßnahmen gegen den natürlichen Willen zu reduzieren (Birnbacher 2016). Wichtig im Zusammenhang mit der Freiwilligkeit von Vorausplanung ist, dass auch eine Entscheidungsassistenz einem Patienten nicht aufgedrängt werden darf, denn das Selbstbestimmungsrecht des Patienten ist zu wahren: „Entscheidungsassistenz kann stets nur ein Angebot sein, das auch ausgeschlagen werden kann, insbesondere bei Patienten, die sich entschieden haben, die Entscheidung über medizinische Behandlungen vorübergehend oder dauerhaft an ihre Ärzte oder an ihre Familie oder Betreuer zu delegieren“ (Birnbacher 2016, S. 5).

6.2.8 Erfolgreiche Strategien innerhalb der Beratungssituation

Kennzeichnend für ein gelingendes SDM ist der Respekt vor der Autonomie des Patienten und seinen Besonderheiten (Elwyn et al. 2014). Für Patienten zeichnete sich das Gelingen der ACP-Gespräche durch die Freiwilligkeit, das wechselseitige Informieren und Zuhören, die Fokussierung auf persönliche Erfahrungen und das Respektieren persönlicher Meinungen aus. Die von dem Berater investierte Zeit wurde von den Patienten mit fortgeschrittener Herzinsuffizienz als äußerst umfangreich bewertet. Dies steht im Kontrast zu anderen Arzt-Patient-Kontakten[42] in der Regelversorgung.

Um ihre eigenen Werte und Einstellungen sowie Behandlungsziele aufzudecken, wurde auf Erfahrungen der Patienten zurückgegriffen. Dies folgt dem Konzept der klientenzentrierten Gesprächsführung (Weinberger 2013), bei der der Patient als Experte für sein Erlebtes gesehen wird und über die Auseinandersetzung mit emotionalen Prozessen und die Einbettung in das soziale Umfeld gearbeitet wird (Wasner 2015).

Entscheidungen sind stark beeinflusst durch vorherige persönliche Erfahrungen mit Krankheit (Fried und Bradley 2003; McMahan et al. 2013) sowie Tod und Sterben. Über eine erfahrungsbasierte Besprechung gelingt es, diese in den Blick zu nehmen und gemeinsam zu erörtern, warum manche Erfahrungen eine höhere Wichtigkeit haben als andere (Davison und Torgunrud 2007). Gemeinsame

42 Durchschnittliche Gesprächsdauer bei deutschen Hausärzten: 7,8 Minuten (Grobe et al. 2010, S. 58); 7,6 Minuten (Bahrs 2003, S. 18).

Erfahrungen waren oft eine gute Möglichkeit, Angehörige in den Dialog einzubeziehen, wie es auch Martin et al. (1999) bereits herausgearbeitet haben.

Häufig waren die Erlebnisse der Patienten der Anlass für eine Vorausplanung oder anders gesagt: Die Absicht zur Vorausplanung war eine Reaktion auf Erlebtes. Hier ist es daher wichtig, dass der Berater im Gesprächsverlauf den Blick weitet, um auch andere Aspekte der Motivation in die Entscheidungsfindung einfließen zu lassen (Jaspers et al. 2010).

Die Reaktivierung von Erinnerung diente nicht nur als Gesprächsmotor, sondern deckte auch unverarbeitete Erlebnisse auf. Letzteres zeigte sich in der vorliegenden Untersuchung in Form von Abwehrreaktionen mit dem Ziel der Vermeidung einer bestimmten Thematik. Durch die erfahrungsbasierte Besprechung kam es also zur Reaktivierung einer Erfahrung, die zwar zu den Voraussetzungen für eine Auseinandersetzung zählte, jedoch dann dazu führte, dass die weitergehende Besprechung abgelehnt wurde. Hier gilt es für Berater, sensibel für solche Erfahrungen und Erlebnisse zu sein, die die Patienten noch nicht verarbeitet haben.

Klindtworth et al. (2015) arbeiten in ihrer Untersuchung heraus, dass aus Sicht der älteren Patienten mit Herzinsuffizienz die Kommunikation mit Behandlern zuweilen nicht authentisch ist, dass sie sich nicht wahrgenommen, gehört oder ernstgenommen fühlen. Dieser vermisste Respekt konnte in den ACP-Gesprächen gewährt werden. Möglich wurde dies insbesondere durch die Thematisierung von Lebenszielen und persönlichen Erfahrungen – zusätzlich zu der Besprechung spezifischer Behandlungspräferenzen (Gjerberg et al. 2015). Die Patienten fühlten sich mit ihren Ängsten und Sorgen wahr- und ernstgenommen. Der Berater akzeptierte ihre ganz persönlichen Sichtweisen und Einstellungen. Die Freiwilligkeit zur Auseinandersetzung mit dem Thema hat die eigene Wertschätzung der Patienten verstärkt.

Wie anhand der Ergebnisse deutlich wird, trugen die Szenarien dazu bei, dass neben den eigenen Erfahrungen der Patienten auch konkrete Beispiele für die Identifizierung von Werten und persönlichen Einstellung genutzt werden konnten, um entscheidungsrelevante Informationen herauszuarbeiten und/oder direkt Entscheidungen hinsichtlich der Inanspruchnahme oder Ablehnung von medizinischen Maßnahmen in bestimmten Situationen festzulegen. Die Besprechung realer klinischer Situationen und spezifischer Gesundheitszustände hat sich insbesondere aus Sicht der Angehörigen bewährt.

Die in der vorliegenden Untersuchung beobachtete Entscheidungsunsicherheit hinsichtlich zukünftiger Behandlungspräferenzen aufgrund hypothetischer Situationen stellt jedoch den Wert von Szenarien infrage und lässt

Zweifel an der Argumentation für eine krankheitsspezifische Vorausplanung aufkommen. Diese besagt, dass mit dem Vorliegen einer Erkrankung die Vorausplanungswünsche konkreter werden und die Schwierigkeit der hypothetischen Entscheidungsfindung bei allgemeiner Vorausplanung somit überwunden werden können (Werdecker 2015). Die Ergebnisse der vorliegenden Studie zeigen jedoch, dass auch – zumindest die in dieser Studie gewählten – krankheitsspezifischen Szenarien noch immer nicht konkret genug waren und daher eine Vorausplanung für einige Patienten trotzdem nicht umsetzbar erschien. Das Phänomen, auf Grundlage von Szenarien keine authentischen Entscheidungen treffen zu können, beobachten auch Sudore et al. (2010): Menschen mit schlechtem Gesundheitszustand fällt es schwer, ihre Behandlungspräferenzen zu äußern. Da dies jedoch nicht alle Patienten in der vorliegenden Untersuchung betraf, sollte nach weiteren Erklärungen gefragt werden. Hinter der Entscheidungsunsicherheit kann sich auch ein fehlendes Verstehen der klinischen Situation oder die Unentschiedenheit über Behandlungspräferenzen verbergen. Beides verweist darauf, dass es einen Bedarf an zusätzlichen Informationen gibt oder eine Befähigung zur Identifizierung der eigenen Werte notwendig ist, bevor Entscheidungen im Voraus getroffen werden können (Sudore et al. 2010). Eine weitere Erklärung ist, dass die jeweiligen Patienten bislang keine Erfahrungen in dem besprochenen Bereich gesammelt haben und ihre Vorstellungskraft in dieser Hinsicht begrenzt war. Denn die Ergebnisse verdeutlichen, dass Patienten eine Bewertung von Situationen leichter fiel, wenn sie in Bezug auf die beschriebene Situation oder Maßnahme auf Erfahrungswissen zurückgreifen konnten. Den meisten Patienten war die Situation einer Krankenhausbehandlung aufgrund von Luftnot bekannt, weniger vertraut war ihnen eine künstliche Beatmung. Fried und Bradley (2003) schlagen vor, bei Patienten ohne konkrete Erfahrungen eine Extrapolation bereits gemachter Erfahrungen anzustreben, z. B. Erfahrungen von der Normalstation auf die Intensivstation zu übertragen. Die Ergebnisse zeigen, dass Patienten, die sich noch nicht ausführlich mit der Thematik befasst haben, Zeit benötigen, um Informationen zu verarbeiten und Behandlungsoptionen im Lichte der eigenen Wertvorstellungen und Behandlungsziele zu bewerten. Eine Ad-hoc-Entscheidung ist daher einigen Patienten nicht möglich.

6.3 Überlegungen zur methodischen Vorgehensweise

Die Ergebnisse dieser Untersuchung geben wichtige und konkrete Hinweise auf die Erfahrungen, Auswirkungen und Bewertungen der ACP-Gespräche aus Patientensicht und im kleineren Ausmaß auch aus der Angehörigenperspektive.

Anhand der erhobenen Daten und nachgezeichneten Fälle konnte ein Verständnis dafür entwickelt werden, wie und warum ACP-Gespräche als Impulse wirken. Vor dem Hintergrund des explorativen Charakters der vorliegenden Studie lassen sich jedoch Limitationen ausmachen, die im Folgenden diskutiert werden sollen. Die Grenzen der Aussagefähigkeit sind begründet in der Rekrutierung und Samplebildung (Kapitel 6.3.1), der Intervention (Kapitel 6.3.2) sowie dem gewählten Studiendesign (Kapitel 6.3.3). Eine besondere Rolle in der qualitativen Forschung kommt der Forscherin zu. Daher soll diese zum Abschluss erörtert werden (Kapitel 6.3.4).

6.3.1 Rekrutierung und Samplebildung

Die Samplebildung kann gesehen werden als Grenze des Geltungsbereichs und der Verallgemeinerbarkeit der empirischen Ergebnisse. Die Rekrutierung der Teilnehmer gestaltete sich im Verlauf schwierig und das angestrebte Sampling war nur schwer umzusetzen. Schließlich wurden alle Patienten, die zu einer Studienteilnahme bereit waren, in die Untersuchung einbezogen. Eine maximale Variation wurde angestrebt und konnte anhand der zuvor festgelegten Merkmale (Geschlecht und Alter, Familienstatus, Wohnsituation, vorhandene Vorausverfügung und vorhandene Geräte zur Unterstützung der Herzfunktion, wie z. B. Herzschrittmacher oder Defibrillator) schließlich erreicht werden. Ähnliche Rekrutierungsprobleme zeigen sich in anderen nationalen und internationalen Studien mit dieser Patientengruppe oder einem ähnlichen Forschungsdesign (Klindtworth et al. 2015; Lau et al. 2015; Michael et al. 2015). Für die Rekrutierungsschwierigkeiten und die hohe Drop-Out-Rate lassen sich aus methodischer Sicht mehrere Erklärungen anführen. Rekrutierungsschwierigkeiten bei Patienten dieser Altersgruppe sind ein bekanntes Phänomen (Barnes et al. 2005). Erfahrungen zeigen, dass ältere Menschen schriftlichen Einwilligungserklärungen skeptisch gegenüberstehen, mündlichen Äußerungen jedoch offen gegenübertreten (Pleschberger et al. 2011). Dieses Phänomen konnte in der vorliegenden Studie beobachtet werden. Herausforderungen in der Forschung mit Menschen mit fortgeschrittenen Erkrankungen sind ebenfalls hinreichend bekannt (Schaeffer und Moers 2004; Agar et al. 2013). Insbesondere aus der Forschung im Bereich der Palliativmedizin wissen wir, dass eine Rekrutierung von Teilnehmern mit Schwierigkeiten verbunden sein kann. Die Auswahl an potenziellen Teilnehmern ist begrenzt oder die Datenerhebung ist innerhalb des geplanten Zeitrahmens aufgrund des Gesundheitszustandes erschwert (Schmidt et al. 2016). Das komplexe Studiendesign und der hohe Zeitaufwand für die Patienten führen möglicherweise zu einer Ablehnung der Studienteilnahme (Sullivan et al. 2016).

Um diesen Schwierigkeiten in der Rekrutierungsphase entgegenzutreten, wurden mehrere Lösungswege diskutiert und einige schließlich umgesetzt. So ist es z. B. in den USA üblich, Studienteilnehmer für ihre Teilnahme finanziell zu entschädigen. Das wäre erstens aufgrund des Verständnisses, dass ACP freiwillig erfolgen sollte, zweites aufgrund der Tatsache, dass es sich um eine vulnerable Studienpopulation handelte und drittens aufgrund des sehr persönlichen Forschungsthemas aus Sicht der Autorin nicht angemessen gewesen. So wurde versucht, über mehrmalige Kontakte und wiederholte Information eine höhere Teilnahmerate zu erreichen (Bravo et al. 2012). Dadurch konnte der Zielgruppe die Angst vor dem „beforscht werden" genommen werden. Trotz der ausführlichen Erklärungen ließ die Frage nach der Studienteilnahme manche Patienten vermuten, die Autorin wolle etwas verkaufen. Diese Reaktion ist bereits aus anderen Studien mit älteren Menschen bekannt (Pleschberger et al. 2011).

Den potenziellen Teilnehmern wurde mit Wertschätzung und Akzeptanz gegenübergetreten, z. B. durch eine ausführliche und zeitintensive Aufklärung. Es war notwendig, auf die individuellen Bedürfnisse und Wünsche der Patienten einzugehen, sodass die Forscherin nicht selten während der Aufklärung in persönliche Gespräche über den Gesundheitszustand, den momentanen Krankenhausaufenthalt oder andere persönliche Angelegenheiten eingebunden wurde, bevor die schriftliche Einwilligung erteilt war (Pleschberger et al. 2011). Eine offene Kommunikation des Forschungsziels und eine genaue Beschreibung des Studienablaufs, der Verwendung der Daten und der Freiwilligkeit sollten dabei helfen, eine Vertrauensbasis zwischen Forscherteam und potenziellen Teilnehmern zu schaffen (Schmidt et al. 2016). Den Patienten wurde bewusst viel Zeit für den *informed consent* gelassen; wenn Unsicherheit bestand, wurde der Patient nach einigen Tagen erneut aufgesucht. Im Studienverlauf wurde bei jedem Kontakt (ACP-Gespräch, Interview) erneut eine mündliche Einwilligung eingeholt, wie es bei einer vulnerablen Studienpopulation im Forschungskontext der letzten Lebensphase empfohlen wird (Gysels et al. 2013).

Möglicherweise mussten auch die rekrutierenden Ärzte zunächst für sich eine Strategie entwickeln, mit Patienten über gesundheitliche Verschlechterungen sowie Tod und Sterben ins Gespräch zu kommen, um sie auf die Studie anzusprechen. Unterstützung seitens des Forscherteams erhielten sie durch eine ausführliche Vorstellung des Projekts im Behandlungsteam sowie das bereits erwähnte Anschreiben. Die Verteilung des Anschreibens durch die rekrutierenden Ärzte wurde in der Annahme forciert, dass schriftliche Informationen das Verständnis der Patienten erhöhen, ihnen Sicherheit geben und eine geeignete Gesprächsgrundlage für einen Austausch über die Angelegenheit mit Vertrauenspersonen bieten würden.

Das Anschreiben diente zur Vorbereitung des Aufklärungsgesprächs und erleichterte den Einstieg für die Autorin bei dem ersten Kennenlernen.

Aufgrund der schwierigen Rekrutierungsphase wurde im Laufe der Studie immer mehr dazu übergegangen, Angehörige bereits bei der Aufklärung mit einzubeziehen – unter der Voraussetzung, dass es für die Teilnahme an der Studie förderlich wirkt (Pleschberger et al. 2011). Die Entscheidung für dieses Vorgehen wurde getroffen, da es sich um eine vulnerable Patientengruppe handelte, für die enge Bezugspersonen für das alltägliche Handeln elementar waren. Es ist davon auszugehen, dass ein Ausschluss von Angehörigen zu einer stärkeren Ablehnung der Teilnahme geführt hätte.

Die Anwesenheit einer dritten Person hat jedoch den Verlauf der Interviews beeinflusst. Manche Patienten haben ihren Ehepartner oder Kinder zu den Interviews dazu geholt, um auf bestimmte Fragen nicht selbst antworten zu müssen, sondern den Angehörigen antworten zu lassen. Vor dem Hintergrund der Ergebnisse und der aufgezeigten Zielkonflikte (Kapitel 5.2) gilt es zu berücksichtigen, dass in einigen Fällen eine Beteiligung von Angehörigen dazu geführt haben könnte, dass gewisse Aussagen (z. B. Äußerungen hinsichtlich eines Therapieverzichts) nicht getätigt wurden. Rollenkonflikte und Meinungsverschiedenheiten können sich bspw. auf den Interviewverlauf und die Gesprächsdynamik ausgewirkt haben. Anknüpfend an die geführten ACP-Beratungsgespräche, bei denen der familiäre Kontext eine wichtige Rolle spielte, war eine Beteiligung der Angehörigen in den Interviews von bedeutendem Forschungsinteresse und der Forschungslogik folgend. Um die Unterschiede zwischen den Patienten und ihren Angehörigen herauszuarbeiten, hätten die Evaluationsinterviews auch in Einzelinterviews durchgeführt werden können. Da dieser Unterschied jedoch nicht das primäre Erkenntnisinteresse war, erschien ein gemeinsames Interview gerechtfertigt. Hinzu kommt, dass Einzelinterviews weder realistisch noch natürlich gewesen wären.

Die Patienten wurden zu allen Zeitpunkten von dem Forschungsteam aufgesucht, sodass für sie keine zusätzlichen Wege entstanden. Um die Gesprächsbereitschaft zu erhöhen und äußere Unsicherheitsfaktoren zu reduzieren, wurde das Interview in der häuslichen Umgebung der Patienten durchgeführt.

Eine weitere Limitation dieser Untersuchung ist, dass die Rekrutierung und Umsetzung der Intervention nur in einer einzigen geriatrischen Klinik erfolgte. Jedoch verfügte sie über die notwendigen forschungspraktischen Kriterien zur Umsetzung dieser explorativen Studie (z. B. längere durchschnittliche Verweildauer) und hat sich als Kooperationspartner in vorherigen Studien bereits bewährt (Klindtworth et al. 2015).

Die Ansprache von Patienten über die Klinik und den behandelnden Arzt legt die Vermutung nahe, dass dem Sample eine positive Auswahl mit einer Verzerrungstendenz zugrunde liegt. Möglicherweise erfolgte bereits bei der Auswahl der Patienten durch den Arzt ausschließlich eine Ansprache derjenigen, die dem Krankenhaus und der dortigen Versorgung positiv gegenüberstanden, um Konflikte zu vermeiden. Es kann angenommen werden, dass Patienten, die dem Thema positiv gegenüber eingestellt waren, eher einer Studienteilnahme zugestimmt haben. Möglicherweise haben nur diejenigen Patienten, die sich sowieso für das Thema interessierten und darüber sprechen wollten, teilgenommen. Diese Vermutung wird dadurch gestützt, dass bereits eine Großzahl von Patienten im Vorfeld der Studienteilnahme über eine Patientenverfügung und/oder Vorsorgevollmacht verfügten.

Ein weiteres Problem dieses Samplings ist darin zu sehen, dass Patienten möglicherweise einer Teilnahme zugestimmt haben, obwohl sie dem Projekt eher skeptisch bis ablehnend gegenüberstanden – vielleicht, um ihrem Arzt einen Gefallen zu tun oder weil sie aufgrund einer Ablehnung der Teilnahme eine Benachteiligung in der medizinischen Versorgung befürchteten. Sie standen in einem Abhängigkeitsverhältnis, das bei der Samplebildung nicht vernachlässigt werden darf. Um auf diese Gegebenheit zu reagieren, wurden Patienten zunächst von den behandelnden Ärzten nach ihrem Interesse gefragt; die ausführliche Information und Aufklärung erfolgte jedoch durch die Autorin als externe Forscherin. In diesem Rahmen war genügend Zeit, alle Fragen der Patienten zu beantworten und unabhängig von dem Behandlungskontext zu besprechen, ob sie an dem Projekt teilnehmen wollten oder nicht. In diesem Zusammenhang wurde den Patienten der Datenschutz (u.a. keine Rückmeldung an die Klinik) explizit zugesichert.

Die Rekrutierung über die behandelnden Ärzte wurde trotz der angesprochenen Nachteile weiterverfolgt, da die Ärzte in der Forschung mit älteren Menschen in der letzten Lebensphase als *gatekeeper* eine Schlüsselrolle bei der Information und Rekrutierung übernehmen (Pleschberger et al. 2011). Eine Vermeidung von Verzerrungen bei der Samplebildung war aufgrund der Forschungsfrage und des gewählten Untersuchungsdesigns nicht vollständig möglich.

Die *surprise question* zur Identifizierung von Patienten mit palliativem Versorgungsbedarf fand bereits in einigen Studien Anwendung (Haga et al. 2012; O'Callaghan et al. 2014; Klindtworth et al. 2015; Winkler und Heußner 2016), wird jedoch im Zusammenhang mit der Herzinsuffizienz auch kontrovers diskutiert (Small et al. 2010; Murray und Boyd 2011). Weitere Forschung zur Validierung dieses Instruments im Zusammenhang mit der Herzinsuffizienz ist notwendig. In dieser Studie zeigt sich, dass die Einschätzung der Ärzte Zuverlässigkeit verspricht, da bereits in dem kurzen Zeitraum der Untersuchung von der ersten Kontaktaufnahme bis zum ersten Interview drei Patienten verstorben sind und im weiteren Studienverlauf weitere verstarben.

Das Einschlusskriterium in Bezug auf die kognitiven Fähigkeiten wurde so gewählt, dass die Komplexität der Gesundheitsbeeinträchtigungen vieler älterer Menschen mit Herzinsuffizienz in dieser Studie abgebildet werden konnte und die damit zusammenhängenden Hindernisse im Kontext von ACP in der Datenanalyse deutlich wurden. Auch in anderen Studien bewährt sich der Einschluss von Patienten mit leichten kognitiven Defiziten in die Untersuchung (Denvir et al. 2016).

6.3.2 Intervention

Die Forschungsergebnisse basieren auf der Beratungspraxis eines einzelnen Arztes. Vorteilhaft ist, dass es so zu keinen Verzerrungen kam und ein Vergleich der Einschätzungen und Bewertungen der Patienten und Angehörigen vermeintlich leichter möglich war. Nachteilig ist jedoch, dass unklar bleibt, welchen Einfluss die personenbezogenen Merkmale auf die Ergebnisse hatten.

Kritisch muss an der vorliegenden Untersuchung angemerkt werden, dass es keine direkte Einbindung der Intervention in das bestehende Versorgungssystem gab. Dies war dem explorativen Charakter der Untersuchung und den begrenzten Projektmitteln geschuldet. Vorteilhaft erscheint in diesem Zusammenhang jedoch, dass die Abkopplung der Vorausplanung von dem etablierten Versorgungssystem für einige Patienten eine Vorausplanung erst ermöglicht hat.

Die individuelle Herzerkrankung hat bei den ACP-Gesprächen aus Patientensicht keine oder eine nur marginale Rolle gespielt. Dies kann einerseits damit erklärt werden, dass die ACP-Gespräche nicht auf einen therapeutischen Nutzen abzielten, wie ihn einige Patienten jedoch von einem Arztgespräch erwartet hätten. Anderseits wurde über die detaillierte Diagnose sowie Prognosen in den ACP-Gesprächen nicht gesprochen. Es handelte sich ausschließlich um allgemeine Informationen zur Herzschwäche, wie Patienten anmerkten. Dies war dem Studiendesign geschuldet, in dem der Arzt ein externer und kein behandelnder Arzt des Krankenhauses war, sodass er die Prämisse verfolgte, durch Prognose- und Behandlungsempfehlungen keine Konflikte mit dem Behandlungsteam zu provozieren. Für die Qualität der Entscheidungen im Rahmen der ACP-Gespräche bedeutet dies, dass vermutlich einige Patienten Entscheidungen ohne Berücksichtigung ihrer Diagnose der fortgeschrittenen Herzinsuffizienz und der damit verbundenen Prognose getroffen haben.

Eine Anbindung an das reguläre Versorgungssystem erfolgte ausschließlich über die Kommunikation an den weiterbehandelnden Arzt im Rahmen des Arztbriefes.[43]

6.3.3 Qualitativer Forschungsprozess

Der qualitative Ansatz wurde bereits in vorausgehenden Studien zu dieser Fragestellung verwendet (z. B. Martin et al. 2000; Simon et al. 2008). Vor dem Hintergrund der wenig untersuchten Erfahrungen von Patienten und Angehörigen mit ACP-Beratungsgesprächen und dem Ziel der Analyse von möglichen Ergebnisparametern aus Patientensicht hat die offene Forschungsfrage die Hypothesengenerierung unterstützt. Da es eine qualitative Untersuchung ist, können auf Grundlage der Studienergebnisse keine Schlussfolgerungen in Bezug auf die Häufigkeit der beschriebenen Erfahrungen gezogen werden. Hingegen lassen die ausführlichen Erzählungen der Patienten und Angehörigen ein tiefergehendes Verständnis ihrer Sichtweisen und Bedürfnisse im Hinblick auf ACP-Beratungsgespräche zu.

Die leitfadengestützten Interviews stehen dem Prinzip der Offenheit in der qualitativen Forschung zunächst einmal einschränkend gegenüber, da der Leitfaden die Themen vorgibt, die bei der Datenauswertung analysiert werden können. Durch den Einsatz von Erzählelementen in den Interviews wurde den Befragten allerdings die Möglichkeit gegeben, selbst thematische Schwerpunkte in der Reflexion zu setzen.

Die persönliche Kommunikation in den Interviews hat möglicherweise zu sozial erwünschten Antworten geführt. Ein Hinweis auf dieses Phänomen zeigt sich darin, dass es insgesamt wenig negative Aussagen zur Beratung gab, bzw. Interviews nach der Ablehnung weiterer ACP-Gespräche von Patienten abgelehnt wurden. Möglicherweise haben Patienten in den Interviews kritische Rückmeldungen über „den Kollegen" (der beratende Arzt) vermieden. Um dieses Problem zu lösen, wäre eine anonyme schriftliche Befragung ein probates Mittel gewesen.

Eine andere Erklärung für wenige Rückmeldungen zu Defiziten der untersuchten Beratung ist das Vornehmen einer Bewertung ohne einen Vergleich gehabt zu haben; viele Patienten sprachen das erste Mal mit einem Arzt über ihren weiteren Krankheitsverlauf, ihre Vorausplanung oder das Thema Tod und

43 Frau/Herr XY hat im Rahmen seines/ihres Krankenhaus-Aufenthaltes an einem wissenschaftlichen Projekt zum Thema „Advance Care Planning (ACP) bei älteren Patienten mit schwerer Herzinsuffizienz" der Medizinischen Hochschule Hannover (MHH) in Kooperation mit dem Zentrum für Medizin im Alter der Henriettenstiftung teilgenommen. Bei Rückfragen wenden Sie sich gerne an die Projektmitarbeiterin.

Sterben. Hinzu kommt, dass einige der Befragten keine Routine in der Reflexion und Bewertung von eigenen Erfahrungen hatten, was in der Kommunikation über ihre Erfahrungen anhand der unterschiedlichen Differenziertheit deutlich wurde. So wurden in der Ergebnisdarstellung einige Studienteilnehmer mehrfach zitiert, da sie sich in der Prägnanz und Differenziertheit ihrer Aussagen eindrücklicher äußerten als andere Patienten. Das heißt jedoch nicht, dass sich die Aussagen nur bei einzelnen Fällen wiederfinden.[44]

Möglicherweise variieren die Aussagen der Befragten aufgrund der unterschiedlichen zeitlichen Nähe zu den ACP-Beratungsgespräche erheblich (siehe Anhang). Der Abstand zwischen dem ersten ACP-Gespräch und dem ersten Interview rangierte zwischen 17 Tagen (P8) und 68 Tagen (P11). Der Abstand zwischen dem zweiten ACP-Gespräch und dem ersten Interview lag zwischen einem Tag (P10) und 19 Tagen (P15). Es lässt sich vermuten, dass die Bedeutung der geführten Gespräche mit der Zeit nachließ, während aktuelle Ereignisse die kognitive Auseinandersetzung beanspruchten. Hinzu kommt, dass bei der untersuchten Zielgruppe das Erinnern kürzlich erlebter Ereignisse teilweise schwerfiel. Dadurch, dass die Interviews die kognitiven Einschränkungen teilweise direkt aufzeigten, thematisierten die Patienten häufig ihre darüber bestehende Unsicherheit und Traurigkeit. Für die Interviewerin war es immer wieder eine herausfordernde Aufgabe, Erinnerungen an die ACP-Gespräche hervorzurufen und gleichzeitig bei den Befragten keine Schamgefühle auszulösen, die sie möglicherweise zusätzlich belastet hätten. So wurde bspw. weitestgehend auf das Wort „erinnern“ verzichtet. Stattdessen wurde versucht, über Hinweise auf den Ort oder die anwesenden Personen Erinnerungen hervorzurufen. In solchen Situationen war die Anwesenheit von Angehörigen hilfreich: Sie waren häufig mit der Vergesslichkeit des Betroffenen vertraut und konnten unbehagliche Situationen auffangen.

Auch wenn das Ziel der Forscherin eine reichhaltige Datensammlung war, wurde auf die Fähigkeiten und Belastungsgrenzen der Befragten eingegangen. Die Gesprächsdauer wurde auf den Gesundheitszustand und die Fähigkeiten der älteren, schwerkranken Menschen abgestimmt. Die Interviewdauer variierte daher erheblich zwischen 13 und 118 Minuten, je nach Umfang und Differenziertheit der Ausführungen der Befragten. Dies entspricht der in anderen Studien mit älteren, kranken Menschen bereits dokumentierten Dauer (Gjerberg et al. 2015; Klindtworth et al. 2015).

44 Zur besseren Nachvollziehbarkeit befinden sich daher alle Fallbeschreibungen von den 30 Teilnehmern mit mindestens einem ACP-Gespräch zum Nachlesen im Anhang.

Die nicht alltägliche Kommunikationssituation eines Interviews scheint bei diesem Studiendesign und dem ausgewählten Sample von besonderer Bedeutung und muss daher bei der Bewertung der Daten berücksichtigt werden. Schwierigkeiten für Patienten im Kontext der Interviewsituation resultierten vermutlich aus dem Vergleich zu den vorher erlebten ACP-Beratungsgesprächen, die von einem wechselhaften Gesprächsverlauf, einer starken Lenkung durch den Arzt und einer Zielerreichung gekennzeichnet waren (Kruse 2014). Deutungsangebote, ein Spiegeln und Paraphrasieren von Aussagen sind in der Beratungssituation elementar (Kruse 2014). Im Gegensatz dazu ist ein Interview keine alltägliche Kommunikationssituation, da es das Ziel der Datengenerierung verfolgt. Es ist charakterisiert durch den einseitigen Informationsfluss, denn der Interviewer wird durch den Befragten informiert (Friebertshäuser und Langer 2010). Das Interview ist eine künstlich hergestellte Kommunikationssituation, da eine Konversation ohne Forschungsabsicht so nie stattgefunden hätte. Die Prinzipien der wechselseitigen Kommunikation wurden in den Interviews ignoriert, indem eine einseitige Gesprächssituation gestaltet wurde. Die Interviewerin versuchte lediglich, durch aktives Zuhören und das Zulassen längerer Pausen das Erzählen des Interviewpartners anzuregen und den Erzählfluss aufrecht zu erhalten (Kruse 2014). Da kein Gesprächsziel im Sinne von Beratung vorhanden war, handelte es sich um eine offene Gesprächsführung in Bezug auf die Forschungsfrage (Kruse 2014). Dieser Unterschied zwischen den Beratungsgesprächen und den Interviews wird bei der Betrachtung der Transkripte deutlich: In den Interviews lassen sich längere Erzählpassagen, weniger Sprecherwechsel und weniger Unterbrechungen erkennen. Die Gesamtdauer war größtenteils länger als die der Beratungsgespräche.

Die Akzeptanz der Kommunikationssituation in den Interviews war seitens der Befragten nicht immer gegeben, sodass Patienten bspw. persönliche Meinungen von der Interviewerin einforderten[45] und das Einhalten der Interviewerrolle manchmal nur schwer möglich war. Insbesondere die Art und Weise der Monologe im Rahmen der Interviews schien einigen älteren Menschen schwerzufallen. Es ist bekannt, dass eine solche Kommunikationssituation aufgrund der Rollenverteilung, der Ziele und des einseitigen Kommunikationsflusses befremdlich wirken kann (Kruse 2014).

---

45 *„Wissen Sie, wenn die [Kinder, Anm. d. Verf.] den ganzen Tag arbeiten, ((I: mhm)) da sind sie froh, wenn sie abends Feierabend haben (.) nä, da wollen sie nicht nur meinen (.) Mist hören, auf Deutsch gesagt, Mist ist es insofern nicht, aber, ja (.) es ist so, ((I: mhm)) und ich kann nicht immer nur sagen, „Hier bin ich, also Ihr müsst jetzt", nä, das geht einfach nicht. Oder, seh ich das verkehrt?"* (P8_3_73).

Weiteres Kennzeichen von leitfadengestützten Interviews ist, dass Wertschätzung des Interviewers gegenüber dem Interviewpartner ausgedrückt wird, jedoch emotionale Handlungen zurückgestellt werden. Dies war in dieser Untersuchung besonders herausfordernd, da die Interviewerin und ihre Interviewpartner sich bereits aus dem Aufklärungsgespräch kannten (Kruse 2014) und emotionale Themen besprochen wurden.

Aufgrund des Studiendesigns und der daraus resultierenden Rollenverteilung zwischen dem Berater und der Interviewerin bestand die Schwierigkeit im Projektverlauf immer wieder darin, den Teilnehmern zu verdeutlichen, dass die Forscherin mit den Interviews Daten generieren wollte und diese Interviews nicht Teil des Beratungsangebots waren. Verstärkt wurde diese Problematik dadurch, dass die Forscherin die Aufklärung übernahm und dort bereits inhaltliche Fragen zur Vorausplanung auftraten. An dieser Stelle wurde auf die Klärung der Fragen in der Beratung hingewiesen. Auch nach den Beratungsgesprächen hatten Patienten immer wieder fachliche Fragen, die sie dann in den Interviews stellten, die jedoch entsprechend dem Studiendesign den Beratungsgesprächen zuzuordnen gewesen wären. Es wurde versucht, die Fragen im Anschluss an die Interviews zu klären. Auch in Follow-up-Telefonaten wurde die Forscherin von Angehörigen als Ansprechpartnerin bei Fragen für die Gesundheitsversorgung angesehen (z. B. Verlegung eines Betroffenen aufgrund von Unzufriedenheit mit Behandlung, alternative Behandlungsmöglichkeiten). So war es im gesamten Projektablauf herausfordernd, die Grenze zwischen Datenerhebung zur Beantwortung der Forschungsfrage und einer inhaltlichen Beratung zur Vorausplanung zu wahren.

Manche Teilnehmer verstarben während der Phase der Datenerhebung, wodurch die Datenmenge dieser Fälle begrenzt wurde. Sofern möglich, wurde statt der Patientenperspektive die Sichtweise der Hinterbliebenen erhoben. Hier wurde in enger Absprache der Zeitpunkt für ein Interview festgelegt, sodass eine zusätzliche Belastung durch die Studie in der Trauerphase vermieden werden konnte. Die weitere Studienteilnahme wurde den Angehörigen freigestellt und die erneute Kontaktaufnahme für ein abschließendes Interview ihnen überlassen.

Ebenfalls variierte die Datenmenge je Fall, weil einige Patienten im Verlauf des Projekts weitere Gespräche oder ein Interview ablehnten. Interviews mit diesen Personen haben Hinweise auf hindernde Bedingungen in Bezug auf ACP-Beratungsgespräche versprochen. In keinem Fall konnte jedoch mit diesen Patienten ein abschließendes Interview geführt werden (außer Telefonate). Die geringe Datenmenge grenzt daher die Reichweite der Ergebnisse stark ein. Das

Ausscheiden der Studienteilnehmer kann Ausdruck von geringer Akzeptanz der Beratungsintervention bei Patienten und Angehörigen sein. Es kann zu einer positiven Verzerrung in der Ergebnisdarstellung geführt haben.

Mit Blick auf die Datenauswertung muss darauf hingewiesen werden, dass Techniken der *Grounded Theory* Anwendung fanden, jedoch nicht die gesamte Methodologie im Forschungsdesign berücksichtigt wurde, weshalb es sich bei den Ergebnissen lediglich um vorläufige Interpretationen handelt (Strauss und Corbin 1996). Der Einsatz des Kodierparadigmas als handlungstheoretisches Modell hat sich bei den vorliegenden Daten als wertvoll erwiesen, da so Wirkungen verstehbar und transparent gemacht werden konnten.

Die zunächst einzelfallbezogene Datenanalyse bewährte sich, um die Zusammenhänge der jeweiligen Einzelfälle im Analyseprozess möglichst lange zu bewahren, was bspw. mit Techniken der qualitativen Inhaltsanalyse nach Mayring (2005; 2014) nicht möglich gewesen wäre. Die über die einzelnen Fälle hinausgehende Kontrastierung und Typenbildung hat zu weiterführenden Erkenntnissen auf einer höheren Abstraktionsebene beigetragen. Da bei der Typenbildung Merkmale klassifiziert werden, kommt es zu einer Komplexitätsreduktion und häufig auch zu einem Informationsverlust, denn ein Einzelfall kann mit seinen Merkmalen praktisch niemals vollständig einem bestimmten Typen zugeschrieben werden (Breuer 2010; Gläser und Laudel 2010). Ergänzend zur Modellentwicklung stellt die Typenbildung in der vorliegenden Arbeit jedoch ein geeignetes Verfahren dar, um die Forschungsdaten für die Praxis nutzbar zu machen.

Da qualitative Forschung immer im Zusammenhang mit Vorannahmen und Einstellungen des beteiligten Forschers steht (Strauss und Corbin 1996) und in der vorliegenden Untersuchung die Forscherin in die Konzeption der zu untersuchenden Intervention involviert war, wurde stringent darauf geachtet, diese Vorannahmen wiederholt im Erhebungs- und Auswertungsprozess kritisch zu hinterfragen, um einer einseitigen Interpretation der Daten vorzubeugen. Hierfür wurde über die gesamte Projektlaufzeit ein Forschungstagebuch geschrieben, das die Dokumentation und Reflexion von Vorannahmen ermöglichte.

Die Datenanalyse hat zum großen Teil in Einzelarbeit stattgefunden. Neben der Forschungsfrage hat die intensive Auseinandersetzung mit Forschungsliteratur zu ACP und Arzt-Patient-Kommunikation, ACP-Programm-Beschreibungen, Theorien zu ethischen Prinzipien wie Autonomie und Fürsorge, und den gesetzlichen Regelungen von Patientenrechten die Datenanalyse angeregt. Mögliche Interpretationen und Zwischenergebnisse wurden im interdisziplinären Forschungsteam abgestimmt. In Auswertungsgruppen wie der Forschungswerkstatt Qualitative Methoden der Medizinischen Hochschule Hannover und der Universitätsmedizin Göttingen mit Schwerpunkt Palliativmedizin sowie einer interdisziplinären Interpretationsgruppe des Promotionsprogramms GESA an der Medizinischen Hochschule Hannover konnten sechs Fälle (P1, P2, P11, P15, P20, P25) vorgestellt und Abschnitte gemeinsam interpretiert, Fallbeschreibungen besprochen sowie Konstrukte von Kodes und Kategorien diskutiert werden. Die Auswahl des Datenmaterials für die gemeinsame Interpretation und Besprechung fiel auf „typische" und „schwer zu interpretierende" Fälle. Insbesondere beim offenen Kodieren erweis sich der Gruppenprozess als produktiv, denn er half dabei, die Offenheit und Vielfältigkeit von Lesarten zu fördern und zu sichern (Breuer 2010). Er schuf zu Beginn des Kodierens genügend Raum für Assoziationen und gedankliche Freiheiten, sodass auf den ersten Blick wenig plausibel erscheinende Deutungen und Interpretationen entwickelt werden konnten. Die Auswertung in Gruppen war in dieser Arbeit eine diskursive Form der Analysearbeit, mit dem Ziel, eine „intersubjektive[n] Nachvollziehbarkeit" im Sinne der kollegialen Validierung herzustellen (Steinke 2013, S. 324). Weiterhin haben Diskussionen im Rahmen von Präsentationen von (Zwischen-)Ergebnissen auf wissenschaftlichen und Praxiskongressen (z. B. Werdecker et al. 2015) die Interpretation der Daten angeregt.

Die Datentriangulation der aufgezeichneten Beratungssituationen und Interviews ermöglichte eine Analyse des gesamten Prozesses der Vorausplanung. Auch die Ergänzung der Sichtweise der Angehörigen in Interviews war hilfreich, um sich ein umfängliches Bild zum Erleben und der Bewertung der untersuchten Intervention zu machen.

6.3.4 Rolle der Autorin

Da in der qualitativen Forschung die Forscherin Teil der Untersuchung ist und Interaktionen mitgestaltet, soll abschließend zur Selbstreflexion der Blick auf die Rolle der Autorin im Forschungsprozess geworfen werden.

Persönliche Merkmale der Forscherin haben die Datenerhebung beeinflusst. Besonders erwähnenswert erscheinen im Kontext des Forschungsvorhabens das Geschlecht und der große Altersunterschied der Forscherin zu den Patienten, der rund 40–60 Jahre beträgt. Dieser, sowie Unterschiede im Gesundheitszustand und der Lebenserfahrung,[46] haben vermutlich dazu geführt, dass gewisse Aspekte nicht oder anders angesprochen wurden. Vorteilhaft war an dieser Unterschiedlichkeit möglicherweise, dass die Interviewpartner Sachverhalte

46 „*Aber können Sie sich ja gar nicht vorstellen, dass man sowas gemacht hat, nicht wahr? Naja*" (P30_3_68).

ausführlicher schilderten, da sie sich nicht auf ein „geteiltes Wissen“ beziehen konnten (Kruse 2014: 306). Eine Bestätigung, dass der Vertrauensaufbau trotz der deutlichen Unterschiede zwischen der Interviewerin und dem Befragten gelungen ist, wurde bspw. in Äußerungen der Patienten deutlich, sie hätten der Interviewerin mehr erzählt als sie eigentlich vorhatten oder sie hätten die thematisierten Angelegenheiten mit den Angehörigen nicht besprechen können.[47] Dieser Vertrauensaufbau ist möglicherweise nur durch den bereits gut vorbereiteten und zeitintensiven Kontakt (ausführliches Aufklärungsgespräch) im Vorfeld des Interviews gelungen.

Um Dankbarkeit für das entgegengebrachte Vertrauen sowie das Teilen der Erfahrungen und persönlichen Gedanken auszudrücken, gab die Forscherin allen Teilnehmern am Ende des ersten Interviews einen Tee als Geschenk.

Die Forscherin hospitierte in der Konzeptionsphase der vorliegenden Studie in verschiedenen Kliniken, um einen Eindruck von der Versorgungsrealität zu bekommen und erste Patientenkontakte herzustellen, da sie zu Studienbeginn nur wenig mit dem Untersuchungsfeld und dem Themenbereich der gesundheitlichen Versorgung in der letzten Lebensphase vertraut war. Die Bedeutung dieses Vorwissens wurde in den Interpretationsgruppen kritisch reflektiert. Die geringe Vorerfahrung verweist einerseits auf geringe Vorannahmen, was im Sinne des Prinzips der Offenheit positiv gewertet werden kann. Andererseits erschwerte das Fehlen von Erfahrungen möglicherweise auch, Abstraktionen aus dem Datenmaterial abzuleiten.

Das Forschungsvorhaben im Bereich der palliativen Versorgungssituation hat die Forscherin vor verschiedenste Herausforderungen gestellt, z. B. den Umgang mit emotionalen Reaktionen der Patienten, Konflikte in der Familie und schwierige Lebensumstände der Studienteilnehmer (Übergang ins Pflegeheim). Das Schreiben des Forschungstagebuchs sowie der Austausch mit erfahrenen Kolleginnen haben dabei geholfen, gesammelte Eindrücke während des Forschungsprozesses zu verarbeiten und zu verstehen sowie das eigene Verhalten zu reflektieren.

Um herausfordernden Situationen in der Interviewdurchführung zu begegnen, hat die Forscherin sich intensiv mit ihren Interviewfähigkeiten durch Selbstreflexion, in kritischen Analysen des Interviewverhaltens in Forschungsgruppen sowie beim Lesen entsprechender Literatur auseinandergesetzt (Kvale 2008; Helfferich 2009). Ein umfassendes Studium der Methodenliteratur, die aktive Teilnahme an Methodenworkshops sowie ein Austausch mit erfahrenen Kollegen in der

---

47 *„Wenn Herr [Name des Lebenspartners]_ kann ich da nicht mehr drüber sprechen“* (P30_3_37).

Anwendung der verwendeten Auswertungsmethoden wurden als gewinnbringend in der Phase der Datenauswertung angesehen.

Die Autorin war im Rahmen der beschriebenen explorativen Studie an der Projektkonzeption, der Entwicklung des Leitfadens für die ACP-Beratungsgespräche und der Koordination der Durchführung der Intervention beteiligt. Gleichzeitig war es ihre Aufgabe, die Intervention zu evaluieren. Mit Blick auf die Doppelrolle der Autorin lassen sich Vor- und Nachteile diskutieren.

Nachteilig erscheint, dass es durch eine beeinträchtigte Objektivität zu verzerrten Ergebnissen gekommen sein kann. Die Autorin hat die Aufklärung über die Studie übernommen. Ein Überreden zur Studienteilnahme seitens der Autorin aus persönlichen Motiven wäre daher denkbar gewesen, doch der lange Rekrutierungszeitraum und die Zahlen zur Rekrutierung widerlegen diese These.

Vorteilig kann gesehen werden, dass die Nähe der Autorin zum Forschungsgegenstand im Rahmen einer kritischen Reflexion und Weiterentwicklung des Projekts enormes Potenzial mit sich gebracht hat. Die Forscherin war mit dem Forschungsdesign vertraut und konnte dadurch möglicherweise Stärken und Schwächen im Vergleich zu einer außenstehenden Person gezielter erkennen. Hinzu kommt, dass sie Zugang zu allen Forschungsdaten hatte, die somit umfassend in die Analyse einfließen konnten.

Nicht zu vernachlässigen ist, dass die vertrauensvolle Beziehung der Patienten und Angehörigen zur Forscherin, die durch den mehrmaligen Kontakt ermöglicht wurde, die Bereitschaft zur Teilnahme an den Evaluationsinterviews erhöhte. Es bestätigt sich in den Daten, dass alle Teilnehmer des zweiten ACP-Beratungsgesprächs auch mindestens an dem ersten Interview teilgenommen haben.

Resümierend lässt sich festhalten, dass im Rahmen der explorativen Studie die Vorteile der Doppelrolle überwogen und durch ständige Reflexionen und Validierungsmaßnahmen Nachteile begrenzt werden konnten.

Trotz der diskutierten Limitationen der explorativen Studie konnte die Untersuchung wertvolle Ergebnisse generieren. Die Stärke dieser Studie ist die tiefgehende Analyse der Patientensicht auf die erlebte Beratung zu Vorausplanung, die durch die Perspektive der Angehörigen ergänzt wird. Die explorative Umsetzung einer ACP-Beratung für die Gruppe älterer Patienten mit fortgeschrittener Herzinsuffizienz zeigt einen Weg auf, wie das Potenzial von ACP-Interventionen für einen weiteren Versorgungsbereich erschlossen werden kann, in dem die Versorgung in der letzten Lebensphase bislang eine untergeordnete Rolle spielt. Durch die Identifikation von Patiententypen können zukünftig ACP-Interventionen entwickelt werden, die es erlauben, auf die individuellen Bedürfnisse der Patienten zu unterschiedlichen Zeiten im Vorausplanungsprozess einzugehen (patientenindividuelle

Ausrichtung der Beratung). Aufgrund der angesprochenen Schwächen der Untersuchung sollte in weiterführenden Studien den aufgeworfenen Hypothesen weiter nachgegangen werden, um deren Gültigkeit zu überprüfen. Die Studienergebnisse verweisen auf die Notwendigkeit eines umfassenden Verständnisses von ACP in Deutschland, bei dem nicht nur die Perspektive der Behandler im Vordergrund steht, sondern auch die Patientenperspektive bei der Zieldefinition und Ausrichtung von ACP-Interventionen eine größere Bedeutung einnimmt.

7 Weiterführende Überlegungen zur Zukunft von ACP

Zum Abschluss der Arbeit wird den folgenden Fragestellungen nachgegangen: Welche Empfehlungen lassen sich aus den Ergebnissen und der Diskussion für die Praxis ableiten? Welche Fragen sind ungeklärt geblieben und sollten in weiteren Untersuchungen geklärt werden?

7.1 Überlegungen zur Umsetzung von krankheitsspezifischem ACP in die Versorgungspraxis

Wie in den Ergebnissen und der Diskussion aufgezeigt wurde, ist es notwendig, ACP-Beratungsgespräche auf die individuellen Bedürfnisse und Präferenzen der Patienten auszurichten. Trotzdem lassen sich folgende Kerninhalte einer umfassenden ACP-Beratung (Aufteilung auf mehrere Gespräche sinnvoll) zusammentragen, im Rahmen derer die Beratungssituation individuell gestaltet werden sollte:

- Erläuterung der Patientenrechte (Patientenwille und Indikation): Sowohl für die Durchführung als auch die Unterlassung einer Maßnahme benötigt es eine Zustimmung bzw. Ablehnung des Patienten, sofern eine Indikation gegeben ist. Medizinische Maßnahmen sind nur dann medizinisch indiziert, wenn das Therapieziel mit dieser Maßnahme mit einer ausreichenden Wahrscheinlichkeit erreicht werden kann.
- Erläuterung der rechtlichen Dokumente: Patientenverfügung, Vorsorgevollmacht und Betreuungsverfügung
- Klärung der Präfenzen hinsichtlich der Informationsmenge und Partizipation
- Klärung der Ziele der Beratung; individuelle Ziele der Teilnehmer verbalisieren und ggf. Konflikte ansprechen
- Erläuterungen zur Krankheit (über allgemeine Informationen hinausgehend; d. h. Informationen zur Prognose mit und ohne Therapiemaßnahme)
- Erläuterung von medizinischen Maßnahmen, einschließlich ihrer Anwendung, Ziele sowie Vor- und Nachteile
- Erläuterungen zur pflegerischen Versorgung, insbesondere Versorgungsmöglichkeiten und -orte (ambulante, stationäre oder hospizliche Versorgung); ggf. Beratungsstellen aufzeigen (z. B. Pflegestützpunkte)
- Besprechung von Szenarien und praktischen Beispielen der Teilnehmer
- Herausarbeiten von Werten und individuellen Behandlungspräferenzen; ggf. Festlegung von Präferenzen, Überprüfung bestehender Präferenzen

- Erläuterung krankheitsspezifischer Therapiemaßnahmen (z. B. Defibrillator)
- Raum für individuelle Fragen; ggf. Einfordern von Fragen
- Bestimmung eines Bevollmächtigten und Erläuterung seiner Rolle (Aufgaben, Verantwortung)
- Hinweis auf die Notwendigkeit einer wiederholenden Besprechung und ggf. Überprüfung bzw. Aktualisierung von Dokumenten

Einen wesentlichen Punkt in den ACP-Gesprächen nehmen Informationen ein. In der Diskussion wurde herausgearbeitet, dass Informationen alleine nicht ausreichen, damit Patienten Entscheidungen für die zukünftige gesundheitliche Versorgung treffen können. Häufig ist fraglich, welche Informationen bei den Patienten ankommen und wie groß das Verständnis für den eigenen Gesundheitszustand und die anstehende Entscheidung ist (Woopen 2015). Problematisch ist, wenn alle Informationen vorliegen, diese aber nicht verstanden werden und dadurch das selbstbestimmte Handeln geschwächt ist (Woopen 2015). Deshalb müssen Patienten befähigt werden, erhaltene Informationen zu verarbeiten, d. h. sie auf ihre Situation und die Vorstellungen von dem eigenen Leben zu beziehen und somit als Grundlage für ihr Werturteil nutzbar zu machen. Um das Verstehen von Informationen zu fördern, kann der Vorausplanungsprozess und im Besonderen die Informationsvermittlung innerhalb der ACP-Beratungsgespräche durch verschiedene Materialien und Instrumente unterstützt werden. Da Untersuchungen im Kontext von SDM zeigen, dass ein Fehlen schriftlicher Informationen ein Hindernis für die Partizipation sein kann (Joseph-Williams et al. 2014), sollte auf sogenannte *Decision Aids*[48] und Arbeitshefte[49] im Kontext von ACP zurückgegriffen werden. Letztere können auch als Informationsbroschüre die Besprechung vorbereiten. In Bezug auf die untersuchten ACP-Gespräche wäre eine Verschriftlichung der Szenarien, z. B. in Form von Tischkärtchen (jeweilige Situation und erörterte Behandlungsmaßnahme), unterstützend gewesen. Insbesondere bei älteren, schwerkranken Patienten mit eingeschränkter Merk- und Aufmerksamkeitsfähigkeit erscheint eine schriftliche Informationsgrundlage sehr hilfreich und kann das Erinnern an bereits besprochene Aspekte fördern. Auch der Einsatz von Visualisierungsmaterial, z. B. eine Beatmungsmaske, kann vor dem Hintergrund, dass einige Patienten keinerlei Erfahrungen mit besprochenen Behandlungsmaßnahmen haben oder sich diese nur schlecht vorstellen

48 Zum Beispiel Klemperer (2003); Butler et al. (2014); Krones et al. (2015).

49 „Your Life, Your Choices" (Pearlman et al. 2005), „My Preferences" (Bravo et al. 2012), „Let Me Decide" (Molloy et al. 2000) und „Let Me Talk" (Chan und Pang 2010), „Ich möchte gerne in Würde leben. Bis zuletzt." (Lücke und in der Schmitten 2014).

können, hilfreich sein. Diese Ergänzung der Gespräche fokussiert besonders auf den technikbasierten Einsatz von Behandlungsmaßnahmen und bereichert die Gespräche um haptische Erlebnisse der Patienten. Auch der Rückgriff auf Videos (El-Jawahri et al. 2016; Sadeghi et al. 2016) kann im Rahmen der ACP-Gespräche eine Informationsvermittlung unterstützen und kombiniert dabei auditive und visuelle Komponenten des Lernens.

Bei der Verarbeitung von Informationen ist es wichtig, die individuellen Fähigkeiten der Rezipienten zu berücksichtigen. Daher ist eine Anpassung von Informationsmaterialen an das Bildungsniveau und sprachliche Fähigkeiten sinnvoll[50] (Schickedanz et al. 2009).

Alle genannten Elemente ergänzen das ACP-Gespräch und ermöglichen eine bessere Nachvollziehbarkeit des Gesprächsverlaufs, regen zur (weiterführenden) selbstständigen Auseinandersetzung mit der Thematik an (z. B. auch im Gespräch mit Angehörigen auf Grundlage einer Broschüre) und fördern das Fragenstellen im Gespräch. Die Ergebnisse verweisen jedoch darauf, dass diese Maßnahmen für sich alleinstehend unzureichend wären, da erst die persönliche Interaktion zu einer Auseinandersetzung mit ACP geführt hat (weiterführend Kapitel 6.2.8).

Vor dem Hintergrund, dass einige Patienten nicht wussten, dass sie Entscheidungen hinsichtlich ihrer gesundheitlichen Versorgung treffen dürfen, ist es wichtig, die Aufmerksamkeit für Patientenrechte zu erhöhen, um eine Versorgung entsprechend dem Willen des Betroffenen zu erreichen. Kampagnen zu den Themen wie Patientenrechte, Patientenverfügung und Vorsorgevollmacht einschließlich der Betreuungsverfügung können Aufmerksamkeit für die Thematik schaffen und Wissen vermitteln. In diesem Zusammenhang kann auf qualifizierte Beratungsstellen verwiesen werden, wo weiterführende Informationen verfügbar sind oder Beratung in Anspruch genommen werden kann. Über diese Öffentlichkeitsarbeit kann der beschriebenen Überforderung mit der Erstellung von Patientenverfügungen entgegengewirkt und eine Aufmerksamkeit für Unterstützungsangebote erhöht werden, sodass Vorausplanung zukünftig effektiver werden kann.

Neben der Aufklärungsarbeit der Bevölkerung erscheint es auch notwendig, weiterhin für die Akzeptanz von Mitbestimmung in der ärztlichen Gesundheitsversorgung zu werben. Anhand der Ergebnisse konnte aufgezeigt werden, dass ein mündlich geäußerter Wille (bei Entscheidungsfähigkeit!) in der Versorgungsrealität manches Mal weniger zu gelten scheint als ein schriftlich dokumentierter Wille (z. B. P18). Ein Wandel hin zu mehr Mitbestimmung im medizinischen Versorgungalltag ist jedoch eine notwendige Bedingung, wenn

50 Zum Beispiel Patientenverfügung in einfacher Sprache (Schwarz und Kobert 2012).

von Bürgern und im Besonderen Patienten erwartet wird, gesundheitsbezogen im Voraus zu planen.

Eine angenehme, ruhige Atmosphäre ist wichtig für ACP-Beratungsgespräche (vgl. Zwakman et al. 2016). Im Krankenhausalltag war es nicht immer möglich eine solche Bedingung zu schaffen, sodass Patienten und Angehörige insbesondere das erste ACP-Gespräch als belastend wahrgenommen haben. Sie merkten jedoch auch an, dass der Krankenhausaufenthalt durchaus ein geeigneter Zeitpunkt sei, um auf die gesundheitliche Vorausplanung aufmerksam gemacht zu werden. Zum Beispiel werde bei der Aufnahme ohnehin häufig nach einer bestehenden Patientenverfügung oder Vorsorgevollmacht gefragt, sodass dieses Nachfragen im Sinne eines *nudging* (Thaler und Sunstein 2009) als Anlass für eine Auseinandersetzung mit dem Thema Vorausplanung genutzt werden könne. Um jedoch die Belastung aufgrund inhaltlich komplexer und emotionaler Gespräche während der akuten Krankheitsphase zu vermeiden, kann ein Vorgespräch Abhilfe schaffen. Damit ist gemeint, dass im Krankenhaus ein Kennenlernen zwischen dem Berater und dem Patienten stattfindet, jedoch tiefergehende Gespräche in geschützter und vertrauter Umgebung bei dem Patienten zu Hause geführt werden.

Im Rahmen der Vorgespräche können zur Vorbereitung bereits mündliche wie schriftliche Informationen an die Patienten gegeben werden, die die Gesprächsinhalte skizzieren und Hintergrundinformationen liefern (z. B. rechtliche oder inhaltliche Aspekte der Vorausplanung). Dadurch kann den Patienten Unsicherheit hinsichtlich der unbekannten Situation eines ACP-Gespräches genommen und eine erste Auseinandersetzung angeregt werden. Hinsichtlich der inhaltlichen Ausrichtung der Beratungsgespräche können bereits in einem Vorgespräch die Bereitschaft zur Vorausplanung, der Wunsch nach Mitbestimmung bei gesundheitsbezogenen Entscheidungen sowie die Erwartungen und Interessen der Patienten erfasst werden. Im Vorgespräch kann auch die implizite Botschaft auf einen schlechten Gesundheitszustand durch das Angebot der Beratung thematisiert werden und damit im Zusammenhang stehende Fragen bezüglich der Diagnose und Prognose geklärt werden. Für die Einbeziehung von Angehörigen kann es hilfreich sein, mögliches Konfliktpotenzial zu identifizieren und ggf. zunächst ein Einzelgespräch ohne Anwesenheit der Angehörigen anzubieten, um so eine unbeeinflusste Meinungsbildung zu erreichen. Zu weiteren Gesprächen können Angehörige dann dazu kommen (vgl. Barnes et al. 2011).

Eine umfassende ärztliche Beratung zu ACP ist aus jetziger Sicht im deutschen Gesundheitssystem nur schwer vorstellbar – auch, wenn es zu der Fürsorgepflicht eines Arztes zählt, solche Gespräche ihren Patienten anzubieten und diese mit ihnen zu führen. Unzureichende Zeit sowie fehlende Qualifikationen und

Vergütungsstrukturen verhindern ein flächendeckendes Angebot von ärztlich geführten ACP-Gesprächen bei älteren Patienten mit Herzinsuffizienz. Erfolgversprechende Alternativen wurden bereits mehrfach aufgezeigt (Morrison et al. 2005; Detering et al. 2010; Jacobsen et al. 2011; Kirchhoff et al. 2012). Insbesondere Sozialarbeiter scheinen gut geeignet zu sein, den Austausch über Vorausplanung anzuleiten, da sie über Erfahrung in der Beratungspraxis verfügen und hinsichtlich kommunikativer Kompetenzen ausgebildet sind (Clayton et al. 2007b; Stein und Fineberg 2013; Wasner 2015). Sie müssten allerdings in medizinischen und rechtlichen Inhalten sowie ethischen Kompetenzen geschult werden (Wasner 2015).

Qualitätsstandards für Qualifizierungsangebote von ACP-Beratern zu schaffen, gehört zu den dringlichsten Aufgaben im Bereich von ACP in Deutschland. So wurde bspw. im Zuge des Hospiz- und Palliativgesetztes (2015) eine Taskforce zur Entwicklung von Schulungsprogrammen eingerichtet, um zeitnah eine qualifizierte ACP-Beratung in deutschen Pflegeheimen anbieten zu können.

Wie die explorative Studie verdeutlicht, haben alle Patienten mit fortgeschrittener Herzinsuffizienz bei der Besprechung der Szenarien im Rahmen der ACP-Gespräche eine erneute Krankenhauseinweisung bei Luftnot und einer begleitenden Lungenentzündung befürwortet (Szenario 1). Dies ist eine Situation, die bei vielen Patienten zu dem Krankenhausaufenthalt geführt hat, im Rahmen dessen ihnen die ACP-Beratung angeboten wurde. Sie bewerteten den Krankenhausaufenthalt grundsätzlich positiv, da sie einen Erfolg durch die Inanspruchnahme intensiverer, lebenserhaltender Maßnahmen sahen. Durch das Erleben, dass Episoden von Verschlechterungen bewältigt werden konnten, schienen die Patienten eine Erwartungshaltung entwickelt zu haben, dass der Erfolg auch bei erneut auftretenden Verschlechterungen ähnlich sein wird. Diese zugrundeliegende Annahme spiegelte sich in ihren geäußerten Präferenzen wider. Was die Patienten jedoch nicht berücksichtigten, ist, dass sich die Prognose bei der Herzinsuffizienz mit jedem Krankenhausaufenthalt verschlechtert. In der Verantwortung des Beraters liegt es daher, diesen Zusammenhang zu erläutern und darauf hinzuweisen, dass sie mit einer erneuten Krankenhauseinlieferung in Kauf nehmen, im Krankenhaus zu versterben. Dies ist besonders wichtig, da die Mehrzahl der deutschen Bürger zu Hause versterben möchte (Fegg et al. 2015; Sauer et al. 2015) und nur ein ganz geringer Teil das Krankenhaus als Sterbeort präferiert (Fegg et al. 2015).

Die Reaktionen auf dieses Szenario zeigten, dass Patienten und auch Angehörige sich alternativ zur stationären Behandlung eine Versorgung zur Symptombehandlung in der häuslichen Umgebung nicht vorstellen konnten. Daraus lässt sich ableiten, dass den Patienten und ihren Angehörigen palliative Versorgungsangebote und -strukturen bisweilen unbekannt waren und die im ACP-Gespräche thematisierten palliativen Alternativen daher realitätsfern erschienen. Um Präferenzen zu entwickeln, müssen Optionen bekannt sein. Ein ACP-Angebot im Rahmen des Entlass-Managements nach einer akuten kardialen Dekompensation verspricht daher besonderes Potenzial, um auf palliative Versorgungsalternativen aufmerksam zu machen, Versorgungsziele der Patienten zu eruieren und die Versorgung entsprechend den Wünschen anzupassen. Offen bleibt an dieser Stelle, ob bei den untersuchten Patienten durch das Thematisierten palliativer Versorgung innerhalb der ACP-Gespräche langfristig ein Umdenken initiiert wurde. Darüber können die zweiten Interviews Aufschluss geben, die bis zu sechs Monaten nach dem ersten Interview geführt wurden.

Eine Integration von ACP unter Rückgriff auf bestehende, tragfähige Arzt-Patient-Beziehungen sollte gefördert und möglichst allen Patienten verfügbar gemacht werden. Welche Arztgruppe ist jedoch in der ambulanten Versorgung geeignet, die Hauptverantwortung für die Besprechung einer gesundheitlichen Versorgung in der letzten Lebensphase bei Patienten mit Herzinsuffizienz zu übernehmen? Wie bereits an anderer Stelle aufgezeigt wird (Werdecker 2015), kommt bei einer krankheitsbezogenen Besprechung der zukünftigen medizinischen Versorgung neben dem Hausarzt auch der Kardiologe in Frage. Da der Facharzt den Krankheitsverlauf des Patienten und die Behandlungsoptionen am besten kennt, erscheint er daher geeignet, eine Vorausplanung anzusprechen und den Patienten zu informieren (Hubert et al. 2013). Damit die meisten Kardiologen solche Gespräche effektiv gestalten können, benötigen sie jedoch eine Weiterqualifizierung in kommunikativen Kompetenzen (Kirkpatrick et al. 2015). Hausärzte sind gut geeignet, da sie häufig über die bereits angesprochene langandauernde und vertrauensvolle Beziehung zum Patienten verfügen und dadurch angenommen werden kann, dass sie gute Kenntnisse über den Patienten und seinen familiären Kontext haben, und dass die bestehende Beziehung einen offenen Austausch auch über existenzielle Themen erlaubt (De Vleminck et al. 2016b). Die Übertragung der Verantwortung an den Hausarzt ist vor dem Hintergrund gerechtfertigt, dass er im deutschen Gesundheitssystem insbesondere bei älteren Menschen häufig das gesamte Versorgungsmanagement übernimmt, was ihm erlaubt, auch andere Erkrankungen und Versorgungsprobleme bei der Besprechung mit in den Blick zu nehmen. Nach Auffassung von Kirkpatrick et al. (2015) können schwierige Gespräche durch Experten der Palliativversorgung, Geriatrie oder von Ethikern unterstützt werden. Der Kardiologe kann bei der Klärung spezifischer Fragen zur Diagnose und Prognose sowie technischen Behandlungsmaßnahmen, wie z. B. einem Defibrillator, eingebunden werden.

Geiger et al. (2016) verweisen darauf, dass im Bereich der hausärztlichen Versorgung von älteren, gebrechlichen Patienten bislang keine systematische Integration von ACP stattfindet. Gründe für das Ausbleiben von Vorausplanung trotz der häufig sehr vertrauten und langjährigen Beziehung scheinen zeitliche Zwänge und die Schwierigkeit zu sein, den richtigen Zeitpunkt für die Gespräche zu finden (De Korte-Verhoef et al. 2014; Geiger et al. 2016). Dabei bietet das bereits etablierte geriatrische Assessment in der hausärztlichen Praxis eine geeignete Gelegenheit, die Bereitschaft zu einer solchen Beratung zu erfassen und ggf. weitere Schritte für eine ausführliche Beratung einzuleiten.

Die Kardiologie ist auf eine technische Machbarkeit von Gesundheitsproblemen ausgerichtet und weniger auf Fragen nach dem Sinn bestimmter Behandlungen (Neitzke et al. 2016). Um ACP in der Kardiologie zu etablieren, erscheint es notwendig, einen Wandel zu initiieren, der den starken Fokus auf Technik überwindet und den Patienten wieder in den Mittelpunkt stellt. Dafür ist es wichtig, dass neben einer Lebensverlängerung um jeden Preis auch die Verbesserung der Lebensqualität sowie die Lebenszufriedenheit mehr in das Blickfeld der Behandler gelangt. Eine Etablierung von ACP kann dafür sorgen, dass Aspekte von sozialer Gesundheit und Spiritualität in der gesundheitlichen Versorgung von Menschen mit Herzinsuffizienz Raum findet. Über das im Konzept von ACP fest verankerte Prinzip der Selbstbestimmung kann eine Umsetzung von ACP zu mehr partizipativer Entscheidungsfindung verhelfen. Nicht zuletzt hat ACP als Element einer umfassenden Palliativversorgung (in der Schmitten 2013) das Potenzial, palliative Versorgungsstrukturen für Patienten mit fortgeschrittener Herzinsuffizienz auszubauen.

Vor dem Hintergrund, dass Patienten mit Herzinsuffizienz immer wieder noch weitere Maßnahmen angeboten werden, scheint der Vorschlag von Kirkpatrick et al. (2015) sinnvoll, den Prozess des *informed consent* mit ACP zu verbinden. Es geht also nicht mehr nur darum, dass Risiken verstanden werden *(informed consent)*, sondern auch wie die Behandlungsmaßnahme die Ziele der Patienten erreichen kann und im Einklang mit den Wertvorstellungen jedes Einzelnen stehen. Die Integration des *informed consent* und ACP ermöglicht Behandlern, Patientenpräferenzen für den Umgang mit unerwünschten Behandlungsergebnissen anzusprechen, während gleichzeitig der Patient über die Möglichkeit und Wahrscheinlichkeit solcher Ergebnisse informiert wird (Kirkpatrick et al. 2015). Bei jeder neuen Maßnahme, für die ein *informed consent* eingeholt werden muss, bietet sich die Möglichkeit, Patientenpräferenzen zu hinterfragen und zu bestätigen, sowie diese im Kontext der gesamten Wertvorstellungen im Leben einzuordnen. Diese wiederholende Betrachtung bereitet zum einen immer wieder den Patienten und seine Angehörigen auf Entscheidungen in der letzten Lebensphase vor (Kirkpatrick et al. 2015) und erinnert Ärzte daran, Behandlungsziele des jeweiligen Patienten im Kontext der gestellten Indikation zu reflektieren (Neitzke et al. 2016).

Ein weiterer konkreter Anknüpfungspunkt für die Integration von ACP in die Versorgung von Patienten mit Herzinsuffizienz ist eine Berücksichtigung von ACP in Leitlinien. Die S3-Leitlinie zur Palliativversorgung unheilbarer onkologischer Erkrankungen verfügt bereits über ein solches Kapitel, jedoch sollte es eine Ausweitung auf die Leitlinie zur Behandlung der Herzinsuffizienz finden. Denkbar wäre z. B. eine Empfehlung für ein sogenanntes *annual heart failure review* (McIlvennan und Allen 2016; Allen et al. 2012). Diese jährliche Besprechung kann auch mit einem Disease-Management-Programm (DMP) für Patienten mit Herzinsuffizienz verknüpft werden (Werdecker 2015).

Abschließend soll der Blick auf das mehrstufige Modell für die Integration von ACP in die Versorgung von Patienten mit Herzinsuffizienz von Denvir et al. (2015) gerichtet werden. Sie unterscheiden zwischen *advance care planning*, *anticipatory care planning* und *individualised end-of-life care planning*. Dabei soll *advance care planning* mindestens ein Jahr vor dem Versterben des Patienten stattfinden. *Anticipatory care planning* kommt dann zum Einsatz, wenn sich der Gesundheitszustand verschlechtert und ein akutes Risiko des Versterbens besteht. In dieser Stufe geht es verstärkt um die pflegerische Versorgung des Patienten, z. B. die Deaktivierung eines Defibrillators und eine Aktualisierung der Vorsorge. Das *end-of-life care planning* fokussiert auf die terminale Phase und beinhaltet Gespräche über die schlechte Prognose und den bevorstehenden Tod (weiterführend: Denvir et al. 2015). Dieses Modell kommt dem dreistufigen Modell *First Steps, Next Steps, Last Steps* von Hammes und Briggs (2015) sehr nahe, jedoch integriert es Spezifika der Herzinsuffizienz. Es wird gestützt von Studienergebnissen, die verdeutlicht haben, dass Patienten mit Herzinsuffizienz im Zeitverlauf ihre Präferenzen ändern. Sinnvoll ist daher ein wiederkehrendes Gesprächsangebot im Zusammenhang mit Wendepunkten im Krankheitsverlauf, z. B. einem Krankenhausaufenthalt (Ditto et al. 2006; Fried et al. 2007; Jaarsma et al. 2009). Kritisch anzumerken ist jedoch an diesem Modell von Denvir et al., dass vor dem Hintergrund des wechselhaften Krankheitsverlaufs bei der Herzinsuffizienz und der Tatsache, dass ein Versterben im fortgeschrittenen Stadium jederzeit möglich ist, eine umfassende und detaillierte Planung der letzten Lebensphase unter Berücksichtigung dieses Modells verpasst werden kann. Insbesondere bei den Patienten, die ihren Krankheitsverlauf als sehr variabel und wenig vorhersehbar erleben, sollten neben der Initiierung von ACP-Gesprächen mit professionellen Akteuren Gespräche mit der Familie und Freunden gefördert werden. Informelle Austausche zwischen Patienten und ihren Angehörigen können durch Broschüren, Arbeitshefte oder bestehende Protokolle von ACP-Gesprächen unterstützt werden. Sie sind zeitlich wesentlich flexibler und lassen sich in ihrer Häufigkeit müheloser anpassen.

Da bei älteren Menschen mit Herzinsuffizienz die Bereitschaft zur Planung von Angelegenheiten nach dem Tod größer zu sein scheint als die Planung der gesundheitlichen Versorgung vor dem Versterben (Klindtworth et al. 2015), kann es auch sinnvoll sein, das Angebot zur gesundheitlichen Vorausplanung mit den Regelungen bezogen auf die Zeit nach dem Tod zu verknüpfen (Fried et al. 2010).

7.2 Forschungsbezogene Überlegungen zu ACP

Neben praxisrelevanten Erkenntnissen hat die explorative Studie Forschungsfragen generiert. Zunächst einmal ergibt sich aus den erörterten Limitationen der Untersuchung weiterer Forschungsbedarf: Wodurch sind Erfahrungen mit ACP von Patienten in anderen Settings, bei anderen Beratern anderer Professionen und ACP-Gesprächsleitfäden (z. B. andere Szenarien) sowie zu anderen Zeitpunkten im Krankheitsverlauf charakterisiert und wie unterscheiden sie sich von den vorliegenden Befunden? Welche Rolle spielt es, ob der Berater aus dem bestehenden Versorgungssystem stammt oder ein externer Berater ACP-Beratungsgespräche übernimmt?

Weitere Untersuchungen zur Bestätigung und Weiterentwicklung des Modells sowie der Typenbildung im Kontext des Vorausplanungsprozesses sind notwendig. Auf Grundlage der Erkenntnisse wäre der nächste Schritt, typenbezogene Interventionen zu entwickeln und diese zu testen. Ein Vergleich verschiedener Interventionstechniken (z. B. eine Gruppe mit Video, eine Gruppe mit Arbeitsheft und eine dritte Gruppe mit Beratung) kann hier weitere Erkenntnisse hinsichtlich einer zielgruppenspezifischen ACP-Intervention liefern. Bei der Entwicklung der Interventionen kann auf die herausgearbeiteten Barrieren in einzelnen Stufen des ACP-Prozesses von Schickedanz et al. (2008) zurückgegriffen werden, die sich zum Teil auch in den Ergebnissen dieser Untersuchung wiederfinden.[51] Auch die

51 Wahrnehmung von ACP als irrelevant, persönliche Barrieren wie Nervosität oder keine Zeit zu haben sowie ein Informationsbedarf über die Krankheit oder Wahlmöglichkeiten; Beziehungsangelegenheiten im Sinne, dass es eine schlechte Beziehung zu Familie oder Freunden gibt, die Person keine Last für die Familie oder Freunde sein möchte oder es keine Familie oder Freunde im Hintergrund gibt; Probleme mit der Patientenverfügung und Bedarf an Unterstützung beim Verstehen und dem Erstellen von Patientenverfügungen (Schickedanz et al. 2009).

bereits entwickelten und getesteten Skalen zur Entscheidungsbalance von Fried et al. (2012) und Medvene et al. (2007) können herangezogen werden. Die Ergebnisse versprechen insbesondere für die deutsche ACP-Diskussion Impulse, in der die Forderung nach Beratung zur Erstellung von Patientenverfügungen unverhältnismäßig prominent ist.

In diesem Zusammenhang sollte ergänzend der Frage nach Barrieren bei ACP-Beratungsgesprächen nachgegangen werden, die die aufgeworfenen Thesen fokussieren und dadurch Erkenntnisse zu Barrieren von ACP ergänzen.

Mit Blick auf die untersuchte Patientengruppe ist zu klären: Warum sind manche Patienten trotz einer deutlich lebensverkürzenden Erkrankung nicht bereit, über die eigene letzte Lebensphase zu sprechen? Ziel einer Untersuchung mit diesem Erkenntnisinteresse wäre es, das Verhalten dieser Patienten zu verstehen und Charakteristika dieser Patientengruppe zu identifizieren, um schließlich ACP-Beratungsangebote auf ihre Bedürfnisse hin auszurichten.

Ausgehend von den diskutierten Ergebnissen sollte in weiteren Untersuchungen der Frage nachgegangen werden, wie Patientenziele bei der Evaluation von ACP-Interventionen abgebildet und adäquat gemessen werden können. Herausfordernd erscheinen insbesondere die Operationalisierung der Individualität des Vorausplanungsprozesses und die Tatsache, dass jeder Patient selbst Einfluss auf diesen Prozess hat; denn wie gezeigt werden konnte, ist das Gelingen eines ACP-Gesprächs abhängig von der Mitwirkung jedes einzelnen Patienten.

Weiterer Forschungsbedarf ergibt sich aus den herausgearbeiteten Zielkonflikten von Patienten, Angehörigen und Behandlern. Eine multi-perspektivische Studie kann die jeweiligen Interessen im Vergleich tiefgehend analysieren und Aussagen über die Weiterentwicklung des Konzepts von ACP generieren. Zu erwartende Erkenntnisse aus solch einer Studie können dann für eine Erweiterung des entwickelten Modells genutzt werden.

Im Zusammenhang mit der Angehörigenperspektive drängt sich die Frage auf, welche Rolle die Familie bei ACP spielt. Erste Hinweise hat die vorliegende Studie geliefert. Von hohem Interesse wäre eine vertiefende Untersuchung mit Blick auf die Familiendynamiken und den Einfluss der Angehörigen auf die Entscheidungsfindung. Dabei kann der konkreten Frage nachgegangen werden: Wann ist es sinnvoll, Angehörige einzubeziehen, wann nicht? Wann ist es vielleicht angeraten, zunächst mit dem Angehörigen alleine zu sprechen?

Die gewonnenen Erkenntnisse ließen sich durch eine detaillierte Konversationsanalyse der ACP-Gespräche hinsichtlich des Redeverhaltens, Interaktionen und der Entscheidungsfindung ergänzen. Konkret schließen sich folgende weiterführende Forschungsfragen an: Wie reagieren Patienten auf bestimmte Fragen?

Wie werden Entscheidungen über zukünftige Behandlungen getroffen? Wie äußert sich ein Vermeidungsverhalten beim Patienten? Wie lässt sich aus beobachtetem Verhalten und Äußerungen auf die Bereitschaft zur tiefergehenden Besprechung von Vorausplanung schließen? Wo bieten sich Anknüpfungspunkte für den Berater etwas infrage zu stellen oder weitere Informationen zu geben?

Auf Ebene der gewählten Worte kann das *framing*, also der Einfluss von Darstellungen bestimmter Sachverhalte auf die Entscheidung von Patienten untersucht werden. In Bezug auf die Szenarien stellt sich die Frage, ob die Wortwahl bei der Beschreibung dieser oder deren Reihenfolge Auswirkungen auf das Entscheidungsverhalten von Patienten hat. Möglicherweise wäre es hilfreich bei zögerlichen Patienten mit vertrauteren Szenarien (z. B. Luftnot zu Hause) zu beginnen, während bei Patienten, die mit großer Absicht eine Therapiebegrenzung anstreben, das Beispiel des Herzkreislauf-Stillstandes einen geeigneten Startpunkt für die Besprechung von Behandlungspräferenzen darstellt. Diese Untersuchung erscheint mit Blick auf die Fragestellung, wie ein ergebnisoffenes Gespräch gestaltet werden kann, vielversprechend. Interessant ist im Zusammenhang mit einer sprachwissenschaftlichen Betrachtung der ACP-Gespräche auch die Bedeutung von Körpersprache in solchen Gesprächen über die letzte Lebensphase.

In Bezug auf die Entscheidungsfindung ergeben sich für weitere Forschungsvorhaben die folgenden Fragen: Was befähigt Patienten, ein ethisches Werturteil hinsichtlich einer gesundheitlichen Untersuchung zu fällen? Wie kann die innere Grenze der Patienten zwischen der Inanspruchnahme und Ablehnung von medizinischen Behandlungsmaßnahmen herausgearbeitet werden? Was macht eine qualitativ hochwertige Entscheidung im Kontext von ACP aus?

Die Studienergebnisse geben Anlass, in weiteren Forschungsvorhaben im Kontext von ACP geschlechtsspezifische Fragestellungen mitzudenken und bei der Entwicklung von ACP-Interventionen aufmerksam für geschlechtsspezifische Merkmale zu sein. Einen ersten Ansatz in diesem Forschungsbereich bietet ein Projekt des Bayrischen Forschungsverbunds *ForGenderCare*, bei dem der Fokus auf geschlechtsspezifischen Argumentationsweisen im Kontext von ACP liegt (Krieger et al. 2015).

Weitere Untersuchungen werden benötigt, um die widersprüchlichen Gefühle, die Patienten in Bezug auf ACP-Gespräche erleben, zu verstehen. Auch sollte der Frage nachgegangen werden, welche Maßnahmen diese Belastungen reduzieren können.

Vor dem Hintergrund einer immer älter werdenden Gesellschaft verweisen die Ergebnisse auf weiteren Forschungsbedarf hinsichtlich des Wunsches nach Partizipation älterer Menschen in der gesundheitlichen Versorgung. Anknüpfend daran sollte geklärt werden, wie sich das Gesundheitssystem auf die Bedürfnisse dieser spezifischen Patientengruppe einstellen kann.

Nicht zu vernachlässigen gilt es an dieser Stelle die Frage nach der langfristigen Auswirkung von ACP-Beratungsgesprächen. Im Rahmen dieser vorliegenden Studie sollte mithilfe eines zweiten Interviews mit den Patienten und ihren Angehörigen nach weiteren drei bzw. sechs Monaten nach den ACP-Gesprächen dieser Frage nachgegangen werden. Die Untersuchungsergebnisse sind Gegenstand eines weiteren Promotionsvorhabens.

Zusammenfassend lässt sich festhalten, dass im Kontext der vorliegenden explorativen Studie vielfältige Anknüpfungspunkte zur Integration von ACP in die Versorgung von älteren Menschen mit fortgeschrittener Herzinsuffizienz identifiziert und weiterführende Forschungsfragen generiert werden konnten. Trotz ihrer Limitationen gibt die explorative Studie wertvolle Anregungen zur Weiterentwicklung von ACP in Deutschland, sodass ACP zu einem effektiven Instrument in der gesundheitlichen Versorgung von Menschen mit chronischer Krankheit werden kann.

8 Fazit und Ausblick

Im Rahmen der vorliegenden explorativen Studie wurden jeweils zwei ACP-Beratungsgespräche mit älteren Patienten mit einer fortgeschrittenen Herzinsuffizienz durch einen Arzt geführt. Die Erfahrungen der Patienten und ihrer Angehörigen mit diesen Gesprächen wurden anhand qualitativer Methoden untersucht. Mit den Teilnehmern wurden jeweils zwei leitfadengestützte Interviews geführt, wovon das erste Interview Gegenstand der Auswertungen der vorliegenden Arbeit ist. Ergänzt wurde das Interviewmaterial durch die aufgezeichneten ACP-Beratungsgespräche sowie Feldnotizen, die Patientenakte und einen Kurzfragebogen.

Das komplexe Studiendesign hat eine umfassende Datensammlung während des Projektverlaufs ermöglicht. Die leitfadengestützten Interviews haben Daten zu einem tiefergehenden Verständnis der Erfahrungen der Patienten und auch Angehörigen hinsichtlich des Erlebens von ACP-Gesprächen beigetragen. Am Beispiel der Herzinsuffizienz als chronisch-progredient verlaufender Erkrankung konnten Patienten erreicht werden, die von bedeutsamen Defiziten in der gesundheitsbezogenen Versorgung in der letzten Lebensphase betroffen sind.

Die Ergebnisse dieser Untersuchung zeigen, dass Patienten mit einer chronisch, deutlich lebensverkürzenden Erkrankung von einem krankheitsspezifischen Ansatz der Vorausplanung profitieren. ACP-Gespräche können auf Kommunikationsdefizite in der Regelversorgung von älteren Patienten mit fortgeschrittener Herzinsuffizienz reagieren und Patienten durch einen gemeinsamen, vertrauensvollen Austausch auf die zukünftige Entwicklung der Krankheit vorbereiten, sowie ihnen durch die Besprechung von Sorgen und Ängsten anhand praktischer Beispiele die Unsicherheit über die Zukunft nehmen. Für Patienten ist ACP ein wertvolles Instrument, um sich mit ihrer eigenen letzten Lebensphase auseinanderzusetzen und in einen Austausch über Versorgungsziele und Behandlungspräferenzen mit ihren Angehörigen zu kommen. Durch die Einbeziehung von Angehörigen können soziale Beziehungen gestärkt werden. Im Zusammenhang mit Verlusten, die die Betroffenen aufgrund ihrer Erkrankung erfahren, kann ACP eine Hilfe sein, die Autonomie des Einzelnen zu fördern. Kontrolle über die zukünftige Versorgung in Form einer Patientenverfügung auszuüben, ist dabei jedoch nur ein Ziel von Patienten. Aus den Daten lässt sich schließen, dass Patienten mit der Teilnahme an einem ACP-Gespräch ein breites Spektrum an Zielen verfolgen – neben der Dokumentation ist ihnen wichtig, die eigene Haltung gegenüber Vorausplanung im Allgemeinen zu definieren, Wissen über Vorausplanungsmöglichkeiten zu gewinnen sowie sich mit der eigenen Krankheit und dem Thema Tod und Sterben zu beschäftigen. ACP hat das Potenzial, durch seinen freiwilligen und kontinuierlichen Kommunikationsprozess und die Einbeziehung des sozialen Umfeldes in den Entscheidungsfindungsprozess Patienten zu unterstützen. Beratungsgespräche können den Anspruch eines *informed consent* und einer partizipativen Entscheidungsfindung für vorausplanende Entscheidungen sicherstellen, wenn Patienten zur eigenen ethischen Urteilsbildung befähigt werden.

Als ein wesentliches Resultat der vorliegenden Arbeit kann festgehalten werden, dass der Prozess von Vorausplanung ausgesprochen individuell verläuft, wie das Modell und auch die Typenbildung verdeutlichen. Nicht alle Patienten wünschen sich ein Beratungsgespräch; und bei denen, die an einem teilnehmen, variieren die Tiefe der inhaltlichen Auseinandersetzung und der Umfang der Planung. Es lässt sich schlussfolgern, dass die ACP-Gespräche an die Kommunikationspräferenzen, die Informations- und Partizipationsbedürfnisse sowie den Gesundheitszustand der Patienten angepasst werden sollten. Der Berater muss dafür über umfassende kommunikative Kompetenzen verfügen, ergänzt durch soziale Kompetenzen, da ACP-Gespräche auch Zielkonflikte durch die Einbeziehung von Angehörigen sowie emotionale Belastungen durch die Besprechung existenzieller Themen mit sich bringen. Diese sensiblen Aspekte von ACP-Gesprächen verlangen nach Einfühlungsvermögen des Beraters und einer für die Patienten vertrauten Umgebung.

Wesentliche Punkte der wissenschaftlichen Diskussion um ACP konnten analysiert werden. Zu nennen sind hier exemplarisch die Rolle der Angehörigen und des Beraters, die Umgebung während des Gesprächs oder die Gestaltung der Gesprächsführung. Die Komplexität der Studie und der explorative Charakter haben jedoch auch zu Herausforderungen im Studienverlauf und Limitationen der Ergebnisse geführt. Die praxisnahe Evaluation einer Intervention steht in einem Spannungsverhältnis von wissenschaftlichen Ansprüchen und der Anwendbarkeit der Ergebnisse. Daher entsprach das Vorgehen der explorativen Studie in Teilen einem pragmatischen Vorgehen, jedoch unter Inkaufnahme einer Reichweitenbeschränkung der Ergebnisse. Überlegenswert wäre an dieser Stelle in zukünftigen Forschungsvorhaben z. B. die gemeinsam mit Patienten *und* Angehörigen geführten Interviews zu trennen, um dadurch einen besseren Einblick in konträre und gemeinsame Ziele dieser beiden Gruppen im Rahmen von ACP zu erhalten. Oder die qualitative Datenerhebung hätte durch quantitative Messinstrumente[52] ergänzt

52 Zum Beispiel EQ-5D zur Messung der gesundheitsbezogenen Lebensqualität.

werden können, um die gewonnen en Erkenntnisse besser in Beziehung zu quantitativen Studienergebnissen setzen zu können.

Trotz der Limitationen können die Ergebnisse als Startpunkt für eine Weiterentwicklung von ACP für die benannte Patientengruppe genutzt werden. Die Untersuchung leistet einen wesentlichen Beitrag dazu, zu verstehen, wie Patienten und Angehörige eine ACP-Beratung wahrnehmen, was ihre Bedürfnisse sind, welche Ziele sie verfolgen und welche Bedeutung ACP-Gespräche für sie haben.

Die Ergebnisse bestätigen Studien, die ebenfalls ACP aus Patientensicht untersucht haben. Das ausschließliche Ziel, eine Patientenverfügung zu erstellen, ist ungenügend und reflektiert die Bedürfnisse der Patienten nicht – auch dann nicht, wenn die Entscheidungsfindung hinsichtlich der Inanspruchnahme oder Ablehnung zukünftiger Behandlungsmaßnahmen den Ansprüchen eines *informed consent* und SDM entspricht. Die Ergebnisse haben aufgezeigt, dass ACP nicht nur für die Umsetzung einer von dem Patienten gewünschten Versorgung relevant ist, sondern auch auf einer psychosozialen Ebene für Patienten mit einer Herzinsuffizienz eine große Bedeutung hat.

Anspruch sollte es sein, Ziele der Patienten in der Evaluation von ACP-Interventionen zu berücksichtigen, um so die Effektivität von ACP auch angemessen bewerten zu können.

In der Praxis können das entwickelte Modell und die erarbeiteten Typen als Anhaltspunkte genutzt werden, um die Bereitschaft von Patienten zur Auseinandersetzung mit der Versorgung in ihrer letzten Lebensphase zu bestimmen und auf die Bedürfnisse der Patienten abgestimmte Interventionen zu entwickeln.

In dieser Studie fanden die subjektiven Sichtweisen der Patienten hinsichtlich der langfristigen Auswirkungen der ACP-Gespräche auf die gesundheitliche Versorgung keine Berücksichtigung. Erkenntnisse hierzu können aus der Auswertung der weiteren Interviews, die im Rahmen dieser explorativen Studie entstanden sind, gewonnen werden. Die Studie konnte die Frage nach dem geeigneten Zeitpunkt für ACP-Gespräche nicht eindeutig beantworten und fordert weitere Klärung hinsichtlich der Bestimmung der Bereitschaft einzelner Patienten. Darüber hinaus sollten das entwickelte Modell sowie die herausgearbeiteten Typen geprüft und weiterentwickelt werden. Die Rolle der Familie bzw. der Angehörigen bei ACP ist bisher ein Forschungsdesiderat. Fragestellungen, die weiterer Untersuchung bedürfen, sind: Welche Rolle spielt das Geschlecht bei ACP? Ist eine gendersensible Ausrichtung sinnvoll? Wünschenswert wäre zudem ein Vergleich mit anderen Patientengruppen, um weiter der Frage nach der Sinnhaftigkeit einer krankheitsspezifischen Vorausplanung nachzugehen.

Abschließend ist festzuhalten, dass ACP-Gespräche bei älteren Patienten mit Herzinsuffizienz unterstützend und hilfreich für die Patienten und ihre Angehörigen sind, jedoch auch Belastungen und Konflikte mit sich bringen. Dennoch ist deutlich geworden, dass die Herzerkrankung einen guten Einstieg für Gespräche über existenzielle Fragen bietet. Die Orientierung an praktischen Beispielen im Zusammenhang mit der Herzinsuffizienz hat sich als förderlich erwiesen.

Als Faktoren für das Gelingen von ACP-Gesprächen konnten folgende herausgearbeitet werden:

- Proaktives Angebot mit freiwilliger Teilnahme des Patienten
- Vertrauensvoller und einfühlsamer Berater, der zuhört, Meinungen respektiert und Zeit hat
- Intime Gesprächsatmosphäre und vertraute Umgebung
- Einbeziehung von Angehörigen
- Bereitschaft zur Auseinandersetzung des Patienten und seiner Angehörigen
- Abstimmung auf Kommunikations-, Informations- und Partizipationsbedürfnisse
- Ausrichtung auf die individuellen Ziele des Patienten

Zukünftig sollten diese Aspekte bei der Gestaltung von ACP-Interventionen berücksichtigt sowie Patienten frühzeitig in die Entwicklung einbezogen werden, um eine qualitativ hochwertige, an den Wünschen und Vorstellungen der Patienten ausgerichtete Gesundheitsversorgung in der letzten Lebensphase in Deutschland zu gestalten.

9 Zusammenfassung

In Deutschland gewinnt vor dem Hintergrund einer alternden Gesellschaft die Frage nach einer guten und gelingenden Versorgung in der letzten Lebensphase immer mehr an Bedeutung. Eine umfassende, lebenslange vorausschauende Versorgungsplanung kann dabei unterstützen, eine patientenorientierte Versorgung zu realisieren. Erste Modellversuche, das Konzept *Advance Care Planning (ACP)* auf das deutsche Gesundheitssystem zu übertragen, gibt es bereits. Wenig Beachtung findet dabei jedoch bislang die Perspektive der Patienten. Wie nehmen Patienten ACP wahr? Was sind ihre Bedürfnisse? Die im Rahmen der vorliegenden Forschungsarbeit entstandene explorative Studie geht diesen Fragen nach. Geführt wird die Untersuchung am Beispiel der fortgeschrittenen Herzinsuffizienz, einer altersassoziierten, lebenslimitierenden Erkrankung mit hoher Public Health-Relevanz. Fortgeschrittene Stadien sind von einem wechselhaften Verlauf, einer erschwerten Prognosestellung und einer hohen Krankheitslast gekennzeichnet.

Im Sinne einer explorativen Studie handelt es sich bei der vorliegenden Arbeit um eine Konzeptionierung und Erprobung einer neuen Versorgungsintervention, die aus Patientenperspektive mithilfe qualitativer Methoden evaluiert wird. Charakteristisch für die untersuchte ACP-Intervention sind eine ärztliche Beratung am Übergang von der stationären in die häusliche Versorgung, ein aufsuchendes Beratungsangebot, mehrmalige Gespräche und die Einbeziehung von Angehörigen in allen Schritten der Vorausplanung.

Die Studie konnte zeigen, dass die Teilnahmebereitschaft an ACP-Beratungsgesprächen bei älteren Patienten variiert. Von angesprochenen 67 Patienten nahmen 30 an mindestens einem ACP-Beratungsgespräch teil, mit 18 Teilnehmern konnte mindestens ein evaluatives Interview geführt werden. Die Gründe für eine Ablehnung weiterer Gespräche bzw. des evaluativen Interviews sind vielfältig: der Gesundheitszustand, das als unangenehm wahrgenommene Thema, bereits bestehende tragfähige Arzt-Patient-Beziehungen oder zuvor erstellte Vorsorgedokumente.

Um an ACP-Gesprächen teilzunehmen, müssen Patienten für eine Auseinandersetzung mit der eigenen letzten Lebensphase bereit sein. Diese Bereitschaft ist beeinflusst durch ihre Erfahrungen und ihren Umgang mit den Themen Vorsorge, Krankheit sowie Tod und Sterben. Der Wunsch nach Mitbestimmung in der gesundheitlichen Versorgung ist ebenfalls ausschlaggebend für die Bereitschaft. Eine Teilnahme ist begründet mit einem hohen Informationsbedürfnis hinsichtlich der eigenen Krankheit, der Vorausplanungsmöglichkeiten sowie der medizinischen

Behandlungsmöglichkeiten in der letzten Lebensphase. Der Bedarf an Unterstützung bei der Erstellung einer Patientenverfügung ist groß. Gleichzeitig erhoffen sich Patienten mit fortgeschrittener Herzinsuffizienz konkrete Tipps hinsichtlich ihres Symptommanagements, insbesondere in Krisensituationen.

Die ACP-Beratungsgespräche werden von Patienten und Angehörigen als hilfreich und gleichzeitig belastend empfunden. Das Ziel von ACP ist aus Patientensicht mehr als nur die Erstellung eines Dokuments: ACP-Gespräche unterstützen Patienten dabei, ihre eigene Haltung gegenüber Vorausplanung zu klären, Behandlungspräferenzen herauszuarbeiten und diese zu dokumentieren sowie bestehende Verfügungen zu überdenken, sie zu aktualisieren und zu ergänzen. Anstatt eine Patientenverfügung als primäres Ziel einer Beratung zu sehen, müsste auf Basis der herausgearbeiteten Ergebnisse der vorliegenden Studie der Fokus von ACP auf einem ergebnisoffenen Gespräch liegen, das die Autonomie jedes Einzelnen fördert und auch eine Ablehnung einer Auseinandersetzung mit der persönlichen Vorausplanung sowie einen Verzicht auf die Erstellung einer Patientenverfügung als Ergebnis akzeptiert. Vor diesem Hintergrund muss gut abgewogen werden, wie oft und wann Patienten proaktiv auf eine Auseinandersetzung mit Vorausplanung angesprochen werden sollten. Zu häufige Angebote können somit ebenfalls wie zu wenige dazu führen, dass Patienten sich dem Thema verweigern.

Freiwilligkeit, eine ruhige und angenehme Atmosphäre sowie Offenheit im Gesprächsverlauf sind identifizierte Bedingungen, die zum Gelingen von ACP-Gesprächen beitragen. Im Besonderen sind die wechselseitige Kommunikation, der gegenseitige Respekt und das Vertrauen hervorzuheben. Es zeigt sich in vielfacher Hinsicht, dass Patienten mit fortgeschrittener Herzinsuffizienz das Vertrauensverhältnis zum Berater sowie dessen medizinisches Wissen wichtig sind. Bei der konkreten Entscheidungsfindung erweisen sich reale klinische Beispiele als förderlich. Es ist erforderlich, die Gesprächsführung auf die Kommunikationspräferenzen abzustimmen sowie die Inhalte an die Bedürfnisse und die präferierte Rolle in der Entscheidungsfindung der Patienten anzupassen. Auf Grundlage der herausgearbeiteten fünf Typen im Verlauf des Vorausplanungsprozesses können zukünftig ACP-Interventionen entwickelt werden, die auf Patientenbedürfnisse zu unterschiedlichen Zeiten im Planungsprozess abgestimmt werden.

Die ACP-Gespräche bereiten Patienten mit fortgeschrittener Herzinsuffizienz und ihre Angehörigen auf die kommende Zeit sowie die letzte Lebensphase vor und geben ihnen die Sicherheit, gut vorgesorgt zu haben. Die Einbeziehung der Familie unterstützt den Vorausplanungsprozess. Sofern die Angehörigen allerdings andere Zielvorstellungen als der Patient haben, birgt die Einbeziehung

Konfliktpotenzial. ACP übernimmt im Zusammenhang mit der Delegation von Entscheidungen an Angehörige die Aufgabe, das Vertrauen zwischen Patient und Angehörigen zu stärken. Ziel einer Beratung sollte es sein, Patienten dabei zu unterstützen, entscheidungsrelevante Informationen zu identifizieren und in der Art zu kommunizieren, dass sie von Angehörigen und Behandlern für die zukünftige Entscheidungsfindung genutzt werden können.

Trotz Limitationen kann die vorliegende Studie wertvolle Erkenntnisse über die Patientensicht auf die erlebte Beratung zur individuellen Vorausplanung generieren. Die explorative Umsetzung einer ACP-Beratung für die Gruppe älterer Patienten mit fortgeschrittener Herzinsuffizienz zeigt einen Weg auf, wie das Potenzial von ACP-Interventionen für einen Versorgungsbereich erschlossen werden kann, in dem die Versorgung in der letzten Lebensphase bislang eine untergeordnete Rolle spielt. Die Studienergebnisse verweisen auf die Notwendigkeit eines umfassenden Verständnisses von ACP in Deutschland, bei dem nicht nur die Ziele der Behandler und Angehörigen im Vordergrund stehen, sondern auch die Patientenperspektive bei der Zieldefinition und Ausrichtung von ACP-Interventionen eine größere Bedeutung einnimmt – einhergehend mit einer ergebnisoffenen, patientenbezogenen Beratung ohne Fixierung auf eine Patientenverfügung. Eine maximale Patientenorientierung und partizipative Versorgungsstrukturen sind Voraussetzung für gelingendes ACP.

Abkürzungsverzeichnis

ACP	Advance Care Planning
COPD	Chronisch obstruktive Lungenerkrankung
DMP	Disease Management Programm
HBM	Health Belief Modell
SDM	Shared Decision Making
TTM	Transtheoretisches Modell

Abbildungsverzeichnis

Tabellenverzeichnis

Literaturverzeichnis

Abdul-Razzak, A.; Sherifali, D.; You, J.; Simon, J.; Brazil, K. (2015): 'Talk to me': a mixed methods study on preferred physician behaviours during end-of-life communication from the patient perspective. In: *Health Expectations* 19 (4), S. 883–896.

Agar, M.; Ko, D. N.; Sheehan, C.; Chapman, M.; Currow, D. C. (2013): Informed consent in palliative care clinical trials: challenging but possible. In: *Journal of Palliative Medicine* 16 (5), S. 485–491.

Agard, A.; Hermeren, G.; Herlitz, J. (2004): When is a patient with heart failure adequately informed? A study of patients' knowledge of and attitudes toward medical information. In: *Heart Lung* 33 (4), S. 219–226.

Ahluwalia, S. C.; Levin, J. R.; Lorenz, K. A.; Gordon, H. S. (2013): "There's no cure for this condition": how physicians discuss advance care planning in heart failure. In: *Patient Education and Counseling* 91 (2), S. 200–205.

Aldred, H.; Gott, M.; Gariballa, S. (2005): Advanced heart failure: impact on older patients and informal carers. In: *Journal of Advanced Nursing* 49 (2), S. 116–124.

Allen, L. A.; Stevenson, L. W.; Grady, K. L.; Goldstein, N. E.; Matlock, D. D.; Arnold, R. M. et al. (2012): Decision Making in Advanced Heart Failure: A Scientific Statement From the American Heart Association. In: *Circulation* 125 (15), S. 1928–1952.

Almack, K.; Cox, K.; Moghaddam, N.; Pollock, K.; Seymour, J. (2012): After you: conversations between patients and healthcare professionals in planning for end of life care. In: *BMC Palliative Care* 11, S. 15–24.

American Heart Association (2017): Classes of Heart Failure. Online verfügbar unter http://www.heart.org/HEARTORG/Conditions/HeartFailure/AboutHeartFailure/Classes-of-Heart-Failure_UCM_306328_Article.jsp#.WHKV9RvhCUk, zuletzt geprüft am 08.01.2017.

Aw, D.; Hayhoe, B.; Smajdor, A.; Bowker, L. K.; Conroy, S. P.; Myint, P. K. (2012): Advance care planning and the older patient. In: *Quarterly Journal of Medicine* 105 (3), S. 225–230.

Bahrs, O. (2003): Mein Hausarzt hat Zeit für mich – Wunsch und Wirklichkeit. Ergebnisse einer europäischen Gemeinschaftsstudie. In: *Gesundheit + Gesellschaft Wissenschaft* 3, S. 17–23.

Baile, W. F.; Buckman, R.; Lenzi, R.; Glober, G.; Beale, E. A.; Kudelka, A. P. (2000): SPIKES – A Six-Step Protocol for Delivering Bad News: Application to the Patient with Cancer. In: *The Oncologist* 5 (4), S. 302–311.

Bakitas, M.; Macmartin, M.; Trzepkowski, K.; Robert, A.; Jackson, L.; Brown, J. R. et al. (2013): Palliative care consultations for heart failure patients: how many, when, and why? In: *Journal of Cardiac Failure* 19 (3), S. 193–201.

Bandura, A. (1977): Self-efficacy: Toward a Unifying Theory of Behavioral Change. In: *Psychological Review* 84 (2), S. 191–215.

Barclay, S.; Momen, N.; Case-Upton, S.; Kuhn, I.; Smith, E. (2011): End-of-life care conversations with heart failure patients: a systematic literature review and narrative synthesis. In: *British Journal of General Practice* 61 (582), S. e49–62.

Barnes, K.; Jones, L.; Tookman, A.; King, M. (2007): Acceptability of an advance care planning interview schedule: a focus group study. In: *Palliative Medicine* 21 (1), S. 23–28.

Barnes, K. A.; Barlow, C. A.; Harrington, J.; Ornadel, K.; Tookman, A.; King, M.; Jones, L. (2011): Advance care planning discussions in advanced cancer: Analysis of dialogues between patients and care planning mediators. In: *Palliative and Supportive Care* 9 (01), S. 73–79.

Barnes, S.; Gott, M.; Payne, S.; Parker, C.; Seamark, D.; Gariballa, S.; Small, N. (2005): Recruiting older people into a large, community-based study of heart failure. In: *Chronic Illness* 1 (4), S. 321–329.

Barnes, S.; Gott, M.; Payne, S.; Seamark, D.; Parker, C.; Gariballa, S.; Small, N. (2006): Communication in heart failure: perspectives from older people and primary care professionals. In: *Health and Social Care in the Community* 14 (6), S. 482–490.

Bausewein, C. (2012): Palliativmedizin bei fortgeschrittenen internistischen Erkrankungen – State of the Art. In: *Klinikarzt* 41 (05), S. 229–232.

Beauchamp, T. L.; Childress, J. F. (2013): Principles of biomedical ethics. 7th ed. New York: Oxford University Press.

Bekelman, D. B.; Havranek, E. P.; Becker, D. M.; Kutner, J. S.; Peterson, P. N.; Wittstein, I. S. et al. (2007): Symptoms, Depression, and Quality of Life in Patients With Heart Failure. In: *Journal of Cardiac Failure* 13 (8), S. 643–648.

Bekelman, D. B.; Rumsfeld, J. S.; Havranek, E. P.; Yamashita, T. E.; Hutt, E.; Gottlieb, S. H. et al. (2009): Symptom Burden, Depression, and Spiritual Well-Being: A Comparison of Heart Failure and Advanced Cancer Patients. In: *Journal of General Internal Medicine* 24 (5), S. 592–598.

Biondo, P. D.; Lee, L. D.; Davison, S. N.; Simon, J. E. (2016): How healthcare systems evaluate their advance care planning initiatives: Results from a systematic review. In: *Palliative Medicine* 30 (8), S. 720–729.

Birnbacher, D. (2016): Stellungnahme der Zentralen Kommission zur Wahrung ethischer Grundsätze in der Medizin und ihren Grenzgebieten (Zentrale Ethikkommission) bei der Bundesärztekammer. „Entscheidungsfähigkeit und

Entscheidungsassistenz in der Medizin". Hg. v. Zentrale Ethikkommission der Bundesärztekammer. Deutsches Ärzteblatt. Online verfügbar unter http://www.zentrale-ethikkommission.de/downloads/StellEntscheidung2016.pdf, zuletzt geprüft am 27.04.2016.

Bisson, J. I.; Hampton, V.; Rosser, A.; Holm, S. (2009): Developing a care pathway for advance decisions and powers of attorney: qualitative study. In: *The British Journal of Psychiatry* 194 (1), S. 55–61.

Boddy, J.; Chenoweth, L.; McLennan, V.; Daly, M. (2013): It's just too hard! Australian health care practitioner perspectives on barriers to advance care planning. In: *Australian Journal of Primary Health* 19 (1), S. 38–45.

Böhm, A. (2013): Theoretisches Codieren: Textanalyse in der Grounded Theory. In: Uwe Flick, Ernst von Kardorff und Ines Steinke (Hg.): Qualitative Forschung. Ein Handbuch. 10. Aufl. Reinbek bei Hamburg: Rowohlt, S. 475–485.

Bolt, E.; Pasman, R.; Onwuteaka-Philipsen, B. (2016): Advance Care Planning: When and by whom? Perspectives of Patients, Relatives, Physicians and Nurses. Abstracts of the 9th World Research Congress of the European Association for Palliative Care (EAPC). In: *Palliative Medicine*, S. NP55.

Boyd, K.; Murray, S. A. (2010): Recognising and managing key transitions in end of life care. In: *British Medical Journal* 341, S. 649–652.

Boyd, K. J.; Murray, S. A.; Kendall, M.; Worth, A.; Frederick Benton, T.; Clausen, H. (2004): Living with advanced heart failure: a prospective, community based study of patients and their carers. In: *European Journal of Heart Failure* 6 (5), S. 585–591.

Braun, B.; Marstedt, G. (2014): Partizipative Entscheidungsfindung beim Arzt: Anspruch und Wirklichkeit. In: Bertelsmannstiftung (Hg.): Gesundheitsmonitor 2014. Bürgerorientierung im Gesundheitswesen, S. 107–131.

Bravo, G.; Arcand, M.; Blanchette, D.; Boire-Lavigne, A.-M.; Dubois, M.-F.; Guay, M. et al. (2012): Promoting advance planning for health care and research among older adults: A randomized controlled trial. In: *BMC Medical Ethics* 13 (1), S. 1–13.

Bravo, G.; Dubois, M.-F.; Wagneur, B. (2008): Assessing the effectiveness of interventions to promote advance directives among older adults: A systematic review and multi-level analysis. In: *Social Science & Medicine* 67 (7), S. 1122–1132.

Breuer, F. (2010): Reflexive Grounded Theory. Eine Einführung für die Forschungspraxis. 2. Aufl. Wiesbaden: VS Verlag für Sozialwissenschaften.

Briggs, L. (2004): Shifting the Focus of Advance Care Planning: Using an In-depth Interview to Build and Strengthen Relationships. In: *Journal of Palliative Medicine* 7 (2), S. 341–349.

Briggs, L. A. (2014): Respecting Choices: An Evidence-Based Advance Care Planning Program With Proven Success and Replication. In: Leah Rogne und Susana Lauraine McCune (Hg.): Advance care planning. Communicating about matters of life and death. New York: Springer Publishing Company, S. 223–242.

Brinkman-Stoppelenburg, A.; Rietjens, J. A. C.; van der Heide, A. (2014): The effects of advance care planning on end-of-life care: A systematic review. In: *Palliative Medicine*, S. 1000–1025.

Brom, L.; Hopmans, W.; Pasman, H Roeline W; Timmermans, D. R. M.; Widdershoven, G.; Onwuteaka-Philipsen, B. D. (2014): Congruence between patients' preferred and perceived participation in medical decision-making: a review of the literature. In: *BMC Medical Informatics and Decision Making* 14 (25), S. 1–16.

Bükki, J.; Bausewein, C. (2013): Palliativmedizin bei nicht malignen Erkrankungen: Herzinsuffizienz, COPD, Leberversagen, terminale Niereninsuffizienz. In: *Zeitschrift für Palliativmedizin* 14 (6), S. 257–267.

Bundesärztekammer (2013): Empfehlungen der Bundesärztekammer und der Zentralen Ethikkommission bei der Bundesärztekammer. Umgang mit Vorsorgevollmacht und Patientenverfügung in der ärztlichen Praxis (33–34).

Bundesgesetzblatt I Nr. 11: Gesetz zur Stärkung des Wettbewerbs in der Gesetzlichen Krankenversicherung, vom 26.03.2007 (11), S. 378–473.

Bundesgesetzblatt I Nr. 48: Gesetz zur Verbesserung der Hospiz- und Palliativversorgung in Deutschland (Hospiz- und Palliativgesetz – HPG), vom 07.12.2015 Teil 1 (48), S. 2114–2118.

Bundesministerium für Justiz und Verbraucherschutz (2018): Informationen zum Beschluss des BGH vom 6. Juli 2016. Hg. v. Bundesministerium für Justiz und für Verbraucherschutz. https://www.bmjv.de/SharedDocs/Artikel/DE/Zusatzinformationen/Betreuungsrecht/Anmerkungen_Urteil_BGH.html, zuletzt geprüft am 20.05.2018.

Bundesministerium für Justiz und für Verbraucherschutz (2016): Die Textbausteine für eine schriftliche Patientenverfügung. Hg. v. Bundesministerium für Justiz und für Verbraucherschutz. http://www.bmjv.de/SharedDocs/Downloads/DE/Formulare/Anlagen/Patientenverfuegung_Textbausteine_pdf.pdf?__blob=publicationFile&v=6, zuletzt geprüft am 06.01.2017.

Butler, M.; Ratner, E.; McCreedy, E.; Shippee, N.; Kane, R. L. (2014): Decision Aids for Advance Care Planning: An Overview of the State of the Science. In: *Annals of Internal Medicine* 161 (6), S. 408–418.

Caldwell, P. H.; Arthur, H. M.; Demers, C. (2007): Preferences of patients with heart failure for prognosis communication. In: *Canadian Journal of Cardiology* 23 (10), S. 791–796.

Carrese, J. A.; Mullaney, J. L.; Faden, R. R.; Finucane, T. E. (2002): Planning for death but not serious future illness: qualitative study of housebound elderly patients. In: *British Medical Journal* 325 (7356), S. 125.

Caswell, G.; Pollock, K.; Harwood, R.; Porock, D. (2015): Communication between family carers and health professionals about end-of-life care for older people in the acute hospital setting: a qualitative study. In: *BMC Palliative Care* 14 (1), S. 1–14.

Chan, H. Y. L.; Pang, S. M. C. (2010): Let me talk – an advance care planning programme for frail nursing home residents. In: *Journal of Clinical Nursing* 19 (21–22), S. 3073–3084.

Charles, C.; Gafni, A.; Whelan, T. (1997): Shared decision-making in the medical encounter: what does it mean? (or it takes at least two to tango). In: *Social Science & Medicine* 44 (5), S. 681–692.

Charles, C.; Gafni, A.; Whelan, T. (1999): Decision-making in the physician-patient encounter: revisiting the shared treatment decision-making model. In: *Social Science & Medicine* 49 (5), S. 651–661.

Chiu, C.; Feuz, M. A.; McMahan, R. D.; Miao, Y.; Sudore, R. L. (2016): "Doctor, Make My Decisions": Decision Control Preferences, Advance Care Planning, and Satisfaction With Communication Among Diverse Older Adults. In: *Journal of Pain and Symptom Management* 51 (1), S. 33–40.

Clayton, J. M.; Butow, P. N.; Tattersall, Martin H N; Devine, R. J.; Simpson, J. M.; Aggarwal, G. et al. (2007a): Randomized controlled trial of a prompt list to help advanced cancer patients and their caregivers to ask questions about prognosis and end-of-life care. In: *Journal of Clinical Oncology* 25 (6), S. 715–723.

Clayton, J. M.; Hancock, K. M.; Butow, P. N.; Tattersall, M. H.; Currow, D. C. (2007b): Clinical practice guidelines for communicating prognosis and end-of-life issues with adults in the advanced stages of a life-limiting illness, and their caregivers. In: *The Medical Journal of Australia* 186 (12), S. S76-S108.

Coors, M. (2015): Gespräche über Leben und Tod: Ethische Beratung zur gesundheitlichen Vorausplanung. In: Michael Coors, Ralf J. Jox und Jürgen in der Schmitten (Hg.): Advance Care Planning. Von der Patientenverfügung zur gesundheitlichen Vorausplanung. 1. Aufl. Stuttgart: Kohlhammer, S. 141–151.

Corbin, J. M.; Strauss, A. L. (2010): Weiterleben lernen. Verlauf und Bewältigung chronischer Krankheit. 3., überarb. Aufl. Bern: Huber.

Davison, S. N.; Simpson, C. (2006): Hope and advance care planning in patients with end stage renal disease: qualitative interview study. In: *British Medical Journal* 333 (7574), S. 886–890.

Davison, S. N.; Torgunrud, C. (2007): The creation of an advance care planning process for patients with ESRD. In: *American Journal of Kidney Diseases* 49 (1), S. 27–36.

De Heer, G.; Saugel, B.; Sensen, B.; Rübsteck, C.; Pinnschmidt, H. O.; Kluge, S. (2017): Patientenverfügungen und Vorsorgevollmachten bei Intensivpatienten. In: *Deutsches Ärzteblatt* 114 (21), S. 363–370.

De Korte-Verhoef, M. C.; Pasman, H. R. W.; Schweitzer, B. P.; Francke, A. L.; Onwuteaka-Philipsen, B. D.; Deliens, L. (2014): General practitioners' perspectives on the avoidability of hospitalizations at the end of life: A mixed-method study. In: *Palliative Medicine* 28 (7), S. 949–958.

De Vleminck, A.; Houttekier, D.; Deliens, L.; Vander Stichele, R.; Pardon, K. (2016a): Development of a complex intervention to support the initiation of advance care planning by general practitioners in patients at risk of deteriorating or dying: a phase 0–1 study. In: *BMC Palliative Care* 15 (1), S. 1–10.

De Vleminck, A.; Pardon, K.; Beernaert, K.; Deschepper, R.; Houttekier, D.; van Audenhove, C. et al. (2014): Barriers to advance care planning in cancer, heart failure and dementia patients: a focus group study on general practitioners' views and experiences. In: *PLoS One* 9 (1), S. e84905.

De Vleminck, A.; Pardon, K.; Beernaert, K.; Houttekier, D.; Vander Stichele, R.; Deliens, L. (2016b): How Do General Practitioners Conceptualise Advance Care Planning in Their Practice? A Qualitative Study. In: *PLoS ONE* 11 (4), S. e0153747.

Dea Moore, C. (2005): Communication issues and advance care planning. In: *Seminars in Oncology Nursing* 21 (1), S. 11–19.

Denvir, M. A.; Cudmore, S.; Highet, G.; Robertson, S.; Donald, L.; Stephen, J. et al. (2016): Phase 2 Randomised Controlled Trial and Feasibility Study of Future Care Planning in Patients with Advanced Heart Disease. In: *Scientific reports* 6, S. 24619–24627.

Denvir, M. A.; Murray, S. A.; Boyd, K. J. (2015): Future care planning: a first step to palliative care for all patients with advanced heart disease. In: *Heart* 101 (13), S. 1002–1007.

Detering, K. M.; Hancock, A. D.; Reade, Michael C.; Silvester, W. (2010): The impact of advance care planning on end of life care in elderly patients: randomised controlled trial. In: *British Medical Journal* 340, S. c1345–1353.

Deutsche Gesellschaft für Palliativmedizin; Deutscher Hospiz- und PalliativVerband e. V.; Bundesärztekammer (2010): Charta zur Betreuung schwerstkranker und sterbender Menschen. Hg. v. Deutsche Gesellschaft für Palliativmedizin e. V., Deutscher Hospiz- und PalliativVerband e. V. und Bundesärztekammer. Online verfügbar unter http://www.charta-zur-betreuung-sterbender.de/

files/dokumente/RZ_151124_charta_Einzelseiten_online.pdf, zuletzt geprüft am 06.01.2017.

Deutsche Krebsgesellschaft, Deutsche Krebshilfe, AWMF (Leitlinienprogramm Onkologie) (2015): Palliativmedizin für Patienten mit einer nicht heilbaren Krebserkrankung. Langversion 1.1 (AWMF-Registernummer: 128/001OL). Online verfügbar unter http://www.awmf.org/uploads/tx_szleitlinien/128-001OLl_S3_Palliativmedizin_2015-07.pdf, zuletzt geprüft am 06.01.2017.

Ditto, P. H.; Jacobson, J. A.; Smucker, W. D.; Danks, J. H.; Fagerlin, A. (2006): Context changes choices: a prospective study of the effects of hospitalization on life-sustaining treatment preferences. In: *Medical Decision Making* 26 (4), S. 313–322.

Dunlay, S. M.; Swetz, K. M.; Mueller, P. S.; Roger, V. L. (2012): Advance directives in community patients with heart failure. In: *Circulation* 5 (3), S. 283–289.

Edes, T. E.; Lindbloom, E. J.; Deal, J. L.; Madsen, R. W. (2006): Improving care at lower cost for end-stage heart and lung disease: integrating end of life planning with home care. In: *Missouri medicine* 103 (2), S. 146–151.

El-Jawahri, A.; Paasche-Orlow, M. K.; Matlock, D.; Stevenson, L. W.; Lewis, E. F.; Stewart, G. et al. (2016): Randomized, Controlled Trial of an Advance Care Planning Video Decision Support Tool for Patients With Advanced Heart Failure. In: *Circulation* 134 (1), S. 52–60.

Elmeadawy, S.; Fitzner, C.; Elsner, F.; Dietrich, C. G. (2016): Wissen, Haltung und Meinung von Patienten zum neuen Patientenverfügungsgesetz. Ergebnisse einer Umfrage in einer allgemeininternistischen Abteilung. In: *Der Schmerz*, S. 1–8.

Elwyn, G.; Dehlendorf, C.; Epstein, R. M.; Marrin, K.; White, J.; Frosch, D. L. (2014): Shared Decision Making and Motivational Interviewing: Achieving Patient-Centered Care Across the Spectrum of Health Care Problems. In: *Annals of Family Medicine* 12 (3), S. 270–275.

Elwyn, G.; Frosch, D.; Thomson, R.; Joseph-Williams, N.; Lloyd, A.; Kinnersley, P. et al. (2012): Shared decision making: a model for clinical practice. In: *Journal of General Internal Medicine* 27 (10), S. 1361–1367.

Emanuel, L. L.; Danis, M.; Pearlman, R. A.; Singer, P. A. (1995): Advance care planning as a process: structuring the discussions in practice. In: *Journal of the American Geriatrics Society* 43 (4), S. 440–446.

Engelhardt, J. B.; McClive-Reed, K. P.; Toseland, R. W.; Smith, T. L.; Larson, D. G.; Tobin, D. R. (2006): Effects of a program for coordinated care of advanced illness on patients, surrogates, and healthcare costs: a randomized trial. In: *The American Journal of Managed Care* 12 (2), S. 93–100.

Ertl, G.; Angermann, C. (2013): Palliativmedizin in der Kardiologie. In: Gian Domenico Borasio, Wilhelm-Bernhard Niebling und Peter C. Scriba (Hg.): Evidenz und Versorgung in der Palliativmedizin. Medizinische, psychosoziale und spirituelle Aspekte. Köln: Deutscher Ärzte-Verlag, S. 145–152.

Faden, R. R.; Beauchamp, T. L.; King, Nancy M. P. (1986): A history and theory of informed consent. New York: Oxford University Press.

Fagerlin, A.; Schneider, C. E. (2004): Enough. The failure of the living will. In: *The Hastings Center report* 34 (2), S. 30–42.

Fegg, M.; Lehner, M.; Simon, T. Steffen; Gomes, B.; Higginson, J. Irene; Bausewein, C. (2015): What influences end-of-life decisions? In: *Bundesgesundheitsblatt - Gesundheitsforschung - Gesundheitsschutz* 58 (10), S. 1118–1123.

Feldmann, C.; Ertl, G.; Angermann, C. E. (2014): Ganzheitliche Behandlung der chronischen Herzinsuffizienz. In: *Internist* 55 (6), S. 676–686.

Flick, U. (1995): Stationen des qualitative Forschungsprozesses. In: Uwe Flick, Ernst von Kardorff und Heiner Keupp (Hg.): Handbuch qualitative Sozialforschung. Grundlagen, Konzepte, Methoden und Anwendungen. 2. Aufl. Weinheim: Beltz, S. 147–173.

Flick, U. (2006): Interviews in der qualitativen Evaluationsforschung. In: Uwe Flick (Hg.): Qualitative Evaluationsforschung. Konzepte - Methoden - Umsetzung. Reinbek bei Hamburg: Rororo, S. 214–232.

Flick, U. (2007): Designing qualitative research. London: SAGE.

Flick, U. (2008): Triangulation. Eine Einführung. 2. Aufl. Wiesbaden: VS Verlag für Sozialwissenschaften.

Flick, U. (2009): Qualitative Methoden in der Evaluationsforschung. In: *Zeitschrift für Qualitative Forschung* 10 (1), S. 9–18.

Flick, U. (2013a): Design und Prozess qualitativer Forschung. In: Uwe Flick, Ernst von Kardorff und Ines Steinke (Hg.): Qualitative Forschung. Ein Handbuch. 10. Aufl. Reinbek bei Hamburg: Rowohlt, S. 252–265.

Flick, U. (2013b): Triangulation in der qualitativen Forschung. In: Uwe Flick, Ernst von Kardorff und Ines Steinke (Hg.): Qualitative Forschung. Ein Handbuch. 10. Aufl. Reinbek bei Hamburg: Rowohlt, S. 309–318.

Flick, U. (2014): Qualitative Sozialforschung. Eine Einführung. 6. Aufl. Reinbek bei Hamburg: Rowohlt.

Flick, U.; Kardorff, E. von; Steinke, I. (2013): Was ist qualitative Forschung? Einleitung und Überblick. In: Uwe Flick, Ernst von Kardorff und Ines Steinke (Hg.): Qualitative Forschung. Ein Handbuch. 10. Aufl. Reinbek bei Hamburg: Rowohlt, S. 13–29.

Formiga, F.; Chivite, D.; Ortega, C.; Casas, S.; Ramon, J. M.; Pujol, R. (2004): End-of-life preferences in elderly patients admitted for heart failure. In: *Quarterly Journal of Medicine* 97 (12), S. 803–808.

Frewer, A.; Fahr, U.; Rascher, W. (2009): Patientenverfügung und Ethik. Beiträge zur guten klinischen Praxis. Jahrbuch Ethik in der Klinik (JEK). Band 2. Königshausen & Neumann: Würzburg.

Friebertshäuser, B.; Langer, A. (2010): Interviewformen und Interviewpraxis. In: Heike Boller, Barbara Friebertshäuser, Antje Langer, Annedore Prengel und Sophia Richter (Hg.): Handbuch qualitative Forschungsmethoden in der Erziehungswissenschaft. 3., vollst. überarb. Aufl. Weinheim [u.a.]: Juventa, S. 437–455.

Fried, T. R.; Bradley, E. H. (2003): What matters to seriously ill older persons making end-of-life treatment decisions?: A qualitative study. In: *Journal of Palliative Medicine* 6 (2), S. 237–244.

Fried, T. R.; Bradley, E. H.; O'Leary, J. (2003): Prognosis communication in serious illness: perceptions of older patients, caregivers, and clinicians. In: *Journal of the American Geriatrics Society* 51 (10), S. 1398–1403.

Fried, T. R.; Bradley, E. H.; Towle, V. R.; Allore, H. (2002): Understanding the treatment preferences of seriously ill patients. In: *The New England Journal of Medicine* 346 (14), S. 1061–1066.

Fried, T. R.; Bullock, K.; Iannone, L.; O'Leary, J. R. (2009): Understanding Advance Care Planning as a Process of Health Behavior Change. In: *Journal of the American Geriatrics Society* 57 (9), S. 1547–1555.

Fried, T. R.; O'Leary, J.; van Ness, P.; Fraenkel, L. (2007): Inconsistency over time in the preferences of older persons with advanced illness for life-sustaining treatment. In: *Journal of the American Geriatrics Society* 55 (7), S. 1007–1014.

Fried, T. R.; O'Leary, J. R. (2008): Using the experiences of bereaved caregivers to inform patient- and caregiver-centered advance care planning. In: *Journal of General Internal Medicine* 23 (10), S. 1602–1607.

Fried, T. R.; Pollack, D. M.; Drickamer, M. A.; Tinetti, M. E. (1999): Who dies at home? Determinants of site of death for community-based long-term care patients. In: *Journal of the American Geriatrics Society* 47 (1), S. 25–29.

Fried, T. R.; Redding, C. A.; Robbins, M. L.; Paiva, A.; O'Leary, J. R.; Iannone, L. (2010): Stages of Change for the Component Behaviors of Advance Care Planning. In: *Journal of the American Geriatrics Society* 58 (12), S. 2329–2336.

Fried, T. R.; Redding, C. A.; Robbins, M. L.; Paiva, A.; O'Leary, J. R.; Iannone, L. (2012): Promoting Advance Care Planning as Health Behavior Change: Development of Scales to Assess Decisional Balance, Medical and Religious

Beliefs, and Processes of Change. In: *Patient Education and Counseling* 86 (1), S. 25–32.

Fuchs, V. R. (1968): The growing demand for medical care. In: *The New England Journal of Medicine* 279 (4), S. 190–195.

Gallagher, R. (2006): An approach to advance care planning in the office. In: *Canadian family physician* 52 (4), S. 459–464.

Gärtner, J.; Simon, S.; Voltz, R. (2011): Palliative medicine and advanced incurable illness. In: *Der Internist* 52 (1), S. 20–27.

Geiger, K.; Schneider, N.; Bleidorn, J.; Klindtworth, K.; Jünger, S.; Müller-Mundt, G. (2016): Caring for frail older people in the last phase of life – the general practitioners' view. In: *BMC Palliative Care* 15 (1), S. 1–10.

Gerlach, C.; Seltmann, I. (2014): Pflege bei terminaler Herzinsuffizienz. In: *Heilberufe* 66 (3), S. 18–21.

Gerlich, M. G.; Klindtworth, K.; Oster, P.; Pfisterer, M.; Hager, K.; Schneider, N. (2012): 'Who is going to explain it to me so that I understand?' Health care needs and experiences of older patients with advanced heart failure. In: *European Journal of Ageing* 9 (4), S. 297–303.

Gesundheitsberichterstattung des Bundes (2016): Krankheitskosten in Mio. € für Deutschland. Gliederungsmerkmale: Jahre, Geschlecht, ICD10, Einrichtung. Hg. v. Statistisches Bundesamt. Bonn. Online verfügbar unter http://www.gbe-bund.de/oowa921install/servlet/oowa/aw92/dboowasys921.xwdevkit/xwd_init?gbe.isgbetol/xs_start_neu/&p_aid=i&p_aid=64975665&nummer=553&p_sprache=D&p_indsp=-&p_aid=81323919, zuletzt geprüft am 06.01.2017.

Giannitsis, E.; Krautzig, S.; Renz-Polster, H.; Schneider, I.; Schwabe, K.; Stierle, U. (2012): Herz. In: Herbert Renz-Polster und Steffen Krautzig (Hg.): Basislehrbuch Innere Medizin. kompakt, greifbar, verständlich. München: Urban & Fischer in Elsevier, S. 25–181.

Gibbs, J. S. R.; McCoy, A. S. M.; Gibbs, L. M. E.; Rogers, A. E.; Addington-Hall, J. M. (2002): Living with and dying from heart failure: the role of palliative care. In: *Heart* 88 (Suppl. II), S. ii36-ii39.

Gillick, M. R. (2015): Re-engineering shared decision-making. In: *Journal of Medical Ethics* 41 (9), S. 785–788.

Gjerberg, E.; Lillemoen, L.; Førde, R.; Pedersen, R. (2015): End-of-life care communications and shared decision-making in Norwegian nursing homes – experiences and perspectives of patients and relatives. In: *BMC Geriatrics* 15 (1), S. 103–115.

Glaser, B. G.; Strauss, A. L.; Paul, A. T. (2010): Grounded Theory. Strategien qualitativer Forschung. 3., unveränd. Aufl. Bern: Huber.

Gläser, J.; Laudel, G. (2010): Experteninterviews und qualitative Inhaltsanalyse. Als Instrumente rekonstruierender Untersuchungen. 4. Aufl. Wiesbaden: VS Verlag für Sozialwissenschaften.

Glogowska, M.; Simmonds, R.; McLachlan, S.; Cramer, H.; Sanders, T.; Johnson, R. et al. (2016): "Sometimes we can't fix things": a qualitative study of health care professionals' perceptions of end of life care for patients with heart failure. In: *BMC Palliative Care* 15 (1), S. 1–10.

Goodlin, S. J. (2009a): End-of-life care in heart failure. In: *Current cardiology reports* 11 (3), S. 184–191.

Goodlin, S. J. (2009b): Palliative care in congestive heart failure. In: *Journal of the American College of Cardiology* 54 (5), S. 386–396.

Goodlin, S. J.; Quill, T. E.; Arnold, R. M. (2008): Communication and decision-making about prognosis in heart failure care. In: *Journal of Cardiac Failure* 14 (2), S. 106–113.

Gott, M.; Gardiner, C.; Small, N.; Payne, S.; Seamark, D.; Barnes, S. et al. (2009): Barriers to advance care planning in chronic obstructive pulmonary disease. In: *Palliative Medicine* 23 (7), S. 642–648.

Gott, M.; Small, N.; Barnes, S.; Payne, S.; Seamark, D. (2008): Older people's views of a good death in heart failure: implications for palliative care provision. In: *Social Science & Medicine* 67 (7), S. 1113–1121.

Grimaldo, D. A.; Wiener-Kronish, J. P.; Jurson, T.; Shaughnessy, T. E.; Curtis, J. R.; Liu, L. L. (2001): A randomized, controlled trial of advanced care planning discussions during preoperative evaluations. In: *Anesthesiology* 95 (1), S. 43–50.

Grobe, T. G.; Dörning, H.; Schwartz, F. W. (2010): BARMER GEK Arztreport. Schwerpunkt: Erkrankungen und zukünftige Ausgaben. St. Augustin: Asgard-Verlag.

Gysels, M.; Evans, C. J.; Lewis, P.; Speck, P.; Benalia, H.; Preston, N. J. et al. (2013): MORECare research methods guidance development: recommendations for ethical issues in palliative and end-of-life care research. In: *Palliative Medicine* 27 (10), S. 908–917.

Haga, K.; Murray, S.; Reid, J.; Ness, A.; O'Donnell, M.; Yellowlees, D.; Denvir, M. A. (2012): Identifying community based chronic heart failure patients in the last year of life: a comparison of the Gold Standards Framework Prognostic Indicator Guide and the Seattle Heart Failure Model. In: *Heart* 98 (7), S. 579–583.

Hager, K.; Brecht, M.; Krause, O.; Grosse, V. (2014): Influence of cognition on treatment outcome in geriatric patients. In: *Zeitschrift für Gerontologie und Geriatrie* 47 (5), S. 379–384.

Hamlet, K. S.; Hobgood, A.; Hamar, G. B.; Dobbs, A. C.; Rula, E. Y.; Pope, J. E. (2010): Impact of predictive model-directed end-of-life counseling for Medicare beneficiaries. In: *The American Journal of Managed Care* 16 (5), S. 379–384.

Hammes, B. J. (2001): What Does it Take to Help Adults Successfully Plan for Future Medical Decisions? In: *Journal of Palliative Medicine* 4 (4), S. 453–456.

Hammes, B. J.; Briggs, L. A. (2015): Das "Respecting Choices" Advance-Care-Planning-Programm in den USA: ein nachgewiesener Erfolg. In: Michael Coors, Ralf J. Jox und Jürgen in der Schmitten (Hg.): Advance Care Planning. Von der Patientenverfügung zur gesundheitlichen Vorausplanung. 1. Aufl. Stuttgart: Kohlhammer, S. 181–195.

Hammes, B. J.; Rooney, B. L.; Gundrum, J. D. (2010): A comparative, retrospective, observational study of the prevalence, availability, and specificity of advance care plans in a county that implemented an advance care planning microsystem. In: *Journal of the American Geriatrics Society* 58 (7), S. 1249–1255.

Harding, R.; Selman, L.; Beynon, T.; Hodson, F.; Coady, E.; Read, C. et al. (2008): Meeting the Communication and Information Needs of Chronic Heart Failure Patients. In: *Journal of Pain and Symptom Management* 36 (2), S. 149–156.

Hauptman, P. J.; Havranek, E. P. (2005): Integrating palliative care into heart failure care. In: *Archives of Internal Medicine* 165 (4), S. 374–378.

Helfferich, C. (2009): Die Qualität qualitativer Daten. Manual für die Durchführung qualitativer Interviews. 3., überarb. Aufl. Wiesbaden: VS Verlag für Sozialwissenschaften.

Henry, C.; Seymour, J. (2008): Advance care planning: a guide for health and social care staff. Hg. v. NHS - End of Life Care for Adults. University of Nottingham. Online verfügbar unter http://www.ncpc.org.uk/sites/default/files/AdvanceCarePlanning.pdf, zuletzt geprüft am 06.01.2017.

Hess, S.; Stiel, S.; Hofmann, S.; Klein, C.; Lindena, G.; Ostgathe, C. (2014): Trends in specialized palliative care for non-cancer patients in Germany – data from the National Hospice and Palliative Care Evaluation (HOPE). In: *European Journal of Internal Medicine* 25 (2), S. 187–192.

Heyland, D. K.; Tranmer, J.; O'Callaghan, C. J.; Gafni, A. (2003): The seriously ill hospitalized patient: preferred role in end-of-life decision making? In: *Journal of Critical Care* 18 (1), S. 3–10.

Horne, G.; Payne, S. (2004): Removing the boundaries: palliative care for patients with heart failure. In: *Palliative Medicine* 18 (4), S. 291–296.

Houben, C. H. M.; Spruit, M. A.; Groenen, M. T. J.; Wouters, E. F. M.; Janssen, D. J. A. (2014): Efficacy of advance care planning: a systematic review and meta-analysis. In: *Journal of the American Medical Directors Association* 15 (7), S. 477–489.

Houttekier, D.; Cohen, J.; Cools, F.; Deliens, L. (2012): Advance care planning for end-of-life care (Art. No.: CD009618). In: *Cochrane Database of Systematic Reviews* (2).

Howlett, J.; Morin, L.; Fortin, M.; Heckman, G.; Strachan, P. H.; Suskin, N. et al. (2010): End-of-life planning in heart failure: it should be the end of the beginning. In: *The Canadian Journal of Cardiology* 26 (3), S. 135–141.

Howlett, J. G. (2011): Palliative care in heart failure: addressing the largest care gap. In: *Current Opinion in Cardiology* 26 (2), S. 144–148.

Hubert, E.; Schulte, N.; Belle, S.; Gerhardt, A.; Merx, K.; Hofmann, W.-K. et al. (2013): Cancer Patients and Advance Directives: A Survey of Patients in a Hematology and Oncology Outpatient Clinic. In: *Oncology Research and Treatment* 36 (7–8), S. 398–402.

Hummel, A.; Empen, K.; Dörr, M.; Felix, S. B. (2014): Diagnostik der systolischen und diastolischen Herzinsuffizienz. In: *Internist* 55 (6), S. 647–654.

Imes, C. C.; Dougherty, C. M.; Pyper, G.; Sullivan, M. D. (2011): Descriptive study of partners' experiences of living with severe heart failure. In: *Heart Lung* 40 (3), S. 208–216.

in der Schmitten, J. (2013): Patientenverfügung - Advance Care Planning - das Gebot der Stunde. In: *Zeitschrift für Palliativmedizin* 14 (4), S. 148–149.

in der Schmitten, J.; Lex, K.; Mellert, C.; Rothärmel, S.; Wegscheider, K.; Marckmann, G. (2014): Patientenverfügungsprogramm: Implementierung in Senioreneinrichtungen. Eine inter-regional kontrollierte Interventionsstudie. In: *Deutsches Ärzteblatt* 111 (4), S. 50–57.

in der Schmitten, J.; Marckmann, G. (2013): Sackgasse Patientenverfügung. Neue Wege mit Advance Care Planning am Beispiel von beizeiten begleiten. In: *Zeitschrift für medizinische Ethik* 59 (3), S. 229–243.

in der Schmitten, J.; Marckmann, G. (2015): Vorausschauende Behandlungsplanung. In: Georg Marckmann und Claudia Bausewein (Hg.): Praxisbuch Ethik in der Medizin. Berlin: Medizinisch Wissenschaftliche Verlagsgesellschaft, S. 53–66.

in der Schmitten, J.; Nauck, F.; Marckmann, G. (2016a): Behandlung im Voraus planen (Advance Care Planning): ein neues Konzept zur Realisierung wirksamer Patientenverfügungen. In: *Palliativmedizin* 17 (4), S. 177–195.

in der Schmitten, J.; Rothärmel, S.; Mellert, C.; Rixen, S.; Hammes, B.; Briggs, L. et al. (2011a): A complex regional intervention to implement advance care planning in one town's nursing homes: Protocol of a controlled inter-regional study. In: *BMC Health Services Research* 11 (1), S. 14–21.

in der Schmitten, J.; Rothärmel, S.; Rixen, S.; Mortsiefer, A.; Marckmann, G. (2011b): Patientenverfügungen im Rettungsdienst (Teil 2). In: *Notfall + Rettungsmedizin* 14 (6), S. 465–474.

in der Schmitten, J.; Wegscheider, K.; Grebe, J.; Icks, A.; Marckmann, G.; Bausewein, C. et al. (2016b): Patienten-zentrierte Ergebnisse eines regionalen, auf Senioreneinrichtungen fokussierten Advance Care Planning Programms: STUDIENROTOKOLL für eine cluster-randomisierte multi-zentrische Studie. In: DEGAM (Hg.): 50. Kongress für Allgemeinmedizin und Familienmedizin. Tradition wahren - Aufbruch gestalten - Hausärzte begeistern. Abstractband. Frankfurt am Main, S. 193.

Institut für Demoskopie Allensbach (2014): Deutlicher Anstieg der Patientenverfügungen. Hg. v. Institut für Demoskopie Allensbach. Online verfügbar unter http://www.ifd-allensbach.de/uploads/tx_reportsndocs/PD_2014_20.pdf, zuletzt geprüft am 06.01.2017.

Iqbal, J.; Francis, L.; Reid, J.; Murray, S.; Denvir, M. (2010): Quality of life in patients with chronic heart failure and their carers: a 3-year follow-up study assessing hospitalization and mortality. In: *European Journal of Heart Failure* 12 (9), S. 1002–1008.

Jaarsma, T.; Beattie, J. M.; Ryder, M.; Rutten, F. H.; McDonagh, T.; Mohacsi, P. et al. (2009): Palliative care in heart failure: a position statement from the palliative care workshop of the Heart Failure Association of the European Society of Cardiology. In: *European Journal of Heart Failure* 11 (5), S. 433–443.

Jacobsen, J.; Robinson, E.; Jackson, V. A.; Meigs, J. B.; Billings, J. A. (2011): Development of a cognitive model for advance care planning discussions: results from a quality improvement initiative. In: *Journal of Palliative Medicine* 14 (3), S. 331–336.

Janssen, D. J. A.; Spruit, M. A.; Schols, J. M. G. A.; Cox, B.; Nawrot, T. S.; Curtis, J. R.; Wouters, E. F. M. (2012): Predicting changes in preferences for life-sustaining treatment among patients with advanced chronic organ failure. In: *Chest* 141 (5), S. 1251–1259.

Jaspers, B.; Becker, M.; King, C.; Radbruch, L.; Voltz, R.; Nauck, F. (2010): Ich will nicht so sterben wie mein Vater! In: *Palliativmedizin* 11 (5), S. 218–226.

Joseph-Williams, N.; Elwyn, G.; Edwards, A. (2014): Knowledge is not power for patients: A systematic review and thematic synthesis of patient-reported barriers and facilitators to shared decision making. In: *Patient Education and Counseling* 94 (3), S. 291–309.

Jox, R. J. (2015): Entscheidungen bei einwilligungsunfähigen Patienten. In: Georg Marckmann und Claudia Bausewein (Hg.): Praxisbuch Ethik in der Medizin. Berlin: Medizinisch Wissenschaftliche Verlagsgesellschaft, S. 125–132.

Karel, M. J.; Powell, J.; Cantor, M. D. (2004): Using a Values Discussion Guide to facilitate communication in advance care planning. In: *Patient Education and Counseling* 55 (1), S. 22–31.

Kaspers, P. J.; Onwuteaka-Philipsen, B. D.; Deeg, D. J. H.; Pasman, H. R. W. (2013): Decision-making capacity and communication about care of older people during their last three months of life. In: *BMC Palliative Care* 12 (1), S. 1–10.

Kelle, U.; Erzberger, C. (2006): Stärken und Probleme qualitativer Evaluationsstudien - ein empirisches Beispiel aus der Jugendhilfeforschung. In: Uwe Flick (Hg.): Qualitative Evaluationsforschung. Konzepte - Methoden - Umsetzung. Reinbek bei Hamburg: Rororo, S. 284–300.

Kelle, U.; Kluge, S. (2010): Vom Einzelfall zum Typus. Fallvergleich und Fallkontrastierung in der qualitativen Sozialforschung. 2., überarb. Aufl. Wiesbaden: VS Verlag für Sozialwissenschaften.

Kini, V.; Kirkpatrick, J. N. (2013): Ethical challenges in advanced heart failure. In: *Current Opinion in Supportive and Palliative Care* 7 (1), S. 21–28.

Kirchhoff, K. T.; Hammes, B. J.; Kehl, K. A.; Briggs, L. A.; Brown, R. L. (2010): Effect of a disease-specific planning intervention on surrogate understanding of patient goals for future medical treatment. In: *Journal of the American Geriatrics Society* 58 (7), S. 1233–1240.

Kirchhoff, K. T.; Hammes, B. J.; Kehl, K. A.; Briggs, L. A.; Brown, R. L. (2012): Effect of a disease-specific advance care planning intervention on end-of-life care. In: *Journal of the American Geriatrics Society* 60 (5), S. 946–950.

Kirkpatrick, J. N.; Gottlieb, M.; Sehgal, P.; Patel, R.; Verdino, R. J. (2012): Deactivation of implantable cardioverter defibrillators in terminal illness and end of life care. In: *The American Journal of Cardiology* 109 (1), S. 91–94.

Kirkpatrick, J. N.; Guger, C. J.; Arnsdorf, M. F.; Fedson, S. E. (2007): Advance directives in the cardiac care unit. In: *American Heart Journal* 154 (3), S. 477–481.

Kirkpatrick, J. N.; Hauptman, P. J.; Goodlin, S. J. (2015): Bundling informed consent and advance care planning in chronic cardiovascular disease: we need to talk. In: *JAMA Internal Medicine* 175 (1), S. 5–6.

Klemperer, D. (2003): Wie Ärzte und Patienten Entscheidungen treffen: Konzepte der Arzt-Patient-Kommunikation. WZB Discussion Paper, No. SP I 2003-302. Online verfügbar unter http://www.econstor.eu/bitstream/10419/47383/1/378768611.pdf, zuletzt geprüft am 06.01.2017.

Klemperer, D.; Rosenwirth, M. (2005): Shared Decision Making: Konzept, Voraussetzungen und politische Implikationen. Chartbook. Hg. v. Bertelsmann Stiftung, Universität Bremen. Gütersloh.

Klindtworth, K.; Oster, P.; Hager, K.; Krause, O.; Bleidorn, J.; Schneider, N. (2015): Living with and dying from advanced heart failure: understanding the needs of older patients at the end of life. In: *BMC Geriatrics* 15 (1), S. 125–135.

Klindtworth, K.; Schneider, N.; Radbruch, L.; Jünger, S. (2013): Versorgung am Lebensende: Haltungen und Einstellungen in der Bevölkerung. In: *Palliativmedizin* 14 (1), S. 22–28.

Klingler, C.; in der Schmitten, J.; Marckmann, G. (2015): Does facilitated Advance Care Planning reduce the costs of care near the end of life? Systematic review and ethical considerations. In: *Palliative Medicine* 30 (5), S. 423–433.

Kluge, S. (2000): Empirisch begründete Typenbildung in der qualitativen Sozialforschung. In: *Forum Qualitative Sozialforschung* 1 (1). Online verfügbar unter http://www.qualitative-research.net/index.php/fqs/article/view/1124/2498, zuletzt geprüft am 06.01.2017.

Kolarik, R. C.; Arnold, R. M.; Fischer, G. S.; Tulsky, J. A. (2002): Objectives for advance care planning. In: *Journal of Palliative Medicine* 5 (5), S. 697–704.

Krause, O.; Hager, K. (2013): Herzinsuffizienz im Alter. Häufiges ist häufig - und bleibt im Alter weiter gefährlich. In: *Geriatrie-Report* 04.

Krieger, R.; Menke, M.; Kinnebrock, S.; Bondio, M. G. (2015): P-68 Concerned about care: Disposing until the end of life… gender specific ideas about autonomy, responsibility, and vulnerability. In: *BMJ Supportive & Palliative Care* 5 (Suppl. 2), S. A64.

Krones, T. (2015): Beziehungen zwischen Patienten und Behandlungs-/Betreuungsteams und gemeinsame Entscheidungsfindung. In: Georg Marckmann und Claudia Bausewein (Hg.): Praxisbuch Ethik in der Medizin. Berlin: Medizinisch Wissenschaftliche Verlagsgesellschaft, S. 43–51.

Krones, T.; Otto, T.; Karzig, I.; Loupatatzis, B. (2015): Advance CAre Planning im Krankenhaussektor - Erfahrungen aus dem Züricher „MAPS“ Trail. In: Michael Coors, Ralf J. Jox und Jürgen in der Schmitten (Hg.): Advance Care Planning. Von der Patientenverfügung zur gesundheitlichen Vorausplanung. 1. Aufl. Stuttgart: Kohlhammer, S. 270–287.

Krones, T.; Richter, G. (2008): Ärztliche Verantwortung: das Arzt-Patient-Verhältnis. In: *Bundesgesundheitsblatt - Gesundheitsforschung - Gesundheitsschutz* 51 (8), S. 818–826.

Kruse, J. (2014): Qualitative Interviewforschung. Ein integrativer Ansatz. Weinheim: Beltz Juventa.

Kuckartz, U. (2006): Zwischen Singularität und Allgemeingültigkeit: Typenbildung als qualitative Strategie der Verallgemeinerung. In: Dana Giesecke, Susanne Kappler und Thomas Dumke: Soziale Ungleichheit, kulturelle Unterschiede. Verhandlungen des 32. Kongresses der Deutschen Gesellschaft für

Soziologie in München 2004. Hg. v. Karl-Siegbert Rehberg. Frankfurt: Campus, S. 4047–4056.

Kuckartz, U. (2010): Vom Codieren zu kategorialen Variablen. Die neue Funktion „In kategoriale Variable umwandeln" von MAXQDA. Online verfügbar unter http://www.maxqda.de/download/Kategoriale_Variablen_in_MAXQDA.pdf, zuletzt geprüft am 06.01.2017.

Kuckartz, U.; Grunenberg, H. (2010): Qualitative Daten computergestützt auswerten: Methoden, Techniken, Software. In: Heike Boller, Barbara Friebertshäuser, Antje Langer, Annedore Prengel und Sophia Richter (Hg.): Handbuch qualitative Forschungsmethoden in der Erziehungswissenschaft. 3., vollst. überarb. Aufl. Weinheim [u.a.]: Juventa, S. 501–514.

Kuckartz, U.; Grunenberg, H.; Lauterbach, A. (Hg.) (2004): Qualitative Datenanalyse - computergestützt. Methodische Hintergründe und Beispiele aus der Forschungspraxis. 1. Aufl. Wiesbaden: VS Verlag für Sozialwissenschaften.

Kuhlmey, A.; Blüher, S. (2011): Demografische Entwicklung in Deutschland – Konsequenzen für Pflegebedürftigkeit und pflegerische Versorgung. In: Doris Schaeffer und Klaus Wingenfeld (Hg.): Handbuch Pflegewissenschaft. Weinheim [u.a.]: Juventa, S. 185–198.

Kvale, S. (2008): Doing Interviews. London: SAGE.

Lang, F. R.; Wagner, G. G. (2007): Patientenverfügungen in Deutschland: Bedingungen für ihre Verbreitung und Gründe der Ablehnung. Patient living wills in Germany: conditions for their increase and reasons for refusal. In: *Deutsche Medizinische Wochenschrift* 132 (48), S. 2558–2562.

Lau, C. S. L.; Wong, J. C. Q.; Tan, S. H.; Tan, B. C.; Ng, C. S. H.; Lim, S. M. et al. (2015): O-113 Advance care planning for patients hospitalised for heart failure in a multiethnic south east asian cohort. In: *BMJ Supportive & Palliative Care* 5 (Suppl. 2), S. A36.

Legewie, H. (2004): 11. Vorlesung: Qualitative Forschung und der Ansatz der Grounded Theory. Online verfügbar unter http://www.ztg.tu-berlin.de/download/legewie/Dokumente/Vorlesung_11.pdf, zuletzt geprüft am 06.01.2017.

Lovell, A.; Yates, P. (2014): Advance Care Planning in palliative care: a systematic literature review of the contextual factors influencing its uptake 2008–2012. In: *Palliative Medicine* 28 (8), S. 1026–1035.

Lücke, I.; in der Schmitten, J. (2014): Ich möchte gerne in Würde leben. Bis zuletzt. Hier erfahren Sie, wie wir Sie bei der Entwicklung Ihrer persönlichen Patientenverfügung unterstützen können. Informationen für Senioren, Angehörige/Bevollmächtigte und (Berufs-)Betreuer. Online verfügbar unter http://www.beizeitenbegleiten.de/assets/brosch%C3%BCre-2015-in-w%C3%BCrde-sterben.pdf, zuletzt geprüft am 06.01.2017.

Luckett, T.; Sellars, M.; Tieman, J.; Pollock, C. A.; Silvester, W.; Butow, P. N. et al. (2014): Advance care planning for adults with CKD: a systematic integrative review. In: *American Journal of Kidney Diseases* 63 (5), S. 761–770.

Luddington, L.; Cox, S.; Higginson, I.; Livesley, B. (2001): The need for palliative care for patients with non-cancer diseases: a review of the evidence. In: *International Journal of Palliative Nursing* 7 (5), S. 221–226.

MacIver, J.; Tibbles, A.; Billia, F.; Ross, H. (2016): Patient perceptions of implantable cardioverter-defibrillator deactivation discussions: A qualitative study. In: *SAGE open medicine* 4, S. 2050312116642693.

MacPherson, A.; Walshe, C.; O'Donnell, V.; Vyas, A. (2013): The views of patients with severe chronic obstructive pulmonary disease on advance care planning: A qualitative study. In: *Palliative Medicine* 27 (3), S. 265–272.

Malhotra, C.; Sim, D. K. L.; Jaufeerally, F.; Vikas, N. N.; Sim, G. W. C.; Tan, B. C. et al. (2016): Impact of advance care planning on the care of patients with heart failure: study protocol for a randomized controlled trial. In: *Trials* 17 (1), S. 285–290.

Marckmann, G.; in der Schmitten, J. (2013): Patientenverfügung und Advance Care Planning: Internationale Erfahrungen. In: *Zeitschrift für medizinische Ethik* 59 (3), S. 213–227.

Martin, D. K.; Emanuel, L. L.; Singer, P. A. (2000): Planning for the end of life. In: *Lancet* 356 (9242), S. 1672–1676.

Martin, D. K.; Thiel, E. C.; Singer, P. A. (1999): A new model of advance care planning: observations from people with HIV. In: *Archives of Internal Medicine* 159 (1), S. 86–92.

Mayring, P. (Hg.) (2005): Die Praxis der qualitativen Inhaltsanalyse. Weinheim, Basel: Beltz.

Mayring, P. (2014): Qualitative content analysis: theoretical foundation, basic procedures and software solution. Klagenfurt.

McCarthy, E. P.; Pencina, M. J.; Kelly-Hayes, M.; Evans, J. C.; Oberacker, E. J.; D'Agostino, Ralph B Sr et al. (2008): Advance care planning and health care preferences of community-dwelling elders: the Framingham Heart Study. In: *Journal of Gerontology: Medical Sciences* 63 (9), S. 951–959.

McClung, J. A. (2013): End-of-life care in the treatment of advanced heart failure in the elderly. In: *Cardiology in Review* 21 (1), S. 9–15.

McIlvennan, C. K.; Allen, L. A. (2016): Palliative care in patients with heart failure. In: *British Medical Journal* 353, S. i1010-i1022.

McMahan, R. D.; Knight, S. J.; Fried, T. R.; Sudore, R. L. (2013): Advance care planning beyond advance directives: perspectives from patients and surrogates. In: *Journal of Pain and Symptom Management* 46 (3), S. 355–365.

McMurray, J. J.; Stewart, S. (2000): Epidemiology, aetiology, and prognosis of heart failure. In: *Heart* 83 (5), S. 596–602.

McMurray, J. J. V.; Adamopoulos, S.; Anker, S. D.; Auricchio, A.; Bohm, M.; Dickstein, K. et al. (2012): ESC Guidelines for the diagnosis and treatment of acute and chronic heart failure 2012: The Task Force for the Diagnosis and Treatment of Acute and Chronic Heart Failure 2012 of the European Society of Cardiology. Developed in collaboration with the Heart Failure Association (HFA) of the ESC. In: *European Heart Journal* 33 (14), S. 1787–1847.

Medvene, L. J.; Base, M.; Patrick, R.; Wescott, J. (2007): Advance Directives: Assessing Stage of Change and Decisional Balance in a Community-Based Educational Program. In: *Journal of Applied Social Psychology* 37 (10), S. 2298–2318.

Meyer, T.; Karbach, U.; Holmberg, C.; Güthlin, C.; Patzelt, C.; Stamer, M.; für die Arbeitsgruppe - Qualitative Methoden des DNVF (2012): Qualitative Studien in der Versorgungsforschung – Diskussionspapier, Teil 1: Gegenstandsbestimmung. In: *Gesundheitswesen* 74 (08/09), S. 510–515.

Michael, N.; O'Callaghan, C.; Baird, A.; Gough, K.; Krishnasamy, M.; Hiscock, N.; Clayton, J. (2015): A mixed method feasibility study of a patient- and family-centred advance care planning intervention for cancer patients. In: *BMC Palliative Care* 14 (1), S. 27–38.

Molloy, D. W.; Guyatt, G. H.; Russo, R.; Goeree, R.; O'Brien, B. J.; Bedard, M. et al. (2000): Systematic implementation of an advance directive program in nursing homes: a randomized controlled trial. In: *The Journal of the American Medical Association* 283 (11), S. 1437–1444.

Morrison, R. S.; Chichin, E.; Carter, J.; Burack, O.; Lantz, M.; Meier, D. E. (2005): The Effect of a Social Work Intervention to Enhance Advance Care Planning Documentation in the Nursing Home. In: *Journal of the American Geriatrics Society* 53 (2), S. 290–294.

Mullick, A.; Martin, J.; Sallnow, L. (2013): An introduction to advance care planning in practice. In: *British Medical Journal* 347, S. f6064-f6069.

Murray, S.; Boyd, K. (2011): Using the 'surprise question' can identify people with advanced heart failure and COPD who would benefit from a palliative care approach. In: *Palliative Medicine* 25 (4), S. 382.

Murray, S. A.; Boyd, K.; Kendall, M.; Worth, A.; Benton, T. F.; Clausen, H. (2002): Dying of lung cancer or cardiac failure: prospective qualitative interview study of patients and their carers in the community. In: *British Medical Journal* 325 (7370), S. 929–933.

Murray, S. A.; Kendall, M.; Boyd, K.; Sheikh, A. (2005): Illness trajectories and palliative care. In: *British Medical Journal* 330 (7498), S. 1007–1011.

Murray, S. A.; Kendall, M.; Boyd, K.; Worth, A.; Benton, T. F. (2004): Exploring the spiritual needs of people dying of lung cancer or heart failure: a prospective qualitative interview study of patients and their carers. In: *Palliative Medicine* 18 (1), S. 39–45.

Murtagh, F. E. M.; Thorns, A. (2006): Evaluation and ethical review of a tool to explore patient preferences for information and involvement in decision making. In: *Journal of Medical Ethics* 32 (6), S. 311–315.

Nauck, F.; Becker, M.; King, C.; Radbruch, L.; Voltz, R.; Jaspers, B. (2014): To what extent are the wishes of a signatory reflected in their advance directive: a qualitative analysis. In: *BMC Medical Ethics* 15 (1), S. 52–61.

Nauck, F.; Marckmann, G.; in der Schmitten, J. (2018): Behandlung im Voraus planen – Bedeutung für die Intensiv- und Notfallmedizin. In: *Zeitschrift Anästhesiologie, Intensivmedizin, Notfallmedizin, Schmerztherapie* 53, S. 62–70.

Neitzke, G. (2013a): Autonomie ermöglichen. Ein Konzept für die Ethikberatung im Gesundheitswesen. In: Claudia Wiesemann und Alfred Simon (Hg.): Patientenautonomie. Theoretische Grundlagen, praktische Anwendungen. Münster: Mentis, S. 445–455.

Neitzke, G. (2013b): Umgang mit Patientenverfügungen in der Praxis. In: *Public Health Forum* 21 (80), S. 12.e1–12.e3.

Neitzke, G. (2015): Gesellschaftliche und ethische Herausforderungen des Advance Care Plannings. In: Michael Coors, Ralf J. Jox und Jürgen in der Schmitten (Hg.): Advance Care Planning. Von der Patientenverfügung zur gesundheitlichen Vorausplanung. 1. Aufl. Stuttgart: Kohlhammer, S. 152–163.

Neitzke, G. (2016): ACP: entstehende Interessenkonflikte beachten. In: *Bioethica Forum* 9 (3), S. 115–116.

Neitzke, G.; Burchardi, H.; Duttge, G.; Hartog, C.; Erchinger, R.; Gretenkort, P. et al. (2016): Grenzen der Sinnhaftigkeit von Intensivmedizin. In: *Medizinische Klinik - Intensivmedizin und Notfallmedizin* 111 (6), S. 486–492.

Neumann, T.; Biermann, J.; Neumann, A.; Wasem, J.; Ertl, G.; Dietz, R.; Erbel, R. (2009): Herzinsuffizienz: Häufigster Grund für Krankenhausaufenthalte – Medizinische und ökonomische Aspekte. In: *Deutsches Ärzteblatt International* 106 (16), S. 269–275.

Niedersächsisches Justizministerium (2015): Ratgeber. Vorsorgevollmacht für Unfall, Krankheit und Alter. 12. Aufl. Hg. v. Niedersächsisches Justizministerium. Hannover.

O'Callaghan, A.; Laking, G.; Frey, R.; Robinson, J.; Gott, M. (2014): Can we predict which hospitalised patients are in their last year of life? A prospective cross-sectional study of the Gold Standards Framework Prognostic Indicator

Guidance as a screening tool in the acute hospital setting. In: *Palliative Medicine* 28 (8), S. 1046–1052.

Otte, I. C.; Elger, B.; Jung, C.; Bally, K. W. (2016): The utility of standardized advance directives: the general practitioners' perspective. In: *Medicine, health care, and philosophy* 19 (2), S. 199–206.

Patrick, D. L.; Pearlman, R. A.; Starks, H. E.; Cain, K. C.; Cole, W. G.; Uhlmann, R. F. (1997): Validation of preferences for life-sustaining treatment: implications for advance care planning. In: *Annals of Internal Medicine* 127 (7), S. 509–517.

Pearlman, R. A.; Cain, K. C.; Starks, H.; Cole, W. G.; Uhlmann, R. F.; Patrick, D. L. (2000): Preferences for life-sustaining treatments in advance care planning and surrogate decision making. In: *Journal of Palliative Medicine* 3 (1), S. 37–48.

Pearlman, R. A.; Cole, W. G.; Patrick, D. L.; Starks, H. E.; Cain, K. C. (1995): Advance care planning: eliciting patient preferences for life-sustaining treatment. In: *Patient Education and Counseling* 26 (1–3), S. 353–361.

Pearlman, R. A.; Starks, H.; Cain, K. C.; Cole, W. G. (2005): Improvements in advance care planning in the veterans affairs system: Results of a multifaceted intervention. In: *Archives of Internal Medicine* 165 (6), S. 667–674.

Pfaff, H. (2003): Versorgungsforschung - Begriffsbestimmung, Gegenstand und Aufgaben. In: Holger Pfaff, Matthias Schrappe, Karl W. Lauterbach, Udo Engelmann und Marco Halber (Hg.): Gesundheitsversorgung und Disease Management. Grundlagen und Anwendungen der Versorgungsforschung. 1. Aufl. Bern [u.a.]: Huber, S. 13–23.

Pino, M.; Parry, R.; Land, V.; Faull, C.; Feathers, L.; Seymour, J. (2016): Engaging Terminally Ill Patients in End of Life Talk: How Experienced Palliative Medicine Doctors Navigate the Dilemma of Promoting Discussions about Dying. In: *PLoS One* 11 (5), S. e0156174.

Pleschberger, S.; Seymour, J. E.; Payne, S.; Deschepper, R.; Onwuteaka-Philipsen, B. D.; Rurup, M. L. (2011): Interviews on end-of-life care with older people: reflections on six european studies. In: *Qualitative Health Research* 21 (11), S. 1588–1600.

Ponikowski, P.; Voors, A. A.; Anker, S. D.; Bueno, H.; Cleland, John G. F.; Coats, Andrew J. S. et al. (2016): 2016 ESC Guidelines for the diagnosis and treatment of acute and chronic heart failure. In: *European Heart Journal* 37 (27), S. 2129–2200.

Prendergast, T. J. (2001): Advance care planning: pitfalls, progress, promise. In: *Critical Care Medicine* 29 (Suppl. 2), S. N34–39.

Przyborski, A.; Wohlrab-Sahr, M. (2014): Qualitative Sozialforschung. Ein Arbeitsbuch. 4., erw. Aufl. München: Oldenbourg.

Ramsaroop, S. D.; Reid, M. C.; Adelman, R. D. (2007): Completing an advance directive in the primary care setting: what do we need for success? In: *Journal of the American Geriatrics Society* 55 (2), S. 277–283.

Remme, W. J.; McMurray, J. J.; Rauch, B.; Zannad, F.; Keukelaar, K.; Cohen-Solal, A. et al. (2005): Public awareness of heart failure in Europe: first results from SHAPE. In: *European Heart Journal* 26 (22), S. 2413–2421.

Rhee, J. J.; Zwar, N. A. (2011): How is advance care planning conceptualised in Australia? Findings from key informant interviews. In: *Australian Health Review* 35 (2), S. 197–203.

Rietjens, J.; Korfage, I.; van der Heide, A. (2016a): Advance care planning: Not a panacea. In: *Palliative Medicine* 30 (5), S. 421–422.

Rietjens, J. A. C.; Korfage, I. J.; Dunleavy, L.; Preston, N. J.; Jabbarian, L. J.; Arnfeldt Christensen, C. et al. (2016b): Advance care planning - a multi-centre cluster randomised clinical trial: the research protocol of the ACTION study. In: BMC cancer 16 (1), S. 264–271.

Rietjens, J. A. C.; Sudore, R. L.; Connolly, M.; van Delden, J. J.; Driekamer, M. A.; Droger, M.; van der Heide, A.; Heyland, D. K.; Houttekier, D.; Janssen, D. J. A.; Payne, S.; Seymour, J.; Jox, R. J.; Korfage, I. J. on behalf of the European Association for Palliative Care (2017): Definition and recommendations for advance care planning: an international consensus supported by the European Association for Palliative Care. In: *The Lancet Oncology* 18 (9): e543-e551.

Robert Koch-Institut (2014): Gesundheitliche Lage der Männer in Deutschland. Hg. v. Robert Koch-Institut. Berlin (Beiträge zur Gesundheitsberichterstattung des Bundes).

Rodriguez, K. L.; Appelt, C. J.; Switzer, G. E.; Sonel, A. F.; Arnold, R. M. (2008): "They diagnosed bad heart": a qualitative exploration of patients' knowledge about and experiences with heart failure. In: *Heart Lung* 37 (4), S. 257–265.

Rogers, A. E.; Addington-Hall, J. M.; Abery, A. J.; McCoy, A. S.; Bulpitt, C.; Coats, A. J.; Gibbs, J. S. (2000): Knowledge and communication difficulties for patients with chronic heart failure: qualitative study. In: *British Medical Journal* 321 (7261), S. 605–607.

Rosenfeld, K. E.; Wenger, N. S.; Kagawa-Singer, M. (2000): End-of-life decision making: a qualitative study of elderly individuals. In: *Journal of General Internal Medicine* 15 (9), S. 620–625.

Rothärmel, S. (2011): Abschlussbericht zum Forschungsprojekt RESPEKT - juristischer Teil der Universität Augsburg. Online verfügbar unter http://forschung.deutsche-rentenversicherung.de/ForschPortalWeb/ressource?key=Rothaermel_01GX0754.pdf, zuletzt geprüft am 06.01.2017.

Rummer, A.; Scheibler, F. (2016): Informierte Entscheidung als patientenrelevanter Endpunkt. In: *Deutsches Ärzteblatt* 113 (8), S. 322–324.

Ryan, M.; Farrelly, M. (2009): Living with an unfixable heart: a qualitative study exploring the experience of living with advanced heart failure. In: *European Journal of Cardiovascular Nursing* 8 (3), S. 223–231.

Sachverständigenrat zur Begutachtung der Entwicklung im Gesundheitswesen (2009): Koordination und Integration – Gesundheitsversorgung in der Gesellschaft des längeren Lebens. Sondergutachten. Bonn. Online verfügbar unter http://www.svr-gesundheit.de/index.php?id=14, zuletzt geprüft am 06.01.2017.

Sadeghi, B.; Walling, A. M.; Romano, P. S.; Ahluwalia, S. C.; Ong, M. K. (2016): A Hospital-Based Advance Care Planning Intervention for Patients with Heart Failure: A Feasibility Study. In: *Journal of Palliative Medicine* 19 (4), S. 451–455.

Sampson, E. L.; Jones, L.; Thune-Boyle, I. C.; Kukkastenvehmas, R.; King, M.; Leurent, B. et al. (2011): Palliative assessment and advance care planning in severe dementia: An exploratory randomized controlled trial of a complex intervention. In: *Palliative Medicine* 25 (3), S. 197–209.

Sauer, S.; Müller, R.; Rothgang, H. (2015): Institutionalised dying in Germany. In: *Zeitschrift für Gerontologie und Geriatrie* 48 (2), S. 169–175.

Schaeffer, D.; Moers, M. (2004): Der Patient als Nutzer. Krankheitsbewältigung und Versorgungsnutzung im Verlauf chronischer Krankheit. 1. Aufl. Bern [u.a.]: Huber.

Schaeffer, D.; Moers, M. (2011): Bewältigung chronischer Krankheiten – Herausforderungen für die Pflege. In: Doris Schaeffer und Klaus Wingenfeld (Hg.): Handbuch Pflegewissenschaft. Weinheim [u.a.]: Juventa, S. 329–363.

Scheibler, F.; Pfaff, H. (2003): Shared decision-making. Der Patient als Partner im medizinischen Entscheidungsprozess. Weinheim: Juventa.

Schellinger, S.; Sidebottom, A.; Briggs, L. (2010): DS-ACP: A care plan that goes beyond directives and proxies. Disease-specific advance care planning delivers greater patient satisfaction and provides greater clarity about preferences, improving end-of-life care. In: *Oncology Nurse Advisor* (November/December), S. 28–32.

Schellinger, S.; Sidebottom, A.; Briggs, L. (2011): Disease specific advance care planning for heart failure patients: implementation in a large health system. In: *Journal of Palliative Medicine* 14 (11), S. 1224–1230.

Schickedanz, A. D.; Schillinger, D.; Landefeld, C. S.; Knight, S. J.; Williams, B. A.; Sudore, R. L. (2009): A clinical framework for improving the advance care planning process: start with patients' self-identified barriers. In: *Journal of the American Geriatrics Society* 57 (1), S. 31–39.

Schmidt, H.; Eisenmann, Y.; Vortz, R.; Perrar, K. M. (2016): Forschung am Lebensende. Anforderungen an die forschungspraktische Anwendung der Grounded Theory. In: Claudia Equit und Christoph Hohage (Hg.): Handbuch Grounded Theory. Von der Methodologie zur Forschungspraxis. Weinheim: Beltz Juventa, S. 395–408.

Schneider, N.; Oster, P.; Hager, K.; Klindtworth, K. (2011): Identifying elderly patients with advanced heart failure at the end of life. In: *International Journal of Cardiology* 153 (1), S. 98–99.

Schneider, N.; Walter, U. (2011): Versorgung älterer Menschen am Lebensende: Ausgewählte Projektergebnisse. In: *Informationsdienst Altersfragen. Deutsches Zentrum für Altersfragen* 38 (6), S. 4–10.

Schöffner, M.; Schmidt, K., W.; Benzenhöfer, U.; Sahm, S. (2012): Patientenverfügung auf dem Prüfstand: Ärztliche Beratung ist unerlässlich. In: *Deutsche Medizinische Wochenschrift* 137 (10), S. 487–490.

Schöne-Seifert, B. (2007): Grundlagen der Medizinethik. Stuttgart: Kröner.

Schwartz, C.; Lennes, I.; Hammes, B.; Lapham, C.; Bottner, W.; Ma, Y. (2003): Honing an advance care planning intervention using qualitative analysis: the Living Well interview. In: *Journal of Palliative Medicine* 6 (4), S. 593–603.

Schwarz, B.; Kobert, K. (2012): Patientenverfügung in einfacher Sprache. Hg. v. von Bodelschwinghsche Stiftungen Bethel. Online verfügbar unter https://www.bethel.de/fileadmin/Bethel/downloads/Aktuelle_Flyer_Broschueren_etc/EvKB_Patientenverfuegung_ie_Sprache.pdf, zuletzt geprüft am 06.01.2017.

Selman, L.; Harding, R.; Beynon, T.; Hodson, F.; Coady, E.; Hazeldine, C. et al. (2007): Improving end-of-life care for patients with chronic heart failure: "Let's hope it'll get better, when I know in my heart of hearts it won't". In: *Heart* 93 (8), S. 963–967.

Seymour, J.; Gott, M.; Bellamy, G.; Ahmedzai, S. H.; Clark, D. (2004): Planning for the end of life: the views of older people about advance care statements. In: *Social Science & Medicine* 59 (1), S. 57–68.

Shanley, C.; Wall, S. (2004): Promoting patient autonomy and communication through advance care planning: a challenge for nurses in Australia. In: *Australian Journal of Advanced Nursing* 21 (3), S. 32–38.

Sharp, T.; Moran, E.; Kuhn, I.; Barclay, S. (2013): Do the elderly have a voice? Advance care planning discussions with frail and older individuals: a systematic literature review and narrative synthesis. In: *The British Journal of General Practice* 63 (615), S. e657-e668.

Simon, A. (2015a): Patientenautonomie und informed consent. In: Georg Marckmann und Claudia Bausewein (Hg.): Praxisbuch Ethik in der Medizin. Berlin: Medizinisch Wissenschaftliche Verlagsgesellschaft, S. 35–41.

Simon, A. (2015b): Patientenverfügungen. In: Dieter Sturma und Bert Heinrichs (Hg.): Handbuch Bioethik. Unter Mitarbeit von dem Deutschen Referenzzentrum für Ethik in den Biowissenschaften (DRZE). Stuttgart: Metzler, S. 362–366.

Simon, J.; Murray, A.; Raffin, S. (2008): Facilitated advance care planning: what is the patient experience? In: *Journal of Palliative Care* 24 (4), S. 256–264.

Singer, P. A.; Martin, D. K.; Lavery, J. V.; Thiel, E. C.; Kelner, M.; Mendelssohn, D. C. (1998): Reconceptualizing advance care planning from the patient's perspective. In: *Archives of Internal Medicine* 158 (8), S. 879–884.

Small, N.; Gardiner, C.; Barnes, S.; Gott, M.; Payne, S.; Seamark, D.; Halpin, D. (2010): Using a prediction of death in the next 12 months as a prompt for referral to palliative care acts to the detriment of patients with heart failure and chronic obstructive pulmonary disease. In: *Palliative Medicine* 24 (7), S. 740–741.

Sommer, S.; Marckmann, G.; Pentzek, M.; Wegscheider, K.; Abholz, H.-H.; in der Schmitten, J. (2012): Advance directives in nursing homes: prevalence, validity, significance, and nursing staff adherence. In: *Deutsches Ärzteblatt International* 109 (37), S. 577–583.

Song, M.-K.; Kirchhoff, K. T.; Douglas, J.; Ward, S.; Hammes, B. (2005): A randomized, controlled trial to improve advance care planning among patients undergoing cardiac surgery. In: *Medical care* 43 (10), S. 1049–1053.

Stamer, M.; Güthlin, C.; Holmberg, C.; Karbach, U.; Patzelt, C.; Meyer, T.; für die Arbeitsgruppe - Qualitative Methoden des DNVF (2015): Qualitative Studien in der Versorgungsforschung – Diskussionspapier, Teil 3: Qualität qualitativer Studien. In: *Gesundheitswesen* 77 (12), S. 966–975.

Statistisches Bundesamt (2017): Diagnosedaten der Patienten und Patientinnen in Krankenhäusern (einschl. Sterbe- und Stundenfälle) 2016. Statistisches Bundesamt. Wiesbaden (Fachserie 12 Reihe 6.2.1). Online verfügbar unter https://www.destatis.de/DE/Publikationen/Thematisch/Gesundheit/Krankenhaeuser/DiagnosedatenKrankenhaus2120621167004.pdf?__blob=publicationFile, zuletzt geprüft am 20.05.2018.

Statistisches Bundesamt (2018a): Sterbetafel 2014/2016. Methoden- und Ergebnisbericht zur laufenden Berechnung von Periodensterbetafeln für Deutschland und die Bundesländer. Statistisches Bundesamt. Wiesbaden. Online verfügbar unter https://www.destatis.de/DE/Publikationen/Thematisch/Bevoelkerung/Bevoelkerungsbewegung/PeriodensterbetafelErlaeuterung5126203167004.pdf?__blob=publicationFile, zuletzt geprüft am 20.05.2018.

Statistisches Bundesamt (2018b): Die 10 häufigsten Todesursachen. Statistisches Bundesamt. Wiesbaden. Online verfügbar unter https://www.destatis.de/DE/ZahlenFakten/GesellschaftStaat/Gesundheit/Todesursachen/Tabellen/HaeufigsteTodesursachen.html, zuletzt geprüft am 20.05.2018.

Stein, G. L.; Fineberg, I. C. (2013): Advance Care Planning in the USA and UK: A Comparative Analysis of Policy, Implementation and the Social Work Role. In: *British Journal of Social Work* 43 (2), S. 233–248.

Steinke, I. (2013): Gütekriterien qualitativer Forschung. In: Uwe Flick, Ernst von Kardorff und Ines Steinke (Hg.): Qualitative Forschung. Ein Handbuch. 10. Aufl. Reinbek bei Hamburg: Rowohlt, S. 319–331.

Strauss, A. L.; Corbin, J. M. (1996): Grounded theory. Grundlagen qualitativer Sozialforschung. Weinheim: Beltz, PsychologieVerlagsUnion.

Strübing, J. (2014): Grounded Theory. Zur sozialtheoretischen und epistemologischen Fundierung des Verfahrens der empirisch begründeten Theoriebildung. 3., überarb. und erw. Aufl. Wiesbaden: VS Verlag für Sozialwissenschaften.

Stuart, B. (2007): Palliative care and hospice in advanced heart failure. In: *Journal of Palliative Medicine* 10 (1), S. 210–228.

Sudore, R. L.; Fried, T. R. (2010): Redefining the "planning" in advance care planning: preparing for end-of-life decision making. In: *Annals of Internal Medicine* 153 (4), S. 256–261.

Sudore, R. L.; Le, G. M.; McMahan, R.; Feuz, M.; Katen, M.; Barnes, D. E. (2015): The advance care planning PREPARE study among older Veterans with serious and chronic illness: study protocol for a randomized controlled trial. In: *Trials* 16, S. 570–585.

Sudore, R. L.; Lum, H.D.; You, J. J.; Hanson, L. C.; Pantilat, S. Z.; Matlock, D. D.; Rietjens, J, A. C.; Korfage, I. J.; Ritchie, C. S.; Kutner, J.S.; Teno, J. M.; Thomas, J.; McMahan, R. D.; Heyland, D. K. (2017): Defining Advance Care Planning for Adults: A Consensus Definition From a Multidisciplinary Delphi Panel. In: *Journal of Pain and Symptom Management* 53 (5): 821–832.

Sudore, R. L.; Schickedanz, A. D.; Landefeld, C. S.; Williams, B. A.; Lindquist, K.; Pantilat, S. Z.; Schillinger, D. (2008): Engagement in multiple steps of the advance care planning process: a descriptive study of diverse older adults. In: *Journal of the American Geriatrics Society* 56 (6), S. 1006–1013.

Sudore, R. L.; Schillinger, D.; Knight, S. J.; Fried, T. R. (2010): Uncertainty about advance care planning treatment preferences among diverse older adults. In: *Journal of Health Communication* 15 (Suppl. 2), S. 159–171.

Sudore, R. L.; Stewart, A. L.; Knight, S. J.; McMahan, R. D.; Feuz, M.; Miao, Y.; Barnes, D. E. (2013): Development and validation of a questionnaire to detect behavior change in multiple advance care planning behaviors. In: *PLoS ONE* 8 (9), S. e72465.

Sullivan, S. C.; Garner, K. K.; Dubbert, P. (2016): Recruitment for an Advance Care Planning Study: Lessons Learned. In: *Journal of the American Geriatrics Society* 64 (3), S. 666–667.

Tanner, C. E.; Fromme, E. K.; Goodlin, S. J. (2011): Ethics in the treatment of advanced heart failure: palliative care and end-of-life issues. In: *Congestive Heart Failure* 17 (5), S. 235–240.

Tanvetyanon, T.; Leighton, J. C. (2003): Life-sustaining treatments in patients who died of chronic congestive heart failure compared with metastatic cancer. In: *Critical Care Medicine* 31 (1), S. 60–64.

Teno, J.; Lynn, J.; Wenger, N.; Phillips, R. S.; Murphy, D. P.; Connors, A F Jr et al. (1997): Advance directives for seriously ill hospitalized patients: effectiveness with the patient self-determination act and the SUPPORT intervention. SUPPORT Investigators. Study to Understand Prognoses and Preferences for Outcomes and Risks of Treatment. In: *Journal of the American Geriatrics Society* 45 (4), S. 500–507.

Thaler, R. H.; Sunstein, C. R. (2009): Improving decisions about health, wealth and happiness. London: Penguin Books Ltd.

The SUPPORT Principal Investigators (1995): A Controlled Trail to Improve Care for Seriously Ill Hospitalized Patients. The Study to Understand Prognoses and Preferences for Outcomes and Risks of Treatments (SUPPORT). In: *The Journal of the American Medical Association* 274 (20), S. 1591–1598.

Tulsky, J. A. (2005): Beyond advance directives: importance of communication skills at the end of life. In: *The Journal of the American Medical Association* 294 (3), S. 359–365.

Unroe, K. T.; Greiner, M. A.; Hernandez, A. F.; Whellan, D. J.; Kaul, P.; Schulman, K. A. et al. (2011): Resource use in the last 6 months of life among medicare beneficiaries with heart failure, 2000–2007. In: *Archives of Internal Medicine* 171 (3), S. 196–203.

van der Heide, A.; Deliens, L.; Faisst, K.; Nilstun, T.; Norup, M.; Paci, E. et al. (2003): End-of-life decision-making in six European countries: descriptive study. In: *The Lancet* 362 (9381), S. 345–350.

Van Leuven, K. A. (2012): Advanced care planning in health service users. In: *Journal of Clinical Nursing* 21 (21–22), S. 3126–3133.

Walczak, A.; Butow, P. N.; Davidson, P. M.; Bellemore, F. A.; Tattersall, Martin H. N.; Clayton, J. M. et al. (2013): Patient perspectives regarding communication about prognosis and end-of-life issues: How can it be optimised? In: *Quality of Communication from the Patient Perspective* 90 (3), S. 307–314.

Waldrop, D. P.; Meeker, M. A. (2012): Communication and advanced care planning in palliative and end-of-life care. In: *Nursing Outlook* 60 (6), S. 365–369.

Wallenborn, J.; Angermann, C. E. (2014): Herzinsuffizienz und Depression. Eine Wechselbeziehung mit vielfältigen Facetten. In: *Klinikarzt* 43 (11), S. 524–528.

Wasner, M. (2015): Gesundheitliche Vorausplanung aus sozialwissenschaftlicher Perspektive. In: Michael Coors, Ralf J. Jox und Jürgen in der Schmitten (Hg.): Advance Care Planning. Von der Patientenverfügung zur gesundheitlichen Vorausplanung. 1. Aufl. Stuttgart: Kohlhammer, S. 109–118.

Weathers, E.; O'Caoimh, R.; Cornally, N.; Fitzgerald, C.; Kearns, T.; Coffey, A. et al. (2016): Advance care planning: A systematic review of randomised controlled trials conducted with older adults. In: *Maturitas* 91, S. 101–109.

Weinberger, S. (2013): Klientenzentrierte Gesprächsführung. Lern- und Praxisanleitung für psychosoziale Berufe. 14., überarb. Aufl. Weinheim, Basel: Beltz Juventa.

Werdecker, L. (2015): Krankheitsspezifische Vorausplanung am Beispiel der Herzinsuffizienz. In: Michael Coors, Ralf J. Jox und Jürgen in der Schmitten (Hg.): Advance Care Planning. Von der Patientenverfügung zur gesundheitlichen Vorausplanung. 1. Aufl. Stuttgart: Kohlhammer, S. 342–353.

Werdecker, L.; Kujawa, M.; Schneider, N.; Neitzke, G. (2018): Advance Care Planning: Eine qualitative Untersuchung zur Patientenperspektive bei fortgeschrittener Herzinfuffizienz. In: *Zeitschrift für Gerontologie und Geriatrie*. DOI: 10.1007/s00391-018-1385-9.

Werdecker, L.; Kujawa, M.; Schneider, N.; Neitzke, G. (2015): P-59 Advance care planning for older people with advanced heart failure: Typology of patients' perception. In: *BMJ Supportive & Palliative Care* 5 (Suppl. 2), S. A61.

Whellan, D. J.; Goodlin, S. J.; Dickinson, M. G.; Heidenreich, P. A.; Jaenicke, C.; Stough, W. G.; Rich, M. W. (2014): End-of-life care in patients with heart failure. In: *Journal of Cardiac Failure* 20 (2), S. 121–134.

White, D.; Braddock, C.; Bereknyei, S.; Curtis, J. (2007): Toward shared decision making at the end of life in intensive care units: Opportunities for improvement. In: *Archives of Internal Medicine* 167 (5), S. 461–467.

Winkler, E. C.; Heußner, P. (2016): Vorausschauende Behandlungsplanung und Therapiebegrenzung. Überlegungen aus medizinischer und psychoonkologischer Sicht. In: *Deutsche Medizinische Wochenschrift* 141 (6), S. 394–398.

Wolff, J.; Nowossadeck, S.; Spuling, S. M. (2014): Altern nachfolgende Kohorten gesünder? Selbstberichtete Erkrankungen und funktionale Gesundheit im Kohortenvergleich. In: Deutsches Zentrum für Altersfragen (DZA) (Hg.): Altern im Wandel: Zwei Jahrzehnte Deutscher Alterssurvey (DEAS). Wiesbaden: Springer VS, S. 127–140.

Wolff, J. L.; Starfield, B.; Anderson, G. (2002): Prevalence, expenditures, and complications of multiple chronic conditions in the elderly. In: *Archives of Internal Medicine* 162 (20), S. 2269–2276.

Woopen, C. (2015): Gesundheitskompetenz. In: Dieter Sturma und Bert Heinrichs (Hg.): Handbuch Bioethik. Unter Mitarbeit von dem Deutschen Referenzzentrum für Ethik in den Biowissenschaften (DRZE). Stuttgart: Metzler, S. 280–286.

Wordingham, S. E.; McIlvennan, C. K.; Dionne-Odom, J. N.; Swetz, K. M. (2016): Complex Care Options for Patients With Advanced Heart Failure Approaching End of Life. In: *Current heart failure reports* 13 (1), S. 20–29.

World Health Organization (2000): The World health Report 2000. Health Systems: Improving Performance. World Health Organization. Geneva.

Wotton, K.; Borbasi, S.; Redden, M. (2005): When all else has failed: Nurses' perception of factors influencing palliative care for patients with end-stage heart failure. In: *The Journal of Cardiovascular Nursing* 20 (1), S. 18–25.

Zwakman, M.; Jabbarian, L. J.; Pollock, K.; Seymour, J., van der Heide, A.; van Delden, J.; Kars, M. C. (2016): The Experiences and Responses of Patients with a Limited Life Expectation to Advance Care Planning: A Systematic Review. Abstracts of the 9th World Research Congress of the European Association for Palliative Care (EAPC). In: *Palliative Medicine*, S. NP61-NP62.

Anhang

1 Kurzfragebogen

1. **Soziodemografische Daten**
    - Alter
    - Geschlecht
    - Geburtsland/-ort (ggf. Migrationserfahrung erfassen)
    - Wohnort
    - Bildung (höchster Schulabschluss, Ausbildung, Studium)
    - Zuletzt ausgeübter Beruf/zuletzt ausgeübte Tätigkeit
    - Familienstand (mit Partner, ohne Partner, verheiratet/eingetragene Partnerschaft, etc.)
    - Wohnsituation (zu Hause: alleinlebend, mit Partner, mit Kindern; ggf. pflegende Angehörige oder andere Bezugspersonen; Pflegeeinrichtung; etc.)
    - Anzahl Kinder, Wohnort der Kinder
2. **Gesundheitszustand (z. T. aus Patientenakte)**
    - Seit wann herzkrank? (subjektive Einschätzung)
    - Raucher (ja/nein, seit wann aufgehört?)
    - Anzahl bisheriger Krankenhausaufenthalte in den vergangenen 2 Jahren
        - Hospitalisierung wegen Herzinsuffizienz in den vergangenen 12 Monaten
    - Wer ist der ambulant behandelnde Arzt? (Hausarzt/Kardiologe)
3. **Vorausplanung**
    - Erfahrung mit Reanimation (ja/nein, wann?)
    - Erfahrung mit Intensivstation (ja/nein, wann?)
    - Vorhandensein einer Patientenverfügung/Vorsorgevollmacht (ja/nein?)
        - Wenn ja: Wann erstellt? Mit wem erstellt? Aufbewahrungsort? Ggf. bereits geändert?
4. **Bisheriger Krankenhausaufenthalt**
    - Einweisungs-/Aufnahmeort (z. B. Notaufnahme)
    - Bisherige Krankenhäuser/Stationen, bisherige Anzahl an Krankenhaustagen

2 Leitfaden des ersten ACP-Beratungsgesprächs

- Patient darüber aufklären, dass alle von ihm geäußerten Wünsche und Ziele bezüglich einer medizinischen Behandlung jederzeit von ihm selbst wiederrufbar sind und nur im Falle einer länger anhaltenden Unfähigkeit zur medizinischen Entscheidungsfindung herangezogen werden; Hinweis darauf, dass auch eine schriftliche Dokumentation/Patientenverfügung keine Garantie gibt, dass die Versorgung tatsächlich entsprechend den Patientenwünschen erfolgen wird.

Teil I (Einleitung, Ziele/Erwartungen an ACP)

- *Wie geht es Ihnen heute?*
- *Warum sind Sie eigentlich im Krankenhaus?*
- *Was erhoffen Sie sich von diesem Gespräch?* Alternativ: *Welche Erwartungen haben Sie an das Vorausplanungsgespräch?*
- Projekt erneut in einfachen Worten vorstellen:
  Ich werde Ihre Ziele und Wünsche, die Sie in unserem Gespräch äußern, handschriftlich notieren. Dann können wir in unserem zweiten Gespräch die Inhalte noch mal überprüfen und ggf., sofern Sie es wünschen, daraus eine Patientenverfügung bzw. Ergänzung dazu, erstellen.
- Überleitung zum nächsten Themenkomplex: *Ich möchte mich jetzt gerne mit Ihnen über Ihre Herzerkrankung unterhalten.*

Teil II (Chronische Herzinsuffizienz im Alltag)

- *Was wissen Sie über Ihre Herzerkrankung?*
- *Wann haben Sie zum ersten Mal bemerkt, dass mit Ihrem Herzen etwas nicht in Ordnung ist?*
- *Wie erleben Sie Ihre Herzerkrankung im Alltag? Welche Veränderungen haben Sie bemerkt (körperlich, seelisch, sozial, spirituell)?*
- *Was denken Sie, wie sich Ihre Erkrankung in Zukunft weiterentwickeln könnte? Was würden Sie sich wünschen?*
- *Welche Sorgen/Ängste haben Sie in Bezug auf Ihre Herzerkrankung? Welche Sorgen/Ängste haben Sie in Bezug auf zukünftige medizinische Behandlungen?*
- *Kennen/kannten Sie andere Menschen, die ebenfalls an einer chronischen Herzschwäche leiden/litten?*
- Überleitung zum nächsten Themenkomplex: *Ich möchte mich jetzt gerne mit Ihnen über Ihr Leben unterhalten.*

Teil III (Leben und Tod)

- *Was denken Sie über Ihr Leben?* Alternativ: *Wie stehen Sie zu Ihrem Leben?*
- *Was ist Ihnen im Leben wichtig? Wozu lohnt es sich für Sie zu leben?*
- *Welche Erfahrungen im Familien-/Freundeskreis haben Sie bisher mit dem Sterben bzw. Tod gemacht?*
- *Gab es Momente, in denen Sie sich schon einmal Gedanken über Ihr eigenes Versterben bzw. Ihren eigenen Tod gemacht haben? Wie würden Sie sich Ihr eigenes Versterben bzw. Ihren eigenen Tod wünschen?*
- *Haben Sie bereits mit Ihrem persönlichen Umfeld (Familie/Freunde) über diese Wünsche/Vorstellungen gesprochen, z. B. im Rahmen der Erstellung einer Patientenverfügung oder Vorsorgevollmacht?*
- *Wie wäre es für Sie, wenn Sie plötzlich versterben würden? Ganz friedlich einschlafen. Wie ist dieser Gedanke für Sie?* Alternativ: *Macht Ihnen der Gedanke Angst?*
- Überleitung zum nächsten Themenkomplex: *Sie haben eine Erkrankung, bei der manchmal Komplikationen auftreten können. Das kann zur Folge haben, dass eilige Entscheidungen getroffen werden müssen. Manchmal gibt es Situationen, in denen Sie selbst nicht dazu in der Lage sind, diese Entscheidungen für sich zu treffen. In diesem Fall ist es wichtig, dass andere Menschen aus Ihrem persönlichen Umfeld Ihre genauen Wünsche und Ziele kennen, damit nur die Maßnahmen getroffen werden, die auch Ihrem tatsächlichen Willen entsprechen. Diesen Willen kann man beispielsweise im Rahmen einer Patientenverfügung oder Vorsorgevollmacht festhalten. Gibt es Menschen aus Ihrem Familien- oder Freundeskreis, von denen Sie sich wünschen würden, dass sie im Notfall für Sie diese Entscheidungen treffen sollen?*
- Überleitung zum nächsten Themenkomplex: *Ich möchte jetzt gerne mit Ihnen einige Szenarien durchsprechen, die im Rahmen einer fortschreitenden Herzerkrankung auftreten können. Mich interessieren die Wünsche und Ziele, die Sie in einer solchen Situation haben/verfolgen.*

Teil IV (Szenarien der Erkrankung)

- *Was soll die Medizin für Sie machen, wenn sich Ihr körperlicher Zustand verschlechtern sollte? Was erhoffen Sie sich dann von der Medizin?*

Szenario 1:

- *Sie haben zu Hause plötzlich starke Luftnot. Ursächlich sind am ehesten ausgeprägte Wassereinlagerungen in der Lunge und im ganzen Körper sowie eine begleitende Lungenentzündung.*
  Was soll der Arzt für Sie tun?

- *Wollen Sie ausschließlich zu Hause behandelt werden (mit Entwässerungsmitteln in Tablettenform und einem Antibiotikum in Tablettenform), unter Inkaufnahme, dass mögliche lebenswichtige Maßnahmen nicht durchgeführt werden können? In diesem Fall würde man Ihnen symptomlindernde Medikamente gegen die Luftnot geben und Sie ggf. auch bis zum Tode begleiten.*
- *Wünschen Sie eine Einweisung ins Krankenhaus, damit Sie dort eine intensivierte Therapie, z. B. mit Entwässerungsmitteln und Antibiotikum über die Vene, erhalten können?*

- Sofern sich der Patient zu einem Krankenhausaufenthalt entschließt:
Während des Krankenhausaufenthaltes zeigt sich, dass Ihre Symptome unter der konventionellen Behandlung nicht besser werden und die Erkrankung, im Gegenteil, eher fortschreitet. Sie leiden unter zunehmender Luftnot. Eine Behandlung auf der Intensivstation ist nötig. Stimmen Sie einer Verlegung auf die Intensivstation zu? Alternativ zu einem Aufenthalt auf der Intensivstation würde man die konventionelle Therapie fortsetzen und Ihnen zusätzliche symptomlindernde Medikamente geben und Sie auch ggf. beim Sterben begleiten.
- Sofern sich der Patient zu einem Intensiv-Aufenthalt entschließt:
Während des Aufenthaltes auf der Intensivstation lässt sich Ihre Atemsituation leider nicht stabilisieren. Eine zusätzliche künstliche Beatmung ist nötig. Diese kann möglicherweise zunächst mit einer Maske erfolgen, die Ihnen bei jedem Atemzug zusätzlich Luft in Mund und Nase bläst, kann aber auch bei weiterer Verschlechterung der Situation über einen Schlauch in der Luftröhre erfolgen. In letzterem Fall würde man Sie dazu in einen künstlichen Schlaf versetzen. Wie stehen Sie zu den einzelnen Maßnahmen? Alternativ zur künstlichen Beatmung würde man Ihnen Medikamente gegen die Luftnot verabreichen und Sie auch ggf. beim Sterben begleiten.
- *Während des Aufenthaltes auf der Intensivstation erleiden Sie im Rahmen der Komplikationen einen Herzstillstand. Möchten Sie, dass man Sie in diesem Falle wiederbelebt?*

Szenario 2:

- Bei Patienten ohne Herzschrittmacher/Defibrillator:
Ihr Arzt teilt Ihnen mit, dass Sie aufgrund Ihrer Herzerkrankung einen Herzschrittmacher benötigen. Wie stehen Sie zu diesem Eingriff (kurzer Krankenhausaufenthalt mit kleiner Operation in lokaler Betäubung)?
- Sofern der Patient einer Herzschrittmacher-Anlage zustimmt:
Ihr Herz ist durch Ihre Erkrankung derartig geschädigt, dass es trotz Anlage eines Herzschrittmachers jederzeit zu Herzrhythmusstörungen kommen kann. Diese

können zu einem Herz-Kreislaufstillstand führen. Eine mögliche Therapieoption ist die Implantation eines Herzschrittmachers mit zusätzlich eingebautem Defibrillator, der in einem solchen Fall automatisch einen Elektroschock freisetzt, damit das Herz weiterschlägt. Sollte diese Maßnahme durchgeführt werden?

- Bei Patienten mit eingebautem Defibrillator:
  Können Sie sich Situationen vorstellen, in denen Sie möchten, dass Ihr Defibrillator ausgeschaltet wird? Nennen Sie mir bitte eine oder mehrere solcher Situationen.

Szenario 3:

- *Ihr aktueller Gesundheitszustand ist in den letzten Wochen/Monaten stabil gewesen. Unerwartet erleiden Sie plötzlich einen Herzstillstand. Welche Maßnahmen sollen ergriffen werden?*
  - *Umgehende Wiederbelebungsmaßnahmen?*
  - *Keine weiteren Maßnahmen?*
- *Angenommen Ihr Herz konnte zwar wieder zum Schlagen gebracht werden, aber Ihr Gehirn war zu lange ohne Sauerstoffversorgung. Der Zustand ist ähnlich wie bei einem schweren Schlaganfall oder einer ausgeprägten Demenz. Sie sind vollständig bettlägerig, nicht orientiert und nehmen Ihre Umwelt mutmaßlich auch gar nicht mehr bewusst wahr. Eine selbstständige Nahrungs- und Flüssigkeitsaufnahme ist nicht möglich. Mit großer Wahrscheinlichkeit werden Sie nie wieder richtig wach. Was soll getan werden?*
  - *Erneute Wiederbelebungsmaßnahmen, wenn ein weiterer Herzstillstand eintreten sollte? Implantation eines Herzschrittmachers?*
  - *Anlage einer Ernährungssonde zur Sicherstellung einer ausreichenden künstlichen Nahrungszufuhr und Flüssigkeit?*
  - *Antibiotika-Therapie, z. B. bei Lungenentzündung?*
  - *Keine weiteren lebenserhaltenden Therapien? Lediglich symptomlindernde Maßnahmen, Sterbebegleitung?*
- *Kennen Sie jemanden, der sich in einer der genannten Situationen befand? Wie denken Sie darüber?*
- *Sollte es zu einer weiteren Verschlechterung Ihrer Situation kommen, was muss aus Ihrer Sicht an Lebensqualität erhalten bleiben, damit sich eine weitere Behandlung für Sie lohnt? Was wäre für Sie ein Zustand, in dem Sie nicht mehr durch zusätzliche medizinische Maßnahmen am Leben erhalten werden wollen?*

Teil V (Ende)

Gibt es noch Themen, die bislang nicht zur Sprache gekommen sind und die Ihnen wichtig sind? Alternativ: *Würden Sie gerne noch ein bestimmtes Thema ansprechen?*

3 Leitfaden des zweiten ACP-Beratungsgesprächs

- Patient darüber aufklären, dass alle von ihm geäußerten Wünsche und Ziele bezüglich einer medizinischen Behandlung jederzeit von ihm selbst widerrufbar sind und nur im Falle einer länger anhaltenden Unmündigkeit zur medizinischen Entscheidungsfindung herangezogen werden.

Teil I (Einleitung, Ziele/Erwartungen an ACP)

- *Wie geht es Ihnen heute?*
- *Mit welchen Gefühlen gehen Sie in unser heutiges zweites Gespräch? Was erwarten Sie von dem Gespräch? Gibt es besondere Themen, die Sie ansprechen wollen? Haben Sie noch Fragen zum ersten Gespräch? Ist Ihnen etwas unklar geblieben?*
- Überleitung zum nächsten Themenkomplex: *Ich möchte mich jetzt gerne mit Ihnen über Ihre Herzerkrankung unterhalten.*

Teil II (Chronische Herzinsuffizienz im Alltag)

- *Wie geht es Ihnen seit dem Aufenthalt in der Henriettenstiftung? Was hat sich verändert? Körperlich? In der allgemeinen Wahrnehmung?*
- *Wie erleben Sie Ihre Herzerkrankung aktuell im Alltag? Welche Veränderungen haben Sie bemerkt (körperlich, seelisch, sozial, spirituell)?*
- *Was denken Sie, wie sich Ihre Erkrankung in Zukunft weiterentwickeln könnte? Was würden Sie sich wünschen?*
- *Wie haben Sie Ihren letzten Krankenhausaufenthalt erlebt? Welche Sorgen und Ängste haben Sie, wenn Sie an zukünftige medizinische Behandlungen denken?*
- Überleitung zum nächsten Themenkomplex: *Ich möchte mich jetzt gerne mit Ihnen über Ihr Leben unterhalten.*

Teil III (Leben und Tod)

- *Hat sich seit unserem letzten Gespräch Ihre Einstellung zum Leben geändert/verändert? Wie stehen Sie aktuell zu Ihrem Leben?*
- *Was ist Ihnen im Leben wichtig? Wozu lohnt es sich für Sie zu leben?*
- *Hat sich seit unserem letzten Gespräch Ihre Einstellung zum Tod bzw. zum persönlichen Versterben geändert? Wie wäre es für Sie, wenn Sie plötzlich versterben würden? Ganz friedlich einschlafen. Wie ist dieser Gedanke für Sie?* Alternativ: *Macht Ihnen der Gedanke Angst?*

- *Haben Sie in der Zwischenzeit mit Ihrem persönlichen Umfeld (Familie/Freunde) über Ihre Wünsche/Vorstellungen gesprochen?*
- Überleitung zum nächsten Themenkomplex: *Ich möchte mich jetzt gerne mit Ihnen über das Thema Patientenverfügung/ Vorsorgevollmacht unterhalten.*

Teil IV (Patientenverfügung/Vorsorgevollmacht)

- *Haben Sie sich seit unserem letzten Gespräch während Ihres Krankenhausaufenthaltes zum Thema Patientenverfügung/Vorsorgevollmacht Gedanken gemacht?*
  - Wenn Ja: *Was war der Grund dafür?*
- *Welche positiven Aspekte erwarten Sie von einer Patientenverfügung bzw. Vorsorgevollmacht?*
- *Welche negativen Aspekte erwarten Sie von einer Patientenverfügung bzw. Vorsorgevollmacht?*
- *Haben Sie Angst, dass aufgrund einer Patientenverfügung/Vorsorgevollmacht medizinische Maßnahmen unterlassen werden könnten?*
- Gemeinsames Reflektieren der Patientenziele und -wünsche anhand der Aufzeichnungen aus dem ersten ACP-Gespräch. Überprüfen der Kontinuität der Gedanken: *Sollen wir gemeinsam anhand der Aufzeichnungen aus unserem ersten Gespräch eine Patientenverfügung/Vorsorgevollmacht erstellen?*

Teil V (Ende)

- *Gibt es noch Themen, die bislang nicht zur Sprache gekommen sind und die Ihnen wichtig sind?* Alternativ: *Würden Sie gerne noch ein bestimmtes Thema ansprechen?*

4 Leitfaden des ersten Interviews

Block I: Gesprächseinstieg: Wie geht es Ihnen heute?
Block II: Erwartungen, Bedürfnisse und Bedarfe: Sie haben vor kurzem an Gesprächen zur vorausschauenden Versorgungsplanung teilgenommen. Was waren Ihre Beweggründe dafür?

- Mit welchen Erwartungen sind Sie in das Gespräch gegangen?
- Und welche Rolle hat dabei Ihre Herzerkrankung gespielt?

Block III: ACP-Gespräch: Erinnern Sie sich bitte noch einmal an die Gespräche. Was ist Ihnen in besonderer Erinnerung geblieben?

- Wie sind diese Gespräche abgelaufen? Erzählen Sie mir bitte davon.
- Wie haben Sie das „Drumherum" während der Gespräche erlebt?
- Wer war alles dabei? …Und wie war das für Sie?
  - *Angehörige:* Wie haben Sie das erlebt, dass Ihr Partner/Ihre Tochter/Ihr Sohn bei den Gesprächen dabei war?
  - *Gesprächsbegleiter:* Wie war es für Sie, diese Gespräche mit einem Arzt zu führen? *oder*: Wie war es für Sie, mit einem Arzt über Ihre Versorgungswünsche zu sprechen?
- Welche Themenbereiche sind Ihnen in besonderer Erinnerung geblieben?
- Wie haben Sie sich während der Gespräche gefühlt? … Und danach?

Block IV: Konsequenzen: Was nehmen Sie aus den Gesprächen für sich persönlich mit?

- Was haben diese Gespräche bei Ihnen ausgelöst?
- Gab es ein „Ergebnis" der Gespräche? [Ja.] Beschreiben Sie mir das doch bitte einmal.
- Stellen Sie sich vor, die Gespräche hätten nicht stattgefunden. Wie wäre das für Sie? *oder*: Welchen Unterschied hätte dies für Sie gemacht? …Und wie bewerten Sie dies?

Block V: Bewertung: Nun habe ich noch ein paar Nachfragen *(optional).*

- Welche Konsequenzen haben die Gespräche in Bezug auf Ihre Herzerkrankung?
- Sie berichteten bereits von Erwartungen an die Vorausplanungsgespräche. Welche Erwartungen wurden erfüllt? …Und welche wurden nicht erfüllt?

- Versetzen Sie sich doch noch einmal in die Situation der Gespräche. Welche Aspekte in den Gesprächen haben Sie bei Ihrer individuellen Vorausplanung weitergebracht? …Und welche haben Ihnen weniger geholfen?
  - *Optional*: Manche Personen berichten von einem „Aha-Erlebnis“ während der Gespräche. Ging Ihnen das ähnlich? [Ja.] Beschreiben Sie mir dieses doch einmal.
  - *Optional*: Gab es Punkte, wo Sie sagen, da hat sich Ihre Entscheidung verändert? [Ja.] Beschreiben Sie mir diese Situation doch einmal bitte.
  - *Optional*: Gab es Situationen, in denen Ihnen das Gespräch zu weit ging? [Ja.] Wären Sie bereit, mir davon zu berichten?
- In den Gesprächen haben Sie für einige gesundheitliche Krisensituationen Entscheidungen bezüglich Behandlungsmaßnahmen getroffen. Welche Entscheidungen waren für Sie schwierig? …Und welche fielen Ihnen leicht?
  - *Optional*: Was hat Ihnen geholfen, diese Entscheidungen zu treffen?
- Die Gespräche liegen jetzt ja schon ein paar Tage zurück. Gibt es vielleicht Fragen, die Sie gerne noch losgeworden wären, die aber nicht zur Sprache gekommen sind?
- Sie haben Ihre Entscheidungen schriftlich dokumentiert. Was waren Ihre Beweggründe dafür? *Oder:* Sie haben beschlossen, Ihre Entscheidungen *nicht* schriftlich zu dokumentieren. Was waren Ihre Beweggründe dafür?
- Inwiefern haben Sie weitere Personen, über die Beteiligten an den Gespräschen hinaus, in die Vorausplanung miteinbezogen?

Block VI: Gesprächsabschluss: Wenn Sie nun abschließend ein Fazit für diese Gespräche zur vorausschauenden Versorgungsplanung ziehen, wie lautet das? *Optional*: Wenn Sie sich etwas wünschen dürften, was würden Sie an den Vorausplanungsgesprächen verändern wollen?

Sie haben jetzt ausführlich berichtet, wofür ich mich schon einmal herzlich bedanken möchte. Gibt es vielleicht noch andere Themen, die bislang nicht zur Sprache gekommen sind, die Ihnen aber wichtig sind? *Oder:* Haben wir etwas vergessen, was Sie gerne noch ansprechen würden?

5 Leitfaden des Interviews mit Hinterbliebenen

Mich würde zunächst interessieren, was seit der Krankenhausentlassung passiert ist. Erzählen Sie mir das doch bitte einmal.

- Wie ist Ihr Angehöriger verstorben?
- Wo ist Ihr Angehöriger verstorben?
- Woran ist Ihr Angehöriger gestorben?
  - Als Folge der Herzinsuffizienz?
  - Sonstige Ursachen?
- Welche Rolle spielte die Herzschwäche?

Wenn Sie zurückblicken, was ist Ihnen von den ACP-Gesprächen in Erinnerung geblieben? Erzählen Sie mir bitte davon.

- Welche Auswirkungen hatten die Gespräche?
- Was denken Sie, wie Ihr Angehöriger die Gespräche erlebt hat?
- Stellen Sie sich vor, die Gespräche hätten nicht stattgefunden, wie wäre das für Sie?
- Was war gut, was war nicht so gut an den Gesprächen?

Wie haben Sie die Entscheidungsfindung erlebt? Berichten Sie mir doch bitte davon.

- Welche Rollen haben die Patientenverfügung bzw. Vorsorgevollmacht gespielt?
- Welche Rolle haben die Gespräche gespielt?

Nachfragen zur Vorausplanung allgemein

- Wie stellen Sie sich das optimale Setting für solche Gespräche vor?
- Wann wäre aus Ihrer Sicht ein geeigneter Zeitpunkt für solche Gespräche?
- Wo sollten die Gespräche Ihrer Meinung nach am besten stattfinden?
- Wer sollte Ihrer Meinung nach solche Gespräche führen?

Abschluss

- Wenn Sie nun abschließend ein Fazit für diese Gespräche zur vorausschauenden Versorgungsplanung ziehen, wie lautet das?
- Wenn Sie sich etwas wünschen dürften, was würden Sie an den Vorausplanungsgesprächen verändern wollen?

- Sie haben jetzt ausführlich berichtet, wofür ich mich schon einmal herzlich bedanken möchte. Gibt es vielleicht noch andere Themen, die bislang nicht zur Sprache gekommen sind, die Ihnen aber wichtig sind? *Oder:* Haben wir etwas vergessen, was Sie gerne noch ansprechen würden?

6 Transkriptionsregeln

Nach folgenden Regeln soll das Arbeitstranskript erstellt werden:

- Die Transkription erfolgt wortgenau, auch alltagssprachliche Äußerungen wie „nä“ oder „hm“ werden transkribiert
- Kennzeichnung der Sprecher: I = Interviewer, P = Interviewpartner (ggf. bei Anwesenheit von Angehörigen durchnummerieren A1, A2, A3 etc.)
- (X) = längere Pause mit Angabe der Dauer in Sekunden (z. B. (3) = 3 Sekunden)
- <u>Unter</u>streichung = auffällige Betonung
- Wortabbru_ = Markierung eines Abbruchs innerhalb der Wortgrenze
- ((lachend)) = Charakterisierung nichtsprachlicher Vorgänge
- (gewesen[?]) = schlecht verständliches Wort
- (unverständlich) = unverständliche Textteile
- [Telefonklingeln] = Vermerk von Unterbrechungen wie z. B. Türklingel, Telefonklingel, Hintergrundgeräusche etc.

Weitere Anmerkungen:

- 1,5 Zeilenabstand, Absatz 12 pt, durchlaufende Zeilennummern, Zeilenumbruch nach 13 cm (breiter Rand)
- Interpunktion (, und . und ?) werden entsprechend der Sinnzusammenhänge gesetzt
- Zeilenschreibweise, d. h. aufeinander folgende Gesprächsbeiträge werden jeweils in einer neuen Zeile begonnen, sodass das Untereinander der Zeilen das zeitliche Nacheinander der Beiträge zeigt

7 Anwesenheit von Angehörigen während der Datenerhebung

Pseudonym	Aufklärungsgespräch	1. ACP-Gespräch	2. ACP-Gespräch	1. Interview
P1	ohne Begleitung	mit Schwiegertochter	ohne Begleitung	ohne Begleitung
P2	ohne Begleitung	mit Ehefrau und einer Tochter	-	-
P3	ohne Begleitung	ohne Begleitung	ohne Begleitung	ohne Begleitung
P4	ohne Begleitung	mit Sohn	mit Sohn	ohne Begleitung
P5	ohne Begleitung	ohne Begleitung	-	-
P6	mit Ehefrau	mit Ehefrau	-	-
P7	ohne Begleitung	ohne Begleitung	-	-
P8	mit einer Tochter	mit einer Tochter	mit einer Tochter	ohne Begleitung
P9	ohne Begleitung	mit Schwiegertochter	mit Schwiegertochter und Sohn	ohne Begleitung
P10	mit Ehefrau	mit Ehefrau	mit Ehefrau	mit Ehefrau
P11	ohne Begleitung	ohne Begleitung	mit Sohn	ohne Begleitung
P12	ohne Begleitung	ohne Begleitung	-	-
P13	mit Ehefrau	mit Ehefrau	mit Ehefrau	mit Ehefrau
P14	mit Ehefrau	mit Ehefrau	-	-
P15	mit einer Tochter	mit einer Tochter	mit beiden Töchtern	mit beiden Töchtern
P16	ohne Begleitung	ohne Begleitung	-	-
P17	mit Ehefrau	mit Ehefrau	mit Ehefrau	mit Ehefrau
P18	mit Sohn	mit Schwiegertochter	mit Sohn und Schwiegertochter	nur Sohn und Schwiegertochter
P19	ohne Begleitung	ohne Begleitung	-	-
P20	mit Ehefrau	mit Ehefrau und einer Tochter	mit Ehefrau	mit Ehefrau
P21	ohne Begleitung	ohne Begleitung	-	-

Pseudo-nym	**Aufklärungs-gespräch**	**1. ACP-Gespräch**	**2. ACP-Gespräch**	**1. Interview**
P22	ohne Begleitung	ohne Begleitung	mit Ehemann	mit Ehemann
P23	ohne Begleitung	ohne Begleitung	ohne Begleitung	ohne Begleitung
P24	ohne Begleitung	mit Ehemann	-	-
P25	ohne Begleitung	ohne Begleitung	mit Tochter	ohne Begleitung
P26	ohne Begleitung	ohne Begleitung	ohne Begleitung	ohne Begleitung
P27	mit Tochter und Schwiegersohn	mit Tochter und Schwiegersohn	mit Tochter und Schwiegersohn	mit Tochter und Schwiegersohn
P28	ohne Begleitung	ohne Begleitung	-	Telefonat mit Neffen
P29	ohne Begleitung	ohne Begleitung	-	-
P30	ohne Begleitung	ohne Begleitung	mit Lebenspartner	mit Lebenspartner

8 Abstand zwischen den Zeitpunkten der Datenerhebung

Pseudonym	Abstand zwischen dem 1. ACP-Gespräch bis zu dem 2. ACP-Gespräch (Tage)	Abstand zwischen dem 2. ACP-Gespräch bis zu dem 1. Interview (Tage)	Abstand zwischen dem 1. ACP-Gespräch bis zu dem 1. Interview (Tage)
P1	56	11	67
P3	24	3	27
P4	29	14	43
P8	14	3	17
P9	49	3	52
P10	22	1	23
P11	58	10	68
P13	27	2	29
P15	16	19	35
P17	34	4	38
P18	10	-	-
P20	55	3	58
P22	21	5	26
P23	34	6	40
P25	14	4	18
P26	20	8	28
P27	20	4	24
P30	23	3	26

9 Fallbeschreibungen

9.1 Patientin P1

Patientin P1 war 87 Jahre alt und lebte im eigenen Apartment eines Seniorenwohnheims. Sie war am Rollator selbstständig mobil und hatte leichte kognitive Defizite. Es bestand Pflegestufe 1. Sie hatte einen Herzschrittmacher. Für sie waren die Luftnot und die Wassereinlagerungen kennzeichnend für ihre Herzprobleme. Ihr Ehemann, ihre Geschwister und Eltern waren bereits verstorben. Ihre Schwiegertochter war bei dem ersten Beratungsgespräch im Krankenhaus anwesend und ihr Sohn war zum zweiten Gespräch eingeladen, kam jedoch verspätet, sodass das Gespräch bereits beendet war.

Die Patientin hatte eine Patientenverfügung und Vorsorgevollmacht („*Sterbehilfe*"; P1_3_57) bereits vor einem Jahr mit ihrem Sohn und ihrer Schwiegertochter erstellt und meinte, es sei „*alles erledigt*" (P1_3_73). Sie selbst schien wenig über die eigene Vorsorge und die einzelnen Inhalte der Unterlagen zu wissen:

> *Ja, das hat meine, mein, mein Sohn gemacht, ((I: mhm)) und meine Schwiegertochter, dass das gut wäre. ((I: mhm)) Ja, na, wenn sie meinen, dass das gut ist, dann isses gut. (P1_2_102)*

Die Initiative für die Vorausplanung hat ihr Sohn ergriffen. Die Patientin selbst hat mit der Erstellung der Vorsorgevollmacht alle Verantwortung auf den Sohn und die Schwiegertochter übertragen.

> *Weil d_ weil das meine beiden Kinder, mein Sohn und meine Schwiegertochter alles machen, die haben sämtliche Vollmachten ((I: mhm)) von mir. (P1_2_86)*

Es wird deutlich, dass die Patientin hier ein blindes Vertrauen in ihren Sohn zeigte und diese Regelungen nicht hinterfragte. Sie übertrug ihm und seiner Frau die gesamte Handlungsgewalt.

Im Interview thematisierte die Patientin eine mögliche Herzoperation, die sie jedoch aufgrund ihres Alters, der vorhergehenden langen Krankenhausbehandlung (Beinvenenthrombose und Lungenembolie, perforierter Sigmadivertikulitis) inklusive schwerer Operationen und ihrer Folgen (Narben, Lungenentzündung mit intensivmedizinischer Behandlung, Gewichtsverlust) sowie der Schwere der möglichen Operation („*er meinte auch, also es wär schon schwierig*"; P1_3_71) und dem fehlenden Leidensdruck ablehnte.

> *Ja, damit_ weil das Herz nicht mehr gut arbeitet bei mir. ((I: mhm)) Aber so eigentlich hab ich, toi toi toi, bis jetzt noch nichts gemerkt. (P1_2_64)*

In ihrem Bericht wird deutlich, dass sie diese Entscheidung selbstständig gegenüber dem behandelnden Arzt artikuliert und ihre Meinung vertreten hat. Sie sicherte ihre Entscheidungen bei ihrem Sohn ab und holte sich Bestätigung von ihm für ihr Handeln. Deutlich wird das, als sie das Gespräch mit ihrem Sohn in wörtlicher Rede im Interview wiedergab (P1_3_69).

Für die Patientin schien die Lebensqualität wichtiger zu sein als die Lebensquantität. Die Vermutung wird dadurch gestützt, dass sie in der Begründung zur Ablehnung der Operation betonte, dass sie sich nicht mehr quälen wolle und die Erfahrung, die sie im vergangenen Jahr im Krankenhaus gemacht habe, nicht erneut machen wolle. Sie sagte, dass sie ein hohes Alter erreicht habe und nicht unbedingt viel älter werden wolle.

An das erste Gespräch im Krankenhaus erinnerte sich die Patientin nicht, was im zweiten ACP-Gespräch deutlich wurde (P1_2_19-23). Neben ihrer Herzschwäche, die erst akut aufgrund einer Dekompensation im Rahmen der perforierten Sigmadivertikulitis aufgetreten war, stand für sie die Darmerkrankung im Vordergrund. Zum Ende des ersten ACP-Gesprächs, als die künstliche Beatmung, die Sterbebegleitung (P1_1_139-146) sowie ein Zustand, in dem sie nichts mehr mitbekäme (P1_1_184-185), thematisiert wurden, wurde die Patientin emotional und begann zu weinen. Im zweiten ACP-Gespräch lehnte sie eine weitergehende Besprechung der künstlichen Beatmung ab: *„Ach, hören Sie auf, was erzählen Sie mir denn da?"* (P1_2_124); *„Also, sowas will ich gar nicht hören"* (P1_3_126). Sie verweigerte außerdem, über den vergangenen Krankenhausaufenthalt zu sprechen (*„da will ich lieber nicht drüber reden"*; P1_2_54). Insgesamt ließ sich die Patientin auf eine tiefergehende Auseinandersetzung mit ihrer letzten Lebensphase nicht ein; die bestehende Vorausplanung hinterfragte sie nicht, sondern betrachtete ihre Vorausplanung als abgeschlossen. Der Berater erstellte keine Patientenverfügung.

9.2 Patient P2

Patient P2 war 78 Jahre alt und lebte mit seiner Ehefrau zusammen. Er hatte drei Töchter. Am Rollator war er mobil. Es bestand keine Pflegestufe. Der Patient hat im Rahmen des Krankenhausaufenthaltes Stents aufgrund einer 3-Gefäß-KHK implantiert bekommen und eine Verschlechterung seiner COPD erfahren. Die Eltern und die älteste Schwester waren bereits verstorben. Der Bruder hatte ebenfalls eine Herzschwäche und bereits eine neue Herzklappe implantiert bekommen. Der Patient und seine Ehefrau hatten beide jeweils eine Patientenverfügung *„ausgefüllt"* (P2_1_99). Die Ehefrau berichtete:

> *Ja, da haben wir uns schon mal mit befasst, dass wir nicht, irgendwie angeschlossen werden möchten oder sonst was, nä. (P2_1_101)*

Diese Aussage verweist auf eine undifferenzierte Auseinandersetzung mit diesem Thema.

Der Ehefrau schienen die Entscheidungsspielräume als Patientin in der medizinischen Versorgung unbekannt gewesen zu sein. Daher ergriff die Tochter die Initiative und erläuterte aus ihrer Sicht zwei Handlungsformen (Haltungen gegenüber Entscheidungen): *„ich möchte das selber entscheiden"* oder *„ich möchte das nicht entscheiden"* (P2_1_170-172). Die Entscheidung nicht selbst zu treffen, implizierte für sie, dass dann die Ärzte bzw. Angehörigen eine Entscheidung treffen müssen, was wiederum in einer Belastung für diese münden könnte. In dem ACP-Gespräch wurde nicht deutlich, welche Haltung der Patient vertrat. Immer dann, wenn er die Situation oder Behandlung nicht kannte, traf er aktiv keine Entscheidung und überließ somit die Entscheidungsfindung anderen (Ärzten und Angehörigen). Konnte er sich allerdings etwas unter der Behandlungsmaßnahme vorstellen (z. B. Herzschrittmacher, P2_1_153ff.), dann traf er selbst eine Entscheidung. Seine Grenze für die Inanspruchnahme bzw. Ablehnung formulierte der Patient wie folgt:

> *Wenn ich jetzt irgendwie jetzt es so, dass ich oben gar nicht mehr_ geistig da bin, dann möchte ich lieber weg sein. (P2_1_96)*

Die Tochter äußerte im Gespräch Bedenken, dass ihr Vater in Gegenwart der Ehefrau und ihr nicht klar seine eigene Meinung äußern werde. Das Angebot, die Gespräche auch alleine mit dem Arzt führen zu können, lehnte der Patient jedoch ab. Im Gespräch übernahm die Ehefrau die Beantwortung von Entscheidungsfragen ab dem ersten Szenario. Es wird deutlich, dass sie in einer Notfallsituation als Angehörige ihre Bedürfnisse in den Vordergrund stellen würde (P2_1_106-113). Es zeigt sich dabei auch, dass ihnen Wissen über palliative Behandlungsmöglichkeiten und Versorgungsalternativen fehlte.

Der Fall von Patient P2 verdeutlicht, dass die Ehefrau für ein solches Gespräch noch nicht bereit war. Sie reagierte schockiert auf die tabulose Thematisierung von Tod und Sterben. Es schien als habe sie das Gefühl, dass aufgrund eines solchen Gesprächs alle Hoffnungen genommen würden.

> *Oh Mensch, das ist ein Thema. Das ist_ nein. Das greift einen ordentlich an, was Sie da reden jetzt. Man muss es drauf zukommen lassen, wenn es kommt, dann kommt es. Aber man kann sich ja jetzt nicht so verrückt machen, dies und jenes. Also, ich find es schlimm dieses Thema. ((I: mhm)) Ich schieb das immer raus mit Sterben. ((I: mhm)) Wenn es da ist, ist es da. Dann können wir nichts*

> *dran ändern. Aber, dass Sie jetzt schon, das ist ja_ ich will so sterben, ich will so sterben. Also, wenn ich tot bin, bin ich tot. Das wär mir egal. (P2_1_119)*

Das Ehepaar hatte über diese Themen bislang nicht offen gesprochen (P2_1_142). Daher war die Ehefrau auch „*schockiert mit diesen Fragen*" (P2_1_162). Sie hatte das Gefühl, dass mit diesem Gespräch der Tod herbeigeredet würde:

> *Schon sprechen über Tod. Wir leben doch noch. Dies und jenes. Nä. Das heißt schon so, in acht Tagen, entscheide dich. Also ich find es schlimm. (P2_1_164)*

Die Tochter hatte ein großes Interesse, die Haltung ihres Vaters zu erfahren, auch wenn sie für sich und ihre Mutter als Angehörige eine Belastung in diesen Gesprächen sah. Die Tochter war offen für den Ausgang des Gesprächs und hätte auch akzeptiert, wenn der Vater die Entscheidungen nicht hätte selbst treffen wollen. Allerdings wird deutlich, dass sie es als eine Entlastung empfunden hätte, wenn sie genau die Wünsche und Vorstellungen des Vaters kennen würde. So könnten fehlerhafte Entscheidungen im Bedarfsfall vermieden und es könnte im Sinne des Vaters gehandelt werden. Sie wünschte sich als Angehörige eine Handlungsanleitung für den Notfall.

Der Berater erstellte keine Patientenverfügung. Die bestehenden Unterlagen wurden nicht überprüft. Ein zweites ACP-Gespräch wurde abgelehnt. Auch ein Interview kam nicht zustande.

9.3 Patientin P3

Patientin P3 war 77 Jahre alt und lebte in ihrem eigenen Apartment in einem Seniorenwohnheim. Sie war am Rollator mobil. Ihr Sohn lebte in derselben Stadt und war ihre Bezugsperson (P3_3_77). An den Gesprächen hat er nicht teilgenommen. Die Patientin hatte eine schwerste 3-Gefäß-Koronare Herzkrankheit und ist aufgrund eines Herzinfarkts mit nicht invasiv beatmungspflichtiger kardialer Dekompensation bei chronischer Herzinsuffizienz (NYHA III) in stationärer Behandlung gewesen und hat Stents implantiert bekommen. Im Jahr zuvor hatte sie eine Kanalspinal-Operation. Sie lebte nach eigener Aussage bereits ca. 25 Jahre mit der Herzerkrankung (P3_1_33). Auslöser für eine Auseinandersetzung mit und ihr Interesse an Vorausplanung waren die Sterbephase der Schwester vor vier Jahren (P3_3_19), ihr letzter Krankenhausaufenthalt aufgrund der Spinalkanalstenose vor einem Jahr (P3_3_55) sowie der momentane Krankenhausaufenthalt mit intensivmedizinischer Versorgung und Stent-Implementation (P3_3_59-69). Sie hat bereits ausführliche Gespräche mit der Enkelin und deren Mann sowie ihrem Sohn zu diesem Thema geführt. Ihren Sohn beteiligte die Patientin zwar an den Gesprächen, jedoch schätzte sie ihn als wenig belastbar ein und hatte daher die Enkelin einbezogen. Sie traute ihrem Sohn nicht zu, die Entscheidungen im Bedarfsfall in ihrem Sinne zu treffen, da er aufgrund der Erfahrungen in Bezug auf den Tod des Vaters emotional vorbelastet sei und selbst herzkrank war (P3_1_150; P3_1_250; P3_1_127). Weitere Gespräche, die sie zu diesem Thema initiiert hatte, blockte der Sohn ab (P3_2_129-141). Auch mit der Nachbarin thematisierte sie die eigene Vorausplanung (P3_3_47). Ebenso hatte sie mit ihrem alten Hausarzt dieses Thema besprochen (P3_3_47). Ihren neuen Hausarzt hat sie auf die Projektteilnahme hingewiesen; der schien aber aus ihrer Sicht nicht interessiert (P3_3_49). Sie hat sich bei der Erstellung ihrer Patientenverfügung an der ihrer Schwester orientiert. Bei ihrer Schwester erlebte sie die Sterbephase und den Verzicht auf medizinische Maßnahmen am Lebensende. Sie hatte die Vorsorgedokumente erstellt, um alle Regelungen rechtzeitig zu treffen, sodass ihren Wünschen im Bedarfsfall entsprochen werden kann (P3_2_151; P3_3_77).

Die Patientin wurde im familiären Umfeld häufig mit der Todesursache eines Herzinfarktes konfrontiert und daher erwartete sie ein ähnliches Versterben. Sie hat lange Zeit mit diesem Schicksal gehadert, kam jedoch zu dem Punkt, an dem sie die Endlichkeit und den Tod akzeptierte (P3_1_95; P3_3_51). Sie selbst hat den Tod ihres Ehemanns (P3_2_127), ihres Lebensgefährten (P3_1_87), ihres Sohns (P3_1_105), ihrer Tochter (P3_1_107), ihrer Schwester und ihrer Eltern miterlebt. Ihr vorrangiges Interesse an der Teilnahme an den ACP-Gesprächen war der Zugang zu weiteren Informationen:

> *Und dass man denn doch nen bisschen besser informiert ist über dies und jenes, und und wie man sich verhalten soll und das. (P3_3_17)*

Sie nahm aus den ACP-Gesprächen ausschließlich mit, dass es die Möglichkeit einer Herzschrittmacher-Implantation gäbe, sofern dieser indiziert sein sollte. Die Patientin lehnte zukünftig eine intensivmedizinische Behandlung ab. Auch eine Reanimation lehnte sie ab: *„Das bringt mir ja dann doch nichts“* (P3_1_220). Sie begründete ihre Entscheidung mit ihren Erfahrungen im Zusammenhang mit den familiären Todesfällen, dem Erleben der Sterbephase ihrer Schwester und ihrem eigenen Krankheitserleben im vergangenen Jahr. Diese Aspekte führten bei ihr dazu, dass sie ihre Krankheit und ein daraus resultierendes, absehbares Lebensende akzeptierte.

Eine Überprüfung bestehender Vorsorgeunterlagen erfolgte nicht. Der Berater erstellte keine Patientenverfügung.

9.4 Patientin P5

Patientin P5 war 89 Jahre alt. Sie war verwitwet und kinderlos. Sie lebte bislang in ihrer eigenen Wohnung. Nach dem Krankenhausaufenthalt stand ein Umzug in ein Seniorenheim an. Die Patientin war aufgrund einer erneuten globalen Dekompensation bei bekannter Herzinsuffizienz in stationärer Behandlung. Sie hatte einen Herzschrittmacher. Das erste ACP-Gespräch hat die Patientin alleine mit dem Berater geführt. Die Patientin hat im Vorfeld der ACP-Gespräche schon mehrere Patientenverfügungen ausgefüllt. Sie befürchtete, im Zusammenhang der ACP-Gespräche erneut eine erstellen zu müssen, worauf sie keine Lust hatte.

> *Soll ich denn letzten Endes, endlich nach diesem Gespräch wieder ne neue Verfügung schreiben, also, ich hab das satt, sag ich Ihnen. (P5_1_103)*

Der Unterschied zwischen der Vorsorgevollmacht und der Patientenverfügung war ihr nicht bekannt. Daher forderte sie von dem Berater eine Erklärung ein:

> *Das krieg ich immer durcheinander, ehrlich gesagt. Erzählen Sie mir mal den Unterschied. (P5_1_85)*

Im Verlauf zeigte sich, dass der Patientin die Unterscheidung unwichtig war und sie sich nicht recht darauf einlassen wollte: *„kann sein, aber das ist doch ganz egal“* (P5_1_109). In ihrer Entscheidungsfindung spielte zum einen das Alter eine wesentliche Rolle (P5_1_137; P5_1_149). Zum anderen wollte sie bei langandauernder Einschränkung anderen Menschen nicht zur Last fallen (P5_1_139). Weiterhin gründete sie ihre Entscheidung für oder gegen die Inanspruchnahme einer medizinischen Behandlungsmaßnahme auf Informationen zu der Prognose, d. h. das Outcome, den aktuellen Gesundheitszustand und den vorherigen Krankheitsverlauf.

> *Da muss man ja den Erfolg wissen oder oder, äh, sicher sein, dass da nen bisschen Erfolg dran ist. (P5_1_141)*

> *Es kommt ja drauf an, wie schlecht es einem geht, ob das der erste_ das erste Mal war oder ist, einige Umstände werden dann doch berücksichtigt, nicht? (P5_1_147)*

> *Da müsste man die ganze Vorgeschichte doch da mit einbeziehen, ob_ wie das gekommen ist und ob es immer schlechter wurde oder besser. (P5_1_157)*

Insgesamt forderte die Patientin immer wieder zusätzliche Informationen von dem Berater ein, da sie meinte, dass diese Entscheidungen auf Grundlage der gegebenen Informationen nur schwer zu treffen wären. Schließlich lehnte sie eine weitere Beantwortung der Fragen im ACP-Gespräch ab: *„das ist schwer zu sagen, also so Fisimatenten und so mach ich nicht“* (P5_1_157).

Die Patientin bemerkte, dass sie selbst nicht entscheiden könne, was sie in Anspruch nehmen oder ablehnen solle, denn sie wisse über medizinische Themen nicht Bescheid (P5_1_118-123). Hierbei wird deutlich, dass die Patientin mit der Fragestellung und einer selbstständigen Entscheidungsfindung überfordert war. Die Patientin sah sich hinsichtlich medizinischer Behandlungsentscheidungen machtlos:

> *Ich meine, man müsste ja den Ärzten vertrauen. ((I: mhm)) Man ist denen ja ausgeliefert, praktisch. (P5_1_57)*

Aufgrund ihrer fehlenden medizinischen Expertise vertraute sie bei medizinischen Behandlungen stark auf ihre behandelnden Ärzte und machte sich wenig Gedanken über ihre eigenen Vorstellungen. Deutlich wird an dieser Patientin, dass ausgefüllte Formulare einer Patientenverfügung nicht notwendiger Weise mit einer tiefergehenden Auseinandersetzung mit Entscheidungssituationen einhergehen. Das Interesse der Patientin war es, durch die Beratung Informationen zu ihrem Krankheitsmanagement zu erhalten (P5_1_191).

Der Berater erstellte keine Patientenverfügung. Ein vereinbarter Termin für ein zweites ACP-Gespräch wurde von der Patientin abgesagt, da sie sich nicht gut fühlte. Aufgrund des Umzugs in eine andere Stadt kam weder ein weiteres ACP-Gespräch noch ein Interview zustande.

9.5 Patientin P7

Patientin P7 war 79 Jahre alt, verwitwet und lebte alleine. Sie hatte eine Tochter, die in der Nähe wohnte. Drei Mal wöchentlich kam ein Pflegedienst. Die Patientin führte das erste ACP-Gespräch ohne Begleitung. Sie wurde aufgrund eines Erysipels des rechten Unterschenkels und eines Delirs in Folge des Infektes und der Exsikkose im Krankenhaus behandelt. Vor 19 Jahren hatte sie drei Bypässe bekommen. Sie hatte einen Herzschrittmacher. In den vergangenen zwei Jahren war die Patientin diverse Male im Krankenhaus. Die Patientin verfügte über eine Patientenverfügung und Vorsorgevollmacht. Die Dokumente waren vor ca. drei bis vier Jahren gemeinsam mit der Tochter erstellt und seitdem auch nicht mehr aktualisiert worden. Die Formulare befanden sich bei der Tochter zu Hause. Die Patientin merkte an, dass sie mit ihrer Tochter noch nicht über ihre Wünsche und Vorstellungen gesprochen habe und ihre Tochter das ablehne (P7_1_158). Jedoch meinte sie, dass sie mit ihr ein längeres Gespräch bei der Erstellung der Patientenverfügung und Vorsorgevollmacht geführt habe (P7_1_160). Die widersprüchlichen Aussagen der Patientin ließen eindeutige Schlussfolgerungen über das Ausmaß geführter familiärer Gespräche nicht zu. Die Patientin benannte in dem ACP-Gespräch ihre Grenze zwischen einer Inanspruchnahme und Ablehnung von medizinischen Behandlungsmaßnahmen eindeutig. Ihre Entscheidungen begründete sie nicht. Damit sich aus ihrer Sicht eine Inanspruchnahme von Maßnahmen lohnen würde, müsste sie über geistige Fähigkeiten und „*Kraft*" verfügen (P7_1_240).

Die Patientin lehnte ein zweites ACP-Gespräch ab, da sie nicht „*auf die Beine*" gekommen war. Ihre Tochter unterstützte das Vorhaben nicht. Diese habe keine Zeit, so sagte es die Patientin. Die bestehenden Unterlagen wurden nicht überprüft und eine Patientenverfügung wurde nicht erstellt. Ein abschließendes Interview kam auch nicht zustande.

9.6 Patientin P8

Patientin P8 war 81 Jahre alt und verwitwet. Der Ehemann war vor einem Jahr an einer Krebserkrankung verstorben. Sie lebte alleine in ihrer eigenen Wohnung und hatte vier Kinder. Eine Tochter wohnte in der Nähe und war ihre direkte Bezugsperson (P8_3_41). Die Tochter war beim Aufklärungsgespräch und den beiden ACP-Gesprächen anwesend. Die Patientin wertete es positiv, wenn eines ihrer Kinder bei solchen Gesprächen teilnahm, und begründete es damit, dass dann ein zweiter mithören könne, denn sie höre schwer und außerdem könne sie nicht immer so schnell folgen (P8_3_39). Es bestand keine Pflegestufe. Die Patientin wurde aufgrund einer erneuten rechtsführenden kardialen Dekompensation der Herzinsuffizienz im Krankenhaus behandelt. Im letzten halben Jahr war sie bereits drei Mal in stationärer Behandlung gewesen. Vor einem Jahr war ein Nierenkarzinom diagnostiziert und operiert worden (P8_1_53-59). Sie war in ambulanter Behandlung bei einem Onkologen. In der Zeit zwischen dem ersten und zweiten Interview wurde außerdem Lymphdrüsenkrebs diagnostiziert. Für die Patientin stand im Vordergrund, dass sie „*gesund werden*" wollte (P8_1_306; P8_3_27), was sie damit beschrieb, dass sie „*auf die Beine kommen*" wollte (P8_8_2_36). Außerdem war ihr wichtig, dass mit ihrer „*Familie alles so halbwegs über die Bühne geht*" (P8_3_27; P8_3_19; P8_3_29; P8_2_36). Dieses Motto wiederholte sie mehrfach in den Gesprächen und dem Interview. Diese positive Einstellung schien es ihr zu erleichtern, sich nicht weiter mit dem Thema auseinandersetzen zu müssen; d. h. tiefergehende Überlegungen bezüglich ihrer letzten Lebensphase konnte sie dadurch verdrängen und abblocken. Die Herzprobleme kamen für sie überraschend:

> *Da bin ich nicht mit klargekommen, dass ich auf einem Mal Herzprobleme haben soll, ((I: mhm)) also, ah, hab ich nie was von gemerkt, empfunden, nie ((I: mhm)) und jetzt auf einmal heißt es, mein Herz ist schwach ((I: mhm))*

> *und_ tja, das arbeitet zu schnell ((I: mhm)) und schafft nicht das Wasser aus dem Körper zu transportieren. (P8_3_35)*

Sie schien die Diagnose der Herzschwäche noch nicht verarbeitet zu haben („*ich will nicht wahr haben, dass ich so kaputt bin*“, P8_2_52). Die Patientin erwartete daher von den ACP-Gesprächen konkrete therapeutische Hilfe in Bezug auf ihre momentane gesundheitliche Situation („*Eigentlich (.) dass wir zu einem Punkt kommen, dass Sie mir helfen*“, P8_2_28; P8_2_27-32). Widersprüchlich zu der Interpretation ihrer abwehrenden und verdrängenden Haltung erschien folgende Aussage, die sich auf den Umgang mit ihren Einschränkungen bezog:

> *Im Moment (.) ja, da nehme ich das so hin, wie es kommt, ((I: mhm)) ändern kann ich es nicht. (P8_2_76)*

Daraus spricht Resignation, jedoch auch Akzeptanz der Krankheitsfolgen. Sie begründete ihre Machtlosigkeit und Gleichgültigkeit mit ihrem Alter:

> *Denn weiter ist_ hab ich ja nichts mehr zu wollen, wenn Sie es so wollen, ((I: mhm)) große Sprünge kann ich nicht machen, ((I: mhm)) dafür bin ich zu alt auch, ((I: mhm)) und die die kaputten Knochen alles. (P8_2_90)*

Im ersten ACP-Gespräch wollte sich die Patientin noch nicht mit ihrem eigenen Tod auseinandersetzen (P8_1_161-166): „*Ich möchte so lange leben, wie es irgend geht*“ (P8_1_232). Im zweiten ACP-Gespräch argumentierte sie hingegen folgendermaßen:

> *Es ist nun mal so, dass_ der Tod gehört zum Leben dazu, ((I: mhm)) und, ich sage mal, wenn die Uhr abgelaufen ist, dann_ (P8_2_94)*

Es schien eine Auseinandersetzung in der Zwischenzeit stattgefunden zu haben. Jedoch verneinte sie, einen aktiven Austausch über dieses Thema gesucht zu haben: „*das ist ein Thema (.) was man auch gerne wegschiebt*“ (P8_2_114). Auffällig war, dass sie ihre Meinung zu bestimmten Behandlungsmaßnahmen von dem ersten zum zweiten ACP-Gespräch geändert hatte:

> *Ich glaube einen Punkt hatte ich rausgenommen. Und zwar, ich weiß gar nicht mehr, was das war. (4 Sek.) Wo ich gesagt hab, „Nö, das muss nicht mehr sein“ (.) wenn ich, äh, krank bin, dass sie mich (.) aufpäppeln wollen, sag ich jetzt mal, wenn, wenn ich schon, äh, nichts mehr mitkriege. (P8_3_53)*

Diese Meinungsänderung bezog sich auf die Wiederbelebung bei Herzstillstand (P8_2_139-144); sie lehnte Wiederbelebungsmaßnahmen unabhängig von der Situation ab. Die Patientin sagte klar, dass sie jede Hilfe (=Behandlung) in Anspruch nehmen wollte, die sie verbindlich dabei unterstützt, wieder auf die Beine zu kommen (=gesund werden). Sie lehnte jedoch therapeutische Maßnahmen, wenn sie nichts mehr von ihrer Umwelt mitbekommt, ab.

> *So lange sie mir helfen können, die Ärzte, dass es durch Kleinigkeiten, sag ich jetzt mal, ((I: mhm)) nä, ((I: mhm)) dann schon, dass ich eventuell wieder auf die Beine komme, aber wenn das Gehirn kaputt ist, denn glaub ich, hat es keinen Sinn mehr. (P8_3_55)*

Sie unterstrich ihre Aussagen mit der folgenden Begründung:

> *Aber wenn man das dann so hört, wie die Leute gequält werden und das ist doch alles umsonst und man kriegt nichts mehr mit, das muss ich nicht haben. (P8_3_63)*

Hieran wird auch deutlich, dass sie sich als Patientin in einer solchen Situation einer Quälerei passiv ausgesetzt fühlte.

Die Patientin schien in ihren Aussagen unsicher zu sein, wenn sie ihre Aussagen mit einem *„oder?“* an die Interviewerin richtete und eine Einschätzung der Interviewerin einforderte (*„Oder, seh ich das verkehrt?“*, P8_3_73; P8_3_77; P8_2_98). Deutlich wird ihre Unsicherheit auch, wenn sie ihre eigene Meinung im Interview rechtfertigte (*„Ist meine Meinung“*, P8_3_55 oder *„vielleicht liege ich auch verkehrt“*, P8_3_63). Diese Unsicherheit schien aus einem familiären Konflikt zu resultieren, auf den das angespannte Verhältnis zwischen der Patientin und ihrer Tochter hindeutete. Offenbar war es für die Patientin ein Balanceakt, dass sie ihre Kinder nicht zu sehr mit ihren eigenen Belangen belastete und ständig die Hilfe ihrer Kinder einforderte (P8_3_73). Es deutete darauf hin, dass der Tod des Ehemannes diese Balance aus dem Gleichgewicht gebracht hat und ein Austarieren der Inanspruchnahme erst noch erfolgen müsse (z. B. auch die Inanspruchnahme eines Hausnotrufes, P8_3_81). Offene Konflikte zwischen der Patientin und ihrer Tochter schienen zum einen auch die Verdrängung der Erkrankung und die ablehnende Haltung gegenüber medizinischer Versorgung seitens der Mutter (*„Du willst ja immer nicht“*, P8_1_85) und zum anderen die ausbleibende Auseinandersetzung mit seit einem Jahr unausgefüllt herumliegenden Vorausverfügungen zu sein (*„Die liegt ja auch erst über ein Jahr zu Hause bei ihr“*, P8_1_170; P8_2_211; P8_2_225-241). Die Tochter hatte ein großes Interesse daran, dass die Mutter Dokumente erstellt – auch damit sie etwas in der Hand hat, um sich im Bedarfsfall gegenüber ihren Geschwistern absichern zu können:

> *Nur da möchte ich noch was zu sagen, ich bin nicht ((I: mhm)) die einzige Tochter und von daher, äh, wenn es denn wirklich darum geht, ((I: mhm)) dass meine Mutter nicht mehr entscheiden kann, ((I: mhm)) äh, würde ich das schon gut finden, wenn Du das aufschreibst, was Du denn möchtest und wie auch immer,*

> *weil ich muss mich dann nicht meinen Geschwistern gegenüber verantworten. (P8_1_312)*

Der Tochter fehlte das Verständnis dafür, dass ihre Mutter mit solch einer Entwicklung nicht gerechnet hat („*ich sage mal so, man hat sich da auch nie Gedanken drüber gemacht, dass das mal kommen kann*", P8_2_204), zumal sie vor einem Jahr „*das Ganze mit Vater ausgefüllt*" (P8_2_211) haben (P8_2_204-219). Die ACP-Gespräche schienen das verdrängende Verhalten der Patientin durchbrochen zu haben und eine Auseinandersetzung, die im Interesse der Tochter war, gefördert zu haben.

Die ACP-Gespräche haben die Patientin aufgewühlt (P8_2_26), weil sie ihr gesamtes Leben in den Mittelpunkt gestellt haben. Der Rückblick auf das gesamte Leben war für die Patientin ungewöhnlich (P8_3_49).

> *Das ging einem alles durch den Kopf, was so abgelaufen ist in all den Jahren und_ äh, man wurde an vieles erinnert. (P8_3_67)*

Obwohl die Patientin dem Projekt zunächst skeptisch gegenüberstand und sie sich fragte, wofür sie diese Gespräche bräuchte, zog sie am Ende folgendes Fazit:

> *Ich denke mal (.) das war gar nicht so verkehrt, dass man das mal so abgesprochen hat, alles. (P8_3_83)*

Der Berater erstellte für die Patientin eine Patientenverfügung und händigte der Familie einen Vordruck einer Vorsorgevollmacht aus.

9.7 Patientin P9

Patientin P9 war 76 Jahre alt und alleinstehend. Sie wohnte in ihrer eigenen Wohnung im selben Haus wie der Sohn. Sie hatte vor ca. 40 Jahren einen Hirninfarkt links mit Hemiparese rechts und vor 30 Jahren einen Herzinfarkt erlitten. Es bestand Pflegestufe 1. Sie saß im Rollstuhl, gab aber an, vor dem Krankenhausaufenthalt mit Stock mobil gewesen zu sein. Sie hatte einen weiteren Sohn, der in einem Pflegeheim lebt. Der andere Sohn hatte die Vorsorgevollmacht für seinen Bruder (P9_3_27).

Die Patientin wurde aufgrund eines akuten chronischen Nierenversagens bei Diarrhoe und Exsikkose im Krankenhaus behandelt und entwickelte währenddessen eine dekompensierte Rechtsherzinsuffizienz. Nach der Entlassung wurde sie am nächsten Tag aufgrund einer zentralen Lungenembolie mit Thrombose beidseitig erneut ins Krankenhaus eingeliefert. Zwischen dem ersten und zweiten ACP-Gespräch lagen daher zwei Monate. Das führte dazu, dass das zweite Gespräch im Interview wesentlich präsenter war und in einer anderen Lebenssituation stattfand. Das erste ACP-Gespräch hat sie ohne Begleitung mit dem Berater geführt, beim zweiten waren ihr Sohn und ihre Schwiegertochter anwesend. Das Hauptanliegen von der Patientin war es, zu regeln, wer die Vorsorgevollmacht übernimmt (P9_3_15-17; P9_3_27). Das hatte sie sich zum Ziel gesetzt (*„ich wollte“*, P9_3_15; *„das hatte ich mir auch so fest vorgenommen“*, P9_3_19). Die Patientin hatte sich bereits vor den ACP-Gesprächen mit Vorausplanung auseinandergesetzt und den Austausch in der Familie gesucht (*„denn wir haben das ja, nicht einmal, wir haben das schon zig Mal besprochen, vorher“*, P9_3_15); eine Patientenverfügung oder Vorsorgevollmacht hatte sie jedoch nie erstellt, ausschließlich eine Bankvollmacht (P9_3_27). Für sie war es eine Selbstverständlichkeit sich mit ihren Kindern über dieses Thema auszutauschen und daher bewertete sie die ACP-Gespräche auch als alltäglich:

> *Und wir haben da oft drüber gesprochen, ((I: mhm)) nä. (4 Sek.) Darum, ((hustet)) ist der Tod auch was Normales für mich. (P9_3_122)*

Über Tod und Sterben zu sprechen, war für sie nichts besonders – auch, weil sie schon viele Todesfälle in der Familie erlebt hat (P9_3_19).

Das zweite ACP-Gespräch sowie das Interview haben im Pflegeheim stattgefunden (Kurzzeitpflege). Die Patientin blieb nach Ablauf der Kurzzeitpflege im Pflegeheim wohnen. Die Entscheidung bezüglich des zukünftigen Wohnortes und der Versorgungssituation spielte für die Patientin in dem zweiten ACP-Gespräch sowie im Interview eine wichtigere Rolle als die Festlegung von Therapiebegrenzung:

> *Ich weiß es nicht, ich weiß noch nicht, was ich richtig mache. So mit dem anderen, da bin ich klar, ((I: mhm)) aber da hatten wir ja schon vor Jahren drüber gesprochen, nä. (P9_3_19)*

Die ACP-Gespräche haben ihr bei ihrer Entscheidungsfindung geholfen.

> *Dass mir auch mal jemand zuhören kann, ((I: mhm)) das ist wichtig und dass ich dann die Gedanken mal spielen lassen kann. (P9_3_142)*

Für die Patientin war

> *das Schlimmste[,] […] wie der Arzt nun noch fragte, was mein größter Wunsch ist, (18 Sek.) darf da gar nicht dran denken ((weinend)). (22 Sek.) Da hab ich zu ihm nur gesagt, „Ich möchte weiter nichts, ich möchte mit meinen Kindern alt werden“ ((weinend)) (6 Sek.) (unverständlich) (6 Sek.) ist mir das nicht vergönnt. (P9_3_41)*

Im ersten ACP-Gespräch äußerte sie zudem, dass sie gerne zu Hause versterben wollte (P9_1_143). Dass sie nicht mehr nach Hause kommen würde, hat ihre Einstellung zum Leben verändert (wie lässt sie unbeantwortet) und ihren großen Wunsch mit ihren Kindern zu leben, zunichte gemacht (P9_2_87-99). Sie sprach in diesem Zusammenhang davon, dass sie die Versorgung zu Hause *„den Kindern wirklich nicht zumuten"* könne (P9_3_39; P9_2_117). Es zeigt sich insbesondere anhand des Erzählstils in wörtlicher Rede und ihrem detaillierten Bericht, dass die Patientin den letzten Krankenhausaufenthalt (P9_3_69-75) und eine aus ihrer Sicht fehlerhafte Behandlung (*„Das darf ich gar keinem Menschen erzählen"*, P9_3_33; P9_2_16-23), die zu ihrem Umzug in ein Pflegeheim geführt hat, noch nicht verarbeitet hat. Die Patientin hätte sich rückblickend gewünscht, dass sie im Zusammenhang mit der Lungenembolie keine weitere akutmedizinische Versorgung bekommen hätte, *„dann hätten wir dieses ganze Theater nicht mehr besprechen brauchen"* (P9_3_19). Allerdings hat die Schwiegertochter anders gehandelt, da sie keine schriftlichen Dokumente hatte, die den Therapieverzicht dokumentierten, berichtete die Patientin. Sie meinte, mit der Vorsorgevollmacht sei das nun zukünftig anders (P9_3_19).

Die Patientin benannte klar, wo sie für sich die Grenze zwischen der Inanspruchnahme und der Ablehnung von Behandlungsmaßnahmen zog:

> *Es kann soweit alles gemacht werden, nur sie sollen mich nicht als sterben_ als tote Leiche bezeichnen, als lebende Leiche, ((I: mhm)) nä, also das will ich nicht. (P9_3_17)*

Sie war sich der Endlichkeit ihres Lebens bewusst (P9_1_83) und bevorzugte Lebensqualität gegenüber Lebensquantität:

> *Ich möchte mal nicht angeschlossen werden, also an Geräte angeschlossen werden, nur, um paar Wochen vielleicht zu überleben. (P9_1_87)*

Sie meinte:

> *Mit sechsundsiebzig hat man sein Leben gelebt, nä. Und ich lebe vierzig Jahre mit dem Schlaganfall, ((I: mhm)) nä. Und ähm, dann noch sowas, nee, nein. (P9_1_225)*

Wie das Zitat veranschaulicht, führte die Patientin ihr Alter (auch P9_1_236-241) und ihr langes Leben mit Krankheit, d. h. Einschränkungen, als Gründe für eine Therapiebegrenzung an. Trotzdem waren aus ihrer Sicht zwei Fragen in den ACP-Gesprächen nicht beantwortbar. Sie selbst erinnerte sich nicht, welche es waren. Es lässt vermuten, dass diese angesprochenen Aspekte für sie eine geringere Relevanz hatten als andere.

Es waren vielleicht zwei Fragen, weiß nicht mehr wie die waren, da konnte ich keine Antwort drauf geben. ((I: mhm)) Da hab ich gesagt, „Nee, das_ das weiß ich nicht“, ((I: mhm)) nä. Und da fragte er, äh, jetzt am Freitag speziell die Fragen nochmal. Ich sag, „Da kann ich noch keine Antwort drauf geben“. ((I: mhm)) Ich sag, „Ich konnte das damals nicht und kanns heute nicht“, nä. „Ja“, sagt er, „dann ist gut“, nä. (P9_3_98)

Diese Beschreibung verdeutlicht, dass die Entscheidungsfindung ein Prozess ist, der Zeit benötigt. Weiterhin verweist das Zitat der Patientin auf den Respekt, der ihr in den ACP-Gesprächen von dem ärztlichen Berater entgegen gebracht wurde. Die Patientin schätzte an den ACP-Gesprächen, dass es sich um einen wechselseitigen Austausch zwischen dem Berater und ihr handelte und beschrieb es als eine gute Erfahrung, da ihre bisherigen Arzt-Patient-Beziehungen paternalistisch geprägt waren.

Dass er einen auch wirklich zu Worte kommen ließ ((I: mhm)) und das auch akzeptiert hat, ((I: mhm)) nä. Während andere Ärzte (.) nur darauf bestanden, was sie sagten, ((I: mhm)) nä. (P9_3_120)

Überraschend lehnte die Patientin im zweiten ACP-Gespräch eine Thematisierung der weiteren Entwicklung ihrer Herzerkrankung ab („*da wollen wir gar nicht drüber reden*“, P9_2_63). Es entstand im Verlauf des Gesprächs der Eindruck, dass sie sich in ihren Aussagen gegenüber den Kindern zurückhielt. Möglicherweise ist das damit zu begründen, dass sie vermutete, dass dem Sohn dieses Gespräch „*vielleicht doch nen bisschen an die Nieren gegangen*“ ist (P9_3_15).

Der Berater erstellte eine Patientenverfügung und händigte der Familie einen Vordruck einer Vorsorgevollmacht aus.

9.8 Patient P10

Patient P10 war 71 Jahre alt und lebte mit seiner Ehefrau zusammen. Sie waren kinderlos. Die Ehefrau war bei beiden ACP-Gesprächen sowie beim Interview anwesend. Der Patient litt an einer multifaktoriellen Immobilität und wurde aufgrund einer linksführenden dekompensierten Herzinsuffizienz (NYHA IV) behandelt. Es bestand ein Verdacht auf ein Prostatakarzinom. Er war stark adipös. Das erste ACP-Gespräch musste aufgrund von Luftnot und der Notwendigkeit einer Sauerstofftherapie abgebrochen werden. Eine Fortführung des Gesprächs erfolgte drei Tage später. Der Patient wurde vom Krankenhaus in die Kurzzeitpflege entlassen, sodass das zweite ACP-Gespräch und auch das Interview dort geführt wurden. Der Patient hatte einen Herzschrittmacher. Bei der Implantation gab es Komplikationen, sodass es zu einer Reanimation kam (P10_1-1_54;

P10_1-2_148). Aufgrund der Herzschwäche und Adipositas war die Narkosefähigkeit des Patienten eingeschränkt. Er hatte weder eine Patientenverfügung noch eine Vorsorgevollmacht.

Der Aufenthalt in der geriatrischen Klinik beschäftigte den Patienten und seine Ehefrau sehr (P10_3_14-16; P10_3_87-105; P10_1-2_27-37; P10_2_81-83). Der Patient verdeutlichte, dass er die Überweisung in die Geriatrie nicht nachvollziehen könne. Die ACP-Gespräche im Vergleich waren ihm nicht in Erinnerung geblieben und hatten daher eine sehr geringe Bedeutung für ihn (P10_3_25). Hinzu kommt, dass insgesamt deutlich wird, dass er sich nicht intensiv mit dem Thema Tod und Sterben auseinandersetzen wollte (nicht länger als nötig) (P10_2_128; P10_3_86). Aus Sicht der Ehefrau war es ganz klar, dass das Sterben auch zum Leben gehöre, es jedoch verdrängt würde und viele Menschen in der heutigen Zeit auch nicht mehr damit umgehen könnten (P10_3_81). Der Patient unterbrach seine Ehefrau zweimal während des Interviews, wenn sie über die Vergangenheit (den Krankenhausaufenthalt in der Geriatrie und die Diagnostik der Herzerkrankung) sprach (P10_3_106; P10_3_120). Er schien nicht an diese Situationen erinnert werden und einem Gespräch darüber aus dem Weg gehen zu wollen.

Die Ehefrau hob hervor, dass sie insbesondere von der einfühlsamen Art des Beraters angetan war:

> *Dass Herr Doktor [Name] eine sehr nette Art an sich hat, mit so kranken Menschen umzugehen und auch rüberzubringen, oder eben heraus zu kitzeln, was möchtest du denn und wie möchtest du das doch so mal haben, es auch so rüber zu bringen, dass die Angehörigen nicht dann dasitzen und gleich nen Schreck kriegen, und dann sagen, und der will ja nicht mehr leben oder so. (P10_3_27)*

Eine tragfähige Patient-Berater-Beziehung war dadurch entstanden, dass der Berater dem Patienten und seiner Ehefrau Respekt entgegen gebracht hat und auf die individuelle Situation des Patienten eingegangen ist.

> *Eben auch auf die Krankheit, die ja nun da ist, nicht mit erhobenem Zeigefinger, „Du bist aber sehr krank“, sondern einfach sehr einfühlsam. Ich hab es nun oft genug erlebt, wenn irgendetwas ist, dass denn das erste was kam, „Ihr Mann ist aber auch sehr krank“, das weiß ich alleine, ich möchte, dass ihm geholfen wird, und ich möchte, dass, dass vielleicht auch mal einer sagt, „Ja, wir wissen wie krank er ist, aber wir gucken, wie wir ihm helfen können“. (P10_3_35)*

Das Verhalten des ärztlichen Beraters unterschied sich von den sonstigen Kontakten der Betroffenen mit Ärzten:

> *Da ist jemand, der versteht es, dass er nicht simuliert oder dass er nicht hier jetzt Querulant ist, sondern der merkt, der ist krank und der auch gleich festgestellt*

> *hat, wie er das erste Mal da war, war er sehr kurzatmig und hatte große Probleme, wie er gestern kam und dann sagte, „Das ist aber schon viel besser geworden". (P10_3_54)*

Das Eingehen auf die individuellen Probleme und Zeitnehmen (*„er ist ein Arzt, der nicht ans Honorar denkt, sondern an den Patienten"*, P10_3_45) waren für die Ehefrau zentrale Aspekte, die für sie zum Gelingen der ACP-Gespräche beigetragen haben. Die Ehefrau beschrieb ihre passive Rolle als Zuhörerin in den ACP-Gesprächen als hilfreich:

> *So dieses, dieses, was mir auch geholfen hat, denn auch nur alleine vom Zuhören, damals dieses, „Was ist denn mit dem Tod?", „Was ist es denn, wenn es soweit kommen sollte, wie möchten Sie denn sterben?", „Was haben Sie für Wünsche?" Aber jeder Mensch hat ja den Wunsch, einzuschlafen, abends, und morgens nicht mehr wach zu werden. ((P: ja)) Das wäre ja das Genialste, oder wenn man es (unverständlich). Da hat er wirklich eine_ da hat er ein Händchen dafür, sowas rüber zu bringen, das ist, für mich fand das vor allem, wie man so schön heute sagt, sehr gut gelaufen. (P10_3_35)*

Sie verdeutlichte außerdem, dass die Gespräche für sie in der turbulenten Zeit eine Beruhigung darstellten (P10_3_54):

> *Und darum, das hat mir im Nachhinein, mit dem Nachdenken, gestern nochmal das Gespräch, es hat mir, für mich persönlich innere Ruhe gegeben, ((I: mhm)) dass ich mit der Sache besser umgehen kann und dann sagen kann, „Ja gut, wenn es denn passieren soll, dann hat es denn so sein sollen". (P10_3_85)*

Die ACP-Gespräche schienen sie darauf vorbereitet zu haben, was in der Zukunft kommen kann; sie war dadurch zuversichtlicher, dass ein mögliches Versterben offen thematisiert wurde. Auch der Patient beschrieb diese ACP-Gespräche als wohltuend (P10_3_43; P10_3_58), ohne es jedoch näher erläutert zu haben. Außerdem betonte die Ehefrau, dass es für sie eine große Unterstützung gewesen sei, eine *„Patientenvollmacht"* zu erstellen (P10_3_27), denn sie stand dem schon mehrere Male hilflos gegenüber.

> *Dass er uns mit dieser Patientenvollmacht, äh, geholfen hat. Ich hab da schon oft drüber gehört, Vorträge gehalten, aber ich stand dann immer da und hab gedacht, wunderbar, wie sollste das jetzt gut machen, der redet so, der redet so, dann brauchste nen Rechtanwalt und weiß ich nicht. (P10_3_27)*

Auch der Patient sah in den ACP-Gesprächen den Nutzen, dass er und seine Frau Unterstützung bei der Erstellung einer Patientenverfügung bekommen haben (P10_3_27-30). Er sah das Dokument als Absicherung für seine Frau, denn sie sollte im Bedarfsfall Entscheidungen in seinem Namen treffen (P20_3_32;

P10_2_138). Insbesondere bezog er diese Absicherung auf seine bevorstehende Blasen-Operation, bei der er vor ungewissem Ausgang stand:

> *Na gut, die [Operation, Anm. d. Verf.] muss ich überstehen oder auch nicht, nä. Das könnte ja sein, dass das eventuell nicht positiv verläuft, nä, weiß ich nicht. (P10_3_32)*

Die momentane Lebenssituation des Patienten war von Unsicherheit und Ungewissheit gekennzeichnet (P10_2_89). Der Patient äußerte sich zu seiner Grenze hinsichtlich der Inanspruchnahme bzw. der Ablehnung von Behandlungsmaßnahmen wie folgt:

> *Das einzige, das wir abgelehnt haben, dass im Falle eines Falles bei Gehirnschäden oder irgendwas Ähnliches in diese Richtung keinerlei, äh, Behandlungen mehr stattfinden sollen und so weiter, nach Möglichkeit mich dann schnell, na, mich schnell sterben lassen, ich will_ ich sags mal so, wenn ich es sagen darf. (P10_3_78)*

Anhand des „wir" wird deutlich, dass er die Entscheidungen gemeinsam mit seiner Frau getroffen hat.

Der Berater erstellte eine Patientenverfügung und händigte dem Ehepaar einen Vordruck einer Vorsorgevollmacht aus. Der Patient ist einen Monat nach dem ersten Interview im Krankenhaus verstorben. Es war sein Wunsch, nicht zu Hause zu versterben (P10_1-2_186).

9.9 Patientin P12

Patientin P12 war 83 Jahre alt und lebte alleine in ihrer eigenen Wohnung. Sie hatte eine Tochter und einen Stiefsohn, der nicht in Deutschland lebte. Die Tochter wohnte nicht in derselben Stadt, kümmerte sich aber um sie. Die Patientin hatte einen Mitralklappenersatz erhalten, weshalb sie stationär behandelt wurde. Sie litt an einer hochgradigen Trikuspidalinsuffizienz mit sekundärer pulmonaler Hypertonie, Arrhythmia absoluta bei Vorhofflimmern, chronischer Niereninsuffizienz (Grad II bis III) und COPD. Es bestand keine Pflegestufe. Die Patientin hat das Aufklärungsgespräch sowie das erste ACP-Gespräch ohne Begleitung geführt. Die Patientin hatte eine Patientenverfügung vor langer Zeit (10/15 Jahre) mit ihrer Tochter erstellt. Die Tochter war Bevollmächtigte. Mit der entsprechenden Friedhofsverwaltung hat sich die Patientin bereits auseinandergesetzt, um dort beerdigt zu werden, wo sie sich das wünscht (P12_1_171). Überraschend war, dass die Patientin die Umsetzung einer Patientenverfügung anzweifelte:

> *Ja, aber, äh, der Haken an der Sache ist, dass ein, entweder religiös gebundener Arzt oder aus seinem medizinischen Wissen und wir wissen ja nicht, wie das in*

> *zehn, fünfzehn Jahren aussieht, ((I: mhm)) äh, sagt, „Nee, machen wir nicht". Er ist nicht gebunden, das ist juristisch eine, ein Problem, aber_ (P12_1_185)*

Hier lag ein Missverständnis bei der Patientin vor, das im ACP-Gespräch aufgeklärt wurde. Während der Beratung tat sich die Patientin schwer, auf Grundlage der Szenarien eine klare Entscheidung hinsichtlich der Inanspruchnahme oder Ablehnung von medizinischen Maßnahmen zu treffen. Im weiteren Verlauf des ACP-Gesprächs lehnte die Patientin schließlich ab, Entscheidungen im Voraus zu treffen. Sie hat sich dabei darauf berufen, dass sie in der jeweiligen Situation entscheide, wenn sie eintritt. Sie meinte, dass das schließlich früh genug sei („*Wissen Sie, das überlege ich mir dann, wenn es so weit ist*", P12_1_253). Sofern sie dann nicht mehr in der Lage sei, solle die Tochter entscheiden (P12_1_231; P12_1_279-281). Denn nur ihre Tochter könne in der Situation dann die Prognose, d. h. das Outcome der Behandlungsmaßnahme, beurteilen.

> *Aber diese Gedanken machen, dass macht_ bringt überhaupt nicht, weil man ja nicht weiß, welche negativen Folgen, ob im Denken oder Bewegungsapparat an der Wand sich aufzeigen. (P12_1_235)*

„*Denken und Bewegung*" waren für sie in Bezug auf Lebensqualität relevant (P12_1_289). Sollte dies nicht gegeben sein, so würde sich für sie eine medizinische Behandlung nicht lohnen. Die Schwester der Patientin lag seit drei Jahren nach einem Schlaganfall halbseitig gelähmt im Bett (P12_1_161). Dies sei für sie ein Zustand, in dem sie nicht leben wolle und das wisse auch jeder in der Familie (P12_1_167-169). In Bezug auf den Einsatz eines Herzschrittmachers würde sie sich zu dem gegebenen Zeitpunkt auf Grundlage des Rats des behandelnden Arztes entscheiden. In diesem Zusammenhang wurde deutlich, dass sie Lebensqualität gegen Lebensquantität abwog:

> *Wenn er sagt, „Nee, das lassen wir lieber. Wissen Sie was, das bringt Ihnen vielleicht drei Monate". Dann sage ich, „Also, lieber Freund (.) den ganzen Klapperatismus können wir vergessen". (P12_1_251)*

Zum Ende des ACP-Gesprächs beschrieb die Patientin, dass sie sich bereits häufiger mit den „*sogenannten Endfragen*" (P12_1_291) auseinandergesetzt hat. In dem Gespräch habe sie ganz offen und klar ihre Meinung dazu gesagt und „*zu mehr*" sei sie „*eigentlich nicht bereit*" (P12_1_291). Sie wolle die Zeit, die sie noch am Leben sei, mit Leben verbringen und nicht über solche Aspekte nachdenken (P12_1_293).

Die Patientin kam nach dem Krankenhausaufenthalt in eine Kurzzeitpflege und anschließend nahm sie eine teilstationäre Rehabilitationsmaßnahme in Anspruch. Aufgrund dieser Maßnahme hat sie einen Termin für ein weiteres

ACP-Gespräch mehrmals verschoben. Vier Monate nach dem Krankenhausaufenthalt fühlte sich die Patientin noch immer nicht fähig, ein weiteres ACP-Gespräch zu führen. Außerdem war ihre Tochter ebenfalls gesundheitlich eingeschränkt, sodass ein zweites ACP-Gespräch und auch ein abschließendes Interview nicht zustande kamen. Die bestehende Patientenverfügung wurde von dem Berater nicht eingesehen und daher weder überarbeitet noch ergänzt.

9.10 Patient P13

Patient P13 war 79 Jahre alt und lebte mit seiner Ehefrau zusammen. Er wurde aufgrund eines akuten Nierenversagens bei Exsikkose mit Hyperkaliämie und passagerer Sprachstörung sowie Gangstörung stationär behandelt. Im Rahmen der Infusionsbehandlung erlitt er eine kardiale Dekompensation. Vor drei Jahren hatte er einen Herzinfarkt; in diesem Zusammenhang wurden ihm Stents implantiert (P13_1_43). Die Ehefrau war bei beiden ACP-Gespräche und dem Interview anwesend. Das Ehepaar hatte bereits jeweils eine Patientenverfügung und Vorsorgevollmacht bei einem Anwalt erstellen lassen und bei Gericht hinterlegt. Der Patient war an einer Teilnahme sehr interessiert. Seine Ehefrau stand der Beratung eher skeptisch gegenüber, da sie keine neuen Informationen erwartete und das hat sich aus ihrer Sicht auch so bestätigt:

> *Wissen Sie, er konnte mir ja nun_ war ja nun in der dummen Lage, mir nichts Neues berichten zu können ((lachend)), weil ich ja schon, schon voll informiert war, ja. Ich habe nur, äh, erzählt, was schon passiert ist. (P13_3_117)*

Aufgrund dieser Überzeugung schien sich das Ehepaar nicht auf die ACP-Gespräche eingelassen zu haben, denn sie berichteten rückblickend ausschließlich über allgemeine Aspekte der Vorausplanung. Alleinig die Frage nach dem Aufbewahrungsort der Dokumente hat die Ehefrau zum Nachdenken angeregt (P13_3_119). Sie blieb jedoch bei ihrer Meinung, diese im Bankschließfach zu verwahren.

Die ACP-Gespräche spielten für beide keine bedeutende Rolle. Eine viel höhere Brisanz hatte für sie der Aufenthalt des Patienten in der geriatrischen Klinik, da sie zum Zeitpunkt des Interviews Ärger mit der Abrechnung hatten (P13_3_139-159). Außerdem beschäftigten sie Unklarheiten hinsichtlich der Diagnosestellung im Krankenhaus und der verordneten Medikamente (P13_3_161-187). Auffällig ist, dass die Ehefrau sowohl in den ACP-Gesprächen als auch im Interview sehr schnell das Gespräch übernahm und für ihren Mann sprach. Sie war der Meinung, dass sich viel zu wenig Menschen mit der Vorausplanung auseinandersetzen würden (P13_3_45). Die Ärzte würden den Patienten nur einen Vordruck geben, stattdessen müssten sie alles genauestens erklären (P13_3_45-47; P13_3_107).

Da diese Beratung viel Zeit koste, erfordere das eine entsprechende Vergütung (P13_3_47; P13_3_107; P13_3_243). Die ungenügende Aufklärung seitens der Ärzte hat die Ehefrau dazu veranlasst, sich an einen Anwalt zu wenden, der ihr alle Einzelheiten erklärte (P13_3_47; P13_3_130). Denn nur mit Erklärungen wäre es verständlich, was schließlich unterschrieben würde (P13_3_49). Der Patient beschrieb, dass er zunächst skeptisch war, zum Anwalt zu gehen und Vorsorgedokumente erstellen zu lassen. Erst nach langen Diskussionen innerhalb der Familie habe er eingesehen, dass es der richtige Weg sei (P13_3_70-78). Was ihn letztendlich überzeugt hatte, benannte er nicht direkt.

Das Ehepaar war der Meinung, dass eine Beratung durch den behandelnden Arzt eine Pflichtleistung der Krankenkassen sein solle (P13_3_105) und die Möglichkeit der Vorausplanung bekannter gemacht werden müsse. So sollten z. B. Patienten durch Plakate in der Arztpraxis auf die Erstellung einer Patientenverfügung hingewiesen werden (P13_3_105-106; P13_3_115; P13_3_244-247) und jedem Bürger sollte eine Beratung ermöglicht werden (P13_3_111).

Vorsorgedokumente hatte das Ehepaar erstellt, da sich der Patient vor zwanzig Jahren bereits in einer lebensbedrohlichen Situation befand und die Ehefrau damals von den behandelnden Ärzten bezüglich einer Therapiebegrenzung befragt wurde. Dieses Erlebnis führte dazu, dass sie in ihren Patientenverfügungen die Dauer bis zu einer Einstellung einer Behandlung eindeutig benannten (P13_3_63-71). Neben dieser persönlichen Erfahrung beeinflussten zusätzlich Negativbeispiele in der Verwandtschaft, bei denen keine Patientenverfügung vorhanden war, den Entschluss, vorzusorgen:

> *Dieses Ganze sollte man sich ersparen, der Allgemeinheit ersparen, denn das sind ja unge_ auch immense Kosten und man sollte deswegen was hinterlegt haben, was denjenigen autorisiert, das zu tun, dass man die Magensonde dann eben wegnimmt. Den Menschen friedlich einschlafen lässt, der vom Leben wirklich nichts mehr hat. (P13_3_79)*

Hinzu kommt, dass die Ehefrau Bevollmächtigte des Schwiegervaters war und seinen Willen eines Therapieabbruchs vertreten hat (P13_3_99-103). Das Vorliegen der Vollmacht und einer Patientenverfügung hatten damals ihr Handeln ermöglicht:

> *Weil das vorlag und ich_ weil ich genau wusste, was mein Schwiegervater will. ((I: mhm)) Und dadurch hab ich das überhaupt nur können. (P13_3_103)*

Für ihre demente Mutter war die Ehefrau ebenfalls Bevollmächtigte, jedoch waren hier keine Entscheidungen bezüglich Therapiebegrenzung zu treffen, sondern ausschließlich bezüglich des Aufenthaltsortes (P13_3_277-305). Es wird deutlich, dass die Ehefrau ihre Vorausplanung als Absicherung gegenüber Ärzten und Verwandten ansah, sodass diese sich im Bedarfsfall daran halten müssten (P13_3_113; P13_3_189). Gleichzeitig beschrieb sie jedoch auch eine Entlastung der Ärzte:

> *Kann denn jetzt kein Angehöriger kommen und kann sagen, „Wie konnten Sie die Maschine abstellen?" (5 Sek.) Dann kann er sagen, „Weil ich das hier schriftlich habe, dass das der Wille des Patienten ist". (P13_3_136)*

Die Ehefrau sah die Patientenverfügung als „*Entscheidungshilfe*" für den Arzt an, genau das zu tun, was sie sich wünscht (P13_3_193). Im Vergleich zum Gespräch mit dem Anwalt bewertete die Ehefrau die ACP-Gespräche folgendermaßen:

> *Bisschen ausführlicher und machte dann eben auch_ der, ich glaube ihr Kollege macht nicht so, nicht so sehr auf die Risiken, weist er nicht so hin, nä. (4 Sek.) Es gibt ja durchaus Risiken, nä. Die muss man sich ja da vor Augen führen. Man muss sich den Menschen angucken, dem man das überlässt, die Entscheidung dann ja. (P13_3_234)*

Die Ehefrau ging auf Risiken bei der Wahl des Bevollmächtigten ein. Aus ihrer Sicht könnte dieser seine Sonderstellung missbrauchen. Diese Information wertete sie als einen wichtigen Hinweis ihres Anwalts, der aus ihrer Sicht in den ACP-Gesprächen verschwiegen wurde (P13_3_234-238).

Die bestehende Patientenverfügung lag dem Berater nicht vor. Eine Überprüfung war daher nicht möglich. Es wurden keine Änderungen oder Erweiterungen der Vorsorgedokumente vorgenommen.

9.11 Patient P14

Patient P14 war 83 Jahre alt und lebte mit seiner Frau zusammen. Sie waren kinderlos.

Der Patient wurde aufgrund einer dekompensierten globalen Herzinsuffizienz (NYHA IV) in Folge einer transfusionspflichtigen Anämie nach einer Zahnextraktion im Krankenhaus behandelt. Es bestand keine Pflegestufe. Der Patient verfügte weder über eine Patientenverfügung noch über eine Vorsorgevollmacht. Vor sechzehn Jahren hatte der Patient einen mechanischen Aorten- und Mitralklappenersatz sowie einen Herzschrittmacher erhalten. In diesem Zusammenhang kam es zu einer Wiederbelebung und einer langandauernden intensivmedizinischen Behandlung. In der Zeit danach war er bislang nicht wieder im Krankenhaus gewesen und hatte eine stationäre Behandlung abgelehnt („*ich geh vorläufig nie wieder ins Krankenhaus*", P14_1_140). Die Ehefrau war beim Aufklärungsgespräch und dem ersten ACP-Gespräch anwesend. Die Ehefrau berichtete, dass der Patient im Vorhinein Gespräche über das eigene Versterben abgelehnt hat:

> *Da durften wir gar nicht drüber reden. ((I: mhm)) Also, wenn, wenn ich denn gesagt habe, ich sage, „Menschenskinder, [Name des Mannes], wir müssen uns da mal drüber, äh, äh, müssen wir uns mal drüber unterhalten". „Nö, da will ich nichts von wissen". ((I: mhm)) Da durften sie nicht mit, äh, sprechen, nä. (P14_1_236)*

Der Patient meinte, das Leben sei zu schön (P14_1_263) und bemerkte, dass seine Ehefrau sich mehr Gedanken über sein Lebensende mache als er selbst (P14_1_274-276). Die Ehefrau äußerte, dass sie selbst „*keine Lust mehr*" habe zu leben (P14_1_269).

> *Mir steht es auch bis oben hin. Ich hab ja nun auch schon vieles mitgemacht, und mit meinem Mann, also, ich kann bald nicht mehr. (P14_1_273)*

Sie fühlte sich einsam (P14_1_470-482); Verwandte und Freunde schien das Ehepaar kaum zu haben.

Obwohl sie nie darüber gesprochen hatten, war der Ehefrau aufgefallen, dass der Patient schon längere Zeit sehr nachdenklich war und keine Lust verspürte, Dinge zu tun, die er sonst gerne tat, z. B. kochen (P14_1_283-291). Sie ist sich sicher, dass ihr Mann „*an und für sich, auch schon nen bisschen anders gedacht*" hat (P14_1_283).

In den ACP-Gesprächen wurde deutlich, dass der Patient Entscheidungen hinsichtlich medizinischer Behandlungsmaßnahmen an seine Ärzte delegierte:

> *Ich erwarte vom Arzt beste Hilfe, was der meint_ […] was gut, was für mich richtig ist. (P14_1_299)*

Eine künstliche Beatmung lehnte er zukünftig ab, da seine Frau das bereits miterlebt hat („*Das war schwer, ich weiß*", P14_1_328). Der Patient hingegen hatte an die Zeit, als er damals reanimiert und künstlich beatmet wurde, keine schlechten Erinnerungen („*Aber da bl_ hab ich am wenigsten mitgekriegt*", P14_1_373). Bei der Frage bezüglich seiner Sicht auf eine erneute Reanimation war sich der Patient unsicher. Seine Frau riet ihm aufgrund seines Alters davon ab („*und denn das Alter, also das schafft er auf keinen Fall*", P14_1_361). Im Verlauf des ACP-Gesprächs bezog er in seine Überlegungen hinsichtlich einer Therapiebegrenzung auch die Prognose mit ein („*Ob sich das überhaupt noch lohnt*", P14_1_400). Die Grenze zwischen Inanspruchnahme und Ablehnung von medizinischen Maßnahmen zog der Patient an dem Punkt, an dem er sich selbstständig nicht mehr versorgen kann (P14_1_448-457), denn dann wäre es eine „*Quälerei*" für ihn (P14_1_443-451).

Der Patient ist fünf Tage nach dem ersten ACP-Gespräch in der Klinik auf Normalstation am plötzlichen, rhythmogenen Herztod verstorben. Mit der Ehefrau kam aufgrund der psychischen Belastung durch den Tod ihres Ehemannes kein Interview zustande.

9.12 Patientin P15

Patientin P15 war 86 Jahre alt und verwitwet. Ihr Ehemann war vor 2,5 Jahren verstorben. Sie wohnte in ihrem eigenen Apartment in einem Seniorenwohnheim. Sie hatte zwei Töchter, die beide in derselben Stadt wohnten und ihre Bezugspersonen waren. Eine Tochter (A) war beim Aufklärungsgespräch sowie dem ersten ACP-Gespräch anwesend. An dem zweiten ACP-Gespräch und dem Interview haben dann beide Töchter teilgenommen. Es bestand keine Pflegestufe. Die Patientin wurde aufgrund einer dekompensierten Herzinsuffizienz im Krankenhaus behandelt. Sie hatte eine Vorsorgevollmacht, die sie mit der einen Tochter (A2) im Zusammenhang mit der gesundheitlichen Verschlechterung und dem Tod des Ehemanns bzw. Vaters ausgefüllt hatte (P15_1_141-142; P15_3_151). Die Inhalte dieser Vollmacht waren der Patientin nicht bekannt.

Die Patientin konnte sich nicht detailliert an die ACP-Gespräche erinnern (P15_3_32). Für sie spielte diese kognitive Unzulänglichkeit eine große Rolle (P15_3_106-108; P15_3_210-215; P15_3_231-235) und belastete sie sehr (P15_3_151-153). Die Patientin führte ihre Vergesslichkeit auf ihren Schlaganfall vor fünf Jahren und ihr Alter zurück (P15_3_231-233). Aufgrund der wenigen Erinnerungen versuchten die Töchter, sie mit der Erzählung über die ACP-Gespräche zu unterstützen (P15_3_26; P15_3_37; P15_51; P15_3_86). In Bezug auf die Vergesslichkeit der Patientin stellte die Tochter (A) klar, dass die Patientin sich die Inhalte zwar nicht merken könne, aber in den ACP-Gesprächen verstanden habe, worum es ging und auch klar ihre Meinung äußern konnte.

> *Ich denke gerade da, wo Du [gemeint ist die Mutter, Anm. d. Verf.] immer so spontan gesagt hast, „Nein, das will ich nicht, nein, das will ich nicht". Also, da hat, äh, Doktor [Name] ja auch z_ paar Mal nachgefragt und dann hast Du aber gesagt, „Nein", nä. Bei dem ersten Gespräch noch im Krankenhaus, also, da hast Du ja schon gewusst, worum es geht. (P15_3_160)*

Die Unsicherheit und Ambivalenz in der Entscheidungsfindung hat sich durch die ACP-Gespräche bei der Patientin verstärkt. Noch im ersten ACP-Gespräch zeigte sich die Tochter *„erstaunt"* über die Eindeutigkeit ihrer Mutter (P15_1_214).

> *Und bei machen Sachen, wo Du im Krankenhaus noch gesagt hast, „Nein, das will ich nicht“, da warst Du Dir nicht mehr sicher. (P15_3_177)*

Diese Ambivalenz mag mit der aktuellen Lebenssituation und der psychischen Belastung in Verbindung gestanden haben. Das praktische Beispiel machte eine Entscheidung wider Erwarten für die Patientin nicht leichter, sondern verunsicherte die gesamte Familie (P15_3_94). Die Nähe zur bereits erlebten Situation offenbarte die Komplexität einer Entscheidungsfindung bezüglich einer vorausverfügten Therapiebegrenzung:

> *Also, was wäre, wenn wieder so eine Situation ist und, äh, es dauert auch bis jemand da ist und es würde mit dem Atmen immer enger und dann kommt der Notarzt, weiß natürlich auch erstmal nicht gleich, was los ist, und äh, beatmet, um Mutti ins Krankenhaus zu fahren, um dann zu gucken, was sie hat. So. Bei der_ bei dem letzten Mal ist es so gewesen, dass man das medikamentös behandelt hat, man hat das Wasser aus der Lunge genommen. Das heißt, man konnte ihr helfen und die sitzt_ und Du sitzt heute wieder hier. […] Wenn Du gesagt hättest, keine, keine Beatmung und wir das gewusst hätten, hätte es sein können, dass_ dass Du vor unseren Augen erstickst. (P15_3_90-93)*

Es hieß, die Einschätzung zu den einzelnen Situationen habe sich *„an den praktischen Beispielen relativiert“* (P15_3_182). Diese Unsicherheit hat sich jedoch nicht als Verwirrung niedergeschlagen, sondern sich für die Töchter als klärend erwiesen. Die Tochter (A2) äußerte, dass die ACP-Gespräche für sie insgesamt hilfreich waren, da sie die Entscheidungen ihrer Mutter nun nachvollziehen könnten. Gleichzeitig ist ihr jedoch auch deutlich geworden, dass *„so diese eindeutige Klarheit [war] an einigen Punkten nicht gegeben“* war (P15_3_48). Die Töchter als zukünftige Bevollmächtigte haben bemerkt, *„dass man nicht alles regeln kann“* (P15_3_145; P15_3_56-48). Die Tochter (A) sah die ACP-Gespräche als Impuls für eine weitere Auseinandersetzung in Zukunft:

> *Nen Anlass, ähm, wo eben auch wir einfach noch mal mit Mutti zusammen uns auch noch mal drüber unterhalten können, auch wenn Doktor [Name] und Sie nicht mehr dabei sind, um das einfach noch mal ganz genau auszuloten, was Mutti will und was sie nicht will, damit wir auch ein gutes Gefühl und Du vor allen Dingen auch, dabei haben, was dann letztendlich zu Papier gebracht wird und uns allen zusammen dann einfach auch ein Stück weiterhilft. (P15_3_142)*

In Bezug auf die krankheitsspezifische Vorausplanung kritisierte die Tochter (A), dass ein Kommunikationsdefizit hinsichtlich der Prognose und der gewählten Behandlungsmaßnahmen dazu geführt habe (P15_2_82-96), dass die Patientin in den ACP-Gesprächen ständig überlegt habe, welche Aspekte auf sie zuträfen. Eine Diagnose habe die Familie erst mit der Vorausverfügung des Beraters bekommen.

Sie hätten sich hier eine „*verlässlicher[e]*“ Kommunikation (P15_3_60) seitens der behandelnden Ärzte im Krankenhaus gewünscht, um eine bessere Grundlage für ein solches Gespräch gehabt zu haben (P15_3_57-66). Deutlich wird daran, dass eine individuelle Diagnosebesprechung und Aufklärung über die momentane Behandlung sowie die Prognose Voraussetzung für ein ACP-Gespräch ist. Die Informationen zur Herzerkrankung im ACP-Gespräch waren aus ihrer Sicht zu allgemein gehalten (P15_3_76-80). Die Tochter (A) hätte sich gewünscht, detaillIiertere Informationen zur Diagnose zu bekommen bzw. sah das als Aufgabe der behandelnden Ärzte im Krankenhaus an (P15_3_57). Die Patientin bemängelte Kommunikationsdefizite; im Krankenhaus werde nicht mit ihr geredet:

> *Aber wer, wer spricht denn mit einem schon? Da im Krankenhaus_ (.) „Wie geht es Ihnen? Ja, machen Sie mal so weiter“, ((I: mhm)) und das war auch alles. (P15_3_110)*

Hieran wird deutlich, dass sich die Patientin nicht respektiert und beachtet fühlte. In den ACP-Gesprächen hat sie das Gegenteil erfahren: Jemand nahm sich Zeit und redete mit ihr. So fasste die Tochter (A2) die Bedeutung der Gespräche zusammen:

> *Gerade auch so im Krankenhaus, auch noch mal so ne Unterstützung im Sinne, man_ ich hab das Gefühl, keiner spricht mit mir, so wirklich, keiner nimmt sich Zeit für mich. Und das ist ja schon was, wenn man beisammen sitzt, wo man dann in Ruhe auch drüber redet. (P15_3_254)*

Das Anliegen der Patientin im Zusammenhang mit den ACP-Gesprächen war Folgendes:

> *Das mal alles geordnet [zu] haben, wenn ich mal nicht mehr da bin oder was vorher geschieht und das hat mich beschäftigt. (P15_3_21)*

Ihr ist in den ACP-Gesprächen bewusst geworden, dass sie noch nicht umfassend vorgesorgt hat. Mithilfe der ACP-Gespräche konnte sie diese Lücken füllen.

> *Mir wurde mir_ äh, zum Bewusstsein, wo ich nicht so dran gedacht habe, nä. Und, dass ich das geregelt habe denn. (P15_3_23)*

Die Tochter (A) erläuterte, dass es für die Patientin bspw. eine neue Information war, dass sie selbst Entscheidungen hinsichtlich der Inanspruchnahme medizinischer Behandlungsmaßnahmen treffen darf (P15_3_24-31). Sie beschrieb die Sicht der Patientin folgendermaßen:

> *Die Konfrontation nochmal damit, dass es, ähm, bestimmte Entscheidungswege gibt beziehungsweise, dass man die auch, ähm, ab_ na, wie sagt man [...] abklärt, genau. Was lass ich mit mir machen, was lass ich nicht mit mir machen.*

((I: mhm)) Ähm, da ist erst mal die Aufklärung, so ganz interessant für meine Mutter gewesen. [...] Bis hin auch so zur Information, nochmal zum_ zur Herzschwäche an sich, im Sinne, was kann man eigentlich dagegen tun? Was macht nen Herzschrittmacher? Nä, da hattest Du ja ne ganz andere Vorstellung. (P15_3_35-39)

Dabei wird deutlich, dass der Patientin ihre Patientenrechte und Mitbestimmungsmöglichkeiten bei Behandlungsentscheidungen nicht bekannt waren. Erklären lässt sich das durch die bisherigen Erfahrungen der Familie:

Und Papa ist auch auf die Intensiv gekommen und, da ist man auch nicht gefragt worden. ((I: mhm)) So. Also_ (P15_1_184)

Information und Aufklärung haben eine wesentliche Rolle für die Töchter in den ACP-Gesprächen gespielt. Damit meinten sie, dass es Informationen zu Behandlungsmöglichkeiten in verschiedenen Krankheitsstadien gab und dass sie über die Entscheidungsmöglichkeiten aufgeklärt wurden.

Welchen Einfluss meine Mutter eben noch darauf hat, zu entscheiden, was sie will und was sie nicht will. (P15_3_130)

In diesem Zusammenhang und in Bezug auf die Klärung von Behandlungspräferenzen wertete die andere Tochter (A2) die ACP-Gespräche als unterstützend. Sie hat es als hilfreich empfunden, „*das Setting zu bilden mit Unterstützung von außen*“ (P15_3_218). Aus ihrer Sicht hat erst die externe Beratung eine Auseinandersetzung mit der Thematik ermöglicht, denn sonst würde das Thema verdrängt.

Weil im Alltag vergessen wir es wieder. Nä, also wir haben immer gesagt, also, ich zum Beispiel auch mit meinem Lebenspartner, dass wir gegenseitig so eine Patientenverfügung oder Vorsorge_ und dann liegt sie da, die liegen alle_ alles ausgedruckt zu Hause und ähm_ man vergisst es einfach wieder. Und wenn dann jemand im Krankenhaus ist, oder so ne Situation vor der Tür steht, dann ist die Hilflosigkeit auch wieder da. Und dann denkt man, Mensch, wir wollten doch unbedingt_ (15_3_142)

Sie berichtete von einem großen Bedarf in der Bevölkerung (P15_3_254-258), solch einen Raum für Austausch zu haben, wie es in den ACP-Gesprächen ermöglicht wurde und auch Fragen zu stellen (P15_2_202; P15_2_223; P15_2_236, P15_2_260-272) bzw. Informationen zu bekommen, die sonst unzugänglich wären:

Wenn man das im Freundeskreis erzählt hat, nä, dann haben die immer gesagt, „Wow, geil, wie kommt man denn da ran?“ Also, weil natürlich viele so in unserem Alter in ähnlichen Situationen mit ihren Eltern, Vater, Mutter sind,

> *und die das total cool fanden, dass man das_ dass jemand von außen das Setting herstellt, ja. ((I: mhm)) Und ähm, weil sich dann hinz_ man hat niemand zum Fragen, man hat niemanden_ alleine die Beispiele, die der Doktor genannt, was wäre wann, und das waren natürlich dann auch praxisnahe medizinische Beispiele. Wären wir nie drauf gekommen, nie, nä, so, und von daher, äh, glaube ich, ist da_ also, ich würde das als sehr unterstützend, äh, sehr angenehm und ähm, eigentlich müsste man es institutionalisieren. (P15_3_254)*

Die Tochter (A) betonte, dass in den ACP-Gesprächen nicht nur Sterben und Tod thematisiert wurden, sondern auch der Lebenswille und die Lebensziele der Mutter besprochen wurden (P15_3_224-226):

> *Also wir reden jetzt hier nicht nur über den Tod, in dem Sinne uns alle, alles zieht uns ganz schwer runter, sondern, es hatte auch noch mal so die Seite, ähm, dass Du [gemeint ist die Mutter, Anm. d. Verf.] eben durchaus das eine oder andere noch vor hast, nä, und dass das definitiv etwas ist, für den Fall, dass es Dir schlechter gehen sollte und wir dann nicht dastehen wie die Deppen. (P15_3_226)*

Deutlich wird hierbei, dass die Gespräche als Vorbereitung auf die Zukunft wahrgenommen wurden und als Absicherung für den Bedarfsfall.

Die Tochter (A2) beschrieb, dass sie das Gefühl gehabt habe, dass die Mutter durch die Menge an Fragen und der daraus resultierenden zeitlichen Länge der ACP-Gespräche überfordert war, d. h. dass die Aufnahmefähigkeit ausgereizt gewesen war (P15_3_187). Zur Reduzierung der Überforderung aufgrund des umfangreichen Inhalts und der Dauer der Gespräche schlugen die Töchter vor, eine schriftliche Themensammlung zur Vorbereitung vorab auszuhändigen (P15_3_187-208). Bspw. würde ihre Mutter Gelesenes besser verarbeiten können als Gehörtes (P15_3_205-207).

Der Berater hat eine Patientenverfügung erstellt und der Familie einen neuen Vordruck einer Vorsorgevollmacht ausgehändigt. Die Tochter (A2) schätzte ersteres folgendermaßen ein:

> *So eine Art Protokoll [...] Und, ähm, können dann entscheiden, ob wir daraus mehr machen, im Sinne Patientenverfügung, oder ob wir es anhängen an eine Vorsorgevollmacht, im Sinne, ein paar Eckpunkte gibt es, nen paar andere verlässt sich unsere Mutter auf uns. (P15_3_134)*

9.13 Patient P16

Patient P16 war 76 Jahre alt. Er lebte alleine und hatte keine Kinder. Es bestand Pflegestufe 2. Er war aufgrund pektanginöser Beschwerden zum Ausschluss eines Myokardinfarktes bzw. eines akuten Koronarsyndroms im Krankenhaus. Er war bereits mehrfach stationär behandelt worden, die Frequenz war ansteigend (Somatisierungsstörung). In diesem Jahr wurde er bereits sechs Mal im Krankenhaus behandelt. Ende des letzten Jahres war der Patient aufgrund eines akuten Koronarsyndroms Typ II bei ischämischer Kardiomyopathie bei rezidivierenden Myokardinfarkten Typ II bei bekannter ischämischer Kardiomyopathie mit chronischer Herzinsuffizienz (NYHA III) stationär versorgt worden. Über eine Patientenverfügung und Vorsorgevollmacht verfügte der Patient nicht. Auch befasst hatte er sich *„damit überhaupt noch nicht"* (P16_1_107). Der Patient hat das erste ACP-Gespräch ohne Begleitung mit dem Berater geführt. Der Patient beschrieb langjährige psychosomatische Beschwerden, in deren Zusammenhang er häufig ins Krankenhaus gekommen war (P16_1_45; P16_1_47-49). Sein Problem sei, dass er so rüstig aussehe und die Ärzte ihn immer überschätzten und daher seine Beschwerden nicht ernst nähmen. Im Zusammenhang mit seinem Herzinfarkt vor einem Jahr hatte er die Erfahrung gemacht, dass er keinen Einfluss auf die medizinische Behandlung nehmen kann.

> *Eben das alles über mich ergehen lassen, diese Rettungsmaßnahmen mit Apparaten und so weiter und daher weiß ich, dass man gar nicht irgendwie, was vorher bestimmen kann oder nicht. (P16_1_45)*

Er meinte, *„das, was auf einen zukommt, muss man halt hinnehmen und, […] das überrollt einen"* (P16_1_45). Dieses Zitat drückt seine wahrgenommene Machtlosigkeit im Zusammenhang mit der medizinischen Versorgung aus.

> *Ich möchte gar nicht diese ganzen Apparate und das alles haben, nä. ((I: mhm)) Wenn sich das verhindern lässt (.) aber man kann es ja nicht verhindern, nä, das ist auch meine Erfahrung, nä, du wirst da reingesteckt und du kannst dich da gar nicht gegen wehren, Du_ (P16_1_45)*

> *Ich hab das ja schon durchgemacht. Und man hat ja überhaupt keinen Einfluss auf diese Sache. D_ Das wird gemacht und fertig. (P16_1_137)*

Die Bypässe, die er bekommen hat, die wollte er *„an und für sich gar nicht mehr"* (P16_1_45). Aufgrund seines schlechten Gesundheitszustands hatte er keinen *„Sinn"*, keinen *„Zweck"* in der Operation gesehen (P16_1_45). Operiert wurde er trotzdem. Zu seiner Überraschung überlebte er die Operation.

> *Weil ich mit dem Gedanken darein gegangen bin, das ist die richtige Gelegenheit, um zu sterben. Denn für mich ist es immer, äh, furchtbar alleine zu Hause zu sterben, ((I: mhm)) nä. Und darum, hier ist alles da, hier die Auge zumachen. (P16_1_45)*

Die Erfahrung im Zusammenhang mit der Bypass-Operation hat ihm gezeigt, dass er in solchen Situationen keinen Einfluss auf Behandlungsentscheidungen hat.

> *Das habe ich nämlich auch, äh, so erlebt, nä, dass man sich da gar nicht, äh, gefragt wird, oder gar nicht_ sondern, das, was erforderlich ist, wird dann gemacht. (P16_1_113)*

Und diese Haltung der Ärzte fand er *„auch sinnvoll und richtig“* (P16_1_115). Aufgrund dieser Erfahrung und seiner Einstellung bewertete er Überlegungen hinsichtlich eigener Behandlungswünsche als überflüssig.

> *Kommt automatisch, ich glaube, so wie Sie das in die Richtung treiben wollen, überlege, was_ glaube ich, geht gar nicht. (P16_1_71)*

Der Patient verbalisierte hier seine Zweifel an einer Vorausplanung, wenngleich er im ACP-Gespräch zum Ausdruck brachte, dass er sich von einem Nutzen überzeugen ließe.

In dem ACP-Gespräch wurde deutlich, dass er eine klare Vorstellung von einem lebenswerten Leben hatte:

> *Man kann körperlich soweit ab sein, aber man müsste noch klar denken können und Entscheidungen wird man nicht mehr treffen können, glaube ich nicht, aber, dass man klar denken kann, ((I: mhm)) das wäre für mich noch ein Zustand, der lebenswert wäre. (P16_1_175)*

Bei der Entscheidung für oder gegen die Inanspruchnahme einer medizinischen Behandlung unterschied der Patient zwischen zwei Situationen. Zum einen beschrieb er eine Situation, in der sich der Gesundheitszustand aufgrund der medizinischen Maßnahme verbessern würde und zum anderen benannte er eine Situation, in der die Anwendung der Maßnahme *„ausweglos ist“* (P16_1_139). Er meinte hiermit die Prognose und Dauerhaftigkeit im Zusammenhang einer medizinischen Behandlung. Die Beurteilung einer solchen Situation traute er sich nicht zu, sodass es ihm auch nicht möglich war, eine Entscheidung bezüglich der Inanspruchnahme oder Ablehnung zu treffen. Im Verlauf wurde deutlich, dass er, *„wenn es zur Gesundheit führen würde, […] jede Anstrengung machen“* würde (P16_1_145). Hingegen,

> *wenn von Arztseite vorauszusehen ist, dass das nur eine Verlängerung ist, dann würde ich das natürlich nicht machen. (P16_1_147)*

Diese Entscheidung beruhte auf seiner positiven Erfahrung, die er mit der künstlichen Beatmung gemacht hat; *„die zum Erfolg geführt hat“* (P16_1_143). Er lehnte daher alle Maßnahmen ab, die dauerhaft durchgeführt werden müssten, um das Leben zu erhalten. Eine kurzzeitige Behandlung, die zur Besserung des Gesundheitszustands führt, würde er in Anspruch nehmen. In diesem Zusammenhang waren seine Ausführungen zur bereits erlebten künstlichen

Beatmung jedoch widersprüchlich: Er beschrieb diese Therapie an anderer Stelle als *„furchtbar"* und einen *„Zustand völliger [.] Schwäche"* (P16_1_71).

> *Danach die paar Tage, die dann da sind, wo man also überhaupt nicht mehr weiter weiß und auch die Gedanken, äh, in Richtung, ich will nicht mehr leben, gehen. (P16_1_71)*

Mit der zukünftigen Entwicklung seiner Erkrankung möchte sich der Patient nicht auseinandersetzen (*„das ist_ so nen Gedanken, will man sich_ den man von sich wegschiebt"*, P16_1_61). Er war überzeugt, *„dass es einen Knall geben wird und dann ist Schluss"* (P16_1_61). Seitens der Medizin nahm er keine große Unterstützung wahr. Die Ärzte würden ihm sagen, er sei *„austherapiert"* und man müsse *„abwarten, was nun geschieht"* (P16_1_121). Seine Bestattung hatte er bereits geregelt, denn das sei auch ein Punkt gewesen, den er so vor sich *„her geschoben habe"* (P16_1_97). Doch das wird seine Bezugsperson übernehmen.

> *Ich habe in diesem Menschen, ei_ jemand gefunden, der mich, äh, der nach dem Tode sich darum kümmert, dass ich irgendwie eine Beerdigung bekomme. (P16_1_95)*

Der Patient sagte zum Ende des ersten ACP-Gesprächs, er wolle sich über die angesprochenen Punkte bis zum nächsten Gespräch Gedanken machen; *„das arbeitet ja"* (P16_1_199). Weitere Gespräche kamen nicht zustande. Der Patient hat das zweite ACP-Gespräch nach erfolgter Terminvereinbarung abgesagt. Er gab keine Gründe an. An einem Interview wollte er nicht teilnehmen. Eine Patientenverfügung wurde für ihn nicht erstellt.

9.14 Patient P17

Patient P17 war 79 Jahre alt und lebte mit seiner Frau zusammen. Zusammen hatten sie fünf Söhne (drei von ihm, zwei von ihr). Der Patient wurde aufgrund eines hypoxischen Hirnschadens nach Reanimation bei Kammerflimmern behandelt. Der Patient war bei einem Urlaub auf der Toilette bewusstlos geworden. Es erfolgte eine verzögerte kardiopulmonale Reanimation und Intubation des Patienten. Der Patient hatte bereits einen Herzschrittmacher. Die Ehefrau des Patienten war bei dem Aufklärungsgespräch, den beiden ACP-Gesprächen und dem Interview anwesend. Der Patient hatte an die ersten sechs Wochen im Krankenhaus keine Erinnerungen. Er hatte bereits im Vorhinein eine Patientenverfügung und Vorsorgevollmacht erstellt. Die Ehefrau und der älteste Sohn hatten in den Wochen nach seinem Zusammenbruch Entscheidungen für ihn getroffen. Er äußerte eine tiefe Dankbarkeit seiner gesamten Familie gegenüber für deren Unterstützung (P17_3_43; P17_3_67). Die Ehefrau berichtete im Interview von der

Situation, als ihr Mann reanimationspflichtig wurde und beschrieb, dass sie in dieser Notfallsituation nicht in die Entscheidungsfindung einbezogen wurde – trotz einer vorliegenden Patientenverfügung und Vorsorgevollmacht:

> *In dem Moment, äh, als er da in [Name der Stadt] gelegen hat, da wurde erst mal alles gemacht, ((I: mhm)) nä, was eine Akutversorgung erforderte. ((I: mhm)) Das haben also die Ärzte entschieden. ((I: mhm)) Das wird jetzt erstmal_ das Programm wird jetzt durchgezogen. ((I: mhm)) Man konnte da ja auch nicht wissen, wie die geistige Situation sich entwickeln würde, ((I: mhm)) aber das war jetzt, äh, ganz klar, da konnte man jetzt, praktisch hätte man da keinen Einfluss drauf nehmen können, ((I: mhm)) und, äh, naja, man fragt sich natürlich, äh, die Patientenverfügung, äh, war ja nen bisschen anders formuliert, ((I: mhm)) sodass man in so einer Situation zumindest schon mal überlegen konnte, ist das jetzt das, was er eigentlich will, nä, aber die Ärzte sagten, „Also, das gehört zur Erstversorgung und das machen wir jetzt", und das hat sich denn ja auch rausgestellt, dass es richtig war. (P17_3_49)*

Die Ehefrau zeigte in diesem Zusammenhang auf, dass die Handlungen der Ärzte nicht den Vorstellungen des Ehemanns laut Patientenverfügung entsprachen:

> *Die Ärzte haben sich dann aber, ähm, also, wir haben das, der älteste Sohn und ich gemeinsam besprochen, also, es entsprach dann nicht mehr ganz seinen Vorstellungen. (P17_1_146)*

Für den Patienten schien dies rückblickend keine Rolle zu spielen, da alles einen positiven Ausgang genommen hat. Er war dankbar, dass alles getan wurde, um sein Leben zu retten. Aus seiner Sicht haben seine Ehefrau und sein Sohn richtig gehandelt, ebenso die behandelnden Ärzte (P17_3_73).

> *Ich, äh, sage, das, was meine Frau, mein ältester Sohn in dieser Zeit für mich eingeleitet haben, ((I: mhm)) und, äh, ich sag mal, übernommen haben, da würde ich mich auch ein zweites Mal_ (P17_3_186)*

Seiner Meinung nach

> *sollte [man] irgendwie die letzten Möglichkeiten nutzen, wenn es sich positiv für den Patienten auswirken kann. (P17_3_110)*

Für die Ehefrau schien die Beurteilung der Prognose der entscheidende Punkt hinsichtlich einer Inanspruchnahme oder einer Ablehnung einer Behandlungsmaßnahme zu sein:

> *Also, es ist ja jetzt so festgelegt, also, dass wenn keine Aussicht mehr besteht, aber wann kann man sagen, dass keine Aussicht mehr besteht? Das weiß man ja nicht vorher ((I: mhm)). Das ist eben das Problem, was ja eigentlich immer besteht. (P17_3_51)*

Der Patient war der Ansicht, dass dies

> *eigentlich nur Ärzte in so einem Zustand sagen, das hat noch Aussicht und es gibt noch Möglichkeiten den Zustand zu verbessern. (P17_3_52)*

Die Ehefrau war jedoch davon überzeugt, dass auch die Ärzte es nicht wüssten (P17_3_53). „*Ein gewisses Risiko*" (P17_3_59) gehe man immer ein, wenn man Behandlungsmaßnahmen mit ungewissem Ausgang einleiten würde. Für den Patienten standen nicht die ACP-Gespräche im Vordergrund. Für ihn war sein „*Kampf wieder in die Normalität zurück zu finden*" (P17_3_67) von zentraler Bedeutung (P17_3_77). Die ACP-Gespräche haben auf seine Lebenseinstellung positiv gewirkt (P17_3_77) und einen positiven Beitrag zu seiner Entscheidung für eine Implantation eines Defibrillators geleistet (P17_3_81):

> *Ich glaubte mich absolut sicher mit dem Herzschrittmacher, der hat aber ja hier ganz klar, äh, nicht zu meinem Überleben beigetragen und jetzt wird mir von Seiten der Ärzte gesagt, „Es gibt aber noch eine Möglichkeit, wo_ mit der Sie wesentlich sicherer leben". Und, äh, das möchte ich eigentlich bei meinem (.) letztlich noch positiven Einstellungen zum, zum Weiterleben, möchte ich diese Möglichkeit nicht ungenutzt lassen. (P17_3_85)*

Die Ehefrau beschrieb, dass die ACP-Gespräche

> *so für die Vorausplanung eigentlich ganz wichtig [waren]. ((I: mhm)) Was, wenn, nä. ((I: mhm)) wenn wieder mal sowas kommt, was macht man dann, wie reagiert man. (P17_3_39)*

Die ACP-Gespräche haben sie beruhigt und ihr „*Denkanstöße*" gegeben, „*wie man sich vielleicht dann verhalten kann und sollte*" (P17_3_120). Für den Bedarfsfall fühlte sie sich nun besser gewappnet:

> *Und jetzt hat er ja nochmal diese schriftliche Niederlegung da, was man dann auch zur Patientenverfügung, ähm, dazu legen kann und hat dann noch eine etwas bereitere Basis geschaffen, für den Fall der Fälle. (P17_3_120)*

Der Patient lebte zum Zeitpunkt des ersten Interviews in einem unsicheren Zustand, da eine ähnliche Situation eines Herzstillstandes jederzeit erneut auftreten könnte (P17_3_121-123). Er hoffte daher, dass ihm ein Defibrillator wieder ein sicheres Gefühl geben wird (P17_3_143; P17_3_31; P17_2_59; P17_3_144). Der Patient bezeichnete sich als praktizierender Christ und glaubte „*an ein Leben nach dem Tode*" (P17_2_79).

Die bestehende Patientenverfügung wurde für eine Besprechung nicht zur Verfügung gestellt. Daher erstellte der Berater eine Patientenverfügung auf Grundlage der beiden ACP-Gespräche. Die Ehefrau sah dieses Dokument als Erweiterung der bestehenden Unterlagen an (P17_3_120).

9.15 Patientin P18

Patientin P18 war 81 Jahre alt und verwitwet. Ihr Ehemann war vor fünf Jahren verstorben. Seit fünf Jahren lebte sie mit dem Sohn und der Schwiegertochter in einem Haushalt. Sie hatte eine weitere Tochter, die in einer Nachbarstadt wohnte. Sie lebte seit elf Jahren mit einer inkompletten Querschnittslähmung nach einem Bandscheibenvorfall der Halswirbelsäule (P18_1_55). Es bestand Pflegestufe 2. Die Patientin wurde aufgrund einer instabilen Angina pectoris bei ischämischer Kardiomyopathie bei 3-Gefäß-Koronare Herzkrankheit mit Einschränkung der linksventrikulären Funktion und Dekubitus an der rechten Ferse nach häuslichem Sturz mit 24-Stunden-Liegezeit im Krankenhaus behandelt. Die Patientin hatte bereits mehrere Herzinfarkte erlitten: den ersten vor 15 Jahren, den letzten vor drei Jahren. Ihre Herzprobleme waren im Alltag ein ständiges Thema (P18_B_140-156). Seit dem vierten Herzinfarkt saß sie im Rollstuhl (P18_1_59). Die Patientin verfügte über eine Vorsorgevollmacht, die von einem Juristen erstellt wurde. Ihr Sohn und ihre Schwiegertochter waren bevollmächtigt. Die Patientin hat diese Vorsorgevollmacht nach dem Tod ihres Mannes im Zusammenhang mit einem neuen Testament erstellen lassen. Zuvor hatte die Tochter die Vollmacht und hielt die Eltern *„an der kurzen Leine, was das Geld anbelangt“* (P18_B_ 207; P18_B_206-227). Eine Patientenverfügung wurde in diesem Zusammenhang nicht erstellt, weil sie dachten, *„dass das in dieser Vorsorgevollmacht alles mit drin ist“* (P18_B_225). Aufmerksam sind sie auf dieses Missverständnis erst durch die ACP-Gespräche geworden (P18_B_253). Beim Aufklärungsgespräch war der Sohn, beim ersten ACP-Gespräch die Schwiegertochter und beim zweiten waren beide anwesend. Am Tag des Interviews war die Patientin im Haus gestürzt und hat sich das Bein oberhalb des Knies gebrochen. Sie war ca. drei Wochen später im Krankenhaus an den Folgen eines Herzinfarktes verstorben. In der Woche nach der Beerdigung wurde ein Interview mit dem Sohn und der Schwiegertochter geführt.

Bei der Aufnahme im Zusammenhang mit dem Sturz wurden die Kinder im Krankenhaus nach einer Patientenverfügung gefragt:

> *Die [Patientenverfügung, Anm. d. Verf.] war zu der Zeit noch nicht da. Wir haben dort aber gleich gesagt, was sie möchte und was sie nicht möchte. (P18_B_46)*

Die Patientin war zunächst für zwei Tage auf die Intensivstation gekommen, da der Sturz vermutlich durch einen Herzinfarkt ausgelöst worden war (P18_B_46-50). Über eine bevorstehende Operation am Bein wurden die Kinder nicht informiert, was die Schwiegertochter bedauerte (P18_B_52). Während der Operation erlitt die Patientin einen weiteren Herzinfarkt, weshalb sie erneut auf die Intensivstation kam. Von dort wollte die Patientin im Verlauf schließlich aufgrund der unruhigen Situation verlegt werden. Diesem Wunsch wurde nach Aussage der Schwiegertochter nicht entsprochen, *„weil sie noch keine Patientenverfügung hatten“* (P18_B_52). Die Patientenverfügung, die der Berater erstellt hatte, konnte im Verlauf des Krankenhausaufenthaltes nachgereicht werden und hat aus Sicht des Sohnes dazu geführt,

> *dass das Krankenhaus quasi nichts gegen ihren Wille jetzt quasi machen konnte ((I: mhm)) oder gemacht hat. (P18_B_33)*

Als die Patientin schließlich wieder auf Normalstation war, lag die Patientenverfügung schließlich vor.

> *Wir haben sie [die Patientenverfügung, Anm. d. Verf.] dann gleich unterschreiben lassen von ihr, haben ihr das noch mal erklärt, was es ist und haben die im Krankenhaus auch gleich abgegeben. (P18_B_52)*

Eine erste Wirkung zeigte die Patientenverfügung aus Sicht der Schwiegertochter dann bei einem weiteren Herzinfarkt, bei dem die Patientin anstatt der üblichen 48 Stunden nur 24 Stunden auf der Intensivstation bleiben musste und schließlich ihrem Wunsch, auf die Normalstation verlegt zu werden, nachgekommen wurde (P18_B_52). Am Tag vor ihrem Tod hatte die Patientin erneut einen Herzinfarkt erlitten.

> *Und, äh, da hatte man sie gefragt wegen Intensivstation, das hat sie beneint und das haben sie akzeptiert, ((I: mhm)) da ist sie also nicht mehr auf die Intensivstation gekommen, ja. (P18_B_52)*

Die Schwiegertochter sah die Patientenverfügung als „Rettungsanker“, um eine stationäre Krankenhausversorgung entsprechend dem Willen der Patientin zu realisieren:

> *Ich (.) finde das gut mit der Patientenverfügung, richtig gut, weil, ähm, nachdem die da war, hat man halt auch anders gehandelt im Krankenhaus. (P18_B_52)*

Aus ihrer Sicht brauchte es das schriftliche Dokument der Patientenverfügung, denn auf die mündlichen Äußerungen der Mutter habe man im Krankenhaus nicht gehört:

> *Wir haben gedacht, dass das mit so einer Vorsorgevollmacht abgedeckt ist, ist es aber nicht. (P18_B_54)*

Die Schwiegertochter beschrieb eine große Erleichterung im Zusammenhang mit der Patientenverfügung:

Und dann kam die Patientenverfügung und wir waren so dankbar, dass die gekommen ist, ((AA: mhm)) dass sie das gemacht hat. (P18_B_52)

Die Sicht der Patientin stellte die Schwiegertochter wie folgt dar:

Sie selber war auch dankbar, dass sie das gemacht hat mit der Patientenverfügung, weil (.) sie uns damit entlastet hat. (P18_B_66)

Die Schwiegertochter bezog sich bei dieser Aussage auf familiäre Konflikte, die vor drei Jahren im Rahmen einer gesundheitlichen Krisensituation der Mutter entstanden waren, als der Sohn und die Schwiegertochter eine Inanspruchnahme von medizinischen Maßnahmen verneint hatten (P18_B_68).

Sie haben uns wirklich entlastet, weil meine Schwiegermutter hat selbst entscheiden und es kann im Nachhinein keiner mehr sagen, „Hättet ihr, hättet ihr". (P18_B_163)

Die Gespräche und auch die Patientenverfügung haben zu einer Absicherung des Sohnes und der Schwiegertochter gegenüber Anderen, z. B. der Tochter der Patientin, geführt und damit zu einer Entlastung bei der Entscheidungsfindung beigetragen (P18_B_163-165; P18_2_148-163). Ursprünglich sollte die Patientin ein weiteres Mal im Zusammenhang mit dem Beinbruch operiert werden, doch die Ärzte entschieden sich aufgrund der Herzinfarkte, die die Patientin während des Krankenhausaufenthaltes erlitten hatte, dagegen.

Das Risiko der Operation war zu groß und da hat man gesagt, „Nein, wir operieren nicht mehr, es wäre Selbstmord, wenn man sie jetzt operieren würde". Also, kein Anä_ Anästhesist hätte das mehr gemacht. (P18_B_17)

Der Sohn wurde bereits von einem Arzt im vergangenen Jahr „*knallhart*" (P18_B_149) auf ein zeitnahes Versterben der Mutter vorbereitet:

Ich hatte mit dem einen Arzt auch gesprochen, der hat mir das auch gesagt, man kann sie nicht operieren und er hat mir auch gesagt, also, wir müssten damit rechnen, dass sie, äh (.) dass sie in d_ in_ der nächsten_ naher Zukunft irgendwann stirbt. So hat er mir das gesagt, weil ihr Herz so schwach ist und dann kann man auch nichts mehr machen. (P18_B_21)

Der Sohn beschrieb, dass die ACP-Gespräche zum einen darauf zielten, den Willen seiner Mutter herauszuarbeiten, sodass dieser zukünftig respektiert und sie nicht „*zum medizinischen Versuchskaninchen*" würde (P18_B_25). Und zum anderen wurden ihre Wünsche und Ziele im Leben thematisiert (P18_B_27):

Sie hatte auch erst noch den Wunsch ihr ihr Enkelkind zu sehen, was jetzt im [Angabe des Monats] zur Welt kommt. Das war erst noch ihr Wunsch gewesen, aber das_ der Wunsch wurde immer immer schwächer, wollen wir mal sagen, um umso mehr sie leiden musste, um es mal so auszudrücken. (P18_B_29)

Auch habe das Gespräch über Ängste im Zusammenhang mit dem Tod die Patientin entlastet (P18_B_165-179; P18_2_126-131). In den ACP-Gesprächen äußerte die Patientin immer wieder große Unsicherheit, was daran deutlich wurde, dass sie keine Entscheidung treffen konnte (P18_1_182; P18_2_91, P18_2_93, P18_2_103, P18_2_183, P18_3_195) oder aber ihre Schwiegertochter um Rat fragte (P18_1_204; P18_1_216). Bei bestimmten Fragstellungen antwortete sie hingegen klar und unmissverständlich (P18_1_221-236). Die Schwiegertochter hat sich als Anwältin der Patientin in den ACP-Gesprächen verstanden und eine erneute Erklärung eingefordert, wenn sie gemerkt hat, dass ihre Schwiegermutter es nicht verstanden hat:

Auch wenn ich nachgefragt habe, hat er das noch mal erklärt. Weil, äh, meine Schwiegermutter hat nicht immer unbedingt gesagt, „Das habe ich nicht verstanden". Aber ich habe das gesehen, wenn sie das nicht verstanden hat. ((I: mhm)) So, und dann hat er ihr das noch mal erklärt. (P18_B_ 285)

Die Schwiegertochter erwähnte im Interview ausdrücklich, dass die Patientin in den ACP-Gesprächen die Maskenbeatmung nicht verstanden habe. Zu Hause versuchte sie es ihr immer wieder zu erklären, bis sie schließlich einen Atemschutz zur Demonstration zeigte und die Patientin es sich nun vorstellen konnte, wie diese Behandlung funktionierte.

Ich hab es ja gesehen an meiner Schwiegermutter, dass sie es wirklich nicht verstanden hat. Und erst verstanden hat, als ich es ihr gezeigt habe. ((I: mhm)) Und dann habe ich so gedacht, eigentlich müsste man das den älteren Leuten zeigen, weil, die denken, da wird noch irgendwas wieder eingebaut oder eingesetzt und es vielleicht doch noch ein kleiner Eingriff, aber das ist ja nicht so. ((AA: mhm)) Und das verstehen die nicht. (P18_B_ 128)

Diese Demonstration habe dann auch dazu geführt, dass sich die Schwiegermutter schließlich doch für eine Inanspruchnahme der Atemmaske entschieden habe (P18_B_126). Die Schwiegertochter betonte, dass sie die Wünsche ihrer Mutter immer respektiert hätten (P18_B_134), eine Ausnahme sei die Ablehnung einer Krankenhausbehandlung gewesen.

Klar, wenn sie gesagt hat, „Ich möchte nicht ins Krankenhaus", und es musste sein, dann ist sie natürlich ins Krankenhaus gekommen […] Dann haben wir den Arzt gerufen, dann hat es der Arzt es mit ihr gemacht. Aber da ging es dann ja auch nicht anders. (P18_B_132-134)

Die Patientin erlebte diese Situation als eine paternalistische Handlung des Arztes. Im ersten ACP-Gespräch wurde deutlich, dass sie keine Mitbestimmung hinsichtlich einer Krankenhausbehandlung erfahren hat: *„der Doktor schickt mich sowieso ins Krankenhaus“* (P18_1_138).

> *Ich wollte ja gar nicht ins Krankenhaus. ((I: mhm)) Ich hab zum Arzt gesagt, als der den Montag kam, „Ich will nicht ins Krankenhaus“, da sagt er, „Sie müssen aber ins Krankenhaus“. (P18_1_150)*

Diese Erfahrung zeigte ihr die Grenze ihres selbstbestimmten Handelns in der gesundheitlichen Versorgung auf (P18_2_164-169) und verstärkte möglicherweise ihre Absicht, eine Patientenverfügung zu erstellen, um schließlich ihrem Willen Geltung zu verschaffen.

Sowohl der Sohn als auch die Schwiegertochter forderten eine bessere Aufklärung hinsichtlich der Patientenverfügung und Vorsorgevollmacht im Allgemeinen (P18_B_225-227). Als Vorschlag führten sie an, einen Informationsflyer in die Krankenhausmappe zu legen. Und außerdem sahen sie eine Möglichkeit in der hausärztlichen Patientenkommunikation über Vorausplanung zu sprechen (P18_B_240-242). Sie legten Wert darauf, nicht erst im höheren Alter vorauszuplanen, sondern *„so früh wie möglich“* (P18_B_266).

9.16 Patientin P19

Patientin P19 war 87 Jahre alt, verwitwet und lebte alleine. Sie hatte keine Kinder. Eine Bekannte kümmerte sich um sie. Es bestand keine Pflegestufe. Die Patientin wurde aufgrund einer Fraktur des Oberschenkelknochens operiert. Es folgten eine dekompensierte Herzinsuffizienz und Elektrolytentgleisung sowie ein fieberhafter Harnwegsinfekt. Ein Tumor im linken Harntrakt wurde ausgeschlossen. Vor 20 Jahren wurde ein Blasentumor diagnostiziert, sechs Jahre später folgte ein Rezidiv. Über eine Vorsorgevollmacht und Patientenverfügung verfügte die Patientin nicht, aber die wollte sie *„privat dann machen“* (P19_1_115). Die Patientin hat das erste ACP-Gespräch ohne Begleitung mit dem Berater geführt. Die Patientin schilderte, dass sie ihre Herzschwäche an sich nicht wahrgenommen hat. Allerdings bemerkte sie durchaus, dass sie nicht mehr so belastbar war wie früher einmal.

> *Alles ein bisschen nicht mehr so wuchtig mache, wie ich das gewohnt bin, tue alles ein bisschen drosseln. (P19_1_31)*

Die Patientin hat sich bisher mit ihrer Erkrankung nicht auseinandergesetzt. Sie sei immer *„top fit“* gewesen (P19_1_67) und daher war sie auch nie mit medizinischen Behandlungen in Berührung gekommen (P19_1_63). Ihr Mann war aufgrund einer Herzerkrankung verstorben (P19_1_89). Tiefergehend wollte sie sich damit nicht auseinandersetzen:

> *Ich habe so viel getragen und tragen müssen, nicht wahr, und wie gesagt, und bis dato immer a_ wie Sie schon hörten, alles gemeistert und ja, und so soll es auch bleiben. (P19_1_91)*

Auch über ihr eigenes Versterben hat sich die Patientin noch keine Gedanken gemacht (P19_1_100-105), denn sie *„lebe heut und (.) und gerne"* (P19_1_105). Insgesamt wird deutlich, dass sich die Patientin nicht gerne mit ihrer letzten Lebensphase und einer Vorausplanung auseinandersetzen wollte und es daher bislang verdrängt hat (*„wenn wir ganz ehrlich sind, wird das Thema ja immer ein bisschen zur Seite geschoben"*, P19_1_109). Für sie gehörte das Versterben zwar zum Leben dazu (P19_1_137), doch sie hatte bereits so viele Sterbefälle miterlebt, dass sie für sich entschieden hat, sich nicht weiter damit zu beschäftigen (P19_1_241).

Die Patientin wollte sich im ersten ACP-Gespräch hinsichtlich der Inanspruchnahme bzw. einer Ablehnung einer künstlichen Beatmung nicht entscheiden (P19_1_200-216), sondern sich mit ihren vertrauten Personen austauschen bzw. beraten (P19_1_221-223). Eine Reanimation hatte sie bei ihrem Mann miterlebt, war sich jedoch nicht schlüssig, ob sie dies für sich in Anspruch nehmen wollen würde oder nicht (P19_1_229). Insgesamt zeigte sich bei der Patientin eine große Unsicherheit hinsichtlich der Entscheidungsfindung (P19_1_229; P19_1_237-239; P19_1_261; P19_1_307). Deutlich wird es daran, dass die Patientin inkonsistente Entscheidungen traf (Zustimmung zur Reanimation zu Hause vs. Ablehnung einer Reanimation im Krankenhaus) und sich bei einigen Fragestellungen nicht festlegen wollte (P19_1_339). Insbesondere zum Ende des Gesprächs gab sie auf die Fragen des Beraters immer wieder die Antwort: *„kann ich keine Stellung zu nehmen, weiß ich nicht"* (P19_1_339; P19_1_345; P19_1_347). Hiermit blockte sie eine weitere Auseinandersetzung mit den aufgeworfenen Fragestellungen ab. Erklären lässt sich ihre Haltung damit, dass sie sich bisher nicht mit solchen Situationen beschäftigt hat und *„alles so jetzt plötzlich auf [sie] zugekommen"* war (P19_1_241).

Die Patientin lehnte ein zweites ACP-Gespräch ab. Sie gab keine Gründe an. Ein abschließendes Interview wollte sie ebenfalls nicht führen. Eine Patientenverfügung wurde nicht erstellt.

9.17 Patient P20

Patient P20 war 77 Jahre alt und lebte mit seiner Ehefrau zusammen im eigenen Haus. Er hatte zwei Töchter, die in derselben Stadt wohnten. Der Patient wurde aufgrund einer erneuten dekompensierten Herzinsuffizienz bei ischämischer Kardiomyopathie, mittelschwerer bis schwerer reduzierter systolische Funktion im Iinken Ventrikel, Stauungsdermatitis und leichter bis mittelschwerer Mitralklappeninsuffizienz im Krankenhaus behandelt. In den vergangenen zwei Jahren war er fünf bis sechs Mal im Krankenhaus. Der Patient hatte vor 34 Jahren einen Herzinfarkt erlitten. Er hatte einen Defibrillator und ihm war vor sieben Jahren ein biologischer Klappenersatz implantiert worden. Daneben litt er an chronischer Niereninsuffizienz, COPD und Diabetes Typ II mellitus. Es bestand Pflegestufe 1. Die Ehefrau war beim Aufklärungsgespräch, den beiden ACP-Gesprächen und dem Interview anwesend. Zusätzlich nahm eine Tochter an dem ersten ACP-Gespräch teil. Das zweite ACP-Gespräch fand erst drei Monate nach dem ersten statt, da der Patient während seiner teilstationären Rehabilitationsmaßnahme erneut stationär aufgenommen werden musste. Der Patient war einer Projektteilnahme gegenüber sehr misstrauisch und skeptisch eingestellt. Deutlich wurde das zum einen bereits bei der Aufklärung, als er mündlich einer Teilnahme zustimmte, jedoch eine schriftliche Einwilligung zunächst verweigerte; zum anderen zweifelte er im Interview das kostenfreie Beratungsangebot an und vermutete, dass aus der Studienteilnahme eine Versicherung werden könnte (P20_3_60-73).

Die Einschränkungen, die er als Folge seiner Erkrankungen wahrnahm, frustrierten den Patienten (P20_3_142-148).

> *Aber weil so sch_ manchmal habe ich dann auch schon so gedacht, „Mensch, wenn Du doch bloß erstmal weg wärst“, wenn man denn so richtig Schmerzen hat und sich nicht bewegen kann und alles. (P20_3_148)*

Er wirkte sehr unzufrieden mit der gesamten Situation und fühlte sich hilflos und im Stich gelassen von der Medizin (P20_3_20-26; P20_3_28; P20_3_214-216; P20_3_234-240). Seine Erkrankungen thematisierte der Patient nicht gegenüber anderen (P20_3_148); er hatte die Einstellung:

> *Gar nicht drüber reden, denkt man nicht drüber nach. Jeder hat sein Leid selber zu tragen. (P20_3_181)*

Die Intention des Patienten war es, durch die Teilnahme am Projekt eine Patientenverfügung und Vorsorgevollmacht zu erhalten, denn diese Dokumente wollte er schon immer haben (P20_3_43; P20_3_59-60: P20_1_48; P20_1_140; P20_2_105). Im ersten ACP-Gespräch wurde deutlich, dass der Patient in kritischen Situationen die Entscheidung an Ärzte delegierte:

> *Was gemacht wird, wenn ich krank werde oder was, wo man mich hinfährt, das muss eben gemacht werden. (P20_1_247)*

Er meinte, er könnte das dann nicht entscheiden (P20_1_262-275): „*Alles was rein muss, klar, nehme ich das*“ (P20_1_236). Für die Ehefrau war im Zusammenhang mit der Beratung von großer Bedeutung, dass sie im Falle einer Einwilligungsunfähigkeit ihres Mannes nicht für ihren Mann entscheiden wollte (P20_3_53; P20_1_55; P20_2_120-122; P20_2_172-174; P20_2_253):

> *Wer denn eingesetzt wird, ob ich, ich hab gesagt, „Also, ich könnte nicht entscheiden, wenn für meinen Mann sowas eingesetzt werden sollte, also, hier die Maschinen ab_“, dass ich sage, „Also, jetzt sollen sie ab_“, das kann ich nicht für meinen Mann. ((I: mhm)) Ich würde das nicht übernehmen, dass ich das sagen sollte. Das kann ich nicht, würde nicht sagen_ (P20_3_53)*

Die große Bedeutung, die dieses Themas für sie hatte, wird an der Häufigkeit der Thematisierung ihrerseits deutlich. Der Patient zeigte kein Verständnis für die Überlegungen der Ehefrau: „*Mein Gott, nun reg Dich da nicht drüber auf. Das ist eben mal so. Was willst du denn machen?*“ (P20_3_54; P20_2_252). Er gab eine Gelassenheit im Umgang mit der Absehbarkeit des Todes und dem Sprechen über das Sterben vor („*Du nimmst das alles viel zu ernst*“, P20_3_92; P20_3_129), die seine Frau nicht teilen konnte. Sie fühlte sich während der ACP-Gespräche nicht gut. Es war für sie „*nicht so angenehm*“ (P20_3_137), da ihr die gesundheitlichen Krisensituationen des Mannes bewusst wurden, in denen es bereits „*schlecht schon aussah*“ (P20_3_99; P20_3_91-101). Es wurde deutlich, dass sie sich Sorgen um ihn machte (P20_3_128). Dass der Patient diese Gelassenheit nur vorgab bzw. sein Verhalten seine Bewältigungsstrategie der Situation darstellte, wird dadurch unterstrichen, dass er schließlich das Interview nicht mehr weiterführen wollte („*So, jetzt erzähle ich nichts mehr*“, P20_3_106; P20_3_148; „*Ich hab da nichts mehr zu zu sagen*“, P20_3_159; P20_3_227) und zunehmend eine Abwehrhaltung gegenüber der Besprechung der ACP-Gespräche entwickelte. Es äußerte sich z. B. in Form eines Einbringens abweichender Themen (P20_3_129-133; P20_2_164-171) und dem Abtun, dass die ACP-Gespräche für ihn „*normal*“ gewesen seien (P20_3_52; „*ganz normal als wenn ich mit Ihnen hier nen Kaffeekränzchen mache, so*“, P20_3_83; P20_3_138). Er begründete seine Gelassenheit damit, dass er „*doch gar nicht so alt werden*“ wollte (P20_3_140) und der Mensch auf der Welt ohnehin eine nebensächliche Rolle spielen würde (P20_3_129-133). Außerdem hat er bereits vor den Gesprächen gewusst, dass seine Herzerkrankung lebenslimitierend ist:

> *Dass ich weiß, dass ich herzkrank bin und nicht so einfach ist und, äh, kann jede Minute, kann ich sterben, das weiß ich auch. Das hat man mir auch gesagt. ((I: mhm)) Man hat sich auch gewundert, dass ich überhaupt noch lebe, nach den vielen Krankheiten, die ich habe. (P20_3_77; P20_3_148)*

Die Ehefrau meinte, dass sie die ACP-Gespräche zum Nachdenken angeregt haben (P20_3_161). Der Patient hingegen hat Gedanken über die Zukunft verdrängt und sah auch keinen Sinn darin, sich Gedanken darüber zu machen (P20_3_162-164). Er stellte klar, dass er diese Gespräche nicht gebraucht hätte (P20_3_188). Schließlich lehnte es der Patient im Interview ganz ab, weiter über das Thema zu sprechen: „*So, nun, jetzt fang jetzt was anderes an. […] Ich habe genug davon*" (P20_3_202-204). Es gehe ihm „*auf den Geist*" (P20_3_229). Die Ehefrau begründet sein Verhalten damit, dass er froh sei, dass es ihm „*gerade so ein bisschen geht*" (P20_3_234). Auch das ist ein Hinweis auf das Vermeiden einer weitergehenden Auseinandersetzung mit der Thematik.

Der Berater hat eine Patientenverfügung für den Patienten erstellt und der Familie einen Vordruck einer Vorsorgevollmacht ausgehändigt. Nach den ACP-Gesprächen war weiterhin ungeklärt, wer die Vorsorgevollmacht übernehmen wird. Ein Gespräch mit den Töchtern stand zum Zeitpunkt des ersten Interviews noch aus (P20_3_184).

9.18 Patient P21

Patient P21 war 86 Jahre alt und verwitwet. Er lebte alleine in seiner eigenen Wohnung. Sein Sohn lebte nicht in Deutschland. Seine Bezugsperson und Bevollmächtigte war seine Nichte. Mit ihr hatte er beim Notar eine Vorsorgevollmacht und eine Patientenverfügung erstellt (P21_1_141). Er wurde aufgrund eines Oberschenkelhalsbruchs mit nachfolgender akuter Herzinsuffizienz mit kardialer Dekompensation, einem akuten Nierenversagen mit einer Niereninsuffizienz vierten Grades und einer renalen Anämie sowie Diabetes mellitus Typ II mit Blutzuckerentgleisungen im Krankenhaus behandelt. Er hatte mittelschwere kognitive Defizite. Es bestand vor dem Krankenhausaufenthalt keine Pflegestufe. Der Patient hatte einen Herzschrittmacher. In den letzten zwei Jahren war er häufiger im Krankenhaus (P21_1_27-51). Das erste ACP-Gespräch hat der Patient ohne Begleitung mit dem Berater geführt. Der Patient berichtete im Beratungsgespräch, dass er sich nach dem Aufklärungsgespräch Gedanken über sein Alleinsein gemacht habe. Alle anderen hätten Kinder, die Besuche im Krankenhaus abstatteten. Er habe zwar einen Sohn, doch der sei aufgrund der Entfernung für ihn so, „*als wenn der gar nicht existieren würde*" (P21_1_25). „*Die ganze Geschichte*" habe ihn „*ein bisschen mürbe gemacht*" (P21_1_25):

> *Da andere haben Kinder, die kommen her, die besuchen, nä, du hast keine, zu dir kommt keiner, du bist alleine. ((I: mhm)) Musste ja sehen, wie du alleine fertig wirst, nä. ((I: mhm)) Ja, und das (.) ist dabei aber denn so geblieben, denn nä, ja. (P21_1_25)*

Der Patient hatte bislang seine Behandlungsentscheidungen immer an seine Ärzte delegiert und diesen in ihrem Handeln vertraut:

> *Ich bin in der Weise so gewesen, wenn es sich, äh, äh, weitere Eingriffe gehandelt habe, ich habe bislang nie nein gesagt, also, ((I: mhm)) ich hab das akzeptiert, ((I: mhm)) ich hab gesagt, die Ärzte müssen es besser wissen wie du, du kannst nur fühlen und du fühlst, dass es gut ist und dass du das schaffen wirst, nä. (P21_1_95)*

Der Patient formulierte seine Grenze zwischen der Inanspruchnahme und der Ablehnung von medizinischen Behandlungsmaßnahmen folgendermaßen:

> *So lange ich geistig da bin, soll es auch alles so bleiben, ((I: mhm)) währenddessen, wenn ich geistig nicht mehr da bin und, äh, keine Nahrung mehr zunimmt, ((I: mhm)) nä, dass ich dann sterben möchte. (P21_1_187)*

Er meinte, so sei es auch in seiner Patientenverfügung formuliert (P21_1_183-185). Einsicht in die bestehende Verfügung erhielt der Berater nicht. Der Patient ist im Anschluss an den Krankenhausaufenthalt in ein Seniorenheim gezogen. Der weitere Kontakt bestand über seine Nichte. Sie lehnte ein weiteres ACP-Gespräch sowie ein Interview ab.

9.19 Patientin P22

Patientin P22 war 72 Jahre alt und lebte mit ihrem Ehemann zusammen. Sie hatte eine Tochter und einen Sohn. Beide wohnten in derselben Stadt. Es bestand keine Pflegestufe. Vor sechs Jahren wurde ein Rektum-Karzinom bei der Patientin diagnostiziert. Eine neoadjuvante Chemotherapie sowie eine transanale Vollwandresektion folgten. Vier Jahre später, vor zwei Jahren, kam es zu einem lokalen Rezidiv. Es folgte eine Rektumresektion und ein Blindverschluss des Analkanals sowie Anlage eines Sigmoidostomas. Vor anderthalb Jahren kam es zu einem Ileus, postoperativer Aspirationspneumonie und einer Langzeitbeatmung mit Anlage eines plastischen Tracheostoma. Eine chemotherapeutische Behandlung der Krebserkrankung erfolgte zum Zeitpunkt des Aufklärungsgesprächs nicht mehr (P22_1_61). Zudem litt die Patientin an einer arteriellen Hypertonie und einer koronaren Herzkrankheit mit Zustand nach Myokardinfarkt (vor sechs Jahren). Sie hatte Diabetes mellitus Typ 2 (insulinpflichtig) mit diabetischer Polyneuropathie. Im vergangenen Jahr kam es zwei Mal zu transitorisch-ischämischen Attacken sowie nachfolgend zu einer ORSA-Kolonisation, sodass eine Rehabilitationsmaßnahme von der Patientin nicht wahrgenommen werden konnte. Schließlich befand sie sich zwei Monate danach nun in der teilstationären, geriatrischen Rehabilitationsklinik (P22_1_25-29). Das erste ACP-Gespräch hat die

Patientin mit dem Berater ohne Begleitung geführt, beim zweiten sowie dem Interview war der Ehemann anwesend. Dem Ehemann wurde vor kurzem ein Unterschenkel amputiert. Sie sind vor einem Jahr von ihrem eigenen Haus in eine kleine Wohnung gezogen. Die Krebserkrankung und der Wunsch nach einer Versorgung im Hospiz in der Terminalphase haben die ACP-Gespräche sowie das Interview geprägt (P22_3_12-23; P22_3_65-80; P22_3_189-191; P22_3_193-199; P22_1_342-405; P22_2_78-113). In diesem Zusammenhang hatten ihre Angst vor dem Tod (P22_3_65) und die damit verbundene Unwissenheit, was sie erwarten würde (P22_3_67), eine große Bedeutung. Von der Hospizversorgung erhoffte sie sich, dass ihr die Sorgen im Zusammenhang mit dem Versterben genommen werden könnten (P22_3_71; P22_1_41; P22_1_291) und die pflegerische Versorgung sichergestellt sein wird, sodass ihre Familie dadurch entlastet werden kann (P22_2_107-113). Der bevorstehende Tod aufgrund ihrer infausten Prognose sowie die Ablehnung einer weiteren Chemotherapie haben bei der Patientin zu einer intensiven Auseinandersetzung mit der Sterbephase (Hospiz) sowie der Planung der Bestattung geführt (P22_3_201-207; P22_1_113; P22_1_126-131). Eine Anbindung an einen Palliativdienst bestand bereits (P22_3_287). Weder eine Patientenverfügung noch eine Vorsorgevollmacht lagen vor. Die Herzerkrankung spielte für die Patientin eine untergeordnete Rolle (P22_3_213). Die Patientin und ihr Ehemann tauschten sich über Entscheidungen im medizinischen Bereich regelmäßig aus. Sie besprachen alle Möglichkeiten, die ihrer Ansicht nach eintreffen könnten und bezogen auch ihre Kinder mit in ihre Überlegungen ein:

> *Wir haben alles in Erwägung gezogen und auch, dass ich sagte, „Ich möchte dann keine Chemo mehr". Das haben wir auch zusammen beschlossen. ((I: mhm)) Und auch die Kinder und me_ und die sagten dann auch, „Das verstehe, kann ich, kann ich verstehen", hat meine Tochter gesagt, sagt sie, „Was soll es denn? Quälst dich ab, dir ist übel, brichst und machst und tust und es bringt doch nichts". (P22_3_180)*

Die Patientin hat die Gespräche als beruhigend wahrgenommen (P22_3_184). Sie wurde durch das ACP-Gespräch in ihrer Meinung, für die terminale Phase in ein Hospiz zu ziehen, bestärkt und bestätigt (P22_3_189-193; P22_3_295). Die Patientin wollte gerne die Belastung der Familie gering halten. Das bezog sich zum einen auf ihre Sterbephase (P22_3_207; P22_3_211_ P22_1_277) und zum anderen auf weitere medizinische Behandlungen.

> *Dann lieber nen schnelles Ende als wenn mich meine Leute dann an Schläuchen und was weiß ich, da haben wir genug, die Bilder habt ihr genug gesehen auf der Intensivstation, links Sch_ rechts, überall nur_ mit Schläuchen und verkabelt und und und. (P22_3_221)*

Die Patientin lehnte eine künstliche Beatmung mit künstlichem Koma zukünftig ab (P22_1_184-189; P22_2_305-310). Zu ihren Entscheidungen in Bezug auf die zukünftige medizinische Versorgung hat neben ihren eigenen Erfahrungen auch das Miterleben anderer Krebserkrankter im Bekanntenkreis geführt. Es war *„furchtbar"* für sie (P22_3_210), dass jemand *„so enden muss"* (P22_3_210). Für die Patientin war hinsichtlich einer Inanspruchnahme oder einer Ablehnung einer Behandlungsmaßnahme zum einen der Gesundheitszustand und die infauste Prognose von großer Bedeutung (P22_3_217; P22_3_221; P22_3_260). Zum anderen spielte ihr Alter eine wichtige Rolle für die Patientin (P22_3_219). Wichtig war für sie auch, dass sie eine Verbesserung ihrer Situation durch die Maßnahme spürte, d. h. ob die Ursache *„behebbar"* wäre (P22_1_169; P22_1_177). Sollte das allerdings unklar sein, tendierte sie zu einer Ablehnung der Therapie (P22_3_230). Dann galt für sie:

> *Solange ich ja geistig kann ich das ja selbst entscheiden und wenn ich geistig nicht mehr bin, dann soll es sowieso nicht gemacht werden. (P22_3_230)*

Weiterhin sagte sie, dass es ihr schwer falle, eine Grenze zwischen einer Inanspruchnahme und einer Ablehnung von Therapien konkret zu benennen:

> *Aber, äh, äh (.) ((seufzt)), wo da die Grenze ist, (.) dass_dass kann ich jetzt so genau auch nicht sagen. (P22_2_73)*

Die Patientin und ihr Mann hatten Erfahrung mit dem Treffen stellvertretender Entscheidungen. Ihr Ehemann war im Zusammenhang mit dem Ileus gerichtlich als Vertreter für sie eingesetzt worden, um Entscheidungen bezüglich der künstlichen Beatmung und einem Luftröhrenschnitt in ihrem Sinne zu treffen. Die Patientin beschrieb es als schwierige Situation für ihren Mann und gab in wörtlicher Rede wieder, wie ihr Mann die Situation damals empfand:

> *„Was meinst Du, wie schwer mir das gefallen ist? Die Entscheidung über dich zu treffen. Machst du das richtige, machst du es nicht". (P22_3_254)*

Diese Situation mit dem Darmverschluss (P22_3_267) war der Auslöser dafür, dass sich das Ehepaar mit Fragen rund um die Vorausplanung näher beschäftigt hat. Zuvor hatten sie das Thema vermieden, entsprechend des Mottos *„kann mir doch nicht passieren […] das passiert nur Anderen"* (P22_3_267). Sofern man nicht selbst betroffen sei, würde man auch nichts unternehmen, meinte die Patientin.

> *Vorher haben wir immer geredet, wir müssen, wir müssen, wir müssen die Patientenverfügung, wir müssen dies, wir müssen jenes, und ja, dabei bleibt es, ((I: mhm)) bei wir müssen. (P22_3_267)*

Die Patientin redete offen mit anderen Menschen über ihre Erkrankung (P22_3_346-354). Dies half ihr bei der Verarbeitung ihrer Krebserkrankung. In den ACP-Gesprächen hatte sie ebenfalls die Möglichkeit, offen darüber zu sprechen. Sie betonte, dass die ruhige Art und Weise („*wohltuende Ruhe*", P22_3_115) sowie das Ausredenlassen für sie von großer Bedeutung waren (P22_3_115). Zudem meinte sie, sei es für ihr aktuelles Schmerzmanagement von Vorteil gewesen, dass ein Arzt diese Gespräche geführt habe, denn

> *so konnte man auch gleich noch mal, doch irgendwie noch mal, der hat dann, äh, ach mit dem Schmerzmittel. (P22_3_125)*

Der Berater hat eine Patientenverfügung erstellt und einen Vordruck einer Vorsorgevollmacht ausgehändigt. Die Patientin ist vier Wochen nach dem ersten Interview im Hospiz verstorben.

9.20 Patientin P23

Patientin P23 war 77 Jahre alt, verwitwet und lebte alleine. Ihr Sohn wohnte in einiger Entfernung in einer anderen deutschen Stadt. Sie wurde aufgrund einer rechtsführenden kardialen Dekompensation stationär behandelt. Es bestand Pflegestufe 1. Die Patientin verfügte weder über eine Patientenverfügung noch über eine Vorsorgevollmacht. Sie hat die ACP-Gespräche sowie das Interview ohne Begleitung geführt. In den vergangenen zwei Jahren wurde die Patientin drei Mal im Krankenhaus behandelt, jeweils aufgrund der dekompensierten Herzinsuffizienz. Die Patientin war unzufrieden mit dem Krankenhausaufenthalt und fühlte sich entsprechend ihrer Erkrankung nicht adäquat behandelt (P23_3_15; P23_3_35). Sie schien frustriert zu sein, da sie bereits mehrfach wegen der gleichen Erkrankung im Krankenhaus behandelt wurde und ihr bisher nie zufriedenstellend geholfen wurde („*ich bin entsetzt, dass das so gekommen ist*", P23_3_25). Sie erhoffte sich durch die Projektteilnahme, endlich eine Behandlung ihrer Erkrankung zu erfahren.

> *Ich dachte, dass Sie, ähm, vielleicht Untersuchungen noch, ähm, ähm, geben, ähm, ja, ähm (.) und das erörtern, warum es so ist. ((I: mhm)) Denn ich sehe ja hier gar keinen Gewinn, sozusagen. ((I: mhm)) (.) Denn Sie wollen ja nur, äh, hören, wie es mir geht und nach dem Krankenhausaufenthalt, aber (.) was anderes ist ja d_ äh, an dem ja nicht. (P23_3_17)*

Entsprechend ihrer Schilderung war sie von der Projektteilnahme ebenfalls enttäuscht und verlieh im Interview ihrem Ärger Nachdruck, in indem sie sehr aufgebracht und schnell redete. Deutlich wird, dass die Patientin nur eine geringe Bereitschaft für Gespräche über die eigene letzte Lebensphase aufbrachte und sie sich stattdessen von den ACP-Gesprächen eine medizinische Versorgung erhoffte, die sie „*gesund*“ machen würde (P23_1_521).

> *Die Medizin wird geforscht, geforscht und Sie hören doch von mir, wie es mir im Klinikum ging. Das ist nicht in Ordnung und dann möchte ich wissen, was geschieht, wenn Sie zu mir kommen oder der Doktor? Da passiert ja nur ein Gespräch über meine Erkrankungen, noch nicht mal intensiv, über andere Sachen, wo ich noch gar nicht entscheiden möchte, möchte. (P23_3_89)*

Auch wenn diese Unzufriedenheit die Gedanken der Patientin dominierte, lehnte sie im Interview schließlich ab, weiter über diese erfahrene Unzulänglichkeit zu sprechen (P23_3_35). Über die „*schwere[n] Themen, Tod und Patientenverfügung*“ (P23_3_19), die in den ACP-Gesprächen angesprochen wurden, wollte sie zu einem späteren Zeitpunkt nachdenken, denn momentan sei das für sie noch nicht relevant: „*da denke ich noch ganz anders*“ (P23_3_19). Ihre Unzufriedenheit mit der Versorgung verhinderte eine Auseinandersetzung mit der Vorausplanung zum jetzigen Zeitpunkt. Sie sagte, sie habe Unterlagen von dem Berater erhalten und wolle später entscheiden, was sie daraus macht (P23_3_21). Der Patientin wurde von dem Berater eine Patientenverfügung auf Grundlage der Aspekte, zu denen sie sich in den ACP-Gesprächen geäußert hat, zur Verfügung gestellt. Ebenso hat sie einen Vordruck einer Vorsorgevollmacht erhalten.

Einige Fragen sind der Patientin „*auch ein bisschen nahe gegangen*“ (P23_3_23; P23_1_426-448). Sie meinte, die bräuchte Zeit, um sich in Ruhe Gedanken drüber zu machen und eine entsprechende Einstellung zu diesen Themen zu bekommen, da sie momentan gedanklich mit ihrer Erkrankung beschäftigt sei.

> *Und da muss man auch erst überlegen, dass man die Einstellung kriegt, weil ich ja mit vielen, äh, Erkrankungen so wieder aus dem Krankenhaus entlassen wurde, da hat man den Kopf voll, denkt, äh, ein bisschen anders drüber und da brauche ich meine Ruhe. (P23_3_23)*

Hinzu kommt, dass sie erst vor kurzem ihren Mann und ihre Schwester „*verloren habe*“ (P23_3_31), weshalb sie „*nicht erst mal wieder diese schwere Antwort*“ geben wollte (P23_3_31). Mit ihrem Sohn hat sie bereits vor einigen Jahren über eine Vorsorgevollmacht gesprochen, doch:

> *die Verantwortung übernehmen oder was zu entscheiden, ähm, konnte er mir noch nicht so richtig sagen, war ihm wohl nicht so (.) angenehm. (P23_3_43)*

Verstehen konnte sie die Reaktion ihres Sohnes. Sie meinte, wer wolle heutzutage schon für jemanden anderen etwas übernehmen und „*für einen anderen da sein, wenn es brenzlig wird*“ (P23_3_43). Die Patientin möchte anderen keine Verantwortung übertragen:

Die sind dann noch kränker als ich, weil es ja nicht, weil ich das ja nicht mitbekomme. (P23_3_75)

9.21 Patientin P24

Patientin 24 war 76 Jahre alt und lebte mit ihrem Ehemann in einer eigenen Wohnung. Sie waren kinderlos. Es bestand Pflegestufe 1. Die Patientin wurde aufgrund einer globalen dekompensierten Herzinsuffizienz bei schwerer Mitralklappen- und Trikuspidalklappeninsuffizienz nach einem Mitralklappenersatz mit biologischer Prothese sowie Trikuspidalklappenrekonstruktion im Krankenhaus behandelt. Es bestand eine leichte Aortenklappeninsuffizienz nach einem biologischen Ersatz vor sechs Jahren. Einen Herzschrittmacher hat sie vor einem halben Jahr implantiert bekommen. Das Aufklärungsgespräch hat sie ohne Begleitung geführt. Beim ersten ACP-Gespräch war der Ehemann anwesend. Eine Patientenverfügung und Vorsorgevollmacht hatte die Patientin vor kurzem auf Grundlage der Vorlagen des Bundesjustizministeriums mit ihrem Hausarzt erstellt (P24_1_136). Der Hausarzt hatte dies aufgrund ihres schlechten Gesundheitszustandes initiiert. In diesem Zusammenhang hat die Patientin bspw. auch festgehalten, dass sie gerne in einem Hospiz versterben möchte (P24_1_119). Die Patientin erinnerte sich beim ersten Beratungsgespräch nicht, um was es in den ACP-Gesprächen gehen sollte, obwohl sie bei dem Aufklärungsgespräch von dem Angebot sehr angetan war („*Ich hatte den Tag, wie die junge Frau da war, da habe ich das alles aufgenommen, das hat mir auch zugesagt*“, P24_1_30). Im ACP-Gespräch gab die Patientin an, über ihre Herzerkrankung „*gar nichts*“ zu wissen (P24_1_36).

Man hat mir auch nichts Großes erzählt vor der OP, gar nichts. ((I: mhm)) Dass das kaputt ist und dass das gemacht werden muss, aber sie hatten es drei Mal verschoben, ((I: mhm)) weil keiner sich getraut hat, dranzugehen. ((I: mhm)) Da da die Niere kaputt ist ((I: mhm)) und das Herz. (P24_1_38)

Die Patientin war unzufrieden, wie mit ihr im Gesundheitssystem umgegangen wird. Sie fühlte sich nicht ernst genommen und von den Ärzten im Stich gelassen. Ihre Unwissenheit beruhte auf einem Kommunikationsdefizit seitens der Ärzte. In Entscheidungen wurde sie in der Vergangenheit entsprechend ihrer Schilderungen nicht einbezogen. Während des ACP-Gesprächs machte die Patientin jedoch deutlich, dass sie Entscheidungen hinsichtlich einer Inanspruchnahme oder Ablehnung angesprochener Behandlungen ihrem behandelnden Arzt überlassen würde. Sie habe nicht das Wissen, um selbst Entscheidungen zu treffen (P24_1_164-169).

Ich ge_ kann doch nicht den Doktor bestellen oder, oder befehlen, „Das und das machen Sie“, das geht doch gar nicht. Ich hab doch keine Ahnung, was überhaupt gemacht werden kann. (P24_1_169)

Ihre Annahme, unfähig zu sein, an medizinischen Behandlungsentscheidungen zu partizipieren, wird auch deutlich, als sie von der letzten Behandlung auf der Intensivstation berichtete:

Ich war hier, mir ging es so dreckig und der Doktor sagte mir, „Wir wollten Sie wieder zurück schicken, auf die Intensivstation“. Ich sage, „Och, du liebe Zeit, warum denn das?“, „Ja, weil Sie gar nicht vorwärts kommen“. ((I: mhm)) Also, hm. Da wäre ich auch noch mal wieder weggewesen, aber es ist noch mal gut gegangen. (P24_1_179)

Trotz der vor kurzem mit dem Hausarzt erstellten Patientenverfügung und Vorsorgevollmacht schien ihr ein Mitspracherecht bei der medizinischen Behandlung nach wie vor undenkbar und ihre Äußerungen deuten darauf hin, dass sie die Vorsorgedokumente insbesondere auf Initiierung des Arztes erstellt hatte, ohne ihren Nutzen zu hinterfragen. Gestützt wird diese Annahme dadurch, dass die Patientin im Gespräch verdeutlichte, dass sie sich mit ihrem eigenen Versterben nicht weiter auseinandersetzen wollte (P24_1_181-187).

Irgendwann müssen wir alle gehen und (.) denn wenn ich jetzt schon darüber nachdenke, dann ist ja alles schon vorbei. (P24_1_185)

Als die künstliche Beatmung thematisiert wurde, lehnte die Patientin eine Fortführung des Gesprächs ab („*Nö, hören Sie auf. Brauchen wir nicht*“, P24_1_206), da sie ihren „*ersten Mann so beerdigt*“ habe (P24_1_208). Dieses Szenario löste bei ihr Erinnerungen an schmerzliche Zeiten aus, die sie scheinbar noch nicht vollständig verarbeitet hatte.

P: Lass uns gehen, [Name des Mannes], ich hab da keine Lust zu.
I: Mhm.
A: Ja.
P: Nein. (4 Sek.) Nein.
*I: Also, das wollen Sie, darüber wollen Sie sich_*
P: Da kommen die alten Geschichten alle in mir hoch und das kann ich nicht mehr ertragen. (P24_1_214-219)

Der ärztliche Berater hat das erste ACP-Gespräch schließlich abgebrochen, zumal der Ehemann mehrmals betonte, dass sie alle angesprochenen Punkte bereits in ihrer Patientenverfügung vermerkt hätten (P24_1_233; P24_1_260). Offen bleibt, in welcher Tiefe sie sich mit den Fragestellungen rund um die Vorausplanung befasst haben. Die Abwehrreaktion von der Patientin deutet darauf hin, dass viele der angesprochenen Aspekte noch nicht thematisiert wurden.

Stattdessen war sich das Ehepaar einig, sich auf die vorhandene Patientenverfügung zu verlassen und ein Gespräch über Wünsche und Vorstellungen nicht mehr aufzunehmen. Ein zweites ACP-Gespräch wurde somit von der Patientin abgelehnt. In einem weiteren Telefonat erklärte sie, dass sie nichts mehr mit diesem „*Kram*" zu tun haben wolle. Das bisschen, was ihr an Freude geblieben sei, wolle sie sich nicht nehmen lassen.

9.22 Patientin P26

Patientin P26 war 78 Jahre alt und lebte alleine. Sie hatte zwei Söhne, die beide in anderen Städten wohnten. Es bestand Pflegestufe 1. Sie wurde aufgrund eines hypertensiven Lungenödems mit respiratorischer Globalinsuffizienz (11 Beatmungsstunden) mit nicht-invasiver CPAP-Beatmung, einer koronaren 3-Gefäßerkrankung, einer schweren reduzierten linksventrikulären Funktion und einer zerebralen Ischämie im Krankenhaus behandelt. Zusätzlich litt sie an COPD und Diabetes Mellitus Typ II. Vor zwölf Jahren war ein Mammakarzinom und vor 33 Jahren ein Ovarialkarzinom diagnostiziert worden. Die Patientin hat an beiden ACP-Gesprächen sowie dem Interview ohne Begleitung teilgenommen. Sie war selbst Ärztin. Die Patientin hatte eine Patientenverfügung und eine Vorsorgevollmacht vor einem halben Jahr aufgrund ihres schlechten Gesundheitszustandes erstellt. Die Vollmacht hat einer ihrer Söhne übernommen (P26_1_80-89). Sie wollte mithilfe ihrer Vorsorgedokumente ihre Söhne entlasten (P26_2_211). Die Patientin benannte ihre Grenze hinsichtlich der Inanspruchnahme und Ablehnung von medizinischen Maßnahmen eindeutig. Sie stimmte einer Behandlung von „*Grundmaßnahmen*" (P26_2_367) zu. Dazu gehörte für sie eine Krankenhausbehandlung mit intensivmedizinischer Versorgung, jedoch ohne invasive Beatmung. Eine Wiederbelebung lehnte sie zu jeder Zeit ab. Bei einem Gehirnschaden wollte sie keinerlei lebenserhaltende Maßnahmen in Anspruch nehmen. In den ACP-Gesprächen wurde deutlich, dass sie insbesondere Angst vor Luftnot hatte, die jederzeit auftreten könnte. Diese Tatsache brachte für sie einen dauerhaft, unsicheren und ungewissen Zustand mit sich (P26_2_77). Sie war sich der Folge der Herzerkrankung in Form einer Lebensverkürzung bewusst und meinte, dass im Zusammenhang mit einer solchen „*Attacke*" der Tod eintreten könnte (P26_3_125; P26_2_106-115). Vor dem Tod an sich hatte sie keine Angst, sondern viel mehr vor diesen Notfallfallsituationen, die mit Schmerzen und Luftnot verbunden wären (P26_1_72-77). Für die Patientin stand im Zusammenhang mit ihrem Lebensende ihre Bestattung im Mittelpunkt. Ihre Wünsche und Vorstellungen diesbezüglich hat sie deshalb bereits mit ihren

Söhnen besprochen und eine Versicherung für das Sterbegeld abgeschlossen (P26_3_45). Alle weiteren Gespräche würden ihre Söhne jedoch abblocken:

> *Meine Söhne, wenn ich, äh, äh, manchmal sage über Tod, über, „Ach Mama, ach Mama, ((I: mhm)) (.) sag das nicht". (.) Sie wollen nicht misch_ mit mir über Tod sprechen. (P26_3_37)*

Sie berichtete, dass sie in den ACP-Gesprächen neue Informationen über lebensrettende Maßnahmen erhalten hat (P26_3_61). Sie *„habe nicht so genaue Vorstellung[en], wie das geht mit dem Tod, mit dem klinischen Tod, mit dem Hirntod"* (P26_3_61). Die Erklärungen des Beraters haben ihre Einstellung gegenüber lebenserhaltenden Maßnahmen jedoch nicht verändert (P26_3_63). Sie hat die ACP-Gespräche als *„Bestätigung"* (P26_3_71) ihrer Entscheidungen wahrgenommen, da sie sich ihre Meinung zum Therapieverzicht schon vor langer Zeit gebildet hatte (P26_3_83; P26_3_111). Hilfreich fand sie in den ACP-Gesprächen das *„deutlich[e] und gründlich[e]"* Nachfragen des Beraters bezüglich der Vorstellungen zu dem eigenen Versterben und dem Tod (P26_3_73). Sie beschrieb das Nachfragen als zielorientiert und drängend.

> *Er hat sehr, sehr gedrückt, dass ich ihm alles sage [...] Ja, ich musste ganz genau sagen, was ich meine, ganz genau. (P26_3_95)*

Sie empfand es nicht als unangenehm, sondern in diesem Moment genau richtig (P26_3_95-97). Zu ihrem Hausarzt hatte die Patientin kein Vertrauen und hätte ein solches ACP-Gespräch nicht mit ihm führen wollen. Sie fühlte sich von ihm nicht ernst genommen, da er ihr nicht genau zuhörte und sie nicht in die Therapieplanung mit einbezog (P26_3_89-91).

Der Berater erstellte der Patientin eine Patientenverfügung auf Grundlage der besprochenen Aspekte. Unklar blieb jedoch, wie sie diese für ihre Vorausplanung nutzte.

9.23 Patientin P27

Patientin P27 war 87 Jahre alt und verwitwet. Es bestand Pflegestufe 1. Zum Zeitpunkt des Aufklärungsgesprächs war sie seit vier Monaten bei ihrer Tochter und ihrem Schwiegersohn zu Besuch und lebte bei ihnen mit im Haushalt. Ihr eigenes Haus befindet sich in einer anderen deutschen Stadt. Ein Umzug in das Haus der Tochter war für das kommende Jahr geplant. Die Patientin wurde aufgrund einer rechtsführenden dekompensierten Herzinsuffizienz (NYHA IV) stationär behandelt. Die Tochter und der Schwiegersohn waren sowohl bei dem Aufklärungsgespräch als auch bei beiden ACP-Gesprächen anwesend. Zu dem Interview kam der Schwiegersohn später dazu. Die Patientin hatte kein spezifisches

Anliegen hinsichtlich der Vorausplanung („*vielleicht auch ein bisschen Langeweile dabei*“, P27_3_17). Insbesondere ihre Tochter, aber auch der Schwiegersohn zeigten großes Interesse, mehr über Vorausplanungsmöglichkeiten zu erfahren. Die Tochter berichtete, dass sie bisher immer gedacht hatte, dass das „*noch früh genug [sei], wenn man sich dann noch mal hinsetzt*“ (P27_3_52). Vor einem halben Jahr hatten sie eine Patientenverfügung erstellt, die dem Berater nicht vorgelegt wurde. Eine Vorsorgevollmacht ist nicht vorhanden. Anlass für die Erstellung einer Patientenverfügung waren zum einen die Berichterstattung über mehrere Todesfälle von Prominenten in den Medien (P27_1_120), zum anderen ein Fall im Bekanntenkreis der Tochter, bei dem eine Freundin über einen längeren Zeitraum im künstlichen Koma lag und schließlich die Therapie eingestellt wurde (P27_1_107). Hinzu kommt, dass der Schwiegersohn ebenfalls kürzlich mit seiner Mutter eine Patientenverfügung erstellt hatte und Bekannte der Tochter auch mit ihren Eltern diese Thematik momentan besprechen würden (P27_1_122). So war die Teilnahme der Patientin an den ACP-Gesprächen stark durch das Interesse der Kinder bezüglich einer Unterstützung bei der Erstellung einer Patientenverfügung begründet. Die Tochter resümierte im Interview:

> *Das war insofern für uns ganz hilfreich, dass man jetzt, ähm, so nen Papier hat, wo man weiß, ähm, was wichtig ist und dass man jetzt nur auszufüllen braucht und_ ja und auch so nen bisschen, wir dann auch so wissen, um was es geht. (P27_3_52)*

Die Patientin erinnerte sich im Interview kaum an die ACP-Gespräche. Sie meinte, dass sie auf Fragen Antwort geben könne, jedoch Schwierigkeiten hätte, sich „*so frei Hand*“ zu erinnern (P27_3_21). Ihr Kurzzeitgedächtnis sei schlecht geworden und das belaste sie auch (P27_3_31). Für die Patientin waren die Gespräche nicht unangenehm, sie fühlte sich „*unterhalten*“ (P27_3_25). Sie stellte klar, dass die Gespräche keinen „*besonderen Eindruck*“ hinterlassen hätten (P27_3_25). Die Tochter erklärte hingegen, dass das erste ACP-Gespräch im Krankenhaus für sie und ihren Mann belastend war:

> *Weil man erstmal mit Tod und es wird ja drüber gesprochen, ob Du_ wenn Du ne Lungenentzündung kriegst, dass Du da ne_ […] Kanüle rein kriegst und, ähm, also ich war schon_ also mein Mann und ich wir waren schon ziemlich_ wir fanden das schon belastender [als das zweite Gespräch, Anm. d. Verf.], weil man sich so mit dem Tod, so konkret und was ist dann, wenn ist und wie würdest Du reagieren und was sollen wir machen. Vorher so gar nicht, ähm, also in so einem speziellen Fall jetzt nicht auseinandergesetzt hat. (P27_3_33-35)*

Die Neuartigkeit der Thematik trotz erstellter Patientenverfügung im Sommer desselben Jahres (P27_3_43) und die emotionale Schwierigkeit des Themas schienen hier zur Belastung der Kinder geführt zu haben. Im zweiten ACP-Gespräch zu Hause ist es *„entspannter“* gewesen, da sie einerseits wussten, was sie erwarten würde und andererseits, weil sie sich in der häuslichen Umgebung wohler fühlten (P27_3_43): *„weil man da eher Vertrauen hat und es ist einfach gemütlicher“* (P27_3_35). Im Krankenhaus hingegen waren sie von kranken Menschen, Krankheit im Allgemeinen und Tod umgeben (P27_3_35).

> *Da ist man so im aktiven Feld, dann richtig drin, da wird man ja konfrontiert mit Krankheit und Tod im Grunde. (P27_3_58)*

Auch der Raum im Krankenhaus war aus Sicht der Tochter für die Besprechung nicht geeignet gewesen (P27_3_35). Die Patientin meinte, dass sie zu Hause die Inhalte der Gespräche *„leicht wegschieben“* (P27_3_61) und einer weiteren Auseinandersetzung mit den Themen aus dem Weg gehen könne. Sie schien folgendes Vorgehen im Umgang mit unangenehmen Themen zu bevorzugen:

> *Man spießt sich dann für seinen eigenen Gebrauch mehr oder minder doch selbst zurecht, was einem gefühlsmäßig angenehmer ist von allem. (P27_3_69)*

Die Patientin verdrängte eine Auseinandersetzung mit ihrer Erkrankung und dem eigenen Versterben (P27_1_54-57; P27_1_85-86; P27_2_87-90). Die Tochter beschrieb ihre Sicht als Angehörige auf die ACP-Gespräche wie folgt:

> *Dass man das nicht einfach alles so, och, denkt, naja, sie ist noch einigermaßen ruh_ rüstig, da kann dann nichts passieren und, ähm, mache ich_ ich kann mir noch früh genug Gedanken machen, also, dass man doch schon, ähm, sich früh genug drum kümmern muss und sich halt dann auch damit auseinander setzen muss, dann_ um so leichter ist es dann, wenn der Notfall, was Ihr Kollege sagt, dann eintritt. Kriegt man keine Panik, ähm, man weiß jetzt schon grob, was an Krankheiten kommen könnten oder an Eingriffen und dann ist man nicht mehr so ganz überrascht. (P27_3_71)*

Die ACP-Gespräche dienten aus Sicht der Tochter als Vorbereitung auf mögliche Situationen, die in Zukunft eintreten könnten. Die Tochter merkte am Ende des ersten ACP-Gesprächs an, dass es für sie leichter sei über diese Themen zu sprechen, wenn jemand von außen die Kommunikationssituation gestaltet.

> *Und es ist auch einfacher mit nem Fremden quasi zu sprechen, Sie haben ja jetzt den Dialog geführt, wie wenn wir drei_ […] äh, emotional betroffen sind und das ist so_ was_ (P27_1_411-413)*

Der Schwiegersohn hat die ACP-Gespräche mit der Beratung zur Vorsorgevollmacht bei einem Notar verglichen. Diese juristische Beratung hatte er vor kurzem mit seiner Mutter in Anspruch genommen.

Und dass also da diese medizinischen Dinge gar nicht so (.) zur Sprache kommen können, nä? Dass_ da fehlt der Sachverstand, insofern denke ich mal, ist das ne ganz_ ne gute Ergänzung, wenn man sowas macht. Nä? Also, das war jetzt so, das, was mir, äh, auffiel, weil naturgemäß_ […] Ein Jurist kann nicht_ diese, diese Situation beurteilen und hier das war ja doch schon sehr konkret, dass man sagte, so, nä, ähm, gut, war jetzt auf diese Krankheit bezogen, aber ich fand das schon sehr konkret, dass man sagt, so da kann man was mit anfangen. (P27_3_119-121)

Der Schwiegersohn wurde durch die ACP-Gespräche aufmerksam auf die Notwendigkeit, solche Gespräche zu wiederholen, wenn sich Bedingungen verändern (P27_3_121). Hilfreich für Angehörige empfand er, dass eine konkrete Handlungsanleitung („*Was ist jetzt wirklich gewollt*", P27_3_121) aus den Gesprächen folgte. Das betonte auch die Tochter, als sie die Protokollierung der „*Feinheiten*" der Gespräche im Interview positiv hervorhob (P27_3_122). Damit bezog sie sich auf die Patientenverfügung, die ihnen von dem Berater erstellt wurde. Auch ein Vordruck für die Vorsorgevollmacht wurde ihnen ausgehändigt.

9.24 Patientin P28

Patientin P28 war 82 Jahre alt, verwitwet und lebte alleine. Sie hatte keine Kinder. Der Neffe war vorsorgebevollmächtigt, lebte aber in einer anderen Stadt. Ein Umzug der Patientin in die Nähe des Neffen war für das kommende Jahr angedacht (P28_1_98-102).

Die Patientin wurde aufgrund einer Lungenembolie durch Phlebothrombose einschließlich Reanimation im Krankenhaus behandelt. Das erste ACP-Gespräch hat die Patientin ohne Begleitung mit dem Berater geführt. Die Patientin berichtete, dass sie ein Testament und eine Vorsorgevollmacht erstellt habe. In dem Testament seien Erbangelegenheiten und ihre Bestattungswünsche geregelt (P28_1_103-122). Eine Patientenverfügung, die sich auf Regelungen vor dem Tod beziehen, habe sie nicht (P28_1_125). Die Patientin sagte, dass sie sich nicht mehr operieren lassen wollen würde und begründete dies mit ihren Alter (P28_1_59). Ihr Alter und ihre Zufriedenheit mit ihrem Leben führte sie auch bei der Ablehnung weiterer Behandlungsmaßnahmen als Begründung an (P28_1_130-136; P28_1_208). Bei der Entscheidungsfindung berücksichtigte sie außerdem ihren Gesundheitszustand (P28_1_156; P28_1_164). Die Patientin lehnte ab, erneut das durchzumachen, was sie „*hier durchgemacht habe*" (P28_1_128). Insbesondere die Erfahrung auf der Intensivstation wollte sie nicht erneut machen:

> *Also, diese Schläuche, ((I: mhm)) was da gemacht worden ist, ((I: mhm)) hier, ((I: mhm)) die, hier, hier, in der Leiste, ((I: mhm)) ja. Und die tägliche Blutabnahme, ekelige. ((I: mhm)) Also, es war schlimm. (P28_1_172)*

Die Patientin war zwei Wochen nach dem ersten ACP-Gespräch im Krankenhaus auf der Intensivstation verstorben. Sie war bereits gut rekompensiert, als sie plötzlich Bauchschmerzen entwickelt hat. In der Computertomografie zeigte sich freie Luft als Folge einer perforierten Sigmadivertikulitis. Sie hat dann ein septisches Krankheitsbild entwickelt und wurde notfallmäßig operiert und anschließend intensivmedizinisch versorgt. Trotz Maximaltherapie verstarb die Patientin.

9.25 Patient P29

Patient P29 war 78 Jahre alt und lebte mit seiner Frau zusammen. Sie hatten zusammen sechs Kinder (er drei, sie drei), die alle in derselben Stadt lebten. Seine Frau war seine Bezugsperson, jedoch war sie trotz Einladung weder beim Aufklärungsgespräch noch beim ersten ACP-Gespräch anwesend. Der Patient wurde aufgrund einer rechtsführenden dekompensierten Herzinsuffizienz bei mittelschweren kognitiven Defiziten im Rahmen einer dementiellen Entwicklung im Krankenhaus behandelt. Eine Patientenverfügung hatte er in diesem Jahr gemeinsam mit seiner Frau erstellt und die Inhalte auch mit seinem Hausarzt besprochen. Mit dem Thema Tod war er als junger Menschen durch die Arbeit seiner Mutter auf dem Friedhof früh in Berührung gekommen (P29_1_109-115). Später war er aufgrund seiner Tätigkeit bei der Berufsfeuerwehr immer wieder mit sterbenden Menschen konfrontiert worden (P29_1_173; P29_1_274-275). Im Gesprächsverlauf zeigte sich, dass der Patient dem Gespräch nur schlecht folgen konnte. Seine Aussprache war verwaschen und daher schwer zu verstehen. Zum Teil hatte er gedankliche Sprünge in seinen Erzählungen, die das Verstehen des Gesagten zusätzlich erschwerten. Ein zweites ACP-Gespräch kam nicht zustande. Beim Telefonat mit der Ehefrau war diese zwar über das Projekt informiert, sie war jedoch davon ausgegangen, dass das erste Gespräch nicht stattgefunden hatte. Sie war bereit, an einem zweiten ACP-Gespräch teilzunehmen, doch bei der Terminbestätigung lehnte sie schließlich weitere Gespräche ab. Dem Berater erklärte sie, dass sie sich überlegt habe, dass die Beratung unsinnig sei, da sie und ihr Ehemann die Vorsorge ja bereits abgeschlossen hätten. Ein Interview kam nicht zustande.

10 Danksagung

Zum Gelingen dieser Arbeit haben viele Menschen beigetragen, bei denen ich mich bedanken möchte.

Ganz herzlich bedanke ich mich bei Herrn Dr. med. Gerald Neitzke und Herrn Prof. Dr. med. Nils Schneider für ihr Vertrauen im Hinblick auf die Bearbeitung dieses Forschungsvorhabens. Herrn Dr. med. Gerald Neitzke danke ich besonders für den intensiven fachlichen Austausch, die vielfältigen Denkanstöße und die wertschätzende Begleitung dieser Arbeit. Herrn Prof. Dr. med. Nils Schneider danke ich sehr für die stets umgehende Unterstützung und die kritisch, konstruktiven Hinweise im gesamten Forschungsverlauf.

Mein herzlicher Dank gilt Herrn Matthias Kujawa für die Durchführung der Beratungsgespräche und die gute Zusammenarbeit.

Ebenso geht ein großes Dankeschön an das Zentrum für Medizin im Alter des DIAKOVERE Henriettenstifts unter der Leitung von Herrn Prof. Dr. med. Klaus Hager. Im Besonderen bedanke ich mich bei Herrn Dr. med. Olaf Krause sowie bei seinen Kolleginnen und Kollegen für ihre Unterstützung dieses Forschungsprojekts.

Mein besonderer Dank gilt den Patientinnen und Patienten sowie ihren Familien für ihre Teilnahme an diesem Projekt. Ich danke Ihnen für ihre Offenheit und ihr Vertrauen. Nicht nur für diese Arbeit, sondern auch für mich persönlich waren die vielfältigen Begegnungen sehr wertvoll.

Meinen Kolleginnen und Kollegen am Institut für Geschichte, Ethik und Philosophie der Medizin und meinen Kommilitoninnen des GESA-Promotionsprogramms an der Medizinischen Hochschule Hannover danke ich ganz herzlich für ihr allzeit offenes Ohr, die zahlreichen fachlichen Diskussionen und die gemeinsamen Reflexionen zu methodischen Fragen.

Beim Niedersächsischen Ministerium für Wissenschaft und Kultur bedanke ich mich für die finanzielle Förderung dieser Arbeit im Rahmen des GESA-Promotionsprogramms an der Medizinischen Hochschule Hannover.

Besonders dankbar bin ich Frau Inga Lín Hallsson für das sorgfältige Korrekturlesen. Herrn Prof. Dr. med. Andreas Frewer und Herrn Dr. med. Gerald Neitzke sowie den Mitarbeiterinnen und Mitarbeitern des Peter Lang Verlags danke ich sehr für ihre Unterstützung bei der Realisierung dieses Buches.

Für die sehr wertvolle emotionale wie fachliche Begleitung während der gesamten Entstehungszeit dieser Arbeit danke ich ganz herzlich meiner Familie sowie meinen Freundinnen. Sie haben mich immer ermutigt, motiviert und zu aller Zeit unterstützt.

11 Summary

In Germany, end-of-life care has become an important topic due to an increase in elderly patients. Advance care planning (ACP) is a concept to improve end-of-life care experiences of patients and relatives. Initial pilot projects have been conducted with the aim of increasing ACP in the German health care system. However, patient perspectives on ACP have been so far neglected in Germany. How do patients perceive ACP? What are their needs? This explorative study aims to gain insight into the patients' perception of ACP in a specific group: patients with advanced heart failure (AHF). AHF is an age-associated, life-limiting disease. It is characterized by an unpredictable trajectory and a high burden of disease.

An ACP consultation for older patients (70 years and older) with AHF was developed. Qualitative research methods were used for evaluation. A trained physician facilitated ACP consultation twice – one during hospitalization and one at home. A total of 67 patients were approached between November 2014 and December 2015. Evaluative interviews were conducted with 18 participants. Reasons for rejection of participating in ACP consultations are diverse, e.g. bad health status, uncomfortable topic or reliance upon existing patient-physician-relations.

The study revealed that patients with AHF had varying degrees of willingness to participate in ACP consultations. Patients' willingness was influenced by experiences with illness, death and dying, the preferred role in health care decision making, and planning for the end of life. Participating patients were interested in information about their disease, options for planning, and medical treatments at the end of life. The need for assistance in documenting preferences was also important. Additionally, patients with AHF sought advice on handling symptoms of their heart disease, especially in emergency situations. The study shows that, even if patients already have an advance directive, they often have a lack of knowledge about its content and impact.

Patients and relatives perceived ACP consultations to be supportive and burdensome at the same time; however, they were willing to take this challenge with the aim of feeling prepared. In view of the patients, the aim of ACP is more than just draw up an advance directive: ACP consultations encourage patients to identify their own attitude towards ACP and support patients to identify and document treatment preferences at the end of life. Further, consultations prompt patients to question existing advance directives, complete and update them.

Instead of prioritizing an advance directive as the primary goal of ACP consultations, the study shows that the focus should be on open, unbiased discussions. As the general aim of this process to enhance patient autonomy, patients' rejection of engaging in ACP or forgoing an advance directive should be respected. In this context, it is important to balance how often and when patients should be approached with an offer of ACP consultation. Both too many and too less proposals can lead to patients' denial of engaging in ACP.

Successful ACP consultations are characterized by voluntariness, a quiet, confidential atmosphere, and a two-way communication. Patients appreciated very much the time spend by the physician as it was unexpected and different to their usual experiences in health care. The study indicates that both a trustful patient-facilitator-relationship and the medical knowledge of the facilitator are essential in ACP discussions from a patient's perspective. For advance decision making, clinical examples were beneficial. Findings suggest that ACP consultations should be individually tailored to each patient. It is necessary both to adjust the conversation techniques to communication preferences and to match the content to the needs of the patient. The analysis revealed five types of patients along the ACP process. On this basis, future ACP interventions can be offered at different times in the planning process according to the patient's preferred role in health care decision making.

Patients associate AHF with uncertainty. This uncertainty can be addressed in ACP discussions. Talking about the disease trajectory prepares patients and their relatives for the future and provides them with assurance by planning their health care in advance. Engaging relatives facilitates ACP. However, when they have different goals than the patient, conflicts can occur during discussions. ACP consultations can result in enhancing the social relationship between the patient and their family when patients aim to delegate the health care decision making to their relatives. During these consultations patients should be supported to articulate health care preferences in a way to inform relatives and health care professionals for future decision making.

Although the explorative study has limitations, valuable results have been generated. The strength of this study is the in-depth understanding of patients' perception of ACP consultations. The examined approach of ACP discussion in older patients with an AHF demonstrates how ACP could be introduced in a health care sector where end-of-life care is almost neglected so far. Future research needs to confirm the findings for other patient groups, different settings, and other forms of consultation. The results suggest a comprehensive understanding of ACP in Germany, whereas not only goals of health care professionals and health care proxies are relevant; the patients' perspective has also an important impact on the definition of goals and the focus of ACP interventions. For an effective ACP in future patient participation needs to be prioritized in the German health care system.